DAS LEXIKON DER PROMINENTEN SELBSTMÖRDER

DAS LEXIKON DER PROMINENTEN SELBSTMÖRDER

Von Gerald Grote, Michael Völkel und Karsten Weyershausen
unter Mitarbeit von Klaus Rathje und Holger Reichard

LEXIKON
LEXIKON IMPRINT VERLAG

»KEINEM FEHLT JE EIN GUTER GRUND, SICH ZU TÖTEN« *(CESARE PAVESE)*

EIN VORWORT

»Selbstmord ist ein stets vorhandener Notausgang«, schrieb Hermann Hesse im »Steppenwolf«. Doch was muss passieren, damit man die Tür zu diesem Notausgang wirklich aufstößt? Was trieb Kurt Tucholsky dazu, einen Zettel mit der Bitte zu schreiben, ihn in Ruhe sterben zu lassen? Warum beendete Dalida, die weltweit rund einhundertzwanzig Millionen Platten verkauft hat, kurz nach einem erfolgreichen Film ihr Leben durch Schlaftabletten? Weshalb erschoss der »Friedensgeneral« und Politiker Gert Bastian seine Lebensgefährtin Petra Kelly und anschließend sich selbst? Ruhm und Reichtum scheinen kein Allheilmittel gegen das Phänomen des Freitodes zu sein. Kleopatra VII., »Beatles«-Manager Brian Epstein, Rudolf Diesel, Paul Celan, »Seewolf« Raimund Harmstorf und Vincent van Gogh – sie alle und viele andere beendeten ihr Leben durch eigene Hand. Oft verheimlicht, totgeschwiegen und verdrängt. Selbstmord ist auch heute noch ein Tabuthema.

Als wir mit der Arbeit an diesem Buch begannen, rief dies bei Freunden und Bekannten die merkwürdigsten Reaktionen hervor. Viele fanden das Thema interessant, andere makaber. Die Heftigkeit der Ablehnung war größer, als wir angenommen hatten. Die meistgestellte Frage war: Wieso dieses Buch? Die Antwort kam uns beim Schreiben: Neugier. Neugier auf Menschen, die scheinbar alles besaßen, was sich ein Mensch nur erträumen kann, um es dann in einem plötzlichen Akt der Verzweiflung wegzuwerfen. Neugier auf das komplizierte Räderwerk, das einen Menschen antreibt. Neugier auf die Geschichte, die in anderen Personenlexika in der Regel unter den Tisch fällt.

Die Geschichten, die wir fanden, überraschten uns oft selbst. Nicht immer hatten die berühmtesten Persönlichkeiten das interessanteste Leben. Eine Erfolgskurve, die nur nach oben verläuft, hält wenige Überraschungen bereit. Es waren eher die Gescheiterten, die unser Interesse weckten. Manche der Porträtierten wurden regelrecht in den Selbstmord getrieben, andere empfanden so große Scham über aus unserer Sicht eher Nebensächliches, dass ihnen ein Weiterleben unmöglich erschien.

Ebenso erstaunlich war die Einsicht, dass die Selbstmordversuche prominenter Persönlichkeiten ein zweites Lexikon füllen könnten: Der Romantiker Robert Schumann stürzte sich, gequält von Schwermut, Gehörhalluzinationen und Wahnvorstellungen, in den Rhein, Casanova schleppte einen Stein zum Ufer der Londoner Themse, um sich von ihm in die Tiefe ziehen zu lassen, der Dichter Georg Trakl versuchte zu Beginn des Ersten Weltkrieges, sich umzubringen, weil er – eingezogen als Medikamentenakzessist – die täglichen Qualen und Todeskämpfe im Lazarett nicht ertragen konnte.

Der Motivationsforscher Bürger-Prinz scheint nicht völlig falsch zu liegen, wenn er vermutet, dass wir alle längst tot wären, wenn wir an unserem Körper eine Vorrichtung besäßen, die wir ähnlich einem Lichtschalter einfach auf »Aus« stellen könnten. »Keinem fehlt je ein guter Grund, sich zu töten«, schrieb der italienische Schriftsteller Cesare Pavese zu Anfang des zwanzigsten Jahrhunderts – auch er schließlich ein Selbstmörder.

Uns hat es gereizt, das gesellschaftliche Tabuthema Selbstmord ein wenig anzukratzen – den allzu menschlichen Reflex, alles Unangenehme zu verdrängen. Es ist nicht unsere Absicht, den Suizid zu glorifizieren – ihn zu verurteilen jedoch noch weniger.

Zu Beginn des Christentums galt Selbstmord nicht als verwerflich. Solange Märtyrer gebraucht wurden, war er eine ehrenvolle Todesart. Erst als die Donatisten im sechsten Jahrhundert den Freitod als Weg sahen, um schneller ins Paradies zu gelangen, änderte die Kirche ihre Politik. Um Massenselbstmorden vorzubeugen, wurde der Suizid zur Todsünde erklärt. Thomas von Aquin bestimmte im Jahre 693 auf dem Konzil von Toldeo, wer sich umzubringen versuche, werde exkommuniziert.

Anders als in der östlichen Hemisphäre, wo der Selbstmord als etwas Ehrenvolles gilt, sehen westliche Augen diese Todesart inzwischen als Makel. Besonders früher waren Leichenbeschauer allzu gerne bereit, einen »Unfalltod« zu diagnostizieren, um die Hinterbliebenen zu schonen. Wer einen Selbstmörder im Familienstammbaum hatte, sprach nicht darüber – besonders nicht, wenn Depressionen dazu geführt hatten, da dieses Leiden mit Geisteskrankheit gleichgesetzt wurde.

Doch der Tod ist ein Bestandteil des Lebens. Im Falle der hier aufgeführten Personen werfen die Umstände ihres Todes oft ein ganz anderes Licht auf ihr Leben. Wenn sich ein scheinbar glücklicher Mensch plötzlich entschließt, sein Leben zu beenden, tauchen Fragen auf, die es wert sind, geklärt zu werden. In diesem Fall wird das Ende eines Menschen zu einem wesentlichen Bestandteil der Biographie. Was uns interessiert hat, ist nicht die Sensation des Selbstmordes, sondern die Darstellung eines Lebens, das zu einem gewaltsamen Ende geführt hat. Was waren das für Beweggründe, die in die Ausweglosigkeit geführt haben? Wird das tragische Ende frühzeitig angedeutet? Dieses Lexikon gibt darüber Auskunft – manchmal mit bisher unbekannten Fakten. Manchmal mit einer Zusammenstellung aller Vermutungen. Manchmal mit vielsagenden Auszügen aus Abschiedsbriefen.

Bei der Recherche zu diesem Buch mussten wir viele Quellen heranziehen, die sich widersprachen – weshalb wir uns anhand der Fakten in einigen Fällen ein eigenes Urteil bildeten. In vielen Nachschlagewerken wird erst gar nicht auf Todesursachen eingegangen. Oft nutzten Hinterbliebene den Freitod auch für eigene Zwecke oder Legendenbildungen: etwa der Ost-Verleger von Ernst Toller, der erzählte, dass ein anderer Verleger des Schriftstellers auf die Nachricht des Selbstmordes eine Überdosis Schlafmittel genommen habe und anschließend wachsgelb in den Kissen lag und mit den Augen gerollt habe. Dabei war er tatsächlich an einer Hummervergiftung erkrankt.

Ein schwieriger Punkt war es auch, den Begriff Selbstmord zu definieren. In vielen Fällen war die Sachlage alles andere als klar.

Die bekannteste Selbstmörderin der Welt ist zweifellos Marilyn Monroe. Obwohl es verlockend war, auf die zahlreichen Verschwörungstheorien einzugehen, hielten wir uns an die Fakten. Während im Falle der Monroe die wildesten Vermutungen angestellt werden, sind die Todesumstände einer anderen Diva nur unbefriedigend geklärt. Judy Garland starb in ihrem Londoner Hotelzimmer an einer Überdosis Schlaftabletten. Ihre Tochter Liza Minelli und der behandelnde Arzt vertreten bis heute die Auffassung, ihr Tod sei ein Unfall gewesen. Ihr Arzt Dr. Traherne erklärte, Garland habe vor dem Schlafengehen Tabletten geschluckt, sei am nächsten Morgen aufgewacht und habe wieder Tabletten zu sich genommen, um weiterschlafen zu können. Dabei habe sie sich mit der Dosis verschätzt. Eine plausible Erklärung, die man akzeptieren muss. Man könnte allerdings einwenden, dass die Künstlerin seit frühester Jugend tablettensüchtig war und wissen musste, wie man mit ihnen umgeht. Zudem hatte sie mehrere Selbstmordversuche hinter sich und befand sich beruflich in einer Sackgasse.

Ein ähnlicher Fall ist das tragische Ende des Schauspielers Alan Ladd. Nachdem sich seine Karriere immer mehr dem Ende zugeneigt hatte, fand man in seiner Leiche genug Medikamente und Alkohol, um einen Elefanten zu betäuben. Ein Jahr zuvor hatte er sich mit einem Gewehr in die Brust geschossen – aus Versehen, wie er behauptete. Obwohl der Leichenbeschauer auch hier einen Unfalltod feststellte, haben wir Ladd in unser Lexikon aufgenommen. Ganz offensichtlich wurde Rücksicht auf die jungen Kinder des Schauspielers genommen. Natürlich leiden die Kinder eines Selbstmordopfers am meisten unter solch einer Verzweiflungstat – und auch an die anderen Hinterbliebenen, die mit der Tat zurechtkommen müssen, wird von Selbstmördern nur in Ausnahmefällen gedacht. Und so ist es verständlich, dass man versucht, sie vor den traurigen Realitäten des Lebens abzuschirmen.

Ein Beispiel dafür ist der Tod des Schriftstellers Ross Lockridge jr. Als seine Leiche in der Garage entdeckt wurde, saß er auf dem Fahrersitz seines Autos. Die giftigen Abgase des laufenden Motors hatten sein Leben beendet. Er selbst saß zusammengesackt am Lenkrad. Die Füße hingen durch die geöffnete Fahrertür, als habe er es sich in letzter Sekunde anders überlegt. Manche vermuteten, Lockridge habe sich im Wageninneren den Kopf gestoßen und sei bewusstlos geworden. Der Gerichtsmediziner legte den Fall als Selbstmord zu den Akten. Trotzdem gab das Ende des Schriftstellers Anlass zu Spekulationen. Zur Zeit des Todes hatte er mit seinem Roman-Erstling »Raintree Country« einen phänomenalen Erfolg. Jung, gutaussehend und mit einer Bilderbuchfamilie versehen, verkörperte er den amerikanischen Traum. Wie konnte so ein Mann Selbstmord begehen? Jahrzehnte später entschloss sich sein Sohn, eine Biographie über den berühmten Vater zu verfassen. Als er seine Mutter zu den näheren Todesumständen befragte, rückte sie widerstrebend mit der Wahrheit heraus: Als sie die Leiche ihres Mannes fand, hatte sie ihre Schwiegereltern alarmiert, die ganz in der Nähe wohnten. Lockridges Körper lag ursprünglich auf den Rücksitzen des Wagens. Ein Staubsaugerschlauch verband den Auspuff mit dem Wageninnern. Vorsorglich hatte er die Fenster mit Putzlumpen abgedichtet. Die Familie entfernte die Gegenstände und setzte die Leiche ans Steuer. Die vier kleinen Kinder des Schriftstellers sollten nicht mit dem Selbstmord des Vaters belastet werden. Doch der Versuch, den Suizid zu vertuschen, scheiterte. Der erfahrene Gerichtsmediziner durchschaute den Schwindel. Außerdem erfuhr der Sohn bei seinen Recherchen, dass sich Lockridge nur wenige Monate vorher wegen anhaltender Depressionen einer Elektroschocktherapie unterzogen hatte...

Nicht alle Selbstmörder hinterließen einen Abschiedsbrief. Manche beendeten ihre Existenz aus einem Impuls heraus. Ein Motiv kann man in diesen Fällen nur vermuten. Oft waren wir auf Aussagen von Freunden und Zeitzeugen angewiesen. In einigen Fällen hatten wir allerdings auch den Eindruck, uns fehle eine wichtige Information. Einige wenige Biographien dieser Art sind trotzdem in diesem Buch enthalten. Über weitergehende Informationen für eine aktualisierte Auflage würden wir uns selbstverständlich freuen.

Natürlich kann ein Lexikon der Selbstmörder nie vollständig sein. Jeder wird mindestens eine Persönlichkeit kennen, die nicht in diesem Buch vorkommt. Viele haben eine interessante Geschichte, die wir gerne erzählt hätten. Doch zum einen ist die Seitenzahl dieses Buches begrenzt, zum anderen wollten wir Persönlichkeiten aus möglichst vielen Lebensbereichen und Zeitaltern vorstellen – und auch einige Selbstmordversuche mit Todesfolge.

Diven, Diktatoren, Wissenschaftler, Musiker und Philosophen – sie alle sind in diesem Lexikon aufgeführt. Jede der in diesem Buch vorgestellten Personen hatte ihre große Stunde – auch wenn die manchmal nur wenige Sekunden dauerte. Oft haben die Porträtierten nichts miteinander gemein außer der Art ihres Todes. Die Trivialität einiger Tatmotive macht die Tat dabei nicht weniger tragisch. Manche für dieses Lexikon ausgewählte Prominente sind fast vergessen. Zu Unrecht. Das deutsche Flieger-As Ernst Udet ist einer davon. Er meinte dazu: »Ein Mensch braucht kein Denkmal. Er braucht nur ein paar Freunde, in deren Erinnerung er weiterlebt.«

Gerald Grote
Michael Völkel
Karsten Weyershausen.

Im Januar 2000

A

CHRISTOPHER ACLAND

** 7.9.1966 Lancaster, † 17.10.1996, engl. Schlagzeuger.*

Das Gründungsmitglied von »Lush« hatte gerade eine US-Tournee mit seinen drei Mitstreitern absolviert, als er den Freitod suchte. Seine im Herbst 1988 an der Polytechnischen Hochschule in Nord-London entstandene Band war eigentlich von Anfang an recht erfolgreich – zuerst in Clubs und dann mit ihren Schallplatten in den Charts. Die Musiker waren Lieblinge der britischen Independent-Szene und bauten aus luftigen Melodien, eingängigen Gesangslinien und ausufernden Gitarrenklängen eine kunstvolle Traumstadt, in der viele Fans ihren zweiten Wohnsitz fanden. Ihre Single »Ladykillers« entwickelte sich im Frühjahr 1996 zu einem Hit in England, und nach den Amerika-Konzerten sollte nun auch Europa einiges zu hören bekommen. Dafür hatte man einen Ersatz-Schlagzeuger verpflichtet, weil Acland sich entschieden hatte, nicht mitzuspielen. Dass er sich statt dessen umbringen würde, konnte niemand ahnen. Der Vater von Chris Acland fand seinen toten Sohn am Nachmittag des 17. Oktobers 1996. Er hatte sich im Elternhaus erhängt. Die Mitglieder der Band sagten daraufhin die Europa-Tournee ab. Über die Gründe, die zu dem Selbstmord führten, ist nichts bekannt.

P.S.: Gerade war eine weitere »Lush«-Single veröffentlicht worden. Sie hieß bezeichnenderweise »Ciao!«.

ART ACORD

eigtl. Arthemus Ward Acord 17.4.1890 Stillwater/Oklahoma,*
† 4.1.1931 Chihuahua/Mexiko, amerik. Westernstar.

Arthemus Ward Acord war einer der ersten Cowboy-Stars des Films. Mit seinen perlenverzierten Revolvergürteln und silberbeschlagenen

Stiefeln sah er allerdings eher wie eine Zirkus-Attraktion aus. In jungen Jahren hatte der Halbindianer Kühe gehütet. Dadurch geschult, schloss er sich Dick Stanleys Wild-West-Show an. Als geübter Rodeo-Reiter besaß Acord etliche Pokale und Auszeichnungen. Später wechselte er zu der mittlerweile legendären Buffalo Bill-Wild-West-Show, mit der er sogar Europa bereiste. 1909 verschlug es Acord zum Film. Als exzellenter Reiter und Akrobat wurde er schnell ein gefragter Westerndarsteller. Gleichzeitig war er berühmt für seine Wutausbrüche. Als Regisseur Victor Fleming (»Vom Winde verweht«) eines Tages anzweifelte, ob er denn wirklich ein echter Indianer sei, brach ihm der Schauspieler auf der Stelle das Nasenbein. Bald heiratete er seine Filmpartnerin Loise Lorraine und galt als unzerstörbar. Obwohl er schon oft bei Dreharbeiten verletzt und sogar einmal für tot erklärt worden war, machte der wuchtige Hüne im Film alle Stunts selbst. Nichts konnte ihm etwas anhaben – bis der Tonfilm kam. Wegen seiner Weigerung, seine Stimme ausbilden zu lassen, verlor er seinen Job beim Film und stand schnell mittellos da. Acord musste sich als Minenarbeiter und Alkoholschmuggler durchschlagen. Um die Werbetrommel für ein geplantes Comeback zu rühren, entführte sich der Westernstar sogar selbst – leider ohne Erfolg. Völlig heruntergekommen, vergiftete sich das einstige Idol der amerikanischen Jugend schließlich im Palacio Hotel in Chihuahua mit Zyankali.

NICK ADAMS

eigtl. Nicholas Alousius Adamshock
** 10.7.1931 Nanticoke/Pennsylvania,*
† 7.2.1969 Los Angeles,
amerik. Schauspieler.

Anfang der fünfziger Jahre kam Adams nach Hollywood, um sein Idol James Dean zu treffen und Schauspieler zu werden. Beides gelang ihm auch, und zwar in dem Film »Denn sie wissen nicht, was sie tun« (1955), in dem er eine

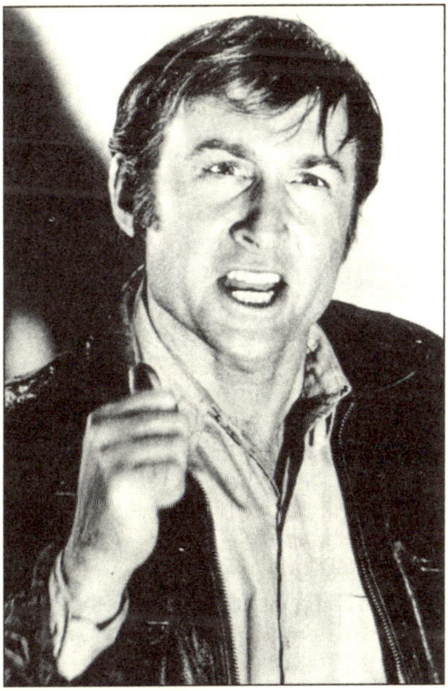

Nick Adams

Nebenrolle neben Dean erhielt. Nicholas Aloysius Adamshock war als Sohn eines Bergmanns zur Welt gekommen. Obwohl er in den Fünfzigern und Sechzigern Arbeit als Schauspieler erhielt, gelang ihm nie der große Durchbruch – auch nicht durch die Hauptrolle in der Fernsehserie »The Rebel«. Er heiratete die Schauspielerin Carol Nugent, mit der er die Kinder Allyson und Jeb Stuart hatte. Für seine Rolle im Rassendrama »Rufmord« (1963) wurde er als bester Nebendarsteller für den Oscar nominiert. Danach spielte er nur noch in einigen zweitklassigen Horrorfilmen mit. Nach dem Ende seiner Fernsehserie waren gute Angebote rar. Zudem musste er, nachdem sich seine Frau von ihm scheiden ließ, für zwei Kinder sorgen: Nachdem er erfahren hatte, dass der Liebhaber seiner Ex-Frau die Kinder körperlich misshandelte, hatte er in einem spektakulären Prozess das Sorgerecht erstritten. Aufgrund seiner beruflichen Probleme waren seine Nerven schließlich so angegriffen, dass sein Arzt ihm das starke Beruhigungsmittel Paraldehyd verschrieb. Als ein Freund Adams am 7. Februar 1969 besuchen wollte, fand er im Schlafzimmer des Hauses dessen Leiche. Der Leichenbeschauer diagnostizierte, dass der Schauspieler einen Medikamentencocktail zu sich genommen hat, der so stark war, dass er augenblicklich zum Tode führte.

THOMAS ADDISON

** April 1793 Long Benton, † 29.6.1860 Brighton, engl. Mediziner.*

Addison studierte bis 1815 Medizin an der Universität in Edinburgh und praktizierte anschließend in London. Er beschrieb den Verlauf der sogenannten perniziösen Anämie (Blutarmut) und lieferte als erster eine genaue Beschreibung der Hormonmangelerscheinungen bei ungenügender Leistungsfähigkeit der Nebennierenrinde (»Addison-Krankheit«). Obwohl er Arzt und Lehrer war, war er ein schüchterner Mann, der häufig am Leben zweifelte. Nach einer längeren depressiven Phase zog er sich im März 1860 nach Brighton zurück. Dort wurden seine Depressionen immer heftiger. Ein Fenstersturz beendete schließlich sein Leben. Ob es sich um einen Unfall oder Selbstmord handelte, konnte allerdings nicht geklärt werden.

ERNST AHLGREN

*eigtl. Viktoria Maria Benediktsson * 6.3.1850 Hof Domme/Schonen, † 21.7.1888 Kopenhagen, schwed. Schriftstellerin.*

Ein kurzes Leben voll kleiner und großer Tragödien: Flucht aus dem Elternhaus, gescheiterte, unglückliche Ehe, Krankheit und unerfüllt gebliebene Liebe. Zu schreiben begann Ahlgren nach Beendigung der unglücklichen Ehe. Bekannt wurden vor allem die Eheromane »Geld« (1885, dt. 1890) und »Frau Marianne« (1887, dt. 1897). Den Freitod suchte die Schriftstellerin 1888.

MAX AHLSBERG

** 16.10.1877 Bonn, † 11.9.1933 Samaden/Schweiz, Jurist und Rechtsanwalt.*

Ahlsberg, der 1916 eine Kanzlei eröffnet hatte, gehörte in den zwanziger Jahren zu den bekanntesten Strafverteidigern Deutschlands. 1931 vertrat er im »Weltbühnen-Prozess« den wegen Verrats militärischer Geheimnisse angeklagten Publizisten Carl von Ossietzky, der schließlich zu achtzehn Monaten Gefängnis verurteilt wurde. Wegen dieser Tätigkeit wurde Ahlsberg im Mai 1933 von der Rechtsanwaltskammer auf eine Liste von Anwälten gesetzt, denen die Zulassung entzogen werden sollte. Er floh über Baden-Baden in die Schweiz, wählte dort jedoch in einem Sanatorium resigniert den Freitod.

RIUNOSUKE AKUTAGAWA

** 1.3.1892 Tokio, † 24.7.1927 ebd., japan. Novellist.*

Die Stoffe seiner Novellen fand der ehemalige Lehrer und Journalist vor allem im japanischen Mittelalter. Auf Deutsch erschien neben dem Novellenband »Der Chrysanthemenball« (1959) Akutagawas unvollendetes Lebensresumee »Das Leben eines Narren« (1997), das seine Selbstmordabsichten bereits andeutet: Immer wieder scheint sein Selbsthass durch, wenn er über seine geisteskranke Mutter, seine Tante und seine Frau reflektiert. Bereits, als er sieben Monate alt war, war seine Mutter nervenkrank geworden – weshalb er von einem Onkel großgezogen wurde; Akutagawa selbst war als Kind äußerst kränklich und ging davon aus, dass er nicht besonders alt werden würde. Seine Furcht, psychisch krank zu werden, wuchs zusehends – was sich in vielerlei Phobien im Laufe seines Lebens bemerkbar machte. 1922 erkrankte er schließlich an Neurasthenie – begleitet von Wahnvorstellungen. Die Pillen, die er einnahm, um schlafen zu können, führten binnen kurzer Zeit zu einer Tablettensucht. Einige Jahre später, im Januar 1927, verübte sein Schwager Selbstmord – beschuldigt, sein eigenes Haus angezündet zu haben, um die Versicherung zu betrügen. Nach dessen Tod übernahm Akutagawa die Verantwortung für die Familie seiner Schwester und vor allem für deren Schulden. Eine schwere Belastung. Zusätzlich gab ihm das Leben im in die Moderne aufbrechenden Japan keine Gewissheit mehr. Diese Heimatlosigkeit trieb den Schriftsteller, der durch Sozialismus und Marxismus geprägt war, zur Einnahme einer Überdosis Schlaftabletten. Wie er allmählich dem »Wahnsinn oder Tod« zutrieb, beschrieb der Bisexuelle, der sich immer wieder seine eigene Sündhaftigkeit vorgeworfen hatte, auch in der posthum veröffentlichten Erzählung »Haguruma« (»Zahnräder«).

ROSS ALEXANDER

** 24.7.1907 Brooklyn/New York, † 2.1.1937 Los Angeles, amerik. Schauspieler.*

Am Broadway hatte Alexander Erfolg in dem Stück »Let us be gay«. Dort wurde er auch von Hollywoods Talentscouts entdeckt. 1932 nahm ihn Paramount unter Vertrag; die meisten seiner Filme entstanden jedoch für Warner Bros. Unter anderem war der Schauspieler in Max Reinhardts »Ein Sommernachtstraum« und an der Seite Errol Flynns in dem Piratenklassiker »Unter Piratenflagge« (1935) zu sehen. Alexanders erste Frau, die Schauspielerin Aleta Freel, brachte sich 1935 mit einer Schrotflinte um. 1936 heiratet er Anne Nagel – wiederum eine Schauspielerin –, mit der er in mehreren Filmen mitwirkte. Den Freitod suchte Alexander im Januar 1937 aufgrund seiner hohen Schulden. Im Stall seiner Ranch schoss er sich in den Kopf – genau wie seine Frau zwei Jahre zuvor. Er hatte sogar dieselbe Flinte benutzt.

SALVADOR ALLENDE

** 26.7.1908 Valparaiso/Chile, † 11.9.1973 Santiago/Chile, chil. Arzt und Politiker.*

»Die Massen werden dich verteidigen«, sagten die Anhänger Allendes noch kurz vor seinem Ende. Doch er entgegnete nur: »Wie viele Massen braucht man, um einen Panzer zu stoppen?« Salvador Allende wurde 1908 als Sohn eines Rechtsanwalts geboren. Er wuchs auf dem Land auf, wo er früh die sozialen Gegensätze Chiles kennenlernte. Schon während seiner Studienzeit wurde er zeitweilig wegen seiner politischen Aktivitäten verhaftet. 1933 war er Mitbegründer der chilenischen sozialistischen Partei. Nachdem Ende der dreißiger Jahre eine Volksfront-

Regierung an die Macht gekommen war, wurde er zum Gesundheitsminister ernannt. Sein Versuch, in den fünfziger und sechziger Jahren Präsident zu werden, scheiterte jedoch mehrfach. Erst im Oktober 1970 gewann er die Präsidentschaftswahlen mit 153 gegen 35 Stimmen – und versprach dem Volk »Sozialismus in Freiheit« in Form einer westlichen Demokratie. Allende verzichtete auf Leibwachen und Eskorten. Zu einem seiner Ziele gehörte, dass jedes Schulkind mindestens einen Liter Milch pro Tag bekommen sollte. Nach Amtsantritt verstaatlichte er den Großgrundbesitz und die Kupferminen des Landes, die sich in amerikanischem Besitz befanden, um die Gewinne gerechter zu verteilen. Außerdem sorgte er für eine bessere medizinische Versorgung der Bevölkerung. Dem Mittelstand waren die Verstaatlichungen indes ein Dorn im Auge, was sich in Streiks gegen die sozialistische Regierung auswirkte. Die sozialen Umwälzungen stürzten das Land in eine schwere Krise. Um das drohende Chaos abzuwenden, beteiligte Allende das Militär an der Regierungsverantwortung. Ein halbes Jahr lang konnte eine drohende Krise abgewendet werden. Dann – im August 1973 – erklärte die Opposition die Regierung Allende für illegal. General Augusto Pinochet Ugarte, Oberbefehlshaber des Heeres, wurde Führer einer Militärjunta, die am 11. September 1973 mit einem blutigen Putsch die Regierung stürzte. Während die Soldaten den Präsidentenpalast erstürmten, wählte Allende nach Aussage des Militärs den Freitod. Obwohl sein Leibarzt diese Aussage bekräftigte, wird noch heute gemutmaßt, dass der Präsident auf gewaltsame Art umgekommen sei. So existieren sich widersprechende Aussagen über die Art der Schussverletzung. Der Leichnam war in aller Eile beigesetzt worden, ohne dass es der Witwe gestattet war, einen letzten Blick auf ihn zu werfen. Das blutige Ende Allendes löste eine weltweite Protestwelle aus. In seiner letzten Rede hatte der Präsident gesagt: »Sie haben die Gewalt, sie können uns unterjochen. Aber die sozialen

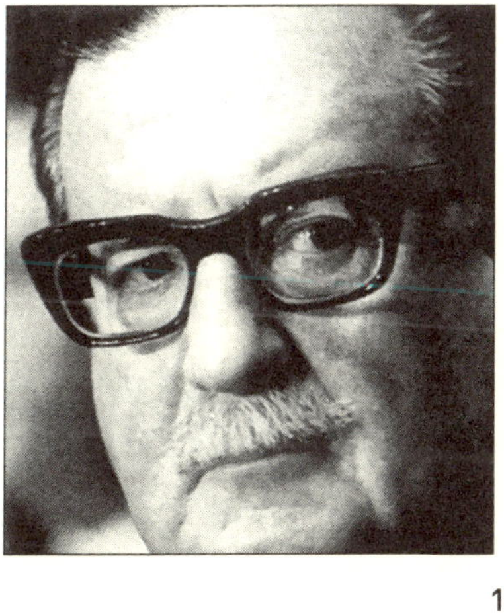

Salvador Allende

Prozesse kann man weder durch Verbrechen noch durch Gewalt aufhalten. Die Geschichte ist unser, sie wird von den Völkern geschrieben.«

JEAN AMÉRY

*eigtl. Hanns Maier * 31.10.1912 Wien, † 17.10.1978 Salzburg, österr. Schriftsteller.*

1976 verteidigte der Essayist in seinem Diskurs »Hand an sich legen« Menschen, die sich Gewalt antun, um Traumen zu entfliehen. Zwei Jahre später nahm er während einer Lesereise eine Überdosis Schlaftabletten, um sein eigenes Trauma zu beenden: Améry war zwischen 1943 und 1945 Häftling in Auschwitz, Buchenwald und Bergen-Belsen, nachdem er in der Emigration in Belgien (seit 1938) am Widerstand teilgenommen hatte. Bereits in der Einzelhaft 1943 hatte er einen Suizidversuch unternommen – aus Angst, aufgrund von Folterungen Adressen preiszugeben. »Ich weiß ... nicht, ob die Menschenwürde verliert, wer von Polizeileuten geprügelt wird. Doch bin ich sicher, dass er schon mit dem ersten Schlag, der auf ihn niedergeht, etwas einbüßt, was wir vielleicht vorläufig das Weltvertrauen nennen wollen«, schrieb er rückblickend in seinem Essay »Jenseits von Schuld und Sühne« (1966). Überlebt hatte der studierte Literaturwissenschaftler und Philosoph als einer von 615 unter 25.437 aus Belgien deportierten Juden. Nach der Befreiung des Lagers Belsen lebte er als freier Schriftsteller in Brüssel, der seine Vergangenheit immer wieder thematisierte. Zu seinen wichtigsten Arbeiten gehören »Geburt der Gegenwart. Gestalten und Gestaltung der westlichen Zivilisation seit Kriegsende« (1961) sowie die Autobiographie »Unmeisterliche Wanderjahre« (1971). In »Hand an sich legen«, seinem letzten Werk, hatte Améry den Selbstmord als letzte Freiheit des Menschen verteidigt – als ein »Privileg des Humanen«. Der Mensch gehöre wesentlich sich selbst, betont der Agnostiker – weshalb niemand das Recht habe, ihm vorzuschreiben, wie »und im Hinblick auf was er seinen Eigenbesitz lebend und sterbend realisiert«. Den Entschluss, den Freitod zu suchen, hatte er von zwei Seiten her begründet: einerseits mit der Erfahrung des Scheiterns in der Welt, andererseits mit der Erfahrung der Absurdität des Lebens. Dem Gescheiterten erscheine der Weg zurück in die Welt würdeloser und quälender als das »Hand an sich legen«, so Améry. Und: Da man nur lebe, um zu sterben, sei es nachvollziehbar, aus der Absurdität des

Daseins (in dem mit der Zeit über jedes Unrecht und jede Grausamkeit hinweggegangen wird) in die Absurdität des Nichts zu fliehen – vor allem, wenn man unter »Lebensekel« gelitten und ein Leben ohne Würde, Menschlichkeit und Freiheit geführt habe. »Wir sollten ihnen Respekt vor ihrem Tun und Lassen, sollten ihnen Anteilnahme nicht versagen, zumalen ja wir selber keine glänzende Figur machen«, schreibt er am Schluss.

PIER ANGELI

*eigtl. Anna Maria Pierangeli * 19.6.1932 Cagliari/Sardinien, † 10.9.1971 Los Angeles, amerik. Schauspielerin.*

Eines konnte Pier Angeli nie verwinden: Ohne ihre italienische Mama hätte sie ihren Traumprinzen James Dean zum Traualtar zerren können. Alles fing so gut an... Als Anna Maria Pierangeli hatte sie in Rom die Universität besucht und war prompt vom französischen Regisseur Léonide Moguy entdeckt worden. In »Morgen ist es zu spät« (1950) stand sie schließlich neben dem großen Vittorio De Sica vor der Kamera – woraufhin MGM auf sie aufmerksam wurde. Vorsichtshalber nahm die Firma auch ihre Zwillingsschwester Marisa unter Vertrag, die es unter dem Namen Marisa Pavan jedoch nur zur Nebendarstellerin brachte. Angeli hatte da mehr Glück und erhielt in den Fünfzigern mehrere große Rollen. Das Publikum mochte die natürliche Art der zerbrechlich wirkenden Schauspielerin. Sie spielte neben Stars wie Paul Newman (»Der silberne Kelch«, 1954; »Die Hölle ist in mir«, 1956) und Danny Kay (»König der Spaßmacher«, 1958). Leider stand Angeli unter der Fuchtel einer herrschsüchtigen Mutter. Obwohl sie in James Dean verliebt war, verbot diese die Liaison und verheiratete sie statt dessen mit dem Schnulzensänger Vic Damone. Beider Herz war gebrochen, aber Mama bestand auf einem gut-katholischen Italiener

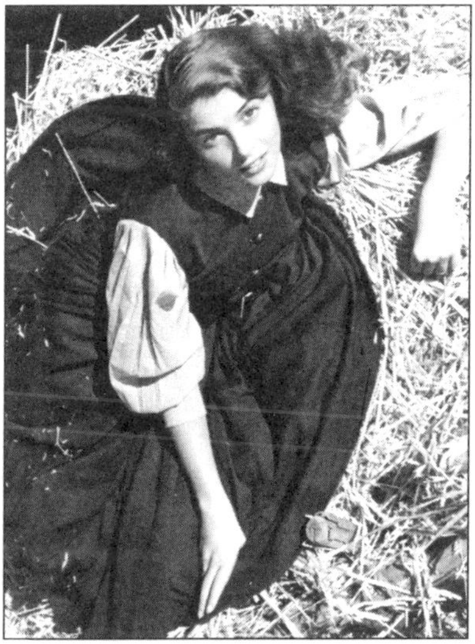

Pier Angeli

als Schwiegersohn. Die Ehe war eine Katastrophe und hielt nur fünf Jahre. James Dean blieb Angelis große Liebe – über seinen frühen Tod kam sie nie hinweg. Durch ihren labilen Seelenzustand nahm auch ihre Karriere Schaden. In den Sechzigern erhielt die Schauspielerin immer seltener gute Rollen und musste sich für billige Sexploitation- und Horror-Filme hergeben. Zudem hatte sie panische Angst vor dem Altern. 1971 vertraute sie einer Freundin an, dass vierzig für sie »der Anfang des Greisenalters« sei. Am 10. September 1971 brachte sie sich in ihrer Wohnung in Beverly Hills schließlich mit einer Überdosis Schlaftabletten um – im Alter von neununddreißig Jahren.

MARCUS ANTONIUS

** um 82 v. Chr., † 1.8.30 v. Chr. Alexandria, röm. Feldherr und Staatsmann.*

Der muskulöse Mann mit dem kantigen Gesicht war 48/47 Stellvertreter Cäsars in Rom und Italien, 44 Konsul neben Cäsar und bildete 43 bis 33 das zweite Triumvirat mit Oktavian und M. Aemilius Lepidus. Im Gedächtnis blieb er allerdings vor allem durch seinen tragischen Tod an der Seite → Kleopatras. Auslöser des Selbstmordes war der verlorene Krieg gegen den zum Rivalen gewordenen Oktavian. Im Juli 30 bezog das feindliche Heer vor Alexandria Stellung – nachdem Kleopatra ihren Thron und die Unabhängigkeit Ägyptens bis zum letzten verteidigt hatte. Antonius hingegen hatte sich bereits mit der Niederlage abgefunden und darum gebeten, sich ins Privatleben zurückziehen zu dürfen. Sein Gesuch war jedoch ignoriert worden. Nun bäumte er sich noch ein letztes Mal auf und beschloss, gleichzeitig von See und Land aus anzugreifen. Doch Flotte und Reiterei kapitulierten – entgegen seinem Willen. Das Schwert in der Hand, stürmte er erbost in seinen Palast und randalierte in den Gemachern. Kleopatra, die davon hörte, flüchtete in ihr Mausoleum, verrammelte die Tür und bat, ihrem Mann zu übermitteln, sie sei tot.

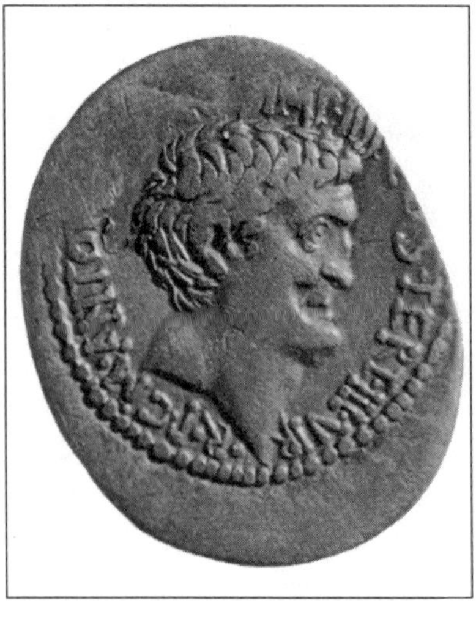

Marcus Antonius

Ein Versuch, seinen Tobsuchtsanfall zu dämpfen? »Schadenfreude«, inmitten einer Tragödie ihrem rasenden Liebhaber Angst einzujagen? Antonius schenkte der Nachricht auf jeden Fall Glauben, rief: »Was bedeutet dir noch das Leben, wenn es ihr genommen ist, für die allein du leben wolltest?« und forderte seinen Leibdiener Eros auf, ihn um seiner Ehre willen zu töten. Eros zog allerdings sein Schwert und stieß es sich selbst in die Brust. »Deine Liebe ließ es nicht zu, deinen Herrn zu töten, doch du hast ihn gelehrt, was ihm zu tun bleibt«, theatralisierte Antonius daraufhin vor dem Toten, ergriff sein Schlachtschwert mit beiden Händen, stieß es sich von unten in die Eingeweide und fiel auf einen Divan. Erst dann erfuhr er, dass Kleopatra noch am Leben war. Mit noch einmal erwachtem Lebensgeist ließ er sich zu ihrem Grabmal tragen. Ein Diener legte den Verwundeten auf ein Ruhebett, Kleopatra wischte ihm das Blut vom Gesicht, nannte ihn zärtlich ihren Herrn, ihren Kaiser. Kurze Zeit später starb er in ihren Armen.

DIANE ARBUS

** 14.3.1923 New York City, † 26.7.1971 ebd., amerik. Fotografin.*

In den sechziger Jahren schockte die Fotografin Diane Arbus mit einer Serie von Bildern, auf denen sie Freaks und Transvestiten ablichtete. »Die meisten Leute haben ihr Leben lang Angst vor einem traumatischen Erlebnis. Freaks kommen mit ihrem Trauma zur Welt. Sie haben ihre Prüfung bereits hinter sich. Sie sind Aristrokaten«, erklärte sie. Arbus kam aus einer wohlhabenden Familie. Die Eltern waren Besitzer der Warenhauskette »Russeks«. Ihr zukünftiger Mann Allan Arbus arbeitete in der Werbeabteilung des elterlichen Konzerns. Als die beiden 1940 heirateten, geschah dies ohne den Segen der Familie. Anschließend hatte das Paar große Erfolge als Modefotografen. Schon damals wurde Diane Arbus indes von chronischen Depressionen heimgesucht. Während sie sich um die Kinder kümmerte, begann ihr Mann eine Karriere als Schauspieler. Als er sich 1960 von ihr trennte, wurde ihr seelischer Zustand zusehends labiler. Damals hatte sie ihre größten Triumphe als Fotografin. Mit für die damalige Zeit schockierenden Aufnahmen entblößte sie ihre zerrissene Seele. Doch auch die internationale Anerkennung machte sie nicht glücklicher: »Ich habe nie ein Foto aufgenommen, wie ich es haben wollte. Sie sind entweder besser oder schlechter«, sagte sie in einem Interview. Neben ihren Depressionen, die immer schlimmer wurden, erkrankte sie an Hepatitis. Gerüchte über ihr ausuferndes Sexualleben machten die Runde. 1970 wurde Arbus tot in ihrem Apartment in Greenwich Village gefunden. Ihre Pulsadern waren geöffnet. Gestorben ist sie jedoch an einer Überdosis Schlaftabletten.

REINALDO ARENAS FUENTAS

** 16.7.1943 Holgun/Kuba, † 7.12.1990 Manhattan, kuban. Schriftsteller.*

Von Kindesbeinen an war Arenas ein Anhänger Fidel Castros. Erst sein Regime hatte es möglich gemacht, dass ein Junge vom Land an der Universität von Havanna studieren konnte. Sein Erstlingsroman »Celestino antes del alba« gewann 1967 einen Preis beim Nationalen Cirilo Villaverde-Wettbewerb. Homosexuell, lernte Arenas allerdings auch schnell die Schattenseiten des kommunistischen Regimes kennen. Vom Erstlingswerk abgesehen, wurde keiner seiner insgesamt zehn Romane in Kuba veröffentlicht. Wegen seiner sexuellen Neigung und seiner zunehmend kritischen Schriften saß er von 1974 bis 1976 wegen »ideologischer Verfehlungen« und »unerlaubter Veröffentlichungen im Ausland« im Gefängnis. Danach wurde er in ein Umerziehungslager eingewiesen. 1980 verließ er Kuba. Doch auch in Amerika wurde er nicht mit offenen Armen empfangen. In Manhattans Stadtteil »Hell's Kitchen« lebte der Schriftsteller in bitterster Armut. Doch es sollte noch schlimmer kommen: Arenas infizierte sich mit Aids. Der Gedanke an den langsamen Verfall, der ihm bevorstand, versetzte ihn in Panik. Sein Agent besorgte ihm eine Bleibe im sonnigen Florida. Dafür war es jedoch zu spät. Arenas hatte sich bereits mit einer Überdosis Tabletten umgebracht, die er mit Alkohol heruntergespült hatte.

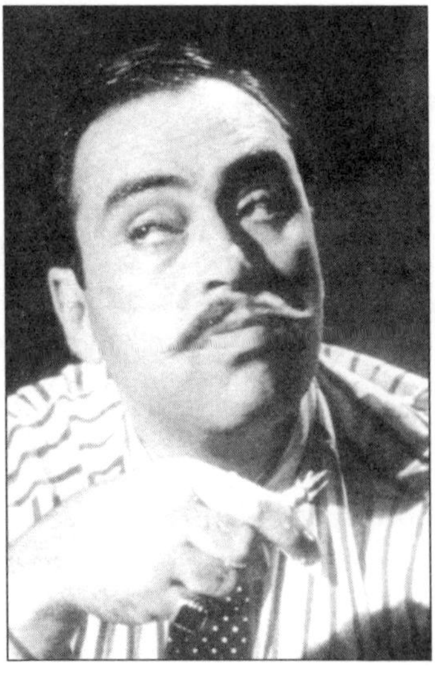

Pedro Armendáriz

PEDRO ARMENDÁRIZ

** 9.5.1912 Churubusco/Mexiko, † 18.6.1963 Los Angeles, mexik. Schauspieler.*

1955 wirkte Pedro Armendáriz in dem albernen Kostümstreifen »Der Eroberer« mit, in dem ausgerechnet John Wayne als Dschingis Khan zu sehen ist. Der Film wurde in der Nähe des Atombomben-Versuchsgeländes in Nevada gedreht. Ein auffällig großer Teil der damaligen Crew erkrankte in den folgenden Jahren an Krebs – darunter Hauptdarsteller Wayne, Regisseur Dick Powell und die weiblichen Stars Susan Hayward und Agnes Moorehead. Armendáriz hatte an der kalifornischen Politech Maschinenbau studiert, bevor er sich in Mexiko als Schauspieler einen Namen machte. Bereits 1935 war er der beliebteste Star des mexikanischen Films. 1947 überzeugte er in der John Steinbeck-Verfilmung »Mexikanische Romanze« auch das amerikanische Publikum. Seitdem arbeitete er in beiden Ländern. Regisseur John Ford verpflichtete ihn für seine Western-Klassiker »Fort Apache – Bis zum letzten Mann« (1948) und »Spuren im Sand« (1948). Regisseur Luis Buñuel erzählte gern von Armendáriz Angewohnheit, am Drehort auch hinter der Kamera mit der Pistole herumzuballern. 1963 erfuhr der Schauspieler dann während der Dreharbeiten zum James Bond-Thriller »Liebesgrüße aus Moskau«, dass er an Lymphdrüsenkrebs erkrankt war. Am 18. Juni 1963, kurz nach seiner Einweisung ins UCLA Medical Center, erschoss er sich mit einer Waffe, die er ins Hospital geschmuggelt hatte.

EDWIN HOWARD ARMSTRONG

** 18.12.1890 New York, † 1.2.1954 ebd., amerik. Elektro-Ingenieur.*

Auf jedem Radio-Empfänger sind die Buchstaben AM und FM zu lesen. Doch nur die technisch Versierten wissen, was diese Abkürzungen bedeuten. AM steht für Amplitudenmodulation. FM bedeutet Frequenzmodulation. Letztere wurde von Edwin Howard Armstrong entwickelt. Auch er beging Selbstmord. Armstrong hatte sich bereits im Alter von zwanzig Jahren einen eigenen Rundfunksender gebastelt. Nach dem Ende seines Studiums 1913 widmete er sich der Flugzeug-Ortung, die damals ausschließlich akustisch vorgenommen wurde. Die von den Zündsystemen der Flugzeugmotoren ausgehenden elektromagnetischen Wellen hatten zu hohe Frequenzen, um empfangen und verarbeitet zu werden. Durch Armstrongs Erfindung des »Superheterodyn-Prinzips« konnte jedoch eine Frequenzumsetzung erzielt werden. Für den Einsatz im Ersten Weltkrieg kam seine Erfindung allerdings zu spät. Sie fand aber eine starke Anwendung im Empfangsteil von Rundfunkgeräten. Anschließend beschäftigte sich Armstrong als Professor für Elektrotechnik sechs Jahre lang mit dem Problem des Rauschens bei Rundfunkübertragungen. Das damalige Übertragungssystem bestand in der Amplitudenmodulation (AM) einer Trägerwelle mit der zu übertragenden Schallwelleninformation. Weil auch Blitze und andere elektrische Entladungen die Amplitude modulieren können, trat beim Empfang stets ein Rauschuntergrund auf. Bei der von Armstrong entwickelten Frequenzmodulation (FM) der Trägerwelle sind diese Störeinflüsse weitgehend ausgeschaltet. Trotz seiner wissenschaftlichen Leistungen hatte der Wissenschaftler im Alter finanzielle Schwierigkeiten mit seinen Patentrechten. Als ihn zu alledem auch noch seine Frau verließ, wollte er nicht mehr weiterleben. Am 31. Januar 1954 verfasste er einen zweiseitigen Brief an seine Gattin, den er auf den Schreibtisch seines Apartments legte. Danach zog er sich Mantel, Hut, Schal und Handschuhe an und sprang aus dem dreizehnten Stockwerk des Wohnhauses. Er schlug auf einem Vorbau in Höhe des dritten Stockwerks auf, wo seine Leiche erst am nächsten Tag entdeckt wurde.

FELIX AUERBACH

** 12.11.1856 Breslau, † 26.2.1933 Jena, dt. Physiker.*

Im Januar 1933 ergriffen die Nationalsozialisten die Macht. Kurz darauf zogen die ersten Intellektuellen Konsequenzen aus dem neuen politischen Klima in Deutschland: Heinrich Mann trat aus der preußischen Akademie der Künste aus, Bertolt Brecht emigrierte nach Frankreich. Einen besonders radikalen Entschluss fasste im Februar 1933 der Physiker Felix Auerbach. Er brachte sich nach der Errichtung der nationalsozialistischen Gewaltherrschaft um. Auerbach war seit 1923 ordentlicher Professor für theoretische Physik an der Universität in Jena. Er beschäftigte sich unter anderem mit der Hydrodynamik und Härteproblemen. 1890 hatte er einen Apparat zur absoluten Härtemessung konstruiert. Von seinen naturphilosophischen Schriften stieß vor allem die Studie »Elektropismus oder die physikalische Theorie des Lebens« auf große Aufmerksamkeit. Eine Reihe von Lehrbüchern und Beiträgen zu Handbüchern belegen, dass Auerbach die Entwicklung der Physik bis ins hohe Alter verfolgt hat. Als er Selbstmord beging, war er sechsundsiebzig Jahre alt.

B

ANDREAS BAADER

** 6.5.1945 München, † 18.10.1977 Stuttgart-Stammheim, dt. Terrorist.*

Baader galt unter den Terroristen der RAF als Mann der Tat. Er war die treibende Kraft bei ihren blutigen Aktionen. »High sein, frei sein, Terror muss dabei sein« war seine Devise. Statt Karl Marx las er lieber Asterix. Die von ihm und seiner Freundin → Gudrun Ensslin initiierten Kaufhausbrände von 1968 führten zur Geburt der Roten Armee Fraktion. 1970 wurde Baader beim Versuch, Waffen zu beschaffen, verhaftet. Kurze Zeit später befreiten ihn → Ulrike Meinhof und Ensslin bei einer »Ausführung« im Zentralinstitut für Soziale Fragen. Ein Wachmann wurde getötet. Baader, Ensslin, Baaders Anwalt Horst Mahler und Meinhof gingen in den Untergrund. In einem Trainingscamp radikaler Palästinenser in Jordanien erhielten sie eine militärische Ausbildung. Zurück in Deutschland überfielen sie Banken und verübten Bombenanschläge auf amerikanische Einrichtungen. Am 1. Juni 1972 wurde Baader verhaftet. Mehrere Versuche, ihn und seine Kampfgefährten freizubekommen, scheiterten. Erst am 28. April 1977 endete die Gerichtsverhandlung von Baader, Ensslin und → Jan-Carl Raspe. Die drei waren wegen vier Morden und vierunddreißig Mordversuchen zu lebenslanger Haft verurteilt worden. Am 18. Oktober desselben Jahres fanden die Wärter Baader tot in seiner Zelle –

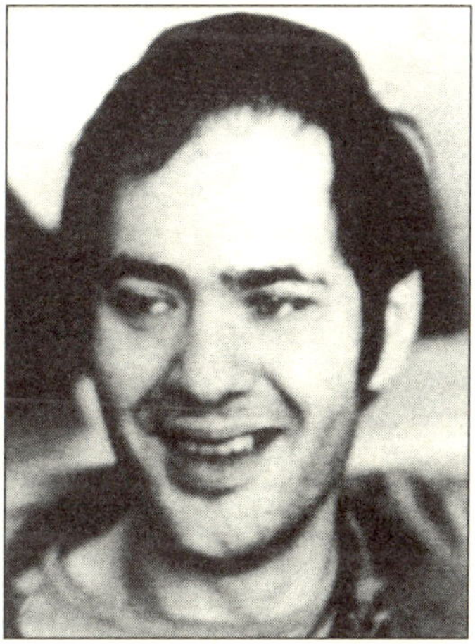

Andreas Baader

kurz nachdem Passagiere und Besatzung einer Lufthansa-Maschine befreit werden konnten, die sich in der Gewalt von vier palästinensischen Terroristen befunden hatten: Eine Kaperung, die die deutschen Genossen unterstützen sollte. Eine Tatortbegehung ergab, dass Baader sich mit beiden Händen eine Pistole an den Nacken gesetzt und abgedrückt hatte. Ein ungewöhnlicher Selbstmord. Mutmaßungen kamen auf, dass sein Selbstmord wie Mord aussehen sollte – zumal Ensslin und Raspe ebenfalls tot aufgefunden worden waren. Gleichzeitig gab es jedoch auch Mutmaßungen, dass Baader tatsächlich ermordet worden war. Obwohl er Linkshänder war, hielt er die Waffe in der rechten Hand; relativ geringe Pulverschmauch-Ablagerungen ließen folgern, dass der Schuss in den Nacken aus dreißig bis vierzig Zentimetern Entfernung abgegeben worden war; zudem wurden zwei weitere Geschosse in der Zelle gefunden – etwa, weil ein Kampf vorgetäuscht werden sollte? Fünf Gutachter aus vier Ländern, die die Toten untersucht hatten, kamen jedenfalls zu dem Ergebnis, dass es sich um Selbstmord gehandelt habe. Am 8. Oktober 1977 hatte Baader bereits von einer »irreversiblen Entscheidung der Gefangenen in Stunden oder Tagen« gesprochen.

CHET BAKER

** 23.12.1929 Yale/Oklahoma, † 13.5.1988 Amsterdam, amerik. Musiker.*

Für viele war Chesney Henry Baker der James Dean des Jazz. Mit zweiundzwanzig hatte er bei der Jazz-Legende Charlie Parker vorgespielt. Obwohl sich alle namhaften Musiker der Gegend um den Job bewarben, wählte Parker den unerfahrenen Neuling aus. Eine gute Entscheidung: Mit seiner Interpretation von »My Funny Valentine« gelang Chet Baker 1953 der große Durchbruch. In den Folgejahren wurde er als einer der zehn besten Trompeter der Welt gehandelt. Daneben war er auch als Sänger erfolgreich. Jung, gutaussehend und mit phänomenaler Begabung ausgestattet, befand er sich auf dem Sprung zur Weltkarriere. Im Hollywoodfilm »All The Fine Young Cannibals« sollte er sich schließlich selbst spielen. Seine Partnerin: Natalie Wood. Statt dessen übernahm dann jedoch der Schauspieler Robert Wagner den Job: Denn Baker war kurz vor Drehbeginn wegen eines Rauschgiftdeliktes verhaftet worden. Er verließ das Land. Eine weitere Verhaftung folgte. Fünfzehn Monate saß er daraufhin in einem italienischen Gefängnis. Die große Karriere war dahin. In den folgenden Jahren sollte der Musiker indes noch öfter wegen seines Drogenkonsums mit dem Gesetz in Konflikt kommen. »Ich stecke all meine Energie in die falsche Richtung«, bemerkte er später. 1966 folgte ein Schicksalsschlag, der fast seine Laufbahn ruinierte. Bei einer Schlägerei wurden ihm die Vorderzähne ausgeschlagen. In qualvoller Arbeit musste Baker lernen, mit einer Zahnprothese zu spielen. 1974 hatte er in der New Yorker Carnegie Hall dann ein triumphales Comeback. Aus dem jugendlichen Helden war ein von der Kehrseite des Lebens Gezeichneter geworden. Falten durchzogen sein eingefallenes Gesicht; die Augen lagen tief in den Höhlen. Europa wurde sein neues Zuhause. Ständig auf Tournee, besaß Baker oft nur das, was er am Leibe trug. Er wohnte bei Freunden oder in Hotels. Immer wieder erschien er nicht zu Auftritten. Dennoch pilgerten die Fans zu seinen Konzerten. Obwohl etliche Platten von ihm in Umlauf waren, war er zuletzt fast mittellos. Als er kurz vor seinem Tod im NDR-Funkhaus in Hannover spielen sollte, ließ der Pförtner den schmuddelig aussehenden Baker erst gar nicht herein. Am 13. Mai 1988 entdeckte man den toten Musiker schließlich mit aufgeschlagenem Kopf auf dem Straßenpflaster vor seinem Hotel in Amsterdam. Die Polizei vermutete, er sei aus dem Fenster des zweiten Stocks gesprungen. Andere verbreiteten das Gerücht, er wollte die Fassade hochklettern, um in sein Zimmer zu gelangen. Kurz vorher habe er sich mit dem Hotelier gestritten und sich daraufhin angeblich nicht mehr hinein getraut. Fest steht, dass Bakers Ruhm nach seinem Tode ständig wuchs. Der Dokumentarfilm »Let's Get Lost«, der sein widersprüchliches Leben schildert, hatte im Todesjahr Premiere. Die Zahl der CD-Veröffentlichungen ist heute unüberschaubar, die Verehrung inzwischen zum Kult geworden.

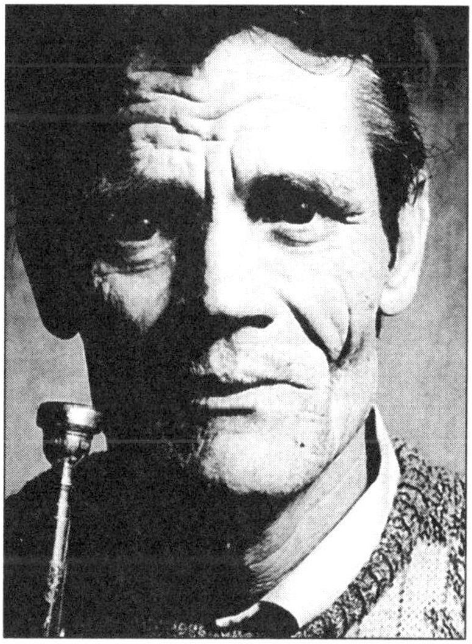

Chet Baker

DONALD »RED« BARRY

*eigtl. Donald Berry d'Acosta * 11.1.1911 Houston, † 17.6.1980 Hollywood, amerik. Schauspieler.*

In den Sechzigern hatte Westernheld »Red« Barry eine geniale Idee, wie er seine flaue Karriere ankurbeln könnte: Landesweit forderte er seine Fans auf, ihm je einen Dollar zur Finanzierung einer neuen Westernserie zu schicken. Das klägliche Ergebnis ist bis heute nicht bekannt. Der als Donald Berry d'Acosta geborene Schauspieler war bereits während der Highschoolzeit ein Star in seiner Footballmannschaft gewesen. Nach der Schule versuchte er sich in der Werbung und schloss sich schließlich einer Wanderbühne an. Danach spielte er kleine Rollen in kleinen Filmen, bis er 1940 den Cowboy »Red Ryder« verkörperte. Die mehrteilige Westernserie machte ihn zu einem der zehn erfolgreichsten Film-Cowboys weltweit. In der McCarthy-Ära wurde er von Produzenten schließlich gebeten, seinen Spitznamen »Red« abzulegen – woraufhin der verunsicherte Barry in Filmmagazinen erklärte, dass er nicht wegen seiner politischen Einstellung Red genannt werde, sondern wegen seiner roten Haare. Ende der Fünfziger war Barry wieder bei den Nebenrollen angelangt. Alte Fans und Freunde wie Burt Reynolds sorgten dafür, dass er sich mit Nebenrollen in ihren Filmen über Wasser halten konnte. Barrys Ego konnte jedoch nur schwer verkraften, von der Großzügigkeit anderer Leute abhängig zu sein. Nach einem heftigen Streit am 17. Juni 1980 erschoss er sich und seine junge Frau.

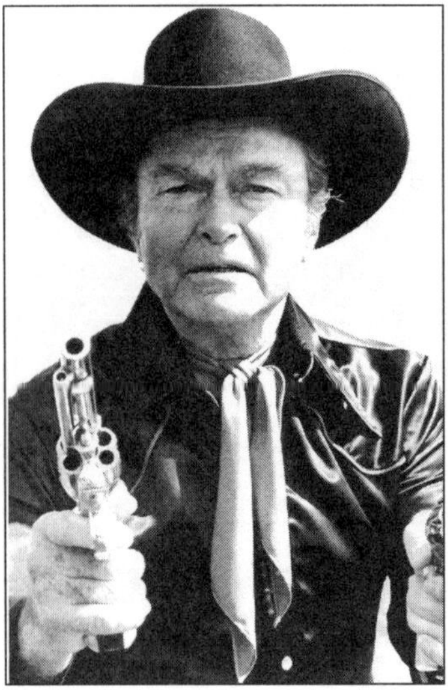

Donald »Red« Barry

UWE BARSCHEL

** 13.5.1944 Glienicke/Berlin, † 10.10.1987 Genf, dt. Politiker.*

Bereits mit sechzehn trat Uwe Barschel der Jungen Union bei. Im Alter von fünfundzwanzig Jahren war er bereits stellvertretender Landesvorsitzender, Anfang dreißig Minister. Mit nur achtunddreißig Jahren war der promovierte Jurist dann auf dem Höhepunkt seiner Karriere angelangt: Als Ministerpräsident von Schleswig-Holstein setzte er die drei Jahrzehnte währende CDU-Vorherrschaft des Landes fort. Doch das Blatt wendete sich: Nachdem seine Partei bei den 86er-Kommunalwahlen in Schleswig-Holstein herbe Einbußen hinnehmen musste (44,2 gegenüber 50,1 Prozent), führte Barschels Medienreferent Reiner Pfeiffer 1987 den schmutzigsten Landtagswahlkampf in der Geschichte der Bundesrepublik: Da dem Kontrahenten Björn Engholm laut Umfragen die besseren Gewinnchancen eingeräumt wurden, ließ Pfeiffer den SPD-Politiker von Privatdetektiven beschatten und zeigte ihn beim Finanzamt wegen Steuerhinterziehung an. Zusätzlich streute er Gerüchte, Engholm sei bisexuell und führe ein ausschweifendes Sexualleben. Auf dem Höhepunkt der Schmutzkampagne erhielt der Rivale den Anruf eines angeblichen Arztes, der ihm mitteilte, er sei HIV-positiv. Am 9. September beichtete Pfeiffer seine Untaten dem »Spiegel« – angeblich, weil er kalte Füße bekommen hatte, als Barschel von ihm verlangte, das Telefon des Gegners anzuzapfen. Der Bericht »Barschels schmutzige Tricks« brachte eine Lawine ins Rollen. Der Ministerpräsident behauptete indes, von alldem nichts gewusst zu haben. Zur Untermauerung seiner Aussage gaben acht seiner engsten Mitarbeiter eidesstattliche Versicherungen ab. Auf einer berühmt gewordenen Pressekonferenz gab der Politiker am 18. September anschließend sein »Ehrenwort«, nichts mit Pfeiffers Aktivitäten zu tun gehabt zu haben. Doch die Beweislast wurde immer erdrückender. Eine Woche nach der Pressekonferenz kündigte Barschel seinen Rücktritt zum 2. Oktober an. Am gleichen Tag setzte der Kieler Landtag einen Untersuchungsausschuss ein. Bevor Ergebnisse vorlagen, forderte die CDU-Fraktion Uwe Barschel (der sich im Urlaub auf Gran Canaria befand) am 9. Oktober auf, auch sein Landtagsmandat niederzulegen. Zwei Tage später fand man ihn vergiftet in einer Badewanne des Genfer Hotels Beau Rivage – einen Tag, bevor er im Untersuchungsausschuss aussagen sollte. Laut gerichtlicher Untersuchung hatte er Selbstmord begangen. Die Öffentlichkeit sprach von einem Schuldeingeständnis, das noch klarer wurde, als seine Mitarbeiter ihre eidesstattlichen Versicherungen im November als falsch zurückzogen: Sie seien unter dem Druck ihres Chefs entstanden. Bis heute ranken sich allerdings die abenteuerlichsten Gerüchte um den Tod des ehemaligen Ministerpräsidenten. Viele bezweifeln die Selbstmord-Annahme und behaupten, der Politiker wollte sich in Genf Entlastungsmaterial besorgen, wie er es auch gegenüber seiner Frau erzählt hatte. Als dann im Januar 1993 bekannt wurde, dass Reiner Pfeiffer vierzigtausend Mark von der SPD erhalten hatte, wurde der Fall noch einmal aufgerollt. Eine zweite Untersuchung 1995 ergab, dass Barschel neben den Giften, die zu seinem Tode führten, auch den Wirkstoff Methyprylon eingenommen hatte – und zwar bereits Stunden zuvor. Nach Einnahme dieses starken Schlafmittels, das unter anderem in K.o.-Tropfen vorkommt, wäre er allerdings nicht mehr in der Lage gewesen, anschließend das Gift zu schlucken. Wurde er also mit den Tropfen willenlos gemacht? Oder hat er sie in geringerer Dosis bereits Tage zuvor eingenommen? Wurde er Opfer internationaler Waffenhändler? Der Waffenhändler Adnan Kashoggi wohnte am 11. Oktober 1987 ebenfalls in Genf; andererseits weilten vermutlich auch Aktivisten der Deutschen Gesellschaft für Humanes Sterben im Beau-Rivage, die Barschel »geholfen« haben könnten. Auch Theorien, dass Uwe Barschel der Stasi oder dem KGB zum Opfer fiel, wurden in Umlauf gebracht. Beweise dafür gab es jedoch keine. Ein zweiter Untersuchungsausschuss kam Ende 1995 schließlich zu dem überraschenden Ergebnis, dass nichts dafür spreche, dass Barschel tatsächlich von den »schmutzigen Tricks« seines Medienreferenten gewusst habe! Fest steht nur, dass er sich mit unlauteren Mitteln gegen die Vorwürfe verteidigt hat.

FRANCESCO (DA PONTE) BASSANO

** 25.1.1549 Bassano/Italien, † 4.7.1592 Venedig, ital. Maler.*

Bassano war einer der vier Söhne des Malers Jacopo da Ponte, der sich auf biblische Themen spezialisiert hatte. Von ihrem Vater übernahmen die Söhne nicht nur das Handwerk, sondern auch den Künstlernamen, der sich aus ihrem Heimatort ableitete. Francesco Bassano arbeitete viel mit seinem Vater zusammen. 1579 übernahm er die Leitung der Werkstatt in Venedig. Dort kamen nach einer Heirat auch zwei Töchter zur

Welt. Mit der Zeit löste sich Bassano von den biblischen Motiven und verlegte sich auf überladene Historienbilder. Die Bassanos malten mit Vorliebe nächtliche Szenen, die durch wohlgesetzte Lichteffekte eine verblüffende Plastizität erlangten. Im Palazzo Ducale durfte der Maler schließlich nach einem Feuer zwei Räume gestalten. Nachdem sein Vater im Februar 1592 das Zeitliche gesegnet hatte, wurde der Künstler schwermütig. Er flüchtete sich in eingebildete Krankheiten und immer tiefere Depressionen. Am 4. Juli 1592 setzte Francesco Bassano seinem Leben ein Ende, indem er sich aus dem Fenster stürzte.

GERT BASTIAN

** 26.3.1923 München, † 1.10.1992 Bonn, dt. Politiker; Generalmajor a.D.*

Seit 1983 konnte Bastians Lebensgefährtin, Petra Kelly, nur noch schwer alleine sein: Sie litt unter Panikattacken, Platzangst und Verfolgungsängsten. Bastian begleitete und betreute sie rund um die Uhr – und das bei einer Aktivistin, die selten vor vier Uhr nachts ins Bett ging und rastlos arbeitete und reiste. War es diese nervliche Belastung, die den Neunundsechzigjährigen zum »Doppelmord« trieb? Der letzte Brief, den Bastian im gemeinsamen Reihenhaus tippte, brach abrupt ab: »Wir müs« heißt der letzte Satzanfang. Adressat: Anwalt Hartmut Wächtler, dem Bastian eine unerhebliche Rechtssache schilderte. Kurz danach sprang er auf und griff nach seiner Derringer 38 – aufbewahrt in einem Schrank hinter der Bücherwand. Zeit, die Bücher wieder aufzustellen, nahm er sich nicht. Er ging ins Schlafzimmer, setzte Kelly die Pistole an die Schläfe und drückte ab. Sich selbst tötete er wenig später stehend. An die Flurwand gelehnt, presste er die Nahschuss-Waffe mit beiden Händen auf seinen Scheitel – das Gesicht in Richtung Schlafzimmer gedreht. »Er hat vor anderthalb Jahren zu mir gesagt: Manchmal weiß ich nicht mehr weiter. Dann überlege ich mir, Petra im Schlaf zu erschießen und dann mich selbst«, hatte Kellys Ex-Geliebter Palden Tawo kurz nach dem Tod über Bastian erzählt. Was aber hatte die Tat letztendlich ausgelöst? Noch am Vormittag

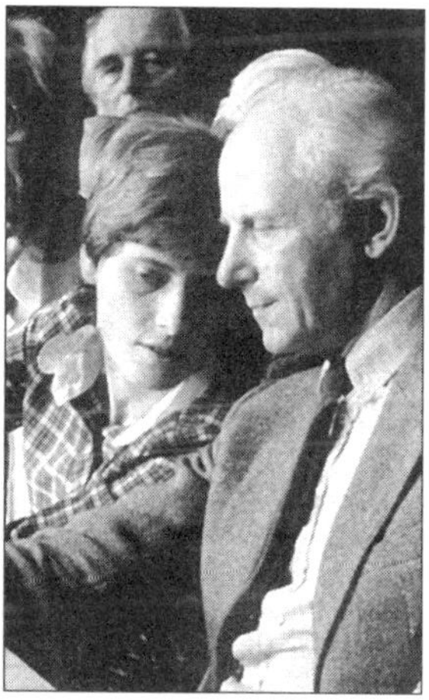

Gert Bastian

des Tattages hatte Bastian einen Plauder-Brief an seine Frau Lotte aufgesetzt. Im anschließenden Telefongespräch mit ihr, mit der er nie ganz gebrochen hatte, wirkte er freundlich und gelöst. Auch Bastians vermutlich letztes Telefonat mit dem Grünen Lukas Beckmann (Inhalt: Einsicht in die Gauck-Akten) war unauffällig. Petra Kelly war an ihrem letzten Tag gegen Mittag aufgestanden, hatte eine Kurzbiographie über sich korrigiert und einen Brief an »New York Day« geschrieben, dem sie einen Text von Bastian empfahl. Danach legt sie sich wieder ins Bett. Da sie selten länger als vier Stunden schlief, war sie permanent erschöpft. Eine Frau, die ständig im Dienst war und dasselbe auch von ihrem Umfeld erwartete. Bastian war selbständiger Buchbinder, bevor er 1956 als Oberleutnant in die Bundeswehr eintrat. Als Generalmajor bat er 1980 um seine Versetzung in den einstweiligen Ruhestand, weil er den NATO-Nachrüstungsbeschluss nicht mittragen konnte. Seitdem referierte der »Friedensgeneral« für die Friedensbewegung, formulierte den »Krefelder Appell« gegen Hochrüstung und fand politisch nach CSU und SPD zu den Grünen. 1984 verließ er die Fraktion »aus Protest gegen die Diktatur der Inkompetenz«, kehrte jedoch 1986 noch einmal für kurze Zeit zurück. Petra Kelly – Spitzenkandidatin der Grünen – lernte er 1980 bei einer Podiumsdiskussion kennen. Aus gemeinsamen Reisen zu politischen Anlässen wurde eine glamouröse Partnerschaft. Die letzten Jahre des Paares waren jedoch von gegenseitiger Zerfleischung und starken Aggressionen geprägt. Sobald Bastian abzureisen drohte, bekam Kelly regelmäßig Ohnmachts- oder Herzanfälle – bis er nicht mehr abreiste. Wachsende Vereinsamung und die Entfremdung von der Familie (zwei Kinder) gingen mit diesem Verhalten einher. Die Medien bezeichneten Bastian inzwischen als »Hanswurst« und »Lakai«. Eigene Ziele konnte er mangels Zeit nicht mehr verfolgen. Bekam Kelly ihren Willen nicht, schrie sie und schloss sich ein. Bald war er so erschöpft, dass er immer öfter am Tisch einschlief. »Ich mache mir solche Vorwürfe, dass ich Gerts Leben kaputt mache. Was soll nur werden? Er kann nicht mehr...« sagte Kelly im September 1992 zu Lukas Beckmann. Zwei Gallionsfiguren der Friedensbewegung, die gegen die Weltprobleme kämpften und an ihrem persönlichen Kosmos zugrunde gegangen sind.

BARBARA BATES

** 6.8.1925 Denver/Colorado, † 18.3.1969 ebd., amerik. Schauspielerin.*

1947 wurde das ehemalige Mannequin von Warner Bros. unter Vertrag genommen. Wenig später war Bates bereits an der Seite von Bette Davis zu sehen (»Die Braut des Monats«, 1948) und erhielt eine weibliche Hauptrolle neben Danny Kaye (»Die sündige Stadt«, 1949). Dennoch fühlte sich die unter schweren Depressionen leidende Schauspielerin bei Warner nicht wohl und unternahm ihren ersten Selbstmordversuch, der vom Studio vertuscht wurde. Danach wechselte sie zu 20th Century Fox und erhielt Rollen in »Im Dutzend billiger« (1950) und »Alles über Eva« (1950), wiederum neben Bette Davis. 1953 spielte sie in der Dean Martin/Jerry Lewis-Klamotte »Der Tolpatsch« Lewis' Freundin. Darüber hinaus war sie 1954 neben Elizabeth Taylor in »Symphonie des Herzens« zu sehen. In den folgenden Jahren verschlechterte sich Bates seelischer Zustand. Mehrere Filme mussten während der Dreharbeiten abgebrochen werden. 1958 drehte die Schauspielerin dann ihren letzten Film. Nach dem Krebstod ihres Mannes verdiente sie sich ihren Lebensunterhalt als Zahnarzthelferin. Jahre später kehrte sie in ihre Heimatstadt Denver zurück, arbeitete in einem Krankenhaus und heiratete einen Jugendfreund. Am 18. März 1969 vergiftete sie sich mit Gas.

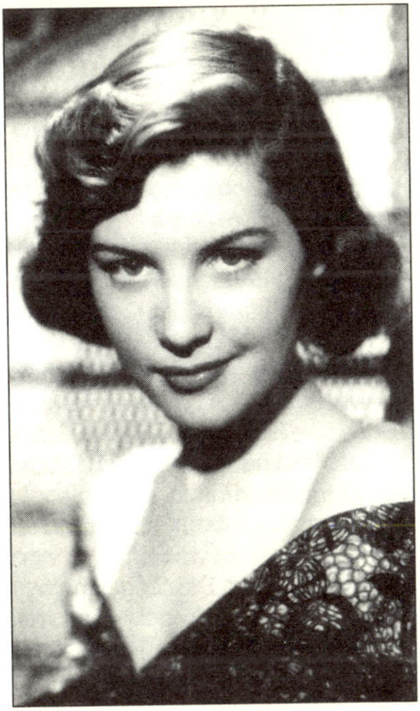

Barbara Bates

KONRAD BAYER

** 17.12.1932 Wien, † 10.10.1964 ebd., österr. Schriftsteller.*

Das Leben des Vertreters der »Wiener Gruppe« war genauso ein extremes Experiment wie seine Laut- und Dialektgedichte, Satz-Montagen oder Happenings, bei denen nicht nur simultan gelesen wurde, sondern auch mal imaginäre Hinrichtungen zu Ehren der französischen Revolution stattfanden. Über die Gründe, warum er sich umbrachte, ist indes wenig bekannt. Die Isoliertheit der »Wiener Gruppe« in Österreich spielte sicherlich eine wesentliche Rolle: Die »Störenfriede«, die teilweise unter Äthereinfluss schrieben, standen offiziell auf der schwarzen Liste. Manuskripte wurden selten veröffentlicht, finanzielle Unterstützung blieb aus. Die Presse reagierte ausschließlich mit Hohn. Bayers Verbitterung und Zweifel entluden sich in Texten wie »kasperl am elektrischen stuhl« und »idiot«. Kurz vor seinem Tod schien das Blatt sich jedoch zu wenden: Der ehemalige Barmusiker und Bankangestellte las außerhalb Österreichs im Rundfunk, wurde zur Tagung der Gruppe 47 eingeladen, erhielt einen Buch-Vertrag und stand kurz vor der Fertigstellung eines Romans. Dennoch litt er immer häufiger unter der Vorstellung der Sinnlosigkeit von allem. Am 10. Oktober 1964 beendete er sein Leben durch Gas. In den Notizen zu seinem unvollendet gebliebenen Roman »der sechste sinn« fanden sich Sätze wie »es gibt nichts was zu erreichen wäre außer dem tod« und »man muss sich umbringen um die hoffnung zu begraben. es gibt keine hoffnung.«

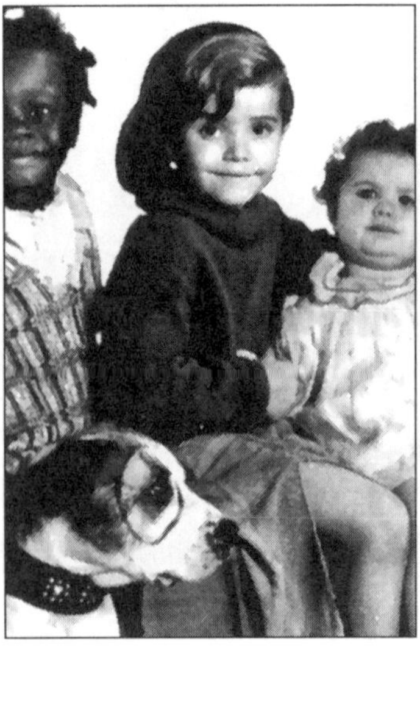

Scotty Beckett

SCOTTY BECKETT

** 4.10.1929 Oakland, † 8.5.1968 Los Angeles, amerik. Schauspieler.*

Scotty Beckett gab bereits mit drei Jahren seinen Einstand in der Kindertruppe »Die kleinen Strolche«, die Laurel & Hardy-Produzent Hal Roach zum schwerreichen Mann machte. Doch Scotty hatte soviel Talent, dass er auch für ernste Filme engagiert wurde. Als dem einst engelsgesichtigen Beckett die ersten

Bartstoppeln wuchsen, wurden die Rollenangebote dann jedoch seltener, und er geriet auf die schiefe Bahn. 1948 wurde er wegen Trunkenheit am Steuer verhaftet, etwas später beim Tragen einer unerlaubten Waffe erwischt. Danach wurde er an der mexikanischen Grenze wegen Drogenschmuggels eingesperrt. Die einstigen Freunde aus der Traumfabrik kannten ihn nicht mehr. Das Geld aus seiner Glanzzeit war längst aufgebraucht. 1960 verprügelte Beckett seine Stieftochter mit einer Krücke, woraufhin er eine Bewährungsstrafe erhielt. Zwei Jahre später versuchte er, sich umzubringen, indem er sich die Pulsadern aufschnitt. Er wurde jedoch rechtzeitig entdeckt, erholte sich und arbeitete für einige Zeit als Autohändler. Am 8. Mai 1968 brachte er sich mit einer Überdosis Schlaftabletten um.

PETER BELLAMY

** 1944, † September 1991, engl. Sänger und Komponist.*

Bereits sechzehn Jahre vor seinem Selbstmord hatte sich der Sänger in einem Lied verabschiedet: »Die Zeit ist gekommen, Auf Wiedersehen zu sagen. Ich habe meine Lieder für dich gesungen. Lieder von alten Wegen, Lieder von guten Tagen, sie kämpfen immer noch tapfer mit dem Neuen.« Bellamy merkte, dass seine Musik nicht mehr in die Zeit passte – doch er wollte sich nicht verbiegen. Ob die Enttäuschung, sein Schaffen nicht ausreichend gewürdigt zu sehen, dann auch zu seinem Selbstmord führte, kann nur gemutmaßt werden. Bekannt wurden die Gründe nicht. Peter Bellamy hatte nach einem abgebrochenen Kunsthochschulstudium das Leben eines Hungerkünstlers geführt – bis er schließlich Royston und Heather Wood traf. Zu dritt erarbeiteten sie ein Folk-Musik-Programm und traten schon bald regelmäßig auf. Der Ort ihrer Konzerte gab dem Trio schließlich den Namen: »The Young Tradition«. In prächtigen Kostümen präsentierten sie auf witzige Art ihre harmonischen Klänge. Sie nahmen Schallplatten auf, doch noch immer reichte das Geld nicht aus, um davon leben zu können. 1969 löste sich die Band dann auf. Bellamy sagte später, dass man eigentlich erst richtig wichtig wurde und andere Musiker beeinflusste, als es die Gruppe schon nicht mehr gab. Nach der Trennung hatte der Sänger Gedichte von Rudyard Kipling vertont. Insgesamt fünf Alben entstanden, die nicht ganz unumstritten waren: Fiel es doch vielen Zuhörern schwer, die Texte von ihrer Entstehungszeit her zu betrachten. 1977 komponierte Peter Bellamy die balladenhafte Oper »The Transport«, die in England mehrfach aufgeführt und deren Musik auf einer Schallplatte festgehalten wurde. Seine Konzerte wurden im Laufe der Jahre zu Multimedia-Ereignissen und erreichten dadurch nicht nur die traditionellen Folk-Freunde. Zu Beginn der neunziger Jahre kehrte Bellamy dann jedoch zu seinen musikalischen Wurzeln zurück – und bedauerte immer mehr, dass die ursprüngliche Folk-Musik allmählich aus dem Bewusstsein der Menschen verschwand.

JUAN BELMONTE

** 14.4.1892 Triana/Spanien, † 8.4.1962 Utrera/Spanien, span. Stierkämpfer.*

In seinen besten Zeiten war Juan Belmonte so etwas wie ein spanischer Volksheld. 1919 stellte er mit einhundertneun Corridas im Jahr einen Rekord auf. Er führte eine neue Art des Stierkampfes ein, die bis heute von allen Toreros imitiert wird. Völlig bewegungslos, ließ er den Stier auf sich zukommen, um erst im letzten Moment zu reagieren. »Ich ging in die Arena, wie ein Mathematiker an die Tafel geht, wenn er einen Lehrsatz erklären will«, erläuterte er später. Diese neue Art des Kampfes erwies sich als besonders gefährlich, denn so engen Kontakt mit den Hörnern des Stiers hatte es vorher nie gegeben. Allein 1933 wurde Belmonte zwölfmal verletzt. Weniger talentierte Stierkämpfer mussten mit dem Leben bezahlen. 1934 fanden vierzehn seiner Nachahmer den Tod. In seiner langen Karriere, die von 1910 bis 1935 dauerte, tötete Belmonte 1650 Stiere. Nach seinem Abschied von der Corrida zog er sich auf sein Landgut zurück. Im hohen Alter ließ schließlich seine Gesundheit nach. Als er starb, hieß es, er habe während eines Ausritts eine Herzattacke erlitten und sei vom Pferd gefallen. Erst später kam die Wahrheit heraus: Belmonte hatte genug von den Gebrechlichkeiten des Alters gehabt und seinem Leben mit einem Kopfschuss ein Ende gesetzt.

WALTER BENJAMIN

** 15.7.1892 Berlin, † 26.9.1940 Port Bou/Spanien, dt. Literatur- und Zeitkritiker.*

Die Machtübernahme durch die Nationalsozialisten schränkte die Publikationsmöglichkeiten des marxistischen Literaturtheoretikers zunehmend ein – zumal seine Mutter die Tochter eines jüdischen Großkaufmanns war. 1933 emigrierte Walter Benjamin nach Paris, und führte fortan einen jahrelangen zermürbenden Kampf um das Existenzminimum. Die großen Probleme, vor denen er stand, sind in seinem Briefwechsel mit dem jüdischen Religionshistoriker Gershom Scholem dokumentiert (hg. 1985). Durch Scholem war Walter Benjamin seit 1915 in Berührung mit der zionistischen Bewegung gekommen, deren Impulse in seinem Werk unverkennbar sind. Während seiner Emigration hielt sich der Schriftsteller längere Zeit auf Ibiza auf und verbrachte einige Monate mit Bertolt Brecht in Dänemark. 1940 plante der studierte Philosoph dann, mit einem von Max Horkheimer beschafften Visum für die USA die spanische Grenze zu überschreiten – zusammen mit anderen Emigranten. Das Gemeindeoberhaupt in Port Bou drohte jedoch, die Flüchtlinge an die Gestapo auszuliefern: Ein Erpressungsversuch, der von dem Schriftsteller sehr ernst genommen wurde. In der Nacht des 26. Septembers 1940 vergiftete er sich mit Morphium. Bereits in den Wochen zuvor hatte Benjamin gegenüber Hannah Arendt mehrfach von Selbstmordabsichten gesprochen. »Er war überzeugt, dass ein weiterer Weltkrieg einen Gaskrieg bedeuten und damit das Ende aller Zivilisation bringen würde«, schrieb Scholem rückblickend. In seinen Werken hatte der Literatur- und Zeitkritiker immer wieder die geistige und sittliche Korruptheit des Bürgertums kritisiert. Zugrunde lagen seinen Skizzen und Essays sowohl eine materialistisch-dialektische Geschichtsphilosophie als auch ein messianisch-eschatologisches Geschichtsverständnis. In den sechziger und siebziger Jahren gewannen Benjamins Schriften dann erneut große Aufmerksamkeit: Nicht nur in dieser Zeit galt er als einer der einflussreichsten Denker des Landes. Zu den bekanntesten Werken zählen die Aphorismen »Einbahnstraße« (1928) sowie die Abhandlungen »Ursprung des deutschen Trauerspiels« (1928; wurde 1925 als Habilitationsschrift für die Universität Frankfurt abgelehnt, wodurch sich Benjamins Hoffnung auf eine Dozentenlaufbahn zerschlug) und »Das Kunstwerk im Zeitalter seiner technischen Reproduzierbarkeit« (1936). Die »Gesammelten Schriften« erschienen seit 1972 unter Mitwirkung von Gershom Scholem und Theodor W. Adorno.

PAUL BERN

** 3.12.1889 Hamburg, † 5.9.1932 Beverly Hills,*
amerik. Produzent u. Drehbuchautor.

Für sein mitfühlendes Wesen bekannt, nannte man Paul Bern den Beichtvater von Hollywood. Als Drehbuchautor verfasste er in den dreißiger Jahren Scripts für Josef von Sternberg und Ernst Lubitsch. Anschließend stellte ihn MGMs legendärer Produzent Irving Thalberg als ersten Assistenten ein. Während seiner Zeit bei MGM lernte Bern das damalige Sex-Symbol Jean Harlow kennen. Da Harlow zweifellos vieles zu beichten hatte und Bern ein guter Zuhörer war, kamen sich die beiden rasch näher. Obwohl er doppelt so alt war wie sie, heiratete das Paar am 2. Juli 1932. Das gemeinsame Glück hielt jedoch nicht lange: In der Hochzeitsnacht verprügelt der Schauspieler seine junge Frau dermaßen brutal mit einem Spazierstock, dass sie mit einer Nierenquetschung ins Krankenhaus eingeliefert wurde. Zwei Monate später, am 5. September, übergoss sich Bern mit Harlows Lieblingsparfüm Mitsouko und schoss sich nackt vor dem Spiegel des ehelichen Schlafzimmers mit einer 38er in den Kopf. Harlow befand sich zu Besuch bei ihrer Mutter. In seinem Abschiedsbrief entschuldigte er sich bei ihr für seine Handlungen. Grund waren vermutlich Potenzprobleme, die Bern in der Nacht zuvor mit einem künstlichen Phallus zu lösen versucht hatte. Ein weiterer Selbstmord folgte: Einen Tag später ertränkte sich Berns erste Frau Dorothy Millette, nachdem sie die Nachricht vom Tode ihres Ex-Mannes erhalten hatte.

JOHN BERRYMAN

** 25.10.1914 McAlester/Oklahoma,* † *7.1.1972 Minneapolis, amerik. Lyriker.*

Als Berryman zwölf Jahre alt war, erschoss sich sein Vater – ein Ereignis, das der Schriftsteller immer wieder als prägend für seine spätere Labilität angab. Thematisiert hat er das Gefühl der Verlorenheit durch persönlichen Verlust unter anderem in dem Gedichtband »The Dispossessed« (1948) und den Sonetten »Dream Songs« (1959), für deren erweiterte Fassung er 1964 den Pulitzer-Preis und 1968 den National Book Award erhielt. Trotz dieser Auszeichnungen und breiter Anerkennung der Kritik war er jedoch oft depressiv und machte sich Sorgen über die Bedeutung seiner Arbeit. Sein übermäßiger Alkoholkonsum und seine Promiskuität zerstörten zwei seiner insgesamt drei Ehen. Als 1971 dann auch

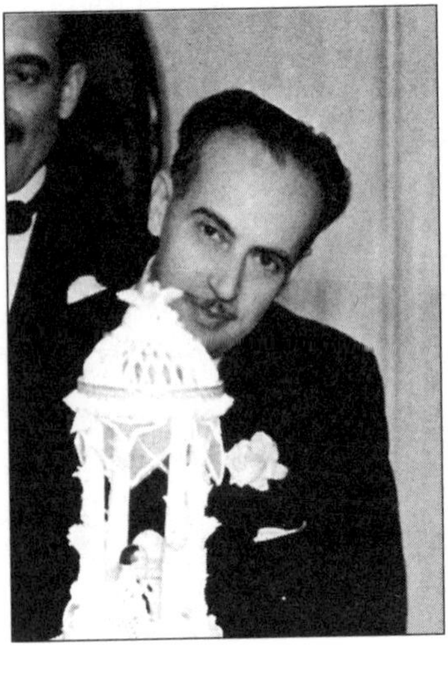

Paul Bern

seine dritte Frau eine Scheidung in Erwägung zog, begann Berryman noch stärker zu trinken. Wenig später sprang er von einer Brücke auf dem Gelände der Universität in Minnesota, an der er seit 1955 unterrichtet hatte.

BRUNO BETTELHEIM

** 25.8.1903 Wien, † 13.3.1990 Silver Springs/Maryland, amerik. Psychologe.*

Zeitlebens war der berühmte Kinderpsychologe ein wacher Geist. Zuletzt aber lebte er zurückgezogen in einem Pflegeheim. Er hasste sein Leben in Untätigkeit. »Wenn er nicht länger neue und originelle Gedanken hervorbringen konnte, wollte er nicht länger leben«, meinte sein Kollege David J. Fisher. Bettelheim hatte hart für seine Karriere gekämpft. Als Jugendlicher musste er widerwillig in das väterliche Holzgeschäft eintreten. Trotzdem schaffte er es, sein Studium an der Wiener Akademie zu beenden. Der Schüler Freuds litt unter Komplexen. Wegen seines Aussehens unterzog er sich einer Psychotherapie. Nach der Besetzung Österreichs durch die Nationalsozialisten wurde der Jude Bettelheim 1939 wegen Unterstützung der linken »Vaterländischen Front« festgenommen und in die Lager Dachau und Buchenwald verschleppt. Das dort Erlebte sollte ihn sein restliches Leben lang quälen. Durch das Eingreifen der US-Regierung konnte er jedoch nach Amerika emigrieren. Dort setzte er seine Arbeit mit autistischen Kindern fort, die er bereits in Wien begonnen hatte. Während seiner dreißigjährigen Lehrtätigkeit an der Universität von Chicago veröffentlichte der Wissenschaftler viele Bücher und Aufsätze zum Thema Kinder- und Jugendpsychologie. Er plädierte für eine Erziehung ohne Strafe und Gewalt. Sein berühmtestes Buch hieß »Kinder brauchen Märchen«. 1984 starb seine Frau. Drei Jahre später erlitt er einen Schlaganfall. Bettelheim zog zu einer Tochter nach Kalifornien. Nach Differenzen mit seiner Familie wohnte er schließlich in einem Pflegeheim. Unglücklich über sein Leben im Heim nahm er eines Abends eine Überdosis Tabletten und zog sich eine Plastiktüte über den Kopf. Es war der zweiundfünfzigste Jahrestag des Einmarsches der Nationalsozialisten in Österreich. Kurz nach seinem Selbstmord berichteten ehemalige Patienten, Bettelheim habe Kinder geschlagen. Angeblich soll in seiner Schule ein Klima wie in einem Lager geherrscht haben.

WIELAND BEUST

** 1968 Salzgitter, † 13.8.1999 Uelzen, Kickbox-Weltmeister und dt. Meister im Halbschwergewicht 1996.*

Dem Selbstmord des Berufsboxers durch mehrere Stiche in den Oberkörper ging ein Blutbad voraus: Seit 1997 wegen Totschlags einsitzend, hatte der Einunddreißigjährige in der Justizvollzugsanstalt (JVA) Uelzen während der Essensausgabe ein langes Messer an sich gerissen und damit den stellvertretenden Leiter durch Stiche in den Hals tödlich verletzt. Anschließend ging er auf zwei Justizangestellte und eine Sozialarbeiterin los und brachte ihnen schwere Stichverletzungen bei. Als Motiv für den Amoklauf wurde Hass auf den Anstaltsleiter vermutet. Ihn hatte Beust anscheinend dafür verantwortlich gemacht, dass erneut ein Strafverfahren gegen ihn in Gang gesetzt worden war. Grund dafür war eine Schlägerei, bei der er einen Mithäftling verletzt hatte. Beust war 1997 zu achteinhalb Jahren Haft verurteilt worden, weil er im Juni 1997 einen sechsundzwanzigjährigen Türken erschossen hatte – laut Gericht eine »Strafaktion im Rotlichtmilieu«. Obwohl der ehemalige Türsteher bereits vor dem Haftantritt wegen Körperverletzung vorbestraft war, galt er – auch in der JVA – als ruhiger, unauffälliger Typ. Zehn Tage nach seinem Amoklauf starb ein zweiter Beamter der Vollzugsanstalt, der sich Beust in den Weg gestellt hatte.

HERMAN BING

** 30.3.1889 Frankfurt, † 10.1.1948 Los Angeles, amerik. Filmkomiker.*

Als 1926 der große Regisseur F. W. Murnau nach Hollywood geholt wurde, gehörte Bing zu seinem Stab. Da Murnau kein Englisch verstand, übernahm er die Rolle des Dolmetschers. Der Sohn des Opernbaritons Max Bing war bereits in jungen Jahren im Varieté und Zirkus aufgetreten. Nun arbeitete er als Murnaus Mädchen für alles an Dreh-

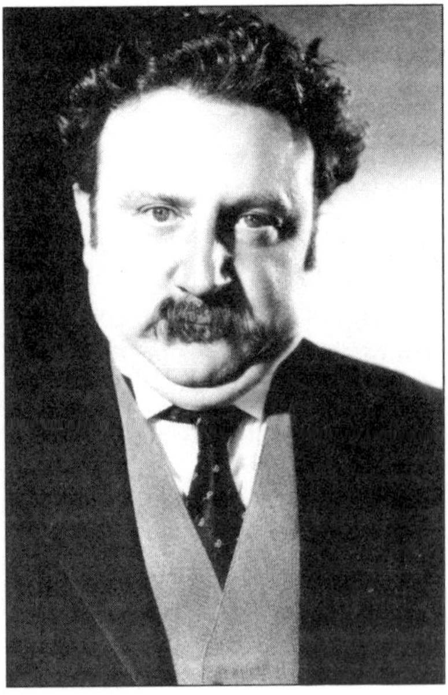

Herman Bing

büchern mit und half als Regieassistent aus. Als Murnau 1931 bei einem Autounfall starb, bot der Produktionschef Winfield Sheenan Bing einen Job als Schauspieler an. Der übertrieb seinen Akzent bis hin zur Parodie und spielte in den folgenden Jahren den dümmlichen Deutschen. Seine stimmlichen Qualitäten waren so beliebt, dass er im Disney-Klassiker »Dumbo« die Rolle des Zirkusdirektors sprechen durfte. Nach dem Kriegseintritt der Vereinigten Staaten 1941 waren komische Deutsche dann verständlicherweise nicht mehr gefragt. Bing bekam in der Folgezeit immer weniger zu tun und wurde depressiv. Am 10. Januar hörten seine Tochter und deren Mann beim Frühstück einen Schuss. Sie fanden den Schauspieler tot in seinem Schlafzimmer. Er hatte sich mit einem antiken Revolver ins Herz geschossen. In seinem Abschiedsbrief gab er Schlaflosigkeit als Selbstmordgrund an.

CLARA BLANDICK

** 4.6.1880 Hongkong, † 15.4.1962 Los Angeles, amerik. Schauspielerin.*

1908 spielte Blandick zum ersten Mal in einem Film mit. Da sie jedoch die Bühne weit mehr schätzte als die Beschränkungen des Stummfilms, wurde sie erst ab 1929 – nach Einführung des Tons – ein bekanntes Gesicht. Obwohl sie auf die Rolle der netten Tante festgelegt war, war sie auch als eklige Schwiegermutter effektiv. Ihre denkwürdigste Rolle hatte sie als Tante Em an der Seite von Judy Garland in »Das zauberhafte Land«. 1950 setzte sie sich nach vielen weiteren Nebenrollen zur Ruhe. Anfang der sechziger Jahre litt sie zunehmend unter ihrer Arthritis und nachlassendem Augenlicht. Am 15. April 1962 konnte Clara Blandick ihren Gesundheitszustand nicht länger ertragen. Nach dem Kirchgang setzte sie sich im Sonntagskleid in ihr Wohnzimmer, wo sie eine Überdosis Schlaftabletten zu sich nahm. Um sicherzugehen, dass sie wirklich stirbt, hatte sie sich zusätzlich eine Plastiktüte über den Kopf gebunden.

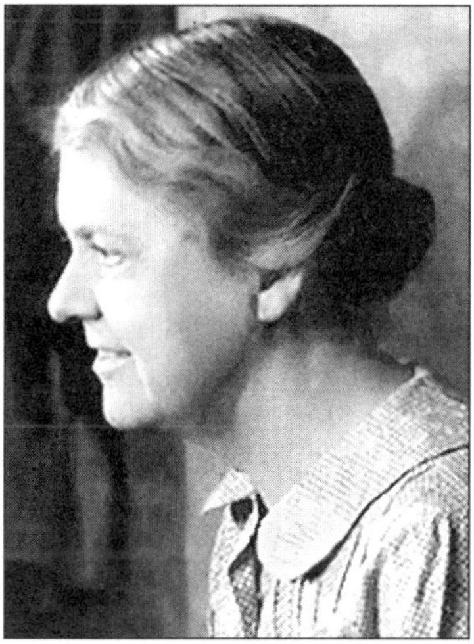

Clara Blandick

BOBBY BLOOM

** 1946, † 28.2.1974, amerik. Sänger, Gitarrist und Keyboarder.*

Nur dreieinhalb Jahre nach seinem weltweiten Erfolg mit dem luftig leichten Sommerlied »Montego Bay« wurde dem Interpreten sein Dasein offensichtlich unerträglich schwer, und er erschoss sich in einem Motel in Hollywood. Alle seine verzweifelten Versuche, jenem fröhlichen Ohrwurm weitere Artgenossen hinterherzuschicken, waren fehlgeschlagen – obwohl eigentlich alles so hoffnungsvoll für Bobby Bloom begonnen hatte. Er schrieb Songs für The Archies, Dusty Springfield und The Monkees und war Co-Autor des Titels »Mony Mony«, der Tommy James and the Shondells im Jahr 1968 in Amerika und Deutschland bis auf Position drei, in England sogar an die Spitze der Charts brachte. Parallel dazu entwickelte sich der Multi-Instrumentalist zu einem vielbeschäftigten Studio-Musiker. Für eine Zeit wurde er auch Mitglied der »Imaginations«. Als Solist erreichte er mit seiner eingängigen musikalischen Beschreibung einer romantischen Bucht im Nordwesten von Jamaika am 12. September 1970 die englische Hitliste und schwamm bis auf Platz drei, in Amerika war er auf Rang acht zu finden. Er hatte den Titel zusammen mit Jeff Barry geschrieben, wie auch die Nachfolge-Single »Heavy makes you happy«. Die wurde in England allerdings lediglich noch ein Achtungs-Erfolg und arbeitete sich im Januar 1971 mühsam bis auf Position einunddreißig vor. Dann hörte man nur noch wenig von dem lockigen jungen Mann – bis zu seinem Selbstmord im Februar 1974.

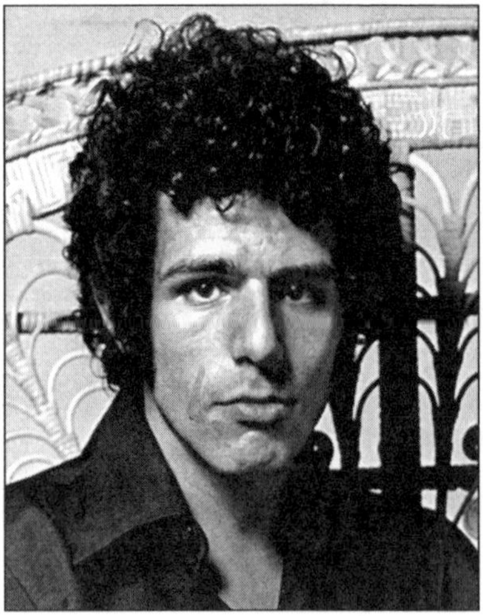

Bobby Bloom

OSCAR FLORIANUS BLUEMNER

** 1867 Hannover, † 12.1.1938 South Braintree/MA, amerik. Maler.*

Über seine Lebensanschauung schrieb Bluemner: »Ich male meine Einstellung. Ich habe die Gosse gesehen, Slums, Hütten, gewöhnliche Heimstätten, Poeten, gute und schlechte Geschäfte und in den Räumen der Wohlhabenden: Der blausten Himmel und schwärzeste Nacht. Ich sollte ein Autor oder Komponist sein, aber da ich ganz Retina bin, sah ich alles als Farbe.« Als er im Alter von fünfundzwanzig in die Vereinigten Staaten ausgewandert war, hatte Bluemner bereits ein Architekturstudium absolviert und ein Theater und zwei Postgebäude entworfen. In Amerika setzte er seine Tätigkeit in den nächsten zwei Jahrzehnten fort. Seine große Leidenschaft war jedoch die Malerei. Schon als Jugendlicher hatte er Skizzen und Aquarelle ausgestellt. Doch im Laufe der Zeit rückte sein Hobby immer mehr in den Hintergrund. 1910 machte Bluemner in New York die Bekanntschaft des Fotografen Alfred Stieglitz und besuchte dessen Galerie für moderne Kunst in Manhattan. Was er dort sah, veranlasste ihn, sich erneut als Künstler zu betätigen. 1912 gab der Architekt seinen Beruf auf, um sich ganz der Malerei zu widmen. In den folgenden Jahren wurde er besonders durch seine geometrischen Landschaftsbilder bekannt, die durch ihre effektive Farbgebung beeindrucken. Bei seinen Wanderungen durch New Jersey und Pennsylvania hatte Bluemner stets ein Skizzenbuch dabei, in dem er seine komplexen Farbarrangements penibel plante – bis 1935 ein Autounfall seine Karriere beendete. Er erholte sich nie genug, um seine Arbeit wieder aufzunehmen. Als er seine Schmerzen nicht länger aushalten konnte, setzte er seinem Leben ein Ende. Die kritische Anerkennung, die ihm später zuteil wurde, durfte er nicht mehr erleben.

BERTRAM BORDEN BOLTWOOD

** 27.7.1870 Amherst/Massachusetts, † 15.8.1927 Hancock Point/Maine, amerik. Chemiker und Physiker.*

Bertram Boltwood studierte an der Yale-Universität und wandte sich danach der Erforschung der Radioaktivität zu. Er war dem Phänomen auf der Spur, dass die chemischen Elemente in verschiedenen Formen (mit unterschiedlichem Atomgewicht) auftreten. 1905 wies er darauf hin, dass in sämtlichen Uranmineralien Blei vertreten war und dass Blei das Endprodukt des Uranzerfalls sei. Aus dem Bleigehalt der Minerale und aus der bekannten Zerfallsrate des Urans, so Boltwood 1907, sollte es möglich sein, das Alter der Minerale und damit der Erdkruste zu bestimmen. 1927 erlitt der Wissenschaftler infolge von Überarbeitung einen Nervenzusammenbruch und beging kurz darauf während einer depressiven Phase Selbstmord.

LUDWIG BOLTZMANN

** 20.2.1844 Wien, † 5.9.1906 Duino bei Triest, österr. Physiker.*

In einigen Quellen ist zu lesen, dass Boltzmann sich wegen Krankheit und Depressionen das Leben nahm. An anderer Stelle wird erwähnt, dass ein wissenschaftlicher Disput der Grund für seinen Selbstmord war. Vermutlich ist beides ausschlaggebend gewesen. Boltzmann gilt als einer der bedeutendsten Physiker Österreichs. Bereits mit fünfundzwanzig Jahren wurde er an der Universität in Graz Professor für mathematische Physik. 1872 bestätigte er erstmals experimentell die »Maxwellsche elektromagnetische Lichttheorie« und begründete das von Professor Josef Stefan empirisch gefundene Strahlungsgesetz. Darüber hinaus klärte er mit Hilfe der Wahrscheinlichkeitsrechnung den Zusammenhang zwischen der Thermodynamik und der Mechanik und wendete als erster die Gesetze der Statistik auf Gasmoleküle an. Seine Vielseitigkeit bewies er aber nicht nur in der Wissenschaft, sondern auch auf künstlerischem Gebiet: Er hat bei Anton Bruckner Musikstunden

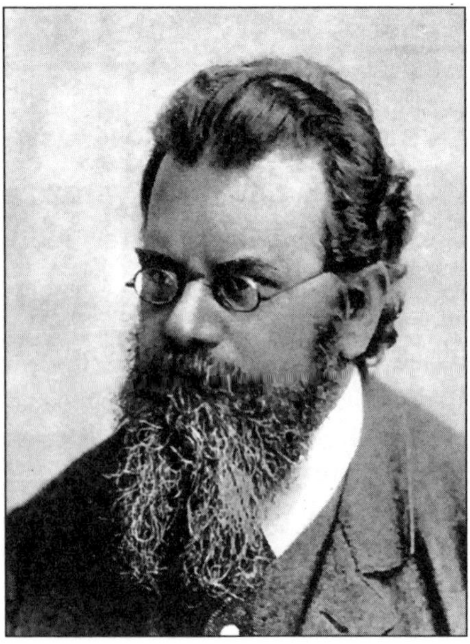

Ludwig Boltzmann

genommen, war ein Verehrer der klassischen Literatur und verfasste eine der humorvollsten deutschen Reiseschilderungen (»Reise eines deutschen Professors ins Eldorado«). Seine letzte Reise führte ihn nach Duino bei Triest. Dort erhängte sich Boltzmann. Seine Frau und seine Tochter waren zum Zeitpunkt des Unglücks gerade beim Schwimmen.

GRAHAM BOND

** 28.10.1937 Romford/Essex, † 8.5.1974 London, engl. Keyboarder.*

Der Musiker sprang am 8. Mai 1974 aus unerklärlichem Grund vor den einfahrenden Zug der Londoner Untergrundbahn in der Finsbury Park Station. Einen Tag zuvor hatte er noch in einem Telefongespräch mit der Redaktion des »New Musical Express« versichert, er sei »clean« und »blicke hoffnungsvoll nach vorne, um wieder an die Arbeit gehen zu können.« Der spätere Pionier des britischen R&B hatte seine musikalische Laufbahn mit Modern Jazz begonnen: Er spielte Alt-Saxophon im Don Rendell Quintett. Als er sich an die Keyboards herantastete, galt er schon bald als einer der besten Rhythm and Blues-Organisten in seiner Heimat. Frühe Aufnahmen mit Alexis Korner belegen das unüberhörbar. Die 1963 in London gegründete Graham Bond Organisation hatte dann auch schnell den Ruf, einerseits den dreckigsten Rythm and Blues zu spielen, andererseits besonders innovativ zu sein: Sie führte

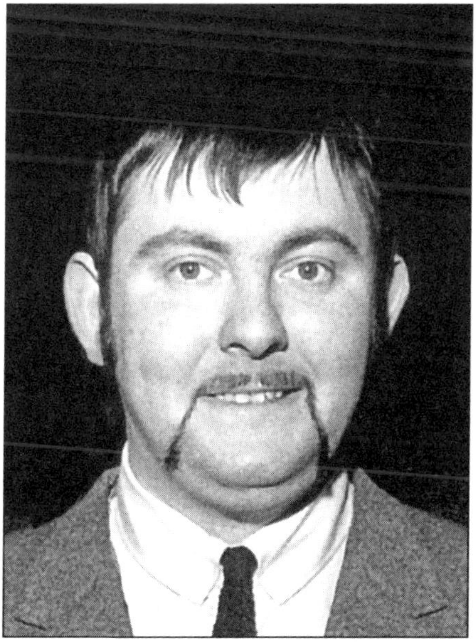

Graham Bond

das Mellotron in die Popmusik ein, baute das erste elektronische Keyboard und gab der Hammond-Orgel durch Verwendung von Leslie-Lautsprechern eine bislang ungehörte Klangdimension. Aber nicht nur im technischen Umfeld, sondern auch im musikalischen galt Graham Bond als Erneuerer. In seiner Organisation entwickelte Jack Bruce die Bassgitarre zum Solo-Instrument, erklommen spätere Rock-Heroen wie Ginger Baker, John McLaughlin, Dick Heckstall-Smith und Jon Hiseman erste Erfolgs-Gipfel. Graham Bond stand quasi Pate bei der Gründung von »Cream« und »Colosseum«. Doch seine Faszination gehörte nicht allein dem von ihm meisterlich beherrschten Tasteninstrument, sondern auch dem führenden Satanskult-Vertreter Aleister Crowley. Womöglich aus Mangel an Anerkennung kam er zu der unbegründeten, aber um so festeren Überzeugung, ein unehelicher Sohn jenes Teufelsanbeters zu sein – zumal Graham Bond angeblich sein eigenes Geburtsdatum (das irgendwo zwischen 1937 und 1940 gelegen haben dürfte) nicht kannte und elternlos aufwuchs. 1966 kam der Musiker wegen der Verweigerung von Unterhaltszahlungen mit dem britischen Strafgesetz in Konflikt. Er ging nach Amerika, erhielt aber in den Vereinigten Staaten anfangs keine Arbeitserlaubnis. 1969 kehrte er nach England zurück, wo ihn ein Haftbefehl und einige Polizisten für kurze Zeit ins Pentonville Prison brachten. In der Band »Airforce« von Ginger Baker machte er eine musikalische Zwischenstation, um sich dann den okkulten Visionen von Aleister Crowley hinzugeben. Graham Bond und seine Ehefrau, die amerikanische Sängerin Diane Stewart, hatten ein Faible für das Geheimnisvolle: Der Musiker betete ein »Kabbalistisches Kreuz« an, benutzte ägyptische Worte und beschäftigte sich in einem Lied mit einem »Pentagram Ritual«. Nachdem der Versuch, mit der Gründung der Gruppe »Magus« wieder Boden unter den von Alkohol und Drogen unsicher gewordenen Füßen zu bekommen, gescheitert war, rutschte Bond finanziell, körperlich und seelisch in ein Chaos und musste im Januar 1973 wegen eines Nervenzusammenbruchs für einen Monat in einem Krankenhaus behandelt werden. Im Frühjahr 1974 schien alles wieder besser zu laufen. Doch dann ging er am 8. Mai auf dem Bahnsteig der Londoner Untergrundbahn einen Schritt zu weit. Die Polizei benötigte drei Tage, um ihn zu identifizieren.

ADMIRAL JEREMY MICHAEL BOORDA

** 26.11.1939 South Bend/Ind., † 16.5.1996 Washington, amerik. Oberster Offizier der Marine.*

Zwei bronzene Anstecknadeln entschieden über das Schicksal des höchsten Offiziers der amerikanischen Marine. Als das Nachrichtenmagazin »Newsweek« enthüllte, dass sich Admiral Boorda unrechtmäßig mit zwei Nadeln schmückte, die normalerweise für Tapferkeit verliehen wurden, begann seine Tragödie. Boorda war stolz darauf, sich über die Jahre ganz nach oben gedient zu haben. 1994 wurde er von Präsident Clinton zum Chef für die US-Marineoperationen ernannt. Drei Jahre zuvor war er Chef des NATO-Kommandos in Neapel gewesen. Von dort aus hatte er wesentlichen Anteil an den US-Operationen in Bosnien. Nach dem Erscheinen des »Newsweek«-Artikels entfernte er die Anstecknadeln. Doch Boorda fühlte sich auch von der Navy bedroht. Die Hardliner hielten ihn für eine Marionette der Politiker und waren froh über eine Chance, ihn loszuwerden. Vermutlich, weil er weitere Schlagzeilen fürchtete, schoss sich der Offizier nur eine halbe Stunde vor einem Pressetermin mit der Pistole seines Schwiegersohnes in die Brust. Als man ihn fand, war es bereits zu spät. Kurze Zeit später starb er im Krankenhaus. In seinem Abschiedsbrief an die Soldaten der Navy stand: »Ich erwarte nicht, dass die Reporter mir glauben, einen aufrichtigen Fehler gemacht zu haben. Ob Ihr mir Glauben schenkt oder nicht, liegt an Euch und ist nun sowieso nicht mehr wichtig. Ich liebe die Navy und Euch, die Ihr das Herz und die Seele der Navy seid, so sehr, dass ich es nicht ertragen könnte, Euch zu entehren.«

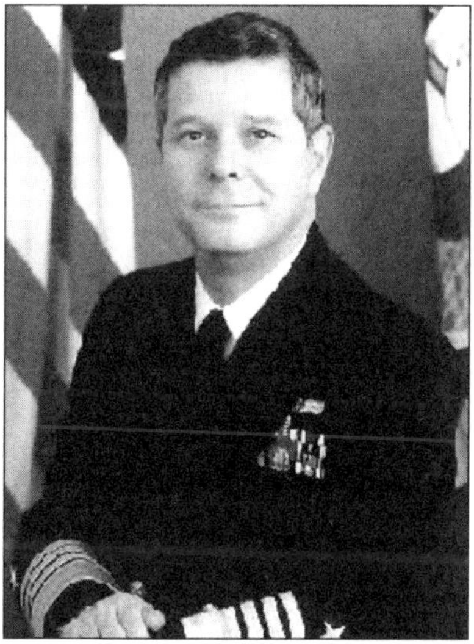

Admiral Jeremy Michael Boorda

ADRIAN BORLAND

** 6.12.1957, † 26.4.1999 London, engl. Sänger, Gitarrist und Songwriter.*

Adrian Borland wurde von Freunden als sehr sensibel beschrieben – als ein kreativer Perfektionist, ein humorvoller Gesprächspartner, ein verlässlicher, intensiver Künstler und ein intelligenter, manchmal etwas schwermütiger Mensch. Seine Stimmung konnte sich von einer Sekunde auf die nächste vom höchsten Hochgefühl zur tiefsten Niedergeschlagenheit ändern. Und genau das war auch ab und an in seinen Liedern nachzuvollziehen. Seit den späten siebziger Jahren hat er mehr als zwanzig Schallplatten aufgenommen: zuerst 1977 mit seiner New-Wave-Punk-Band »The Outsiders« und dann gemeinsam mit Graham Bailey in dem elektronischen Projekt »Second Layer«. International bekannt wurde Borland mit der Formation »The Sound«. Das Fachblatt »Melody Maker« schrieb 1980 über das Debut »Jeopardy«: »Es reinigt meinen Kopf von Langeweile, nimmt mir meine Trübseligkeit und gibt mir automatisch meinen Glauben in die Kraft der Popmusik wieder, um dadurch die Menschen zum Anhalten, zum Nachdenken und zum Zweifeln zu bewegen.« 1983 arbeitete Adrian Borland schließlich mit Annabel Lamb (»Once bitten«), und unter dem Pseudonym Joachim Pimento hatte er eine verrückte Affäre mit den »Honolulu Mountain Daffodils«. Da sich trotz Kritiker-Lob für die Schallplatten und die Konzerte die kommerziellen Erwartungen an »The Sound« nicht erfüllten, wurde die Band 1987 aufgelöst. Ab 1989 versuchte es Borland solo – unterstützt von »The Citizens«. Darüber hinaus arbeitete er ab 1995 mit Carlo van Putten zusammen (»White Rose Transmission«). Eine zweite CD dieser Kooperation mit dem Titel »700 Miles of Desert« wurde zwischen November 1998 und Februar 1999 in Bremen aufgenommen. Die Veröffentlichung im Juni erlebte der innovative, experimentierfreudige Musiker allerdings nicht mehr mit. An einem frühen Montagmorgen warf er sich in London vor einen Zug. Zu diesem Zeitpunkt war er gerade dabei, seine sechste Solo-CD aufzunehmen.

ERNEST BORNEMAN

** 12.4.1915 Berlin, † 4.6.1995 Scharten bei Linz, österr. Sexualforscher.*

In seinen Vorträgen pries der Dr. phil. immer wieder die Vorzüge von Partnertausch und Seitensprung. Doch als es ihn im Alter von neunundsiebzig Jahren selbst erwischte, konnte er mit der Situation nicht umgehen. »Ich muss Schluss machen, weil meine Liebste, mit der ich seit neun Jahren – wie ich dachte – relativ monogam lebe, mit einem anderen schläft. Aber nicht nur mit ihm schläft, sondern sich auch schlagen lässt«, schrieb er in einem Abschiedsbrief, den er an verschiedene Bekannte schickte. Beigelegt hatte er jeweils eine Cassette mit Aufnahmen seines Anrufbeantworters – Beschimpfungen durch den Liebhaber. Nach dem Tod seiner Frau 1987 war der Sexualforscher mit der dreißigjährigen Psychotherapeutin Sigrid Standow zusammengekommen. In praktisch jedem Interview ab 1993 kündigte er dann an, sich umzubringen, falls sie ihn verlasse – bis er sie vier Tage vor seinem Freitod schließlich selbst verließ. »Ich kann dieser Hörigkeit nicht entkommen, außer, wenn ich meinem Leben ein Ende mache«, notierte er kurz danach in seinem letzten Brief.

Ein Wissenschaftler, der erkennen musste, dass Theorie und Praxis oft weit auseinander liegen... 1933 emigriert, hatte Borneman zunächst als Kameramann und Produzent für die BBC und die CBS gearbeitet. Später schrieb er Kriminalromane, eine Jazzoper und das Drehbuch »Die Irrfahrten des Odysseus«. 1960 wurde er dann zum Programmchef einer Vorgängerorganisation des ZDF. Sexualwissenschaftlichen Studien hatte er sich bereits Mitte der fünfziger Jahre gewidmet. Öffentlich machte er sie jedoch erst mehr als zehn Jahre später: in seinem »Lexikon der Liebe« 1968, das allerdings als »zu wenig empirisch« kritisiert wurde. Zu seinem Hauptwerk wurde 1975 die feministische Studie »Das Patriarchat«. Jahre später beriet der Experte regelmäßig in der Zeitschrift »Neue Revue«. In die Kritik geraten war Borneman vor allem für seine These, dass Kinder ein Recht auf Geschlechtsverkehr mit Erwachsenen hätten. Seiner Meinung nach erhofften sie sich, von Erwachsenen sexuell befriedigt zu werden.

TADEUSZ BOROWSKI

** 12.11.1922 Zhitomir/Ukraine, † 3.7.1951 Warschau, poln. Schriftsteller.*

»Die Hoffnung ist es, die den Menschen befiehlt, gleichgültig in die Gaskammer zu gehen; die sie davon abhält, Aufruhr zu planen; Hoffnung macht sie tot und stumpf; ... Die Hoffnung trieb sie dazu, um jeden weiteren Tag des Lebens zu kämpfen, weil es gerade der kommende Tag sein könnte, der die Freiheit bringt. ... Noch nie war die Hoffnung stärker als der Mensch, aber noch nie hat sie so viel Böses heraufbeschworen wie in diesem Krieg, wie in diesem Lager. Man hat uns nicht gelehrt, die Hoffnung aufzugeben. Deswegen sterben wir im

Gas«, schrieb Borowski nach seiner Befreiung aus dem Konzentrationslager. Er war einundzwanzig Jahre alt, als er als Kommunist verhaftet und ins Vernichtungslager Auschwitz deportiert worden war. Schon als Kind hatte er mit seinen Eltern den Schrecken der sowjetischen Gulags erleben müssen. Als er zwei Jahre später befreit wurde, begann er mit der Aufzeichnung seiner erschütternden Erlebnisse. 1946 erschien in München ein Band mit Erzählungen, die Borowski mit zwei Freunden verfasst hatte. Zwei weitere Bücher wurden in Polen veröffentlicht. Der überzeugte Marxist war von der politischen Entwicklung seines Landes enttäuscht. Drei Tage nach der Geburt seines Sohnes nahm er sich in seiner Wohnung in Warschau das Leben.

JOHN BOWERS

*eigtl. John Bowersox * 25.12.1899 Garrett/Indiana,*
† 17.11.1936 Santa Monica, amerik. Schauspieler.

Bowers traurige Geschichte inspirierte Schriftstellerin Dorothy Parker zum Drehbuch von »A Star is born«. Das Stück, das von dem Karriereeinbruch eines Mannes handelt, während sich seine Frau auf dem Weg nach oben befindet, wurde bereits dreimal (jeweils mit Frederic March, James Mason und Kris Kristofferson in der Bowersschen Rolle) erfolgreich verfilmt. John Bowersox hatte es schon mit sechzehn in die Traumstadt Hollywood verschlagen. Schon bald änderte er seinen Namen in Bowers und hatte erste Leinwanderfolge. In den Zwanzigern heiratete er die Tänzerin Magueritte de la Motte, und beide traten zusammen in mehreren Filmen auf. Doch seine Popularität war am Schwinden.

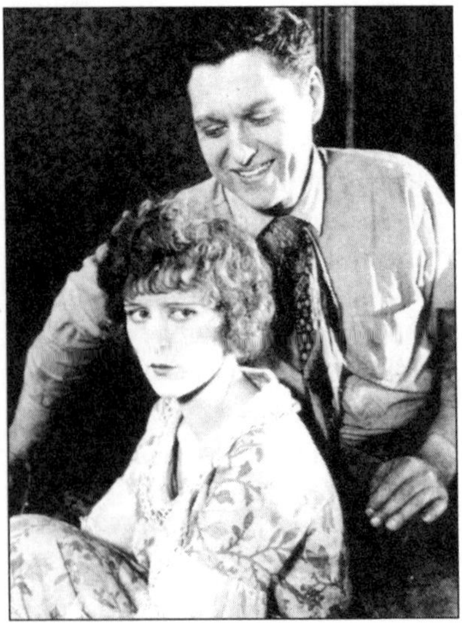

John Bowers

Als die Hauptrolle für den Monumentalfilm »Ben Hur« zu besetzen war, gehörte Bowers zu den erfolglosen Bewerbern. Der aufkommende Tonfilm vernichtete seine Karriere vollends. Der Schauspieler trat nur noch in drei Filmen als Nebendarsteller auf, um dann in der Versenkung zu verschwinden. Seine Frau ließ sich von ihm scheiden, und Bowers ertränkte seinen Kummer im Alkohol. Im Alter von sechsunddreißig Jahren beschloss der inzwischen mittellose Ex-Filmstar, mit einem Segelboot herauszufahren, um sich umzubringen. Seine Leiche wurde wenige Tage später am Strand von Malibu an Land gespült.

TOMMY BOYCE

** 29.9.1944 Charlottesville/Virginia, † 23.11.1994,*
amerik. Sänger und Komponist.

Während die Interpreten mit Lampenfieber im Rampenlicht stehen, sitzen deren Komponisten bei schummriger Beleuchtung an ihren Schreibtischen oder Klavieren. Das muss nicht automatisch zu einem Problem werden, kann aber – besonders dann, wenn der Songschreiber schon mal vom süßen Honig des Erfolges im grellen Licht der Öffentlichkeit naschen durfte. Als sich Tommy Boyce im November 1994 entschloss, seinem Leben ein Ende zu setzen, mag das eine Rolle gespielt haben. Seine Karriere kam gehörig in Bewegung, als er im Juli 1961 den Sänger Curtis Lee mit dem Titel »Pretty Little Angel Eyes« in die amerikanische Hitparade schrieb. Weitere Hits, die er gemeinsam mit Bobby Hart verfasste, folgten. Besonders »The Monkees« hatten den beiden Autoren viel zu verdanken, aber auch Tommy Sands, Little Anthony & the Imperials und Jay & the Americans. Als Solo-Interpret war Tommy Boyce hingegen nie richtig erfolgreich. Erst im Duett mit Bobby Hart (»I wonder what she's doing tonight«) kletterte er im Winter 1967 bis auf Position acht in den US-Charts. 1975 kamen die beiden dann auf die Idee, eine LP mit den ehemaligen Monkees Mickey Dolenz und Davy Jones aufzunehmen und anschließend durch die Lande zu touren. Doch das Unternehmen mit dem wenig phantasievollen Namen »Dolenz, Jones, Boyce & Hart« war ein ziemlicher Flop. Gegen Ende der siebziger Jahre zog es Tommy Boyce nach England, und er arbeitete unter anderem mit Meat Loaf und Iggy Pop. Wieder zurück in Amerika, ging er nach Nashville, wo er seine Songs auch häufig in Konzerten präsentierte – bis er im Herbst 1994 seinen allerletzten Auftritt hatte.

KARIN MARIA BOYE

** 26.10.1900 Göteborg, † 24.4.1941 Alingsas, schwed. Schriftstellerin.*

Bevor die sensible Lyrikerin in einem Wald bei Alingsas Gift trank, hatte sie bereits zahlreiche Selbstmordversuche hinter sich. Bekannte sagten später, sie habe andere zu sich gelockt mit der Drohung, dass sie gehen würde, wenn sie sie nicht festhielten. Zunächst Lehrerin, dann Generalsekretärin der pazifistischen Clarté-Bewegung, hatte Boye in den dreißiger Jahren mit Abscheu die Ausbreitung des Faschismus verfolgt. Mit zahlreichen Aufrufen und Stellungnahmen wehrte sie sich gegen Eingriffe in persönliches Denken und Fühlen. Ein Jahr vor ihrem Tod schilderte sie in dem Roman »Kallocain« einen totalitären Staat, der die Gedanken seiner Bürger durch ein Wahrheitsserum kontrolliert – wodurch bald deutlich wird, dass jeder sich in seinem Innersten nach Freiheit sehnt (dt. 1947). Als sie dann immer stärker mit den Auswirkungen der Parteimacht konfrontiert wurde, zog sie sich zurück.

CHARLES BOYER

** 28.8.1897 Figeac/Frankreich, † 26.8.1978 Phoenix/Arizona, frz./amerik. Schauspieler.*

Er spielte an der Seite der größten weiblichen Stars Hollywoods. Marlene Dietrich, Greta Garbo und Ingrid Bergman waren nur die berühmtesten seiner Partnerinnen. Allerdings war die Dietrich in »Der Garten Allahs« von Boyers Verführungskünsten nicht sonderlich beeindruckt: Bei einer besonders leidenschaftlichen Liebesszene unter heißem Scheinwerferlicht löste sich nämlich sein Toupet, und ihr floss der Schweiß, der sich darunter angesammelt hatte, ins Gesicht. Ein Vorfall, der sich zum Leidwesen der Diva mehrfach wiederholte... Sein erstes Engagement hatte Boyer am Théâtre Sarah Bernhardt in Paris erhalten. Zu Beginn der Tonfilmzeit trat er in englischen, deutschen und amerikanischen Filmproduktionen auf. Obwohl er in Hollywood unbe-

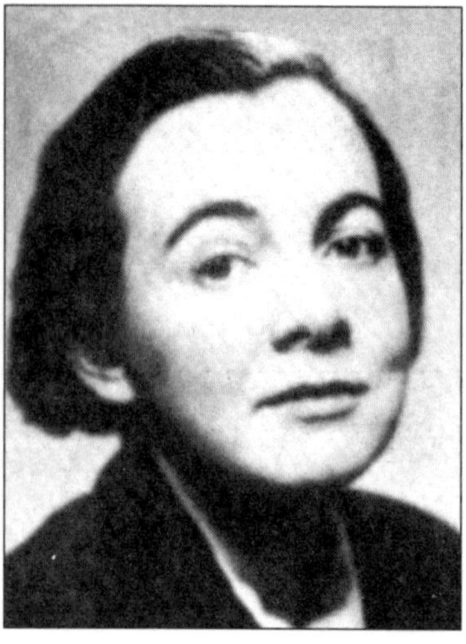

Karin Maria Boye

kannt war und fast kaum ein Wort Englisch sprach, war er fest entschlossen, auch hier Karriere zu machen. 1934 hatte er es geschafft. Mit seinem französischen Akzent ließ er in jener Zeit die Frauenherzen reihenweise schmelzen. 1942 wurde er amerikanischer Staatsbürger und setzte sich für eine Verstärkung des amerikanisch-französischen Kulturaustausches ein. Für die Gründung der French Research Foundation erhielt er 1942 sogar einen Sonder-Oscar. 1951 gründete er mit David Niven und Dick Powell eine TV-Produktionsgesellschaft, für die er in der Serie »Gauner gegen Gauner« auch vor der Kamera stand. Während andere Filmliebhaber auch im Greisenalter noch versuchten, ihr Image als Potenzprotz aufrecht zu erhalten, schaffte Boyer rechtzeitig den Sprung ins Charakterfach. Der große Charmeur war privat eher ein Familienmensch, doch in späteren Jahren bekam das Familienidyll Risse. 1965 erschoss sich sein Sohn Michael im Alter von zweiundzwanzig Jahren. In den Siebzigern erkrankte Boyers Frau Patricia Paterson, mit der er seit 1934 verheiratet war, an Krebs. Der harmoniebedürftige Schauspieler fürchtete das Alleinsein. Am 26. August 1978, zwei Tage nach ihrem Tod, starb er an einer Überdosis Seconal.

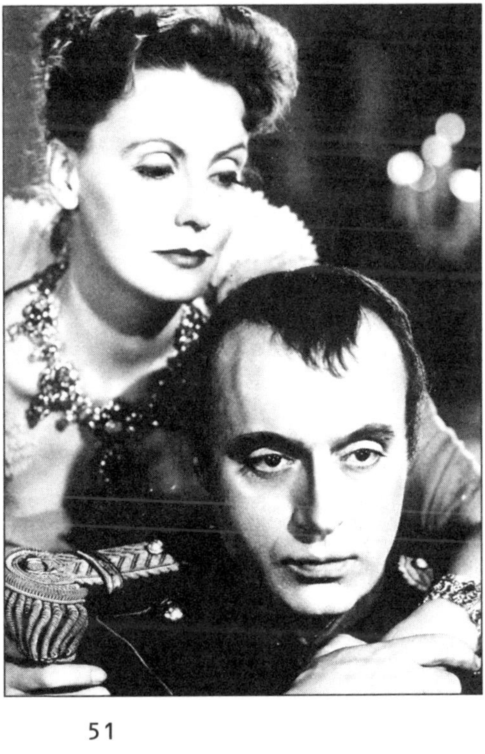

Charles Boyer

MENNO TER BRAAK

** 26.1.1902 Eibergen, † 14.5.1940 Den Haag, niederl. Schriftsteller.*

Der Schriftsteller, Kritiker und Mitherausgaber der Zeitschrift »Forum« beging Selbstmord, nachdem die deutschen Truppen unter Verletzung der Neutralität in den Niederlanden eingefallen waren – woraufhin die Niederlande am 14. Mai 1940 kapitulierten. Das Menschenbild Menno ter Braaks war von der Philosophie Nietzsches geprägt. Seine vorwiegend zeitkritischen und moralphilosophischen Essays – darunter »Démasqué der schonheid« (1932) – hatten sich immer wieder mit ethischen Problemen auseinandergesetzt.

MIKE BRANT

** 2.2.1947 Nikosia/Zypern, † 27.4.1975, frz. Sänger.*

Die Gründe für seinen Selbstmord liegen im Dunkeln. War es der kometenhafte Aufstieg, der Mike Brant beinahe zwangsläufig zum frühen Absturz bringen musste? Der Sohn einer polnischen Mutter und eines russischen Vaters wurde in Nikosia auf Zypern geboren und soll erst mit fünf Jahren mühsam das Sprechen erlernt haben. 1963 bekam er Kontakt zu einer Gruppe von Musikern, die einen Sänger suchte. Ohne die jeweiligen Fremdsprachen zu beherrschen, eignete er sich ein Repertoire von mehr als dreihundert Liedern in englisch, französisch und italienisch an. 1965 wurde Brant mit einem staatlichen israelischen Varieté auf eine Welttournee geschickt. Als ihn vier Jahre später die populären französischen Künstler Sylvie Vartan und Carlos anlässlich seines Auftritts in Teheran erlebten, rieten sie ihm, nach Paris zu kommen – was er im September 1969 mit wenig Gepäck und noch weniger Geld auch tat. Dort lernte er Jean Renard kennen, den Autor der Erfolge von Johnny Halliday. Zusammen mit Sylvie Vartan und Mireille Mathieu wurde eine angefangene Karriere in ganz neue Bahnen gelenkt. Im Juni erschien Brants erste Schallplatte »Laisse moi t'aimer«. Die nachfolgenden Singles »C'est ma Prière«, »Rien qu'une

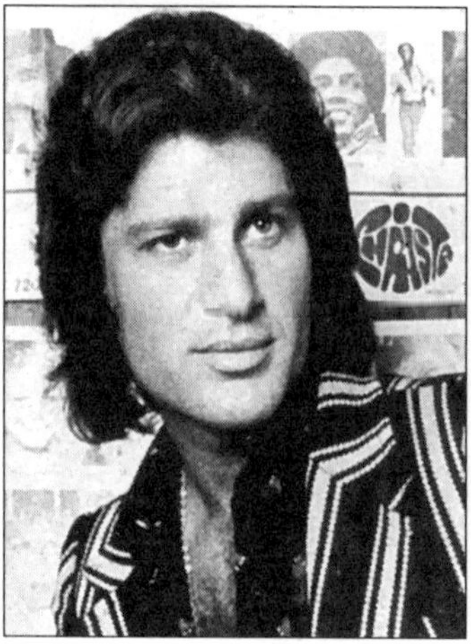

Mike Brant

Larme« und »Tout donné, tout repris« belegten vorderste Plätze in der französischen Hitparade, verkauften sich jeweils mehr als eine Million Mal und brachten ihm insgesamt sechs Goldene Schallplatten ein. 1973 wurde Mike Brant zum »Sänger des Jahres« gewählt. In Deutschland wurde er besonders durch »Mais dans la Lumière« und seine Interpretation des Morris-Albert-Hits »Feelings« unter dem Titel »Dis Lui« bekannt. Auf dem Höhepunkt seiner Karriere nahm er sich am 27. April 1975 in Paris aus ungeklärten Gründen das Leben.

RICHARD BRAUTIGAN

** 30.1.1935 Tacoma, † September 1984 Bolinas, amerik. Schriftsteller.*

Als Kind kam Brautigan eines Tages von der Schule heim und fand das Haus leergeräumt vor. Seine Mutter hatte ihn einfach verlassen. Die Nachbarn konnten sie zwar nach einer Woche ausfindig machen, doch der Schock saß tief. Der Vorfall wiederholte sich zwei weitere Male. Erst als die Mutter erneut heiratete, nahm Brautigans Leben normale Züge an. Nach mehreren schriftstellerischen Versuchen veröffentlichte er 1967 »Trout Fishing In America« in einem Kleinverlag in San Francisco. Ein Jahr später folgte »In Watermelon Sugar«. Während dieser Zeit erschienen auch Kurzgeschichten Brautigans in »Rolling Stone«, »Playboy« und »Esquire«. Langsam wurde man auf ihn aufmerksam. Als seine beiden Bücher bei einem Großverlag erneut herausgebracht wurden, verkauften sich über zwei Millionen Exemplare. Der Kult-Autor der Hippie-Ära befand sich zu Beginn der siebziger Jahre auf dem Höhepunkt seines Erfolges. Danach ging es ausschließlich bergab. Erfolgsverwöhnt, weigerte er sich, Interviews und Lesungen zu geben. Doch seine weiteren Bücher wurden von der Kritik nicht mehr ernstgenommen. Brautigan war ganz einfach unmodern geworden. Seine Freundin beschwerte sich, dass er unter Stimmungsschwankungen leide. Er begann zu trinken. Am 25. Oktober 1984 fand man ihn in seinem Haus in Bolinas. Er hatte sich mit einer Pistole in den Kopf geschossen. Wahrscheinlich war er schon seit mehreren Wochen tot. Der Leichenbeschauer konnte ein genaues Todesdatum nicht mehr feststellen, da der Leichnam bereits stark verwest war.

PERCY BRIDGMAN

** 21.4.1882 Cambridge/Massachusetts, † 20.8.1961 Randolph/New Hampshire, amerik. Physiker.*

Percy Bridgman war fast achtzig Jahre alt, als er sich das Leben nahm. Die wissenschaftliche Laufbahn des bedeutenden Physikers war ganz mit der Harvard-Universität verbunden: Dort begann er im Jahre 1900 sein Studium, promovierte 1908, gehörte sofort danach der Fakultät an, wurde 1913 Professor und blieb bis zur Emeritierung 1954. Bridgman arbeitete auf dem Gebiet der hohen Drücke. Durch gerätetechnische Verbesserungen, vor allem in bezug auf Dichtungsfragen, schaffte er es, einen Druck von zwanzigtausend Atmosphären zu realisieren. Unter Einsatz stärkerer Materialien konnte er danach laufend höhere Drücke erzeugen, bei denen er dann Versuche über neue Formen von Festkörpern durchführte. Seine Untersuchungen führten unter anderem zu neuen Erkenntnissen über Stoffe und Vorgänge im Innern der Erde. Den Forschern von »General Electric« gelang es im Jahre 1955 mit Bridgmans Hilfe, durch eine Kombination von hohen Drücken und hoher Temperatur künstliche Diamanten herzustellen. Neun Jahre zuvor hatte er für seine Arbeit bereits den Physik-Nobelpreis erhalten. Bridgmans Lebensende war indes tragisch: Im hohen Alter wurde er von einem mit starken Schmerzen verbundenen Krebsleiden geplagt. Zuerst versuchte er, einen Arzt zu finden, der seinem Leben ein Ende setzen würde. Als dies misslang, brachte er sich mit einer Überdosis an Medikamenten selbst um.

PATRICK HENRY BRUCE

** 25.3.1881 Campbell County, † 12.11.1936 New York, amerik. Maler.*

Als der kubistische Maler Patrick Henry Bruce starb, war er fast vergessen. Seine letzte Ausstellung hatte sechs Jahre zuvor in Paris stattgefunden. Kurz bevor er sich das Leben nahm, hatte Bruce die meisten seiner Werke vernichtet. Der Nachkömmling des amerikanischen Pioniers Patrick Henry nahm Abendkurse im Richmond (Virginia) Arts Club, bevor er unter William Merritt Chase und Robert Henri in New York studierte. 1904 zog es ihn nach Paris. Dort arbeitete er im Studio von Matisse, der großen Einfluss auf seine frühen Werke ausübte. Zu seinen Freunden zählten Gertrude und Leo Stein, Edware Hopper, Man Ray und Picasso, dem Bruce sogar einmal Geld lieh. Als der Erste Weltkrieg ausbrach, flüchteten viele seiner Landsleute aus Europa. Bruce blieb in Paris, auch wenn er von seiner Frau und seinem Sohn verlassen wurde. Nach Kriegsende änderte er seinen Malstil. Seine flachen geometrischen Formen, die er mit dem Spachtel auftrug, waren weder beim Publikum noch bei Kritikern populär. Obwohl er deswegen verbittert war, führte der Maler seinen Stil unbeirrt fort. Bruce war ein widersprüchlicher Charakter: Ein Modernist, dem das zwanzigste Jahrhundert zuwider war – ein Aristokrat mit den Eigenschaften eines Mönches. Da er meinte, dass seine Bilder nie verstanden werden würden, zerstörte er in seinen letzten Jahren sämtliche Aufzeichnungen und Skizzen. Allein dem Journalisten und Kunstliebhaber Henri-Pierre Roche machte er einundzwanzig seiner geometrischen Stilleben zum Geschenk. Dies ist fast alles, was heute von seiner Kunst erhalten blieb. Kurz danach kehrte Bruce zurück nach Amerika. Dort nahm er sich nur wenige Monate nach seiner Rückkehr das Leben.

WILFRED BRUCKLAND

** 1862, † 18.7.1946 Los Angeles, amerik. Art Director.*

Bruckland war der erste Art Director von Rang, den Hollywood beschäftigte. Nachdem er als Bühnenbildner für die Stücke David Belascos verantwortlich war, holte ihn die Mutter des Monumentalfilmers Cecil B. DeMille (»Die Zehn Gebote«) nach Hollywood. Für DeMille schuf er ab 1915 einige der prachtvollsten Film-Dekorationen jener Zeit. Daneben war er es, der die bis heute gängige Studiobeleuchtung eingeführt hat. Zuvor war nur bei natürlichem Sonnenlicht gedreht worden. Brucklands revolutionäre Beleuchtungstechnik ermöglichte erstmals den Gebrauch dramatischer Licht- und Schatteneffekte im Film. Trotz seines unermüdlichen Einsatzes waren er und DeMille ständig in künstlerische Dispute verwickelt. Mitte der zwanziger Jahre trennten sich die beiden, als DeMille eine Gehaltserhöhung Brucklands abgelehnt hatte. Danach ging es mit seiner Karriere langsam, aber stetig bergab. In der Weltwirtschaftskrise verlor er sein ganzes Vermögen. Zusätzlich musste er sich nach dem Krebstod seiner Frau um seinen labilen homosexuellen Sohn Billy kümmern, der Alkoholiker war. Arbeitslos und inzwischen über achtzig, sah Bruckland keine Aussichten für sich und seinen Sprössling. Am 18. Juli 1946 erschoss der Waffennarr erst seinen schlafenden Sohn und dann sich selbst. In seinem Abschiedsbrief stand: »Ich nehme Billy mit«.

CLYDE BRUCKMAN

** 1894 San Bernadino, † 4.1.1955 Hollywood, amerik. Drehbuchautor und Regisseur.*

Bruckman war ein Filmpionier der ersten Stunde. 1921 fing er bei der Produktionsfirma von Buster Keaton an, der Bruckman für seinen besten Schreiber hielt. In Keatons berühmtestem Film »Der General« durfte Bruckman sogar als Autor und Co-Regisseur fungieren. Neben Keaton profitierte auch der fassadenkletternde Komiker Harold Lloyd von seinem sprühenden Witz: in seinem besten Tonfilm »Filmverrückt«. Für Laurel & Hardy inszenierte Bruckman zudem die größte Tortenschlacht des Stummfilms. Allerdings fühlte er sich als Regisseur nie richtig wohl und ertränkte seine Unsicherheit im Alkohol. Nachdem er in den dreißiger Jahren durch seinen Alkoholkonsum eine Woche ausfiel, bekam Bruckman nie wieder einen Job als Regisseur. Er schrieb nun Drehbücher für zweitklassige Produktionen und klaute dabei hemmungslos aus seinen alten Filmen. Als Harold Lloyd 1942 einige Gags aus »Filmverrückt« in der Klamotte »Loco Boy makes Good« wiedererkannte, verklagte er die Columbia-Filmgesellschaft auf mehrere Millionen Dollar Schadensersatz. Lloyd gewann, und Bruckman war im Filmgeschäft erledigt. In den Fünfzigern hielt er sich als Gagschreiber für Fernsehshows über Wasser – darunter auch für die Show von Buster Keaton, dessen Karriere ebenfalls auf den Hund gekommen war. 1955 lieh sich Bruckman von seinem alten Freund Keaton dessen Revolver »für Zielübungen«. Er hinterließ seiner Frau die Nachricht, dass er nach draußen gehe, um ihren schönen Salon nicht zu ruinieren und fügte hinzu, dass er kein Geld für seine Beerdigung habe. In einer Telefonzelle am Santa Monica Boulevard setzte er seinem Leben dann mit einer Kugel ein Ende.

ROY BUCHANAN

** 23.9.1939 Ozark/Arkansas, † 14.8.1988 Fairfax, Virginia, amerik. Gitarrist.*

Der stets als einer der besten Gitarristen Amerikas titulierte Buchanan verbrachte den letzten Abend seines Lebens in einer

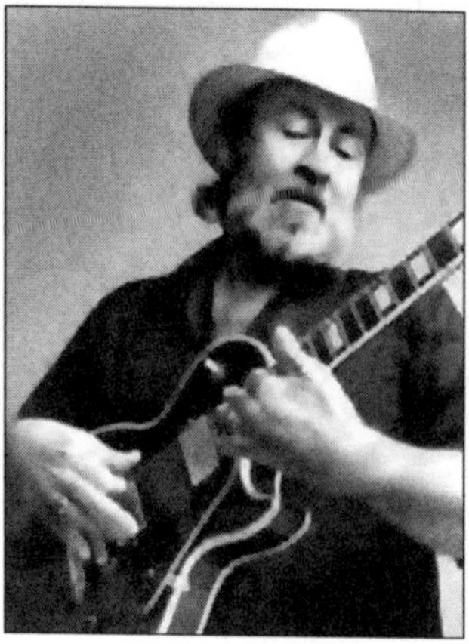

Roy Buchanan

Kneipe. Wieder zuhause, brach ein heftiger Streit mit seiner Frau Judy aus, so dass sie sich nicht anders zu helfen wusste, als die Polizei zu rufen. Der stark alkoholisierte Roy sollte die Nacht zum Ausnüchtern im Gefängnis verbringen. Dort erhängte sich der Achtundvierzigjährige allerdings mit seinem Hemd am Kreuz seines Zellenfensters. »Der mögliche Grund, warum ich in der Öffentlichkeit nie ein Großer wurde, liegt wohl darin, dass ich mich nicht darum gekümmert habe, ob und wie ich ein Großer werde«, hatte er einmal gesagt. Buchanan war ein sehr begabter, aber genauso introvertierter Musiker, der stets das Publikum scheute. Die größte Chance seines Lebens schlug der Predigersohn aus: Die »Rolling Stones« hatten ihm 1969 angeboten, für den verstorbenen Brian Jones einzuspringen. Doch Buchanan sagte ab. Angeblich wollte ihn auch John Lennon engagieren, was er ebenfalls ablehnte. An Bestätigung mangelte es ihm jedenfalls nicht. Die »Time« lobte den Musiker als den »Messias auf der Gitarre« aus. Sein Stil bewegte sich stets zwischen Blues und Country, wobei er mehr mit akkurater Technik als mit Gefühl überzeugte. Nicht umsonst war er gerade auch als Lehrer gefragt. So ließ sich Robbie Robertsen (»The Band«) von dem bärtigen Eigenbrötler ausbilden. Am liebsten arbeitete Buchanan in Ruhe an Solo-Alben, lieh sein Talent aber auch Dick Dale und»Ronnie Hawkins & The Hawks«. Die ganz hohen Chartplatzierungen, geschweige denn Tantiemen in Millionenhöhe, hat er nie erreicht. Die Musikerbibel »Rolling Stone« erwähnt Roy Buchanan als »Beispiel dafür, dass die besten Musiker nicht immer die erfolgreichsten sind«.

BORIS BÜCHNER

† *11.3.1997 Pinneberg, dt. Musiker.*

Der Bassist der Band »Cucumber Men« tötete sich eine Woche vor Beginn einer Tournee. Anlass für seinen Selbstmord war eine Krankheit namens Morbus Cron, unter der er seit dem Sommer 1995 litt. Diese schwere Darmerkrankung, einhergehend mit immer schlimmer werdenden Gelenkschmerzen, machte dem Musiker schließlich so zu schaffen, dass er keinen Weg mehr sah, mit ihr weiterzuleben. Büchner war der Namensgeber der deutschsprachigen Funk-Band: »Cucumber Man« ist eine Comicfigur, die er in Australien entdeckt hatte. Um diesen Namen im Gedächtnis der Zuschauer zu verankern, verteilte das Trio bei Auftritten regelmäßig saure Gurken. 1990 gegründet, spielte die Band, deren Vorbild die Red Hot Chili Peppers waren, Jahr für Jahr rund zweihundert Konzerte – bis Büchner, Justin Balk und Heiko Franz 1995 schließlich eingeladen wurden, im Vorprogramm der Deutschlandtournee von »Bush« aufzutreten. Ein Jahr später erschien die kernige CD »früher waren wir besser«, deren Singleauskopplung »Ich kenn den Bruder dessen Freundin hat ne Schwester deren Vater früher mal sein Fußballtrainer war« schnell in den Hit-Rotationen der Musiksender zu finden war. Binnen weniger Wochen galten die »Cucumber Men« als Newcomer des Jahres, schafften jedoch nie den großen »Durchbruch«. Die Tournee nach dem Tod Boris Büchners spielten die Pinneberger zusammen mit ihrem Freund Nico Wirtz als Bassisten, der heute festes Bandmitglied ist. »Boris' Entscheidung war eine persönliche und keine gegen die Cucumber Men. In erster Linie ist unser Freund gestorben, nicht unser Bassist«, so Sänger Justin Balk. Und: »Wir mussten raus aus der Kleinstadt, weg von schmerzlichen Erinnerungen.«

BERNARD BUFFET

** 10.7.1928 Paris, † 4.10.1999 Salernes, frz. Künstler.*

1958 bildete ihn das »Time«-Magazin zusammen mit General de Gaulle als berühmtesten Franzosen ab. Sein trauriger Clown wurde millionenfach reproduziert. Die leeren Straßen, toten Fische und öden Landschaften seiner Gemälde verkörperten das Elend der Nachkriegsjahre. Als Sechsundvierzigjähriger wurde Buffet in die Académie des Beaux-Arts gewählt. Zeitweise galt er als bedeutendster Künstler nach Picasso. Obwohl der Künstler im Ausland berühmt war, wurde er in seiner Heimat totgeschwiegen. Kritiker warfen ihm vor, er schaffe Kunst wie am Fließband. Seine Malerei sei im Laufe der Zeit zu einer Manie geworden. In der Tat malte Buffet alle zwei Tage ein neues Bild. Dazu kamen Zeichnungen, Lithographien, Aquarelle und Buchillustrationen. Seine Maltechnik variierte er in all den Jahren kaum. Manche nannten ihn verächtlich den »Raffael der Wartezimmer«, da offenbar besonders Ärzte eine Vorliebe für sein bekanntestes Bild hatten. Bis zuletzt hoffte er auf die Anerkennung seines Heimatlandes. »Der französische Staat hat bei mir nie ein Bild gekauft«, stellte Buffet fest, nur Steuern müsse er bezahlen. »Die Kritik hat ihn nicht verschont, aber das Publikum ist ihm immer gefolgt«, kommentierte dagegen die Pariser Zeitung »Le Figaro«. Seine Bilder hängen im Vatikan ebenso wie im New Yorker Museum of Modern Art. Nach wilden Jahren im Pariser Künstlerviertel Saint-Germain-des-Pres zog sich der Maler schließlich mit seiner

Frau Anabelle, einem Ex-Starmannequin, auf sein Anwesen im Hinterland der Côte d'Azur in Salernes zurück. 1973 eröffnete ein reicher Sammler in Japan am Fuß des Fudschijamas ein Buffet-Museum. Einige Jahre später traf den Maler ein schwerer Schlag, als Ärzte bei ihm die Parkinsonsche Krankheit feststellten. In den letzten zwei Jahren seines Lebens war er unfähig zu malen. Seine zitternden Hände waren nicht mehr in der Lage, Farbtuben und Pinsel zu halten. Buffets Lebensmut war gebrochen. Immer häufiger äußerte er Freunden gegenüber den Wunsch zu sterben. Am 4. Oktober 1999 setzte er diesen Wunsch in die Tat um: Er nahm eine Plastiktüte und streifte sie sich über den Kopf. Dann zog er die Kordel der Tüte zu. Als seine Frau, die auf der Terrasse saß, ein dumpfes Geräusch hörte, eilte sie ins Haus. Auf dem Boden vor seinem Atelier fand sie den leblosen Körper des Malers.

HERMANN BURGER

** 10.7.1942 Burg/Aargau, † 28.2.1989 Brunegg,*
Schweizer Schriftsteller und Hochschullehrer für dt. Literatur.

Todesnähe spielt im Werk Hermann Burgers eine wichtige Rolle: Flavia Soguel im Roman »Die künstliche Mutter« stürzt sich vom Balkon, in »Schilten« (1976) unterrichtet ein Lehrer seine Schüler in Todeskunde, der Schriftsteller Stirner in »Der Schuss auf die Kanzel« (1988) begeht Selbstmord, weil er als Mieter eines vorläufig unbenutzten Pfarrhauses immer wieder von Pfarrern schikaniert wurde, und im »Tractatus logico-suicidalis« (1988) wird der Selbstmord als Lebensgesetz festgeschrieben. 1046 Aphorismen umkreisen die Aufgabe: »Gegeben ist der Tod, bitte finden Sie die Lebensursache heraus.« Als dann bekannt wurde, dass der Autor seinem Leben ein Jahr später selbst ein Ende gesetzt hat, waren Leser seiner Texte kaum überrascht. »Burger war literarischer Chronist eines angekündigten Todes«, stand in einem Nachruf. Den Lebensunterhalt hatte sich der studierte Kunstwissenschaftler und Germanist (Habilitation über Paul Celan) als Privatdozent sowie als Redakteur der Literaturbeilage des Aargauer Tagblatts gesichert. In seinen Erzählungen und Romanen erschloss er immer wieder neue Stoff- und Sprachbereiche und recherchierte mit der Akribie des Gelehrten. »Ich mag es, die Realität so zu beschreiben, als existiere sie nicht, und das Phantastische so, dass es alltäglich erscheint«, erläuterte er in einem Interview. Zuletzt hatte Burger an einem Romanzyklus gearbeitet, dessen Kapitelaufbau der klassischen Bestückung einer Zigarrenkiste entsprach: Rauchend erinnert sich ein verhinderter Tabakfabrikant daran, was war und spekuliert, wie es gewesen sein könnte. Zunehmend kapselt er sich dabei in monologischen Klagen und Anklagen ein, bevor er von einem weiteren Schub seiner Depression überrollt wird. Grundgedanke von »Brenner« ist, seine Existenz schreibend »zu Ende (zu) rauchen« – sein Leben mit der Erinnerung aufzuzehren. Einen Tag vor Erscheinen des ersten Bandes brachte sich Zigarrenraucher Hermann Burger mit einer Überdosis Tabletten um. Bereits in den siebziger Jahren hatte er unter »Unterleibsmigräne« und depressiven Verstimmungen gelitten, die manisch wurden und sich – vor allem durch den Tod seines Vaters 1982 – immer weiter verschlimmerten. Seit 1974 befand er sich in psychotherapeutischer Behandlung. Seine 1967 geschlossene Ehe wurde 1988 auf Verlangen der Frau geschieden. Burger hat immer wieder versucht, »den verlorenen Lebenszusammenhang in der Sprache zu gewinnen«, schrieb Elsbeth Pulver nach seinem Tod. Doch zum Schluss bannte er seine Probleme nicht mehr schreibend, sondern geriet »immer tiefer und schließlich ausweglos in sie hinein«. Im Nachlass des Schriftstellers fand man unter anderem eine auf Restaurantzetteln notierte Planung von achtundzwanzig Kapiteln für einen zweiten »Brenner«-Band sowie ein rund hundertseitiges Fragment, das 1992 veröffentlicht wurde. Mittelpunkt dieses Entwurfes ist die Charakterisierung Brenners (= Burgers) als eines zunehmend verzweifelten Kranken.

CHARLES BUTTERWORTH

** 26.7.1896 South Bend, † 14.6.1946 Los Angeles, amerik. Schauspieler.*

Der dandyhafte Schauspieler Butterworth fühlte sich am wohlsten, wenn er sich Rededuelle mit spitzzüngigen Literaten wie Robert Benchley und Corey Ford lieferte. Oft verließen sich die Drehbuchautoren auf seinen Wortwitz und ließen ihn improvisieren. Als durch den beginnenden Tonfilm Theaterschauspieler gefragt waren, versuchte auch Butterworth sein Glück in Hollywood. Schnell avancierte er zu einem der beliebtesten Gesichter der dreißiger Jahre – bekannt geworden vor allem als leicht angesäuselter Junggeselle oder als bester Freund des Helden. In »Every Day's a Holiday« verkaufte er Sexbombe Mae West in einer besonders witzigen Szene die Brooklyn-Bridge. In den vierziger Jahren wurden die guten Rollen dann allerdings seltener. Als sein bester Freund Benchley verstarb, fuhr sich Butterworth ein paar

Monate später am 14. Juni 1946 zu Tode. In den Sechzigern wurde ihm sozusagen ein Denkmal gesetzt: in der ihm nachempfundenen Trickfigur Capt'n Crunch, die auch heute noch für Frühstücksflocken wirbt.

C

DONALD CAMMEL

** 17.1.1934 Edinburg, † 24.4.1996 Hollywood, engl. Maler und Filmemacher.*

Bevor Cammel Filme drehte, war er Mitglied der Royal Society of Portrait Painters. Als in den Sechzigern seine Werke in Paris ausgestellt wurden, lernte er die Regisseure der Nouvelle Vague kennen. Vom Filmfieber gepackt, schrieb er 1965 sein erstes Drehbuch: »Duffy«. Doch bereits nach einigen Wochen Drehzeit wurde er wegen »unabhängiger Gedanken« gefeuert. Für sein Debüt »Performance« (1968) konnte er anschließend Mick Jagger als Hauptdarsteller gewinnen. Der Film geriet zum Skandalwerk und kam erst zwei Jahre nach Fertigstellung in die Kinos. Doch während »Performance« seinem Kameramann und Co-Regisseur Nicolas Roeg als Karrieresprungbrett diente, wurden Cammels folgende Produktionen meist bis zur Unkenntlichkeit verstümmelt. Erst 1977 konnte er einen zweiten Film realisieren: »Des

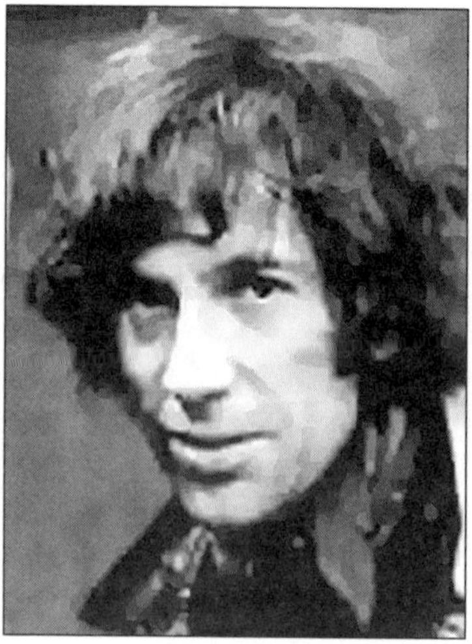

Donald Cammel

Teufels Saat« handelte von einem selbständig denkenden Computer, der mit einer Frau ein Kind zeugen will. Bis zum nächsten Film vergingen zehn Jahre. Cammel war als Regisseur nicht gewillt, Kompromisse einzugehen. »White of the Eye« (1987) begeisterte die Kritiker, verschwand aber schnell aus den Kinos. Sein letzter Film »Wild Side« (1996) wurde kurz vor der Vollendung aus seinen Händen genommen. Als die Produzenten sein Werk zu einem kruden Lesben-Krimi umfunktionierten, jagte sich Cammel eine Kugel in den Kopf.

CAPUCINE

*eigtl. Germaine Lefébvre * 6.1.1933 Toulon, † 17.3.1990 Lausanne/Schweiz, frz. Schauspielerin.*

Capucine kam als Germaine Lefébvre in Toulon zur Welt. Aufgrund ihrer klassischen Gesichtszüge wurde sie schnell zu einem gefragten Model für Givenchy. Bei einer Modenschau in Paris wurde schließlich Regisseur Charles Feldman auf sie aufmerksam. Capucine zog 1957 nach Hollywood und nahm Schauspielunterricht bei Gregory Ratoff. Danach kamen erste Rollen in amerikanischen Filmen – so zum Beispiel neben John Wayne in »Land der tausend Abenteuer« (1960). Anschließend drehte sie zwei Filme mit William Holden, der auch privat ihr Liebhaber war. Ihre populärste Rolle hatte Capucine jedoch in »Der rosarote Panther« (1963) als untreue Ehefrau von Inspektor Clouseau. In den Siebzigern blieben die großen Rollen dann allerdings aus. Zum Schluss lebte die Schauspielerin vollkommen vereinsamt in Lausanne. Am 17. März 1990 stürzte sie sich vom Balkon ihrer Wohnung.

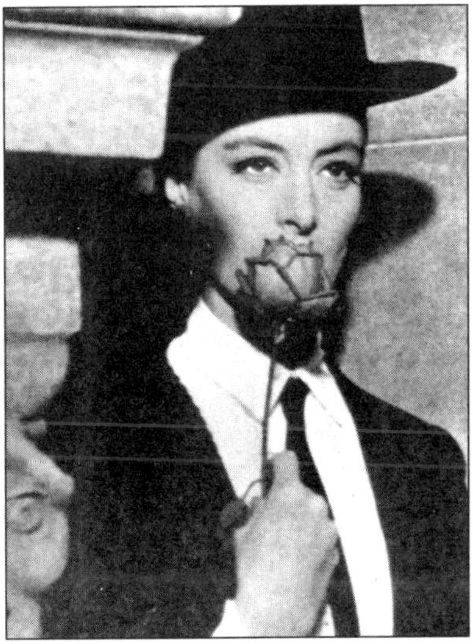

Capucine

WALLACE H. CAROTHERS

** 27.4.1896 Burlington/Iowa, † 29.4.1937 Philadelphia, amerik. Chemiker.*

Nylon kennt jeder. Der Erfinder dieser Kunstfaser ist jedoch weniger bekannt. Wallace Hume Carothers ist sein Name: Er starb bereits im Alter von einundvierzig Jahren durch Selbstmord. Carothers hatte 1924 an der »University of Illinois« promoviert und später an der Harvard-Universität unterrichtet. 1928 übernahm er dann die Leitung eines von der Firma »Du Pont« eingerichteten Forschungsprogramms. In erster Linie interessierte er sich für Polymere: lange, kettenartig zusammengefügte Moleküle. Er untersuchte zum Beispiel synthetisches Gummi und entwickelte das Neopren. 1930 begann er, mit Diaminen und Dicarbonsäuren zu arbeiten. Er fügte sie so zusammen, dass ihre Bindungen denen von Seide und synthetischen Fasern glichen. 1931 entdeckte er schließlich eine Faser, die sich bei Dehnung noch stärker als Seide erwies: eine Variante des später als Nylon bezeichneten Stoffes. Die weltweite Verbreitung des Nylons nach dem Zweiten Weltkrieg erlebte der Forscher allerdings nicht mehr mit. Carothers, der neben seiner wissenschaftlichen Arbeit eine Vorliebe für Gedichte und klassische Musik hatte, litt an Depressionen – vor allem nach dem Tod seiner geliebten Zwillingsschwester 1936. Ein Jahr darauf nahm er sich in einem Hotelzimmer in Philadelphia mit einer Zyanid-Lösung das Leben.

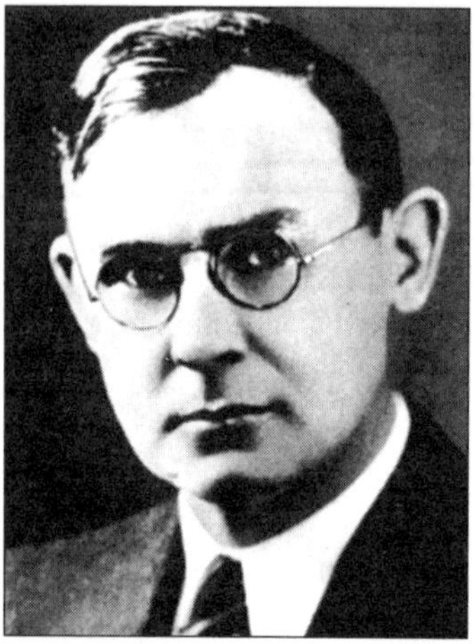

Wallace H. Carothers

DORA CARRINGTON

** 29.3.1893 London, † 11.3.1932 Hungerford/Berkshire, engl. Malerin.*

Da sie nach eigenen Aussagen nur zum Spaß malte, war die Malerin Dora Carrington bei ihren Zeitgenossen so gut wie unbekannt. Außer einigen Portraits und Innendekorationen ist zu Lebzeiten fast nichts von ihr ans Licht der Öffentlichkeit gelangt. Studiert hatte sie an der Londoner Slade School, wo ihr großes Talent schnell erkannt wurde. Als 1910 in London zum ersten Mal post-impressionistische Maler ausgestellt wurden, gehörte auch Carrington zu den beeindruckten Besuchern. Die Arbeiten von Cézanne, Gauguin und Matisse beeinflussten ihren Stil nachhaltig. Durch Freunde geriet sie schließlich in den Kreis der Bloomsbury-Gruppe. Dort verliebte sie sich in Lytton Strachey, der im Begriff war, ein berühmter Schriftsteller zu werden. Obwohl Strachey homosexuell war, lebten die beiden bis zu seinem Tode zusammen. Es war wohl Carringtons Angst vor der eigenen Sexualität, die sie in die Arme des Schriftstellers trieb. Sie war traumatisiert vom frühen Tod ihres Vaters Samuel und fühlte sich von der Mutter vernachlässigt, die sich lieber um ihre Söhne kümmerte. Da sie kein besonders ausgeprägtes Selbstvertrauen besaß, fühlte sie sich auch als Künstlerin minderwertig und zeigte ihre Gemälde nur guten Freunden. Strachey hatte während ihrer gemeinsamen Zeit viele Affären mit anderen Männern. Aus Einsamkeit flüchtete Carrington in eine Ehe mit Ralph Partridge, einem ehemaligen Offizier. Trotzdem verließ sie Strachey nie. Zu viert lebten sie zusammen mit dem Liebhaber des Schriftstellers auf dessen Anwesen in Berkshire. Dort malte sie auch ihr bekanntestes Gemälde: ein Portrait Stracheys. In ihrem Tagebuch vermerkte sie: »Ich sitze wie es scheint fast jede Nacht hier und schaue auf dein Bild. Heut abend sieht es wundervoll aus, und ich bin glücklich. Aber ich schaudere dabei, es zu zeigen.« Als Strachey im Januar starb, fürchteten ihre Freunde, Carrington würde ihm folgen. Obwohl sie jede erdenkliche Mühe aufbrachten, um Dora aufzuheitern, konnten sie nicht ständig auf sie aufpassen. Im März fand man ihre Leiche. Sie hatte sich erschossen und trug dabei den Hausmantel Stracheys. Der Leichenbeschauer deklarierte ihren Tod als Unfall. Erst in den siebziger Jahren, als ein erneutes Interesse an der Bloomsbury-Gruppe aufkam, wurden die Bilder der Malerin erstmals einer breiten Öffentlichkeit vorgestellt.

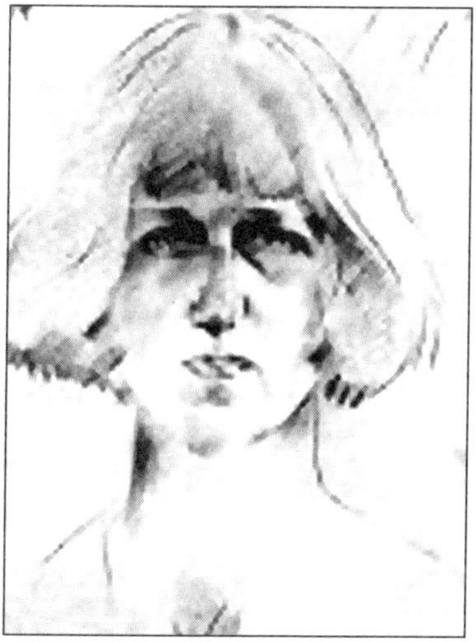

Dora Carrington

VISCOUNT CASTLEREAGH

** 18.6.1769 Donegal/Irland, † 12.8.1822 Kent/England, engl. Staatsmann.*

Obwohl Castlereagh zu den führenden Staatsmännern seiner Zeit zählte, war er nie besonders populär. Er war ein schlechter Redner, der von den Radikalen gehasst wurde. Als Robert Steward, Marquis von Londonderry, wurde er mit einundzwanzig Jahren ins irische Parlament gewählt – 1794 dann auch ins britische. Als sein Vater 1796 zum Earl ernannt wurde, erhielt Steward den Titel des Viscount Castlereagh. In seiner Funktion als Staatsminister Irlands versuchte er vergeblich, eine Allianz zwischen England und Irland zustande zu bringen. Nachdem George III. eine Tolerierung des Katholizismus abgelehnt hatte, trat er von seinem aussichtslosen Posten zurück. Von 1802 bis 1806 bekleidete er das Amt des Kriegsministers. Später spielte Castlereagh als Außenminister eine entscheidende Rolle bei der Allianz gegen Napoleon I. Nach der Niederlage Frankreichs beteiligte er sich daran, den Frieden in Europa wieder herzustellen. Auf dem Wiener Kongress (1814-15) half er mit, die Grenzen des Kontinents neu festzulegen. Nach dem Tod seines Vaters im Jahre 1821 wurde er der zweite Marquess of Londonderry. Doch da war er bereits zermürbt von seinen Jahren als Außenminister. Castlereagh sprach Freunden gegenüber immer öfter von Selbstmord. Obwohl seine Frau und sein Arzt nicht von seiner Seite wichen, schaffte er es, sich in einem unbeobachteten Moment die Kehle aufzuschlitzen. Er war auf der Stelle tot.

MARCUS PORCIUS CATO

** 95 v. Chr., † 46 v. Chr., römischer Staatsmann und Philosoph.*

Der Tod des Marcus Porcius Cato (oder Cato von Utica) lieferte Stoff für viele Dramen. Sein Name wurde ein Symbol für Redlichkeit. Der Urenkel von Cato d. Ä. wuchs ohne Eltern auf. Er verbrachte seine Kindheit im Hause seines Onkels Marcus Livius Drusus. Seine vom Stoizismus geprägte Lebenseinstellung sorgte dafür, dass er bald überall für seine Aufrichtigkeit und Unbestechlichkeit geschätzt wurde. Er kämpfte im Krieg gegen die Spartaner und erhielt nach Jahren in der Armee eine eigene Provinz. In Rom verkehrte er in den Kreisen des Senats. Der konservative Cato war ein erbitterter Gegner Julius Caesars. Die Rolle eines Intriganten passte jedoch nicht zu ihm. Nachdem er in eine Verschwörung verwickelt war, wurde er ins Exil geschickt. Dort unterstützte er 49 v. Chr. Caesars Gegner Pompei, indem er jenseits der Adria Dyrrhachium verteidigte. Nach der Niederlage von Pharsalus zog er mit Quintus Caecilius Metellus Pius Scipio nach Afrika, wo er weitere Schlachten gegen Caesar führte. Cato war Kommandeur von Utica, als er von der Niederlage Scipios erfuhr. Um weiteres sinnloses Blutvergießen zu verhindern, forderte er seine Anhänger auf, ihren Frieden mit Caesar zu schließen und durchbohrte sich mit seinem Schwert.

PAUL CELAN

*eigtl. Paul Anczel * 23.11.1920 Czernowitz/Bukowina, † 26.4.1970 Paris, deutschsprachiger Lyriker.*

Celan versuchte, nach dem Zweiten Weltkrieg durch Sprache und Dichtung zu überleben. Die Deportation seiner jüdischen Eltern, denen nicht geholfen zu haben er sich lebenslang vorwarf, der Verlust der Heimat und das allmähliche Bewusstwerden der Dimension des Holocausts ließen ihn immer wieder nach dichterischen Möglichkeiten suchen, das innere Leiden zu verarbeiten. »Vielleicht bin ich einer der Letzten, die das Schicksal jüdischer Geistigkeit in Europa zu Ende leben müssen«, schrieb er 1948 an seine Verwandten in Israel. Ein Dichter könne nicht aufhören zu schreiben, ergänzte er – »auch dann nicht, wenn er ein Jude ist und die Sprache seiner Gedichte die deutsche ist«. Am eindringlichsten formulierte er seine Erinnerungen, Bedrängtheit und Angst in den Gedichten »Todesfuge« (1952) und »Entführung« (1959). 1960 erhielt er für seine Lyrik den Büchner-Preis. Nach Besetzung der seit 1940 zur Sowjetunion gehörigen Bukowina durch deutsche und rumänische Truppen war Celan 1942/43 in ein Arbeitslager gebracht worden. 1944 – nach Rückkehr der Russen – verließ er die Heimat, arbeitete als Übersetzer und Verlagslektor in Bukarest, ging dann nach Wien und ließ sich 1948 in Frankreich nieder,

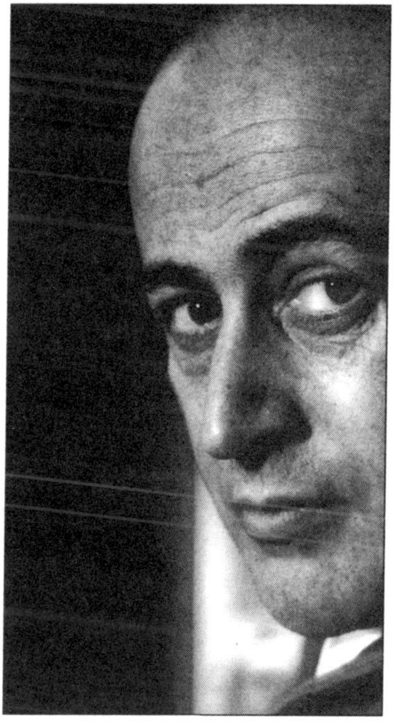

Paul Celan

dessen Staatsbürgerschaft er auch erwarb. Dass er in den sechziger Jahren immer neue Zeichen neofaschistischer Tendenzen in Deutschland und Frankreich wahrnahm, führte schließlich zu einer zunehmenden Destabilisierung. Auftauchende Depression versuchte er, durch Medikamente und Schock-Therapie in psychiatrischen Kliniken in Griff zu bekommen. Ein Freund beschrieb Celan 1967 als »stark verändert, vorzeitig gealtert, wortkarg, mürrisch«. Laut Biograph John Felstiner war er »ein kranker Mann, mitunter gewalttätig und sogar suizidgefährdet«. 1968 beschlossen seine Frau und er, getrennt zu leben. Was letztendlich seinen Selbstmord ausgelöst hat, kann nur gemutmaßt werden: ein neuer Schub seiner Nervenkrankheit? »Die seelische Last, ein großer deutscher Dichter zu sein und zugleich ein junger mitteleuropäischer Jude, der im Schatten der Konzentrationslager groß wurde«, wie es der emigrierte Historiker Erich Kahler formulierte? Celans Leiche wurde am 1. Mai 1970 in der Seine gefunden – zehn Kilometer flussabwärts von der Brücke, von der er gesprungen war. Auf seinem Schreibtisch entdeckte man eine Hölderlin-Biographie, auf deren aufgeschlagener Seite der Dichter einen Satz angestrichen hatte: »Manchmal wird dieser Genius dunkel und versinkt in den bitteren Brunnen seines Herzens.«

THOMAS CHATTERTON

** 20.11.1752 Bristol, † 24.8.1770 London, engl. Dichter.*

Der Lehrersohn verehrte die mittelalterliche Dichtung – so sehr, dass er sich Gedichte im mittelalterlichen Stil ausdachte, die er als Werke von Thomas Rowley ausgab, eines von ihm erfundenen alten Dichters. Entlarvt, tötete er sich aus Gram mit Arsen – drei Monate vor seinem achtzehnten Geburtstag. Die poetische Eigenständigkeit und die erstaunliche Phantasie, mit der der Siebzehnjährige gestaltet hatte, erkannte man erst nach seinem Tod. John Keats und Hans Henny Jahn stilisierten Jahre später den romantischen Charakter Chattertons. Ernst Penzoldt verklärte ihn 1928 in dem Roman »Der arme Chatterton«.

CHRIS CHUBBOCK

** 24.8.1944, † 25.7.1974, Sarasota/Florida, amerik. Fernsehmoderatorin.*

»Gemäß der Politik von Channel 40, ihnen die neuesten Blutbäder in Farbe zu zeigen, erleben Sie nun eine Premiere: versuchten Selbstmord.« Als die Moderatorin des lokalen Fernsehsenders XLT-TV in Florida während ihrer Show »Suncoast Digest« diese Zeilen sprach, glaubten alle an einen geschmacklosen Scherz. Doch Chris Chubbock holte tatsächlich eine Pistole hervor und schoss sich vor laufender Kamera in den Kopf. Erst vierzehn Stunden später starb sie in einem Krankenhaus. Chubbock hatte seit längerem unter Depressionen gelitten. Bei Durchsicht ihrer Notizen stellte man fest, dass sie den Zeitpunkt ihres Selbstmordes so gewählt hatte, dass der weitere Sendeablauf nicht gestört wurde.

ROBERT CLIVE

** 29.9.1725 Styche, † 22.11.1774 London, engl. Soldat und Staatsmann.*

In der Schlacht von Plassey (1757) entschied sich die Vorherrschaft des British Empire in Indien. Mit nur dreitausendzweihundert Mann und acht Geschützen trat Offizier Robert Clive gegen ein Heer mit vierzig Kanonen und Kriegselefanten an. Die Schlacht dauerte nur ein paar Stunden. Danach war Clive ein gefeierter Eroberer, und Indiens Schicksal war besiegelt. Der Sieg Clives war indes nur möglich gewesen, weil die gegnerischen Soldaten vorher bestochen worden waren... Clive war 1743 als Angestellter der British East India Company in den Subkontinent gegangen. Ein Jahr später wechselte er zum Militär, wo er sich im Kampf gegen die Franzosen hervorhob. Seine militärischen Siege festigten die britische Stellung in Indien. 1760 wurde er zum Baron Clive of Plassey ernannt, stieg zum Gouverneur auf und verließ Indien 1767 schließlich nach zwei Amtsperioden als reicher Mann. Nach seiner Rückkehr wurde er vom Parlament der Unterschlagung bezichtigt.

Obwohl er nach gründlichen Nachforschungen freigesprochen wurde, war Clive ein gebrochener Mann. Von mehreren Gebrechen geplagt, setzte er seinem Leben am 22. November 1774 ein Ende.

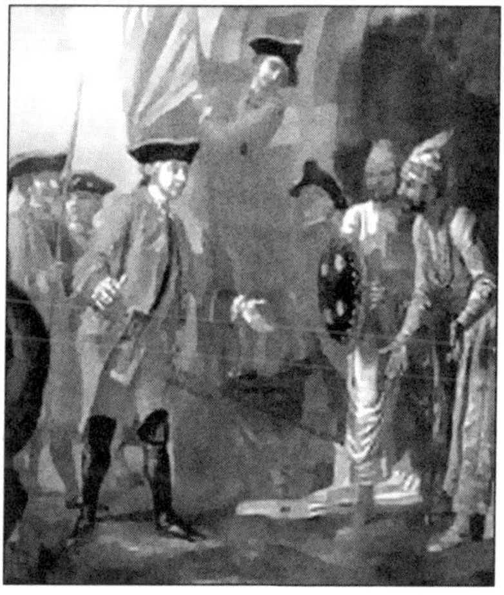

Robert Clive

KURT COBAIN

** 20.2.1967 Aberdeen/Washington,* † *5.4.1994, amerik. Sänger und Gitarrist.*

Kurt Cobains Selbstmord zog einige Folgetaten nach sich – unter anderem den Tod Daniel Kaspers: eines achtundzwanzigjährigen Nirvana-Fans, der seinem übergroßen Vorbild nacheiferte und einige Tage später ebenfalls zur Schrotflinte griff. Selbst 1997 erschossen sich noch zwei Schülerinnen nach dem Vorbild des Sängers: »Wir wollten den Selbstmord Kurt Cobains nachahmen«, stand in ihrem Abschiedsbrief. Hatten die Nirvana-Klänge für die einen etwas Störendes, hatten sie für andere etwas Zerstörendes. Der zynische Song »Smells like Teen Spirit« hatte nicht die Kraft, um zur Rebellion aufzurufen, aber zumindest die Lautstärke dazu. Der Produzent jener knallharten Töne war Butch Vig, der über Kurt Cobain sagte, dass er »in seiner Musik nicht notwendigerweise weiß, was er will, aber zumindest ist er stinksauer.« Der Band-Leader hatte als Baby die Beatles, als Kind dann Led Zeppelin, Kiss und Black Sabbath, als Jugendlicher die Sex Pistols und als Erwachsener die Pixies, REM und viele Indie-Bands gehört. 1987 kam die Ur-Besetzung einer Gruppe zusammen, deren Musiker sich zuerst »Ed, Ted and Fred«, »Skid Row« oder »Fecal Matter« nennen wollten, dann aber auf den Namen »Nirvana« kamen, den Ende der sechziger Jahre schon eine psychedelische Band getragen hatte. Als sich die zweite CD »Nevermind« 1991 zum Verkaufsschlager entwickelte, hatte Kurt Cobain seinen Drogenkonsum bereits drastisch erhöht, er hatte Courtney Love geheiratet und war Vater einer Tochter geworden. Seine Drohungen, sich umzubringen, reichen bis in den August 1992 zurück. In einem Interview hatte er einmal erzählt, dass er glaube, die Leute würden ihn für fähig halten, auf einem Schulball alle Anwesenden abzuschlachten: »Ich habe mir das in Gedanken auch ausgemalt, aber ich hätte mich immer zuerst für den Selbstmord entschieden.« Im Juli 1993 und im März 1994 sah sich die Polizei gezwungen, die Waffensammlung des psychisch Labilen zu konfiszieren. Kurz vorher hatte er sich nach einer ehelichen Auseinandersetzung mit Schusswaffen in einem Zimmer des gemeinsamen Hauses verbarrikadiert. Seinen ersten Selbstmordversuch unternahm Cobain Anfang März 1994. Während einer Tournee durch Europa nahm er in Rom eine Mischung aus Champagner, Schlaftabletten (Rohypnol) und einem Schmerzmittel für Kinder zu sich. Seine Ehefrau reagierte blitzschnell und ließ ihn sofort in ein Krankenhaus bringen. Das rettete ihm ein letztes Mal das Leben. Dann, nach seiner Rückkehr in die Vereinigten Staaten, war er plötzlich verschwunden – achtundvierzig Stunden, nachdem er in eine Entzugsklinik eingewiesen worden war. Am 2. April gab seine Mutter Wendy O'Connor eine Vermisstenanzeige auf. Sechs Tage später fand ein Elektriker bei seinen Arbeiten im Oberstock der Garage die Leiche des Gesuchten und einen eigenartig förmlichen Abschiedsbrief. Nach einer gerichtsmedizinischen Untersuchung wurde als Todestag der 5. April 1994 bestimmt. Cobain hatte sich nach Einnahme einer größeren Menge von Heroin und Beruhigungsmitteln mit einer Schrotflinte in den Mund geschossen. Identifiziert werden konnte er nur anhand seiner Fingerabdrücke. »Kurt Cobain hat sehr viel gemeinsam mit Jim Morrison«, sagte »Doors«-Organist Ray Manzarek nach dem Selbstmord: »Wie Jim war auch Kurt einer, der nicht Sprachrohr sein wollte, sondern jemand, der die eigene Zerrissenheit, den eigenen Schmerz artikulierte. Und wie Jim hatte er einen übermächtigen Hang zur Selbstzerstörung. Nichts und niemand kann so jemanden stoppen.« Als dann am 10. April in Seattle eine schluchzende Courtney Love von einem Tonband zu zehntausend Fans sprach und den angeblichen Abschiedsbrief verlas, war es fast so, als wäre die simulierte Welt eines Computerspiels hässliche Wahrheit geworden. Die Schlussworte seines Abschiedsbriefes lauten: »Friede, Liebe, Verständnis – Kurt Cobain.«

JACK COLE

** 14.12.1914 Newcastle/Pennsylvania, † 15.8.1958 Cary/Illinois, amerik. Cartoonist.*

Obwohl seine Ausbildung nur aus einem Fernkurs bestanden hatte, zeichnete Cole besser als alle Kollegen. 1937 fing er als Comic-Zeichner in der Anonymität eines großen Studios an. Sein Durchbruch kam 1941, als er den Comic-Helden »Plastic Man« erfand. Anders als der etwas biedere »Superman« lebte die Figur von einem aberwitzigen Humor. »Plastic Man« wurde ein großer Erfolg und bekam schnell eine eigene Heftreihe. Cole hatte indes höhere Ziele. In den Fünfzigern begann er eine Karriere als Magazin-Illustrator und Gag-Cartoonist. Als Hugh Hefner sein legendäres Busen-Blatt »Playboy« startete, war er mit dabei. Seine erotischen Cartoons gehörten zu den Highlights des Magazins. 1958 hatte dann »Betsy & Me«, ein Comic-Strip für Tageszeitungen, sein erfolgreiches Debüt. Damit war Cole auf der Karriereleiter ganz oben. Dennoch war er ein unglücklicher Mann. Sein größter Wunsch, eigene Kinder zu haben, blieb ihm und seiner Frau zeitlebens versagt. Hinzu kamen eheliche Spannungen. Seine Frau tobte vor Eifersucht, wenn er Hefners palastartiges Anwesen besuchte, auf dem es vor willigen Playmates nur so wimmelte. Nach einem besonders heftigen Streit kaufte Cole ein Gewehr und verschwand. Im August 1958 fand man ihn tot auf einer entlegenen Landstraße in seinem Auto. Auf dem Beifahrersitz befanden sich drei Abschiedsbriefe. Einer für die Polizei, der andere für Hefner, der dritte für seine Frau. In seinem Brief an Hefner stand: »Ich kann nicht so weiterleben und jene verletzen, die ich liebe.«

RAY COMBS

** 3.4.1956 Hamilton/Ohio, † 1.6.1996 Glendale/Calif., amerik. Gameshow-Moderator.*

Als Ray Combs mit einem Schädeltrauma im Glendale Adventist Medical Center eingeliefert wurde, gab er an, in sein Jacuzzi-Bassin gefallen zu sein. In Wirklichkeit war seine Kopfverletzung das Resultat eines Selbstmordversuches. Seit Tagen war er mit seinem Kopf gegen Wände gerannt, um sich zu töten. Combs wurde mit der Game-Show »Family

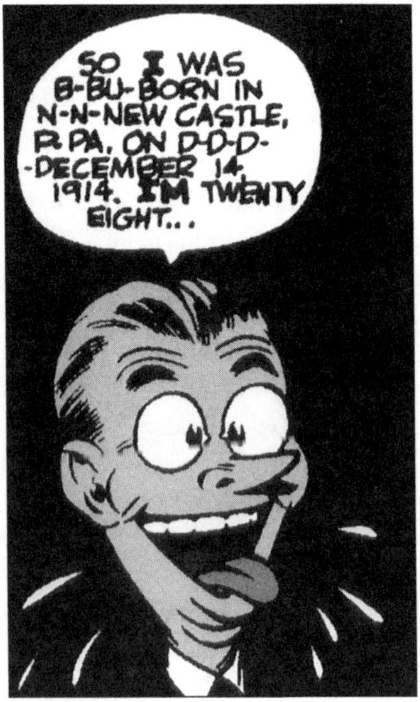
SO I WAS B-BU-BORN IN N-N-NEW CASTLE, P-PA. ON D-D-D-DECEMBER 14 1914. I'M TWENTY EIGHT...

Jack Cole

Feud« berühmt, die er von 1988 bis 1994 moderierte. Seine Karriere hatte er als Entertainer in jenem Nachtclub begonnen, in dem auch David Letterman debütierte. Als er 1994 von seinem Vorgänger abgelöst wurde, gerieten seine Karriere und sein Privatleben außer Kontrolle. Aufgrund eines Autounfalls war Combs zeitweilig gelähmt. Seine Ehe, aus der sechs Kinder hervorgingen, lag in Trümmern. Nach »Family Feud« konnte er nie wieder an seine einstige Popularität anknüpfen. Der Moderator erhängte sich im Wandschrank seines Krankenzimmers mit einem Bettlaken. Er hinterließ mehr als fünfhunderttausend Dollar Schulden.

HART (HAROLD) CRANE

** 21.7.1899 Garretsville/Ohio, † 27.4.1932 Golf von Mexiko, amerik. Lyriker.*

»The Bridge« (1930), das Hauptwerk Cranes, machte bereits die verzweifelte seelische Situation des Lyrikers deutlich. In schwärmerischer Sprache, die rhythmisch an Jazz und indianische Musik erinnert, komponierte er eine Symphonie über die majestätische Landschaft und die ruhmreiche Tradition Amerikas – symbolisiert unter anderem durch die Brooklyn-Bridge in New York. Gleichzeitig wird aber auch seine Verlorenheit in der hektischen Atmosphäre der zwanziger Jahre deutlich: einer der Gründe, die zu seinem Selbstmord führten. Die vergebliche Suche nach dauerhafter Arbeit und einem festen Partner ließ den Homosexuellen depressiv werden. Existieren konnte Crane nur durch finanzielle Unterstützung seiner Eltern – bis ihm Anfang der dreißiger Jahre für seine Lyrik das Guggenheim-Stipendium verliehen wurde. Unterstützt durch das Preisgeld, plante er, in Mexiko neue Texte zu schreiben. Statt dessen führte er jedoch ein unstetes Liebesleben und begann zu trinken. 1931 verliebte er sich in Peggy Cowley, mit der zusammen er zurück in die USA segeln wollte. Auf dieser Fahrt kam er zu Tode: Nach einem Kampf stürzte er sich von Bord und ertrank.

VINCENT CRANE

*eigtl. Vincent Rodney Cheesman * 21.5.1943 Reading/Berkshire, † 1.2.1989, engl. Keyboarder.*

Er war beteiligt an Erfolgen ohne Folgen und schied beinahe wie unbeteiligt aus einem Leben, das in den letzten Jahren von bedrückend schweren Depressionen geprägt war. Vincent Crane stammte aus Reading in Berkshire und gehörte zur Band der »Crazy World of Arthur

Brown«, die im Londoner UFO-Club alles dafür tat, die theatralischen Verrücktheiten ihres Namensgebers akustisch zu untermalen. Die bizarre Art der exzentrisch-satanischen Präsentation gab dem ganzen Unterfangen seinen Namen: Shock-Rock. Und wäre da nicht plötzlich dieser unvergessliche Erfolgs-Song gewesen – der gnadenlose Staub der Zeit hätte sich über dieses Kapitel der Rockmusik gelegt. 1968 hatte Vincent Crane für Arthur Brown den Hit »Fire« geschrieben (Platz eins in England, zwei in den USA und drei in Deutschland). Mit diesem Titel im Gepäck ging es auf Tournee, über die Vincent Crane und Carl Palmer später sagten: »In zwölf Monaten haben wir keine einzige neue Nummer einstudiert.« Beide gründeten daraufhin im Herbst 1969 die Gruppe »Atomic Rooster«, deren Existenz anfangs darin ihre Begründung hatte, dass die vorhandenen elektrischen Gerätschaften bei der Ton-Erzeugung bis an ihre Belastbarkeitsgrenze gebracht wurden. Doch dann ging Carl Palmer zu Emerson und Lake. Dafür kamen die Melodien und 1971 sogar zwei Hits: »Tomorrow Night« und »Devils Answer«. Mit dem ausdrucksstarken Sänger Chris Farlow, der von »Colosseum« gekommen war, erhielt »Atomic Rooster« 1972 und 1973 einen Blues-Touch. Doch der Geschmack der Musikhörer und Schallplattenkäufer hatte sich geändert. Ein letzter Versuch, 1979 mit »Atomic Rooster« wieder auf die Beine und die Bühne zu kommen, schlug fehl. Nach zwei erfolglosen Schallplatten löste Vincent Crane die Band endgültig auf. 1983 ging er als Mitglied von »Dexy's Midnight Runners« mit auf Tournee und drückte auch auf deren LP »Don't stand me down« aus dem Jahr 1985 die richtigen Tasten. Dann wurde es ruhig um den Musiker, immer stiller, beinahe so still, dass sein Selbstmord für die Öffentlichkeit unbemerkt geblieben wäre. Ein leiser Abschied eines lauten und lauteren Mannes.

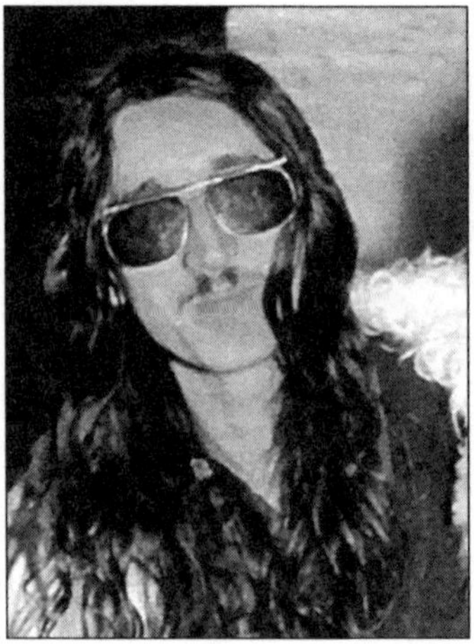

Vincent Crane

RENÉ CREVEL

** 10.8.1900 Paris, † 18.6.1935 Paris, frz. Schriftsteller.*

1926 ließ Crevel seinen jungen Helden Pierre im Roman »Der schwierige Tod« eine Überdosis Phanodorm einnehmen. Nachdem das erfolgreich war, wandte er die Methode neun Jahre später auch bei sich an – und drehte, um ganz sicher zu gehen, gleichzeitig den Gashahn auf. In seinen Romanen hatte der Surrealist die bürgerliche Gesellschaft und den Faschismus kritisiert. Zusätzlich engagierte er sich zusammen mit Roger Vitrac und Marcel Arland in einem eigenen Zirkel, schloss sich später jedoch der Gruppe um André Breton an. Politische Streitigkeiten, wie die Gruppe zur Kommunistischen Partei stehe, rieben ihn allerdings zunehmend auf. Im Juni 1935 konnte der psychisch kranke Crevel dann nicht mehr ertragen, dass seine Freunde den Surrealismus dem Kommunismus vorzogen. Sein Vermächtnis, auf ein Papier gekritzelt, lautete: »Je suis dégouté de tout«.

DENNIS CROSBY

**13.7.1934, † 4.5.1991 Novato/Kalifornien, amerik. Entertainer.*

Die vier Söhne des Sängers und Schauspielers Bing Crosby hatten ein schweres Los. Entgegen seines Images als Saubermann war er nämlich ein Weiberheld, der mehr um seine Karriere besorgt war als um die Familie. Schon als Kinder wurden die Söhne regelmäßig mit einem Ledergürtel verdroschen. Auch von der alkoholkranken Mutter, der Sängerin Dixie Lee, konnten sie keine elterliche Zuwendung erwarten. Statt dessen traten sie bereits in jungen Jahren in den Shows des Vaters auf. In den Fünfzigern zogen die Crosby-Brüder dann als Gesangstruppe durch die Nachtclubs. Doch obwohl sie ein paar Auftritte in der »Ed Sullivan Show« hatten, wollte sich der große Erfolg nicht einstellen. Schlagzeilen machte Dennis Crosby erst 1958, als er mit seiner Ex-Frau Marilyn Miller Scott um das Sorgerecht für Tochter Denise kämpfte. Auch hier konnte er nicht mit der Hilfe seines berühmten Vaters rechnen. Dem war der ganze Trubel eher peinlich – besonders, nachdem sein Sprössling zwei Tage vor Prozessbeginn völlig überstürzt ein Showgirl aus Las Vegas geheiratet hatte. Als der alte Herr 1977 beim Golfspielen tot umfiel, bekam keiner seiner Söhne die erhofften Millionen. So tingelten sie weiter – bis der jüngste Bruder Lindsay genug vom Misserfolg hatte und sich 1989 eine Schrotladung in den Kopf schoss. »Ich lasse die Dinge von mir abperlen. Ich bleibe nicht lange wütend«, hatte

Dennis Crosby noch zuvor gesagt. Doch nach dem Tod seines Bruders verfiel auch er in tiefe Depressionen. Zum Schluss bewohnte der Alkoholiker ein Zimmer in einer heruntergekommenen Pension. Zwei Wochen nach seiner Scheidung nahm er eine Schrotflinte und folgte dem Vorbild seines jüngeren Bruders. Er hinterließ sechs Kinder. Seine Tochter Denise Crosby wurde durch ihre Rolle in der TV-Serie »Star Trek: The Next Generation« bekannt.

HARRY GREW CROSBY

** 4.6.1898 Boston, † 10.12.1929 New York, amerik. Lyriker und Verleger.*

Von dem Sohn einer wohlhabenden Bostoner Bankiersfamilie wurde erwartet, dass er die väterlichen Geschäfte weiterführt. Doch seine Erlebnisse als Soldat im Ersten Weltkrieg veränderten den jungen Crosby. Nachdem er zurückgekehrt war, verliebte er sich zum Schrecken seiner Eltern in eine verheiratete Frau. Als die beiden heirateten, war der gesellschaftliche Skandal perfekt. Der ehemals brave Bankierssohn führte ein Leben als Spieler und Verschwender. Als ihm wieder einmal das Geld ausgegangen war, kabelte er folgende Zeilen zu seinen Eltern: »Bitte verkauft 10.000 in Aktien. Wir haben beschlossen, ein verrücktes und extravagantes Leben zu führen.« In Paris, wo er im Bankhaus eines Onkels arbeitete, beschloss Crosby schließlich, Schriftsteller zu werden. 1927 gründeten Harry und seine Frau den Verlag »Black Sun Press«. Zuerst nur als Vehikel für eigene literarische Ambitionen gedacht, veröffentlichten sie bald Autoren wie → Hart Crane, James Joyce, D.H. Lawrence und T.S. Elliot. Crosby selbst verfasste mehrere Gedichtbände. Viele seiner Werke handelten von Zerstörung und Freitod. Er liebte es, mit seinen Schwächen zu kokettieren: »Mit deinen Sünden beunruhigst du nur dich selbst, aber du beunruhigst andere Leute mit deinen Beichten.« Obwohl er ein ausschweifendes Liebesleben führte, neigte er zu Depressionen. Fast jeder seiner Geliebten schlug er vor, mit ihm gemeinsam Selbstmord zu begehen. Am 10. Dezember 1929 fand er schließlich eine willige Todeskandidatin. Die Polizei entdeckte seine Leiche zusammen mit der einer jungen Frau im Bett. Beide hatten sich mit einer Waffe in die Schläfe geschossen.

IAN CURTIS

** 15.7.1956 Macclesfield, † 18.5.1980, engl. Sänger.*

Von einer Band, die sich Joy Division nennt, aber in den deprimierenden Texten und dem dazu passenden Industrial-Electronic-Sound wenig Freudiges und Lebensbejahendes auf die Schallplatten und über die Bühne bringt, kann man schwerlich einen positiven Impuls und euphorische Glücksmomente erwarten. Die matte Stimme des Sängers Ian Curtis wurde von klagenden, depressiven Klängen begleitet. Vielleicht war das nur eine Mode des Vokalisten, aber viel wahrscheinlicher war, dass dem Ganzen eine Lebenseinstellung zugrunde lag, die im Mai 1980 auch zur Beendigung des eigenen Lebens führte. Im Jahr 1977 waren vier junge Musiker aus Manchester zuerst als »Stiff Kittens« gestartet, dann nannten sie sich »Warsaw«, bevor es schließlich zur Freuden-Abteilung kam. Nach einigen Veröffentlichungen auf Samplern und diversen Single-Tracks produzierte Martin Hannett ein rauhes, beschwerliches, jedoch äußerst kraftvolles Debut-Album mit dem Titel »Unknown Pleasures«. Mit der Gruppe »Buzzcocks« ging es daraufhin 1979 auf Tournee, und »Joy Division« erhielt begeisterte Kritiken von den Journalisten und wurde vom Publikum gefeiert – als Wiedereinzug von Rebellion und Jugend in die Rockmusik nach der Zeit des Art-Rocks. In seinem Privatleben sorgte Ian Curtis allerdings für weniger Begeisterung. Glaubt man der 1995 erschienenen Autobiographie seiner Frau Deborah (dt. 1996), dann war er ein egozentrischer, introvertierter Musik-Freak und ein besitzergreifender Despot mit unberechenbaren Stimmungsschwankungen. Bereits in frühen Jahren hatte er Todesvisionen und interessierte sich für menschliche Abnormitäten und Schicksalsschläge. Als seine Musikkarriere begann, experimentierte er zunehmend mit Drogen. In späteren Jahren erlitt Curtis immer wieder epileptische Anfälle, wurde nicht zuletzt deshalb zunehmend depressiv. Sein hoher Medikamentenkon-

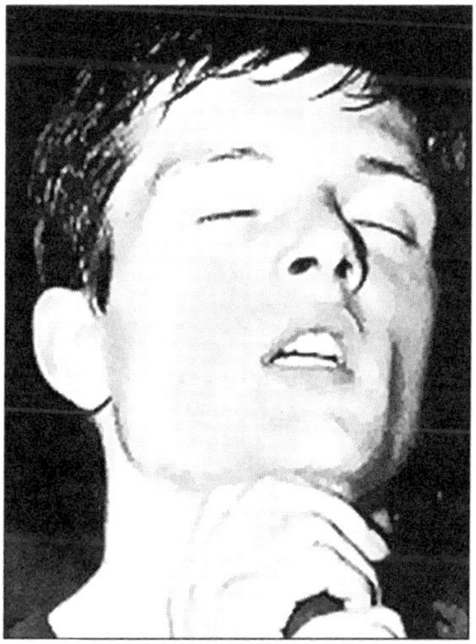

Ian Curtis

sum führte schließlich zu einer dauerhaften Persönlichkeitsveränderung, wie Deborah Curtis in »Aus der Ferne... Ian Curtis und Joy Division« schildert. In der Nacht zum 17. Mai 1980 hängte sich der Musiker in der Küche seines Hauses an einer Wäscheleine auf – am Vorabend einer geplanten US-Tournee. Neben seiner Leiche wurde angeblich ein Zettel gefunden: »Ich habe mir gerade gewünscht, ich wäre tot. Ich komme nicht mehr damit klar.« Die Veröffentlichung der zweiten Joy Division-LP »Closer« und den Chart-Erfolg der Single »Love will tear us apart« (Platz dreizehn in England) erlebte der Sänger nicht mehr mit. Da sich nun auf so dramatische Weise alles verändert hatte, wechselten die verbliebenen drei Musiker mit dem Namen auch die Stilrichtung ihrer Musik und hatten als »New Order« die größten Erfolge noch vor sich. Weit weg von dem bedrückenden Schwermut war man künftig lebenswach und musikalisch derart leichtfüßig, als hätte eine Weltschmerztablette ihre positive Wirkung entfaltet.

D

DALIDA

*eigtl. Yolande Christina Gigliotti * 17.1. 1933 Kairo,*
† 3.5.1987 Paris-Montmartre, ägypt. Sängerin und Schauspielerin.

Dalida hinterließ nur einen einzigen Satz: »Das Leben ist mir unerträglich geworden – vergebt mir«. Die Tochter eines Violinisten war bereits in jungen Jahren zur Miss Ägypten gekürt worden. 1955 kam sie nach Paris – wo aus der brünetten Yolande Christina Gigliotti die löwenmähnige Blondine Dalida wurde. Schon ihr erster Schlager »Bambino« verkaufte sich fast eine Million Mal! Die anschließenden Welterfolge »Am Tag, als der Regen kam«, »Itsi-Bitsi-Teeni« oder »Last Waltz« beherrschten jahrzehntelang die internationalen Hit-Listen. Insgesamt besang Dalida rund neunhundert Platten, von denen schätzungsweise einhundertzwanzig Millionen Exemplare weltweit verkauft worden sind. 1964 wurde sie mit der ersten Platin-Platte ausgezeichnet. Dann ereignete sich ein Drama, das ihr weiteres Leben entscheidend prägte: 1967 erschoss sich ihr Mann, der italienische Sänger Luigi Tenco, nachdem er bei einem Ausscheidungswettbewerb in San Remo unterlegen war. Kurz danach versuchte auch Dalida, sich das Leben zu nehmen, wurde aber rechtzeitig entdeckt. In den folgenden Jahren wurde sie ständig von Depressionen heimgesucht. »Mir hat immer ein Kind gefehlt, das ich liebhaben kann«, bekannte sie einmal in einem Interview. »Ich bin so allein...« 1968 wurde sie als bisher einzige Künstlerin für ihre Verdienste um das französische Chanson mit der Medaille des Präsidenten ausgezeichnet. Zweimal, 1963 und 1974, gewann sie den »World Oscar for the Hit-Record of the Year«. Mit dem Titel »Monday, Tuesday« trat sie 1977 in der Carnegie-Hall in New York auf – eine der höchsten Ehrungen, die das Showgeschäft zu vergeben hat. Doch trotz aller beruflichen Erfolge wurde ihr Leben ständig von privaten Tragödien überschattet. Drei Männer, die sie liebte, begingen Selbstmord. 1986 überraschte die Diva ihr Publikum schließlich in einer ungewohnten Rolle. In Youssef Chahines Film »Der sechste Tag« spielte sie eine arme Wäscherin, deren Enkel an Cholera erkrankt. Ungeschminkt, das Haar unter einem Turban versteckt, war der glamouröse Star kaum wiederzuerkennen. Der Film wurde in ihrer Heimat Ägypten ein überwältigender Erfolg. Ein Jahr nach den Dreharbeiten setzte die vierundfünfzigjährige Dalida ihrem Leben mit einer Überdosis Schlaftabletten ein Ende. Ganz in der Nähe ihres einstigen Wohnsitzes trägt jetzt ein Platz des Vergnügungs- und Künstlerviertels Montmartre ihren Namen. Ihn schmückt eine Skulptur der Sängerin, ebenso wie ihr Grab.

DOROTHY DANDRIDGE

** 9.12.1923 Cleveland, † 8.9.1965 Hollywood,*
amerik. Sängerin und Schauspielerin.

Die Tochter eines Geistlichen und einer Schauspielerin stand bereits im Alter von vier Jahren mit Schwester Vivian in der Gesang- und Tanznummer »The Wonder Children« auf der Bühne. Nach vielen Jahren auf Tournee ließ sich die Familie in Los Angeles nieder. Zusammen mit einer weiteren Sängerin traten Dorothy und ihre Schwester als »The Dandridge Sisters« auf – im legendären Cotton Club unter anderem neben Cab Calloway. Anfang der Vierziger trennte sich das Trio, und Dandridge versuchte ihr Glück beim Film. 1942 heiratete sie den Tänzer Harold Nicholas. Die Ehe wurde durch die Geburt eines geistig behinderten Kindes jedoch auf eine Zerreißprobe gestellt und scheiterte nach kurzer Zeit. Dandriges großer Erfolg kam schließlich mit dem Musical »Carmen Jones« (1954), für das sie als erste farbige Schauspielerin eine Oscar-Nominierung als

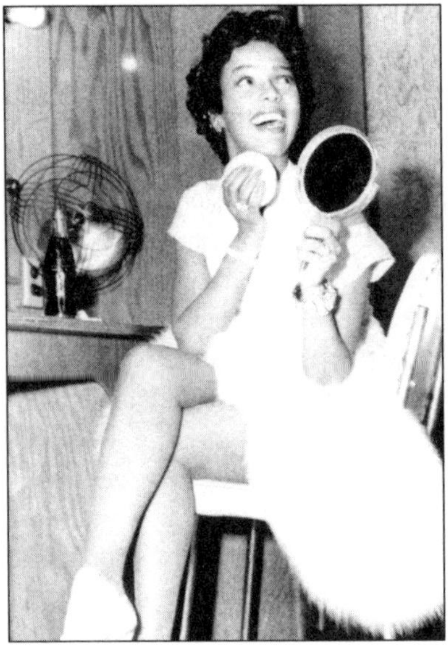

Dorothy Dandridge

beste Hauptdarstellerin erhielt. Bis dahin durften farbige Schauspielerinnen nur als Stubenmädchen oder Küchenhilfen auftreten. Die sinnliche Dandridge stellte dieses Bild gründlich auf den Kopf. In »Heiße Erde« (1957) brach sie ein weiteres Tabu, indem sie Liebesszenen mit einem weißen Darsteller spielte. Für Bess in »Porgy und Bess« (1958) erhielt sie den begehrten Golden Globe. In den Sechzigern wurde es dann jedoch schwieriger für sie, gute Rollen zu finden. 1963 verlor die Schauspielerin ihr gesamtes Vermögen bei dubiosen Öl-Investmentgeschäften. Um zu Geld zu kommen, musste Dandridge wieder durch die Nachtclubs Amerikas touren. Da sie bereits seit frühester Kindheit aus dem Koffer lebte, sehnte sie sich nach einem Heim. Sie hasste das Leben im Hotel. Am 8. September 1965 fand man sie tot im Badezimmer ihrer Wohnung an Hollywoods Sunset Strip. Sie starb an einer Überdosis Anti-Depressiva.

KARL DANE

*eigtl. Karl Daen * 12.10.1886 Kopenhagen, † 14.4.1934 Los Angeles, amerik. Schauspieler.*

Dane war einer der beliebtesten Stummfilmstars. Bereits im Alter von vierzehn Jahren war er auf der Bühne seines Vaters aufgetreten. Während des Ersten Weltkriegs kam er nach Hollywood und spielte in den Propagandafilmen »My Four Years in Germany« und »To Hell with the Kaiser« auf. Kleine Rollen in anderen Filmen folgten, bis er 1925 als Hochbauarbeiter in King Vidors Hit »Die große Parade« über Nacht zum Star wurde. Später war Dane in einigen kurzen Komödien zu sehen. Der Tonfilm setzte seiner Karriere dann jedoch ein Ende: Der dänische Akzent des Schauspielers war unüberhörbar. Seine letzte

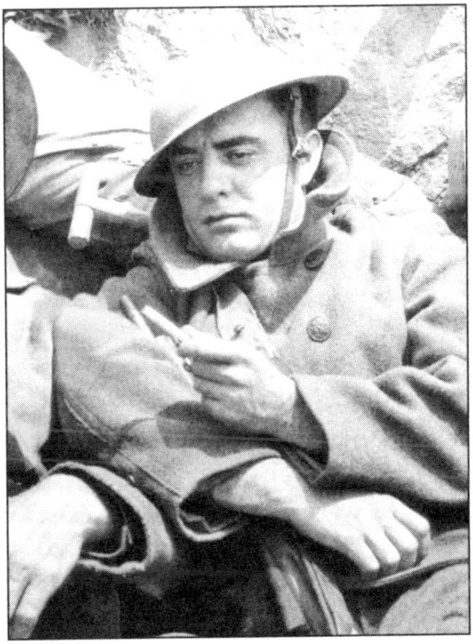

Karl Dane

gute Rolle spielte Dane im Knast-Drama »Hölle hinter Gittern« (1930). Danach arbeitete er als Zimmermann und Mechaniker. Mit achtundvierzig Jahren hatte es der ehemalige MGM-Star zu einem Hot-Dog-Stand gebracht. Am 14. April 1934 breitete er alte Kritiken auf dem Tisch seines möblierten Zimmers aus und schoss sich in den Kopf.

MONIKA DANNEMANN

† *Seaford, ehem. Eiskunstläuferin und letzte Freundin von Jimi Hendrix.*

Kurz vor ihrem Selbstmord unterlag die Fünfzigjährige in einem Zivilgerichtsverfahren in London. Ihre Rivalin Kathy Etchingham hatte ihr seit Jahren eine Mitschuld am Tode Jimi Hendrix's vorgeworfen: Als der amerikanische Gitarrist am 18. September 1970 an einem Cocktail aus Barbituraten und Alkohol starb, war Monika Dannemann bei ihm. Sie rief die Rettungswache, die Hendrix ins Krankenhaus brachte, wo er nach ihrer Darstellung zunächst noch gelebt haben soll. Ein Pathologe stellte jedoch klar, dass der Tod schon Stunden vorher eingetreten war. Der Vorwurf Etchinghams lautete nun, Dannemann habe die Rettungswache zu spät angerufen, weil sie erst noch Drogen beseitigen wollte. Hendrix's Freundin hatte Kathy Etchingham daraufhin immer wieder der Lüge bezichtigt – trotz einer Verurteilung auf Unterlassung. In dem Zivilgerichtsverfahren erlag sie nun erneut. Wenig später wurde ihre Leiche in einem mit Abgasen gefüllten Auto vor ihrem Haus in der Belgrave Road gefunden. Monika Dannemann hatte Jimi Hendrix 1969 bei einem Konzert in Düsseldorf kennengelernt.

BELLA DARVI

eigtl. Bayla Wegier
** 23.10.1928 Sosnowiec/Polen,*
† *10.9.1971 Monte Carlo/ Monaco,*
poln. Schauspielerin.

Bayla Wegier war bereits mit zwölf Jahren in ein Konzentrationslager gesperrt worden. Sechs Jahre nach Ende des Zweiten Weltkrieges wurde sie von Holly-

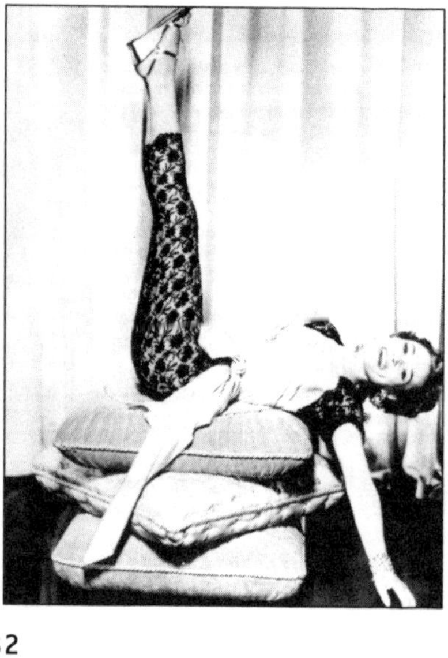

Bella Darvi

wood-Mogul Darryl F. Zanuck während eines Europaaufenthalts in einem Pariser Straßencafé entdeckt. Im folgenden Jahr holte er sie nach Hollywood auf seine legendäre Besetzungscouch, um Probeaufnahmen von ihr zu machen. Er änderte ihren Namen in Bella Darvi und verschaffte ihr eine Rolle in Sam Fullers U-Boot-Drama »Inferno« (1953). Bei der Verfilmung des Bestsellers »Sinuhe, der Ägypter« sollte Darvi gar neben dem jungen Marlon Brando spielen. Der ergriff jedoch nach ersten Kostproben ihrer Schauspielkunst die Flucht. Da trotz Zanucks Bemühungen der große Erfolg ausblieb, kehrte Darvi 1956 nach Frankreich zurück – gefolgt vom liebeskranken Zanuck. 1958 spielte sie neben Lino Ventura in der Gaunerkomödie »Der Gorilla läßt schön grüßen«. Nachdem Bella Darvi an den Spieltischen von Monte Carlo ein kleines Vermögen verspielt hatte, unternahm sie 1962 einen Selbstmordversuch. Weitere folgten 1966 und 1968, woraufhin sie in eine Klinik an der Riviera eingeliefert wurde. Ihr Gönner Zanuck zahlte wie immer die Zeche. 1971, als sie hochverschuldet in ihrer kleinen Wohnung in Monte Carlo den Gashahn aufdrehte, war indes kein reicher Bewunderer zur Stelle. Ihr Leichnam wurde erst eine Woche später gefunden.

OSAMU DAZAI

** 19.6.1909 Kanagi/Japan, † 13.6.1948 Tokio, japan. Schriftsteller.*

In Japan galt Dazai als die literarische Stimme seiner Generation. Obwohl er aus einer begüterten Familie stammte, fühlte er sich zum Kommunismus hingezogen. Das Leben der Reichen verachtete er; doch auch im Kommunismus fühlte er sich wegen seiner Herkunft deplaziert. Schon in der Schule hatte Dazai seine ersten Romane verfasst, die später veröffentlicht wurden. Als er 1930 die Universität in Tokio besuchte, fand ein Selbstmordversuch aufgrund von Depressionen statt – der erste von vielen. Charakteristisch für den Schriftsteller war, dass er nie allein in den Tod gehen wollte. Immer suchte er »Blutsbrüder«. Sein Studium der französischen Literatur beendete er nie. Lieber verbrachte er seine Zeit in den örtlichen Lasterhöhlen, wo er zunehmend Gefallen an Alkohol und Morphium fand. Die Familie war entsetzt über die Entwicklung ihres Sohnes und arrangierte eine Heirat, um ihn auf den Pfad der Tugend zurückzuführen. Tatsächlich brachte die Ehe Ruhe in sein turbulentes Leben. Dazai konzentrierte sich auf die Schriftstellerei und hatte ersten Erfolg. Seine düsteren, verstörenden Geschichten trafen den Nerv der Leser. Die größte Resonanz erzielte er jedoch in der Nachkriegszeit, in der Japan unter dem Schock der Niederlage des Krieges stand. In seinem Roman »Shayo« (1947) erzählt er die Geschichte einer innerlich zerrissenen Frau, die sich zwar westlich gibt, aber traditionellen Idealen verhaftet ist. Oft waren seine Romane autobiographisch gefärbt. Mitte 1948 konnte der Schriftsteller – nach vielen gescheiterten Versuchen – schließlich seine Geliebte dazu überreden, mit ihm einen Selbstmordpakt einzugehen. Am 13. Juni 1948 gingen die beiden ins Wasser. Die Leichen wurden erst am 19. Juni entdeckt: an Dazais Geburtstag.

ALBERT DEKKER

*eigtl. Albert van Dekker * 20.12.1904 Brooklyn, † 5.5.1968 Hollywood, amerik. Schauspieler.*

Hochgewachsen und düster aussehend, war Dekker meist auf die Rolle des Bösewichtes festgelegt. Seine markanteste Rolle war die des irren Wissenschaftlers »Dr. Zyklop« (1940), der im gleichnamigen Gruselfilm Menschen auf Kaninchengröße schrumpft. Keiner konnte ahnen, dass hinter seiner rauhen Schale das Herz eines Transvestiten schlug. Dekker kam als Albert Van Dekker in Brooklyn zur Welt. Während seiner Collegezeit freundete er sich mit Alfred Lund, einem der berühmtesten Bühnenstars jener Zeit, an. 1927 gab er an dessen Seite sein Bühnendebüt am Broadway. 1937 drehte er dann seinen ersten Film. Neben seiner Arbeit als Schauspieler war Dekker von 1944 bis 1946 Abge-

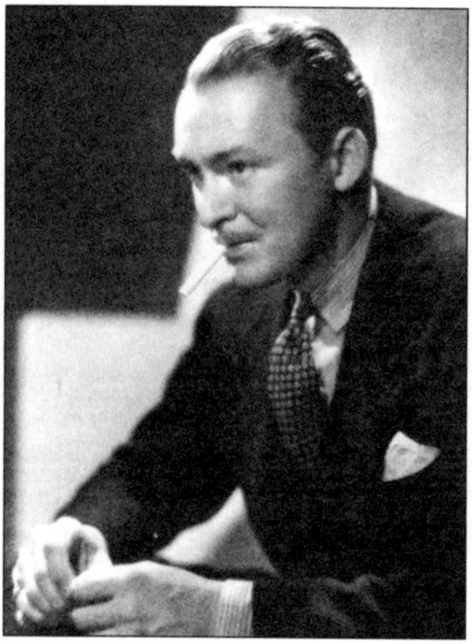

Albert Dekker

ordneter im kalifornischen Repräsentantenhaus. Als Charakterdarsteller gefragt, spielte er Rollen in der → Hemingway-Verfilmung »Rächer der Unterwelt« oder dem Klassiker »Jenseits von Eden«. In den Sechzigern wandte er sich verstärkt dem Theater zu und hielt Vorlesungen über Poesie und Drama. Seinen letzten Filmauftritt hatte er in Sam Peckinpahs »The Wild Bunch«. 1967 erschoss sich Dekkers sechzehnjähriger Sohn Jan. Ein Jahr später, am 5. Mai 1968, fand die Polizei Dekker mit Handschellen gefesselt an der Duschvorhangstange seines Badezimmers aufgehängt. Er hatte seidene Damendessous an. Auf seinen Körper hatte er mit rotem Lippenstift Auszüge seiner letzten (unfreundlichen) Theaterkritiken gekritzelt.

DEMOSTHENES

** 384 v. Chr. Demos Paiania/Attika, † 322 v. Chr. Kalauria/Argolis, griech. Redner.*

Demosthenes gilt als eines der größten Rednertalente des Altertums. Er wurde von Isaios ausgebildet und trat zunächst in Prozessreden, später auch in politischen Reden hervor. Ab 349 kämpfte er mit seinen Philippischen und Olynthischen Reden leidenschaftlich gegen Philipp II. von Makedonien und für die Erhaltung der griechischen Autonomie. Obwohl seine antimakedonische Politik am Ende scheiterte, genoss Demosthenes in Athen weiterhin großes Ansehen. Dies änderte sich erst 324 v. Chr., als er wegen Bestechung verurteilt wurde. Er konnte jedoch fliehen und kehrte nach dem Tode Alexanders des Großen nach Athen zurück. Kurz darauf musste er vor Antipater erneut die Flucht ergreifen. Diesmal entschied er sich nicht für eine Rückkehr, sondern für den Freitod. Demosthenes nahm sich mit Gift das Leben.

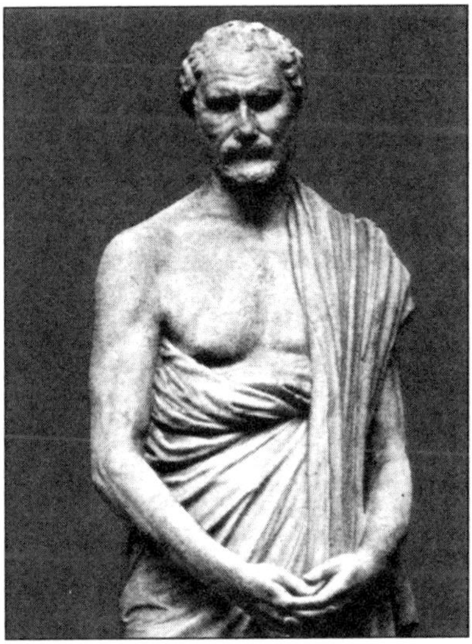

Demosthenes

PATRICK DEWAERE

*eigtl. Patrick Maurin, * 26.1.1947 Saint-Brieux,*
† 16.7.1982 Paris, frz. Schauspieler.

»Mozart ist schon mit fünfunddreißig Jahren gestorben. Fünfunddreißig. Ist dir überhaupt klar, was das für ein Verlust ist?« Als Dewaere in der Komödie »Frau zu verschenken« diese Zeilen von sich gab, galt er als der vielversprechendste Schauspieler seiner Generation. Ironischerweise wurde auch er nur fünfunddreißig Jahre alt. Als Kind eines Schaustellerehepaares war der junge Patrick Maurin bereits früh auf Rummelplätzen aufgetreten. Am Experimentaltheater Café de la Gare sammelte er erste Bühnenerfahrungen. Kleine Filmrollen folgten. Der Durchbruch kam, als er in Bertrand Bliers »Die Ausgebufften« (1974) in einem ausgeflippten Trio neben Gérard Depardieu und Miou-Miou vor der Kamera stand. Über sechs Millionen Franzosen sahen sich den Film an. In den folgenden Jahren trat Dewaere in vielen Kinoerfolgen auf. Zu seinen bekanntesten zählen »Der Richter, den sie Sheriff nannten«, »Adieu Bulle« und »Triumphbogen«. Der sensible Musikliebhaber Dewaere verkörperte perfekt einen neuen, nachdenklichen Heldentypus der siebziger Jahre. Doch trotz seines Erfolges litt er unter Depressionen. Hinzu kamen ernste Drogenprobleme, die dazu führten, dass sich Lebensgefährtin Miou-Miou von ihm trennte. Am 16. Juli 1982 erschoss sich der Schauspieler in seiner Pariser Wohnung. In seinem letzten Film hatte er einen Selbstmörder gespielt.

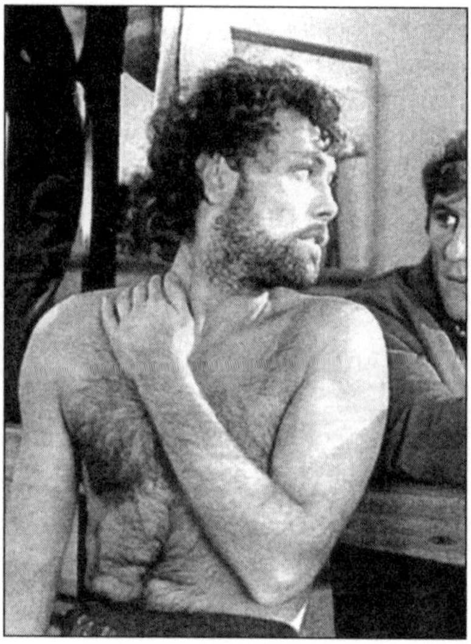

Patrick Dewaere

DIETER DIEKMANN

** 1939 † 18.9.1999 Botealchum, dt. Politiker und Manager.*

Kurz vor seinem Tod wurde gegen den ehemaligen Bonner Oberstadtdirektor (1987-95) wegen Bestechung, Untreue und Steuerhinterziehung in Millionenhöhe ermittelt. Beim Verkauf des Bürogebäudes des Bundesministeriums für Wirtschaftliche Zusammenarbeit (BMZ) soll er die beteiligten Firmen um 1,5 Millionen Mark geschädigt haben. Bekannt geworden war der mögliche Korruptionsfall durch einen anonymen Brief an den Veba-Konzern, bei dem der ehemalige Politiker inzwischen als Immobilienmanager arbeitete. 5,95 Millionen Mark der Maklerprovision, so der darin geäußerte Vorwurf, seien »an verschiedene beim Erwerb der Immobilie beteiligte Herren zurückgeflossen«. Nachdem dieser Verdachtsmoment im Juli 1999 öffentlich geworden war, wurde Diekmann verhaftet und von seinen Management-Aufgaben entbunden. In der Untersuchungshaft erhängte er sich mit einem Bettlaken am Fensterkreuz seiner Einzelzelle. Auf den Tisch hatte er einen Abschiedsbrief gelegt. Nach seinem Tod wurde bekannt, dass die Immobilie beim Verkauf nur deshalb so hohen Gewinn abgeworfen hat, weil das Entwicklungsministerium als langjähriger Mieter einen außergewöhnlich hohen Mietzins von 42,40 Mark pro Quadratmeter gezahlt hat (ortsüblich sind dreißig Mark). Bevor Diekmann nach Bonn gekommen war, war er Oberkreisdirektor in Stade und Kreisdirektor in Höxter gewesen.

RUDOLF DIESEL

** 18.3.1858 Paris, † 30.9.1913 im Ärmelkanal, dt. Ingenieur und Motorenbauer.*

Freitag, 10. Oktober 1913, 10.30 Uhr: Unweit der Dampferroute Belgien-England, zwischen den Inseln Noordland und Schouwen, entdecken holländische Matrosen einen leblosen Körper im Wasser und hieven ihn an Bord ihres Lotsenschiffes »Coertsen«. Später an Land stellt sich heraus, dass es sich bei dem Leichnam um den seit Tagen vermissten deutschen Ingenieur Rudolf Diesel handelt. Für die belgische Polizei und das deutsche Generalkonsulat in London ist die Sache klar. Das Ausstellen der Sterbe-Urkunde ist Routine: Freitod durch Ertrinken. Doch war es wirklich Selbstmord? Diesel war unter ärmlichen Verhältnissen in Paris aufgewachsen. Verwandte hatten ihm 1870 eine technische Ausbildung in Augsburg ermöglicht, die er 1875 mit Auszeichnung beendete. Danach studierte er Ingenieurswissenschaften in München und schloss sein Examen mit den allerbesten Noten ab. Der Chemiker Karl von Linde vermittelte ihm daraufhin die Leitung einer Eisfabrik in Paris und ab 1890 eines technischen Büros für Eismaschinen in Berlin. In jener Zeit begann Diesel auch, mit Verbrennungsmotoren zu experimentieren und entwickelte bis 1897 den besonders für Schwertransportmittel (Lastwagen, Lokomotiven, Schiffe) geeigneten Dieselmotor. Mit zahlreichen Patenten und hohen Lizenzeinnahmen erwarb er schließlich ein Vermögen, das er jedoch durch Börsenspekulationen und finanzielle Rückschläge wieder verlor. Im Herbst 1913 sollte er zu Beratungen mit der britischen Admiralität zusammentreffen. Bei der Überfahrt auf dem Kanal ging er aber über Bord und ertrank. Diesel starb in der Nacht vom 29. auf den 30. September 1913. Die See war ungewöhnlich ruhig in dieser Nacht. Ein Unfall kommt daher weniger in Betracht. Vielleicht war es aber Mord: Kurz nach Diesels Tod kursierten in Paris zumindest Gerüchte, dass der Ingenieur im Auftrag des deutschen Nachrichtendienstes umgebracht worden sei, um zu

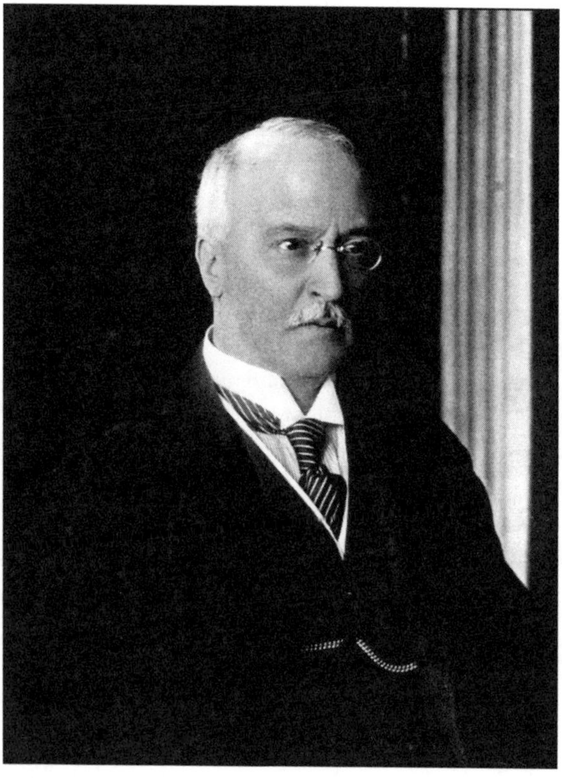

Rudolf Diesel

verhindern, dass er seine Patente an Großbritannien verkaufe. Vieles spricht allerdings auch für Selbstmord: Denn Diesel befand sich damals in finanziellen Schwierigkeiten und hatte schon gedankenverloren geäußert: »Man wird alt. Man muss der Jugend weichen und abgehen.«

DIOGENES VON SINOPE

*gen. der »Kyniker« * um 412 v. Chr. Sinope, † um 327 v. Chr. Korinth, griech. Philosoph.*

Diogenes von Sinope gilt als Begründer der kynischen Philosophie. Bekannt ist er vor allem durch die vielen Anekdoten, die uns von seinem Namensvetter Diogenes Laertius überliefert wurden: zum Beispiel dafür, dass er in einer Tonne gelebt hat. Alexander dem Großen, der ihn aufgefordert hat, sich etwas zu wünschen, soll er geantwortet haben: »Geh mir aus der Sonne«. Berühmt war Diogenes für seine Bedürfnislosigkeit: Er verachtete jede Art von Luxus, Ruhm und Ehre und führte trotz vornehmer Herkunft ein Dasein als Bettler. Kritisiert wurden von ihm neben unreflektierter Bedürfnisbefriedigung vor allem unvernünftige Konventionen, Verweichlichung und gesellschaftliche Zwänge. Über seinen Tod gibt es unterschiedliche Berichte. Einerseits heißt es, er sei an Cholera gestorben. An anderer Stelle wird erwähnt, ein Hundebiss sei die Ursache für seinen Tod gewesen. Eine dritte Überlieferung berichtet, der Philosoph habe Selbstmord begangen, indem er aufhörte zu atmen.

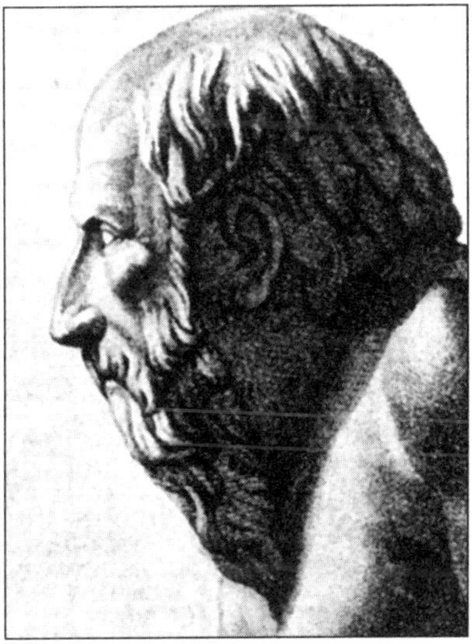

Diogenes von Sinope

HUGO DISTLER

** 24.6.1908 Nürnberg, † 1.11.1942, dt. Komponist.*

Er gilt als einer der großen Erneuerer der evangelischen Kirchenmusik im 20. Jahrhundert, doch er lebte in einer Zeit, in der die Staatsführung keine Erneuerer, sondern Ja-Sager brauchte. Im Oktober 1942 erhielt Hugo Distler den schon lange drohenden Einberufungsbefehl zum Militärdienst, datiert auf den 3. November. Zwei Tage vor der Realisierung beendete er sein Leben – in der Nacht nach dem Reformationstag. Vierunddreißig Jahre zuvor war er als nichteheliches Kind einer Schneiderin in Nürnberg geboren und von den Großeltern aufgezogen worden. Nach dem Abitur begann er 1929 ein Kompositionsstudium in Leipzig. Bereits ein Jahr später fand er einen Musikverleger für seine ersten Werke. Als er im selben Jahr eine Organistenstelle in der Lübecker St. Jacobi Kirche erhielt, brach er sein Studium ab. Seine 1933 uraufgeführte »Choralpassion« machte ihn auch über die Grenzen der Hansestadt hinaus bekannt. Nicht lange, und der nationalsozialistische Staat versuchte, Einfluss auf die musikalische Ausgestaltung der Gottesdienste und Konzerte zu nehmen. Distler und andere Kirchenmusiker setzten sich dagegen vehement und erfolgreich zur Wehr. Inzwischen war der gebürtige Nürnberger nicht nur Kantor – er leitete auch das Lübecker Kammerorchester, war Dozent für Komposition und Musiktheorie am St. Johannesstift in Berlin-Spandau und Leiter der Kirchenmusikabteilung an der Lübecker Musikhochschule. Diese übermäßige Belastung bescherte ihm zu Beginn des Jahres 1934 einen Nervenzusammenbruch, in dessen Folge er die Arbeit in Berlin niederlegte. Mit der Zahl seiner veröffentlichten Werke stieg seine Anerkennung, aber gleichzeitig auch die Zahl demütigender Kritiken. So wurde beispielsweise sein »Lied von der Glocke« als »negroide Musik« bezeichnet und sein Cembalokonzert aus dem Jahr 1936 als »Kulturbolschewismus« diffamiert. 1937 wurde Hugo Distler Professor für Komposition, Orgel und Chorleitung an der Musikhochschule in Stuttgart. Sein »Mörike-Chorliederbuch« war anlässlich der Aufführung beim Grazer Fest der Chormusik 1939 ein großer Erfolg. Im folgenden Jahr wurde er als Professor an die Berliner Musikhochschule berufen, übernahm 1941 zusätzlich die Leitung des Hochschulchores und ein weiteres Jahr später auch noch die Leitung des Staats- und Domchores. In seinen Werken wurde immer deutlicher, dass er die Kirchenmusik für neue Einflüsse empfänglich machen wollte. Der seit 1933 verheiratete Vater von drei Kindern stellte das Regime immer mehr in Frage. Seinen Kompositionen fühlte er sich mehr verpflichtet als irgendeiner Kompanie. Doch dann kam der Einberufungsbefehl. Eine in Aussicht gestellte Unabkömmlichkeitsbescheinigung durch den Direktor der Berliner Musikhochschule konnte Hugo Distler nicht davon abhalten, seinem klangvollen Leben ein tonloses Ende zu bereiten.

SLAVKO DOKMANOVIC

** 1950, † 28.6.1998, Scheveningen, ehem. Bürgermeister von Vukovar.*

In den letzten Monaten seines Lebens musste sich der Serbe vor dem UN-Tribunal zur Ahndung von Kriegsverbrechen verantworten. Chefanklägerin Louise Arbour warf ihm Verbrechen gegen die Menschheit, Verstöße gegen die Genfer Konvention der Kriegsführung und Kriegsverbrechen gegen Zivilisten vor. Mehr als zweihundert Menschen sollen auf Anordnung Dokmanovics deportiert und ermordet worden sein. Er behauptete hingegen, zur Tatzeit außerhalb Vukovars gewesen zu sein. Ein Urteil wurde nie gesprochen: Wenige Tage nach Beendigung des Prozesses erhängte sich der Politiker an der Zellentür des Scheveninger Gefängnisses, in dem er untergebracht war. Kurz zuvor hatte er mit seinem Elektrorasierer einen Kurzschluss ausgelöst, um die Zelle abzudunkeln. Während des Prozesses hatte Dokmanovic meist apathisch und in sich zusammengesunken auf der Anklagebank des Haager Tribunals gesessen. Ein Arzt hatte ihn wegen starker Depressionen medikamentös behandelt.

TERENCE DONOVAN

** 1936 London, † 22.11.1996 London, engl. Fotograf.*

Terence Donovan war zusammen mit David Bailey der berühmteste Fotograf der »Swinging Sixties«. Der Sohn eines Lastwagenfahrers hatte mit elf Jahren die Schule verlassen, um eine Ausbildung zum Schriftsetzer zu absolvieren – endete aber als Assistent des Top-Fotografen John French. Später arbeitete er als Paparazzo für die Boulevardblätter der Fleet Street.

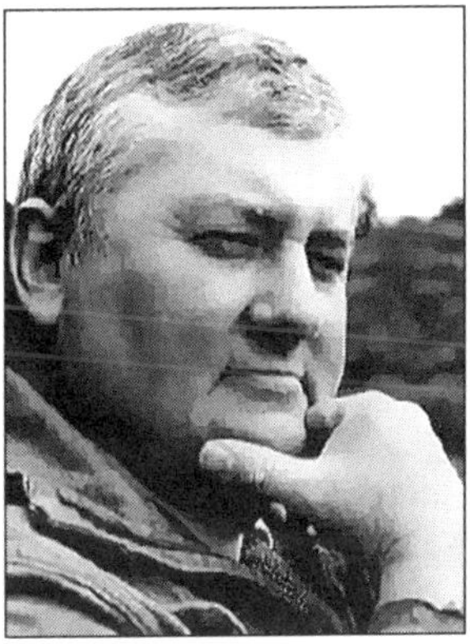

Terence Donovan

Die Schönen und Reichen waren seine bevorzugten Objekte. In den Sechzigern revolutionierten Donovan und David Bailey die Modefotografie. Das brachte ihm den Ruf des »Orson Welles der Fotografie« ein. Mit Portraits von Twiggy, Jean Shrimpton und Julie Christie erlangte er Weltruhm. Seine Arbeiten erschienen regelmäßig in »Vogue«, »Harper's Bazar«, »Elle« and »Marie Claire«. Außerdem war er als Regisseur von Werbeclips und Musikvideos (zum Beispiel für Robert Palmer) tätig. Befreundet war Donovan unter anderem mit Prinzessin Diana: Als sie einmal bei einem Fototermin nicht das gewünschte Lächeln zeigte, zückte er kurzerhand ein Bündel Zehn-Pfund-Noten, hielt es über die Kamera und rief: »Erkennst du ein paar deiner Verwandten, Liebste?« Nur wenige Wochen nach seinem sechzigsten Geburtstag nahm sich der Fotograf das Leben. »Vogue« widmete ihm nach seinem Tod neun Sonderseiten.

MICHAEL DORRIS

** 30.1.1945 Louisville/KY., † 10.4.1997 Concorde/New Hampshire, amerik. Autor.*

Bekannt wurde Dorris durch sein Buch »The Broken Cord« (1989). Dort beschrieb er die Probleme seines Adoptivsohnes, der als Kind einer Alkoholikerin unter schweren neurologischen Störungen litt. Das Buch machte eine größere Öffentlichkeit auf diese Problematik aufmerksam. Darüber hinaus schrieb er hochgelobte Sachbücher und Romane über die indianischen Ureinwohner Amerikas. Manche verfasste er unter dem Pseudonym Milou North. Dorris selbst stammte väterlicherseits von den Modoc-Indianern ab. Verheiratet war er mit der Schriftstellerin Louise Erdrich. Beide galten als Traumpaar der Literatur. Erdrich verließ ihn allerdings zwei Jahre vor seinem Tod, weil sie seine chronischen Depressionen nicht länger ertragen konnte. Am 10. April 1997 fand man Michael Dorris tot in einem Motel-Zimmer vor. Er hatte sich mit einer Plastiktüte erstickt. In seinem Abschiedsbrief stand: »Ich will mein Leben zurück. Ich will friedlich schlafen.«

NICK DRAKE

** 19.6.1948 Burma, † 25.11.1974, engl. Sänger und Komponist.*

Er galt als eines der größten Talente der britischen Folk-Musik – als ein stiller, exzellenter Autor und Interpret sensibler, intensiver Songs. Doch dieser Art von Musik blieb der große Publikumszuspruch zunächst verwehrt. Zu sehr haftete der Folk-Bewegung das Etikett des Naiven, Ländlichen und Karnevalistischen an. Erst als sich einige herausragende Vertreter dieser Stilrichtung mehr der populären Rock-Musik verschrieben, erhielten sie und ihre Wurzeln endlich die Beachtung, die sie eigentlich schon viel eher verdient gehabt hätten. Doch diese Entwicklung erlebte Nick Drake nicht mehr mit. Er starb im November 1974 vermutlich durch Selbstmord. Drake hatte ab 1967 zunächst Englische Literatur studiert. Bereits damals verbrachte er allerdings den größten Teil seiner Zeit mit der Weiterentwicklung seiner Gitarrenspieltechnik und dem Schreiben von Songs. In den Semesterferien 1967/68 nahm er seine Eigenschöpfungen auf, die später unter dem Titel »Nick Drake: The complete Home Recording« als Bootleg veröffentlicht wurden. Bei einem seiner Auftritte in Cambridge wurde er schließlich von Ashley Hutchings entdeckt und erhielt schon bald die Gelegenheit, sein erstes Album einzuspielen – woraufhin er sein Studium abbrach. Zwischen 1969 und 1972 veröffentlichte er bei Island Records »Five Leaves Left«, »Bryter Layter« und »Pink Moon«: drei vielgelobte LPs, die trotz prominenter Mitwirkung (Richard Thompson, Dave Pegg, John Cale) und des großen Kritikerzuspruchs jedoch keine großen Verkaufszahlen erreichten – was nicht zuletzt an Drakes fehlender Mitwirkung bei der Vermarktung der Tonträger lag: Er gab kaum Konzerte und noch weniger Interviews. Aus der Presseabteilung der Schallplattenfirma verlautete über die Schwierigkeiten der Zusammenarbeit: »Einfacher, als Blut aus einem Stein zu pressen – vielleicht.« Nick Drake war enttäuscht von der Publikumsreaktion und ernüchtert vom Musikgeschäft. Er bekam Depressionen, zog wieder in die Geborgenheit des Elternhauses zurück und begab sich in psychiatrische Behandlung. Dort verschrieb man ihm »Trytizol«, ein Antidepressivum. Zuerst verbesserte sich sein Gesundheitszustand, dann setzte er das Medikament, das zum Motor seiner Laune geworden war, ab, und sein Höhenflug endete mit einem Absturz in noch bodenlosere Tiefen. Als er im Februar 1974 ankündigte, eine weitere LP einspielen zu wollen, war er schon lange nicht mehr in der Lage, die einfachsten Dinge des Alltags zu bewältigen. Er verschloss sich nun völlig. Die vier Lieder, die er aufgenommen hatte, erschienen ihm nicht perfekt genug. Wenige Monate später fand seine Mutter ihn tot in seinem Schlafzimmer, nachdem er nicht zum Frühstück erschienen war. Diagnostiziert wurde Selbstmord. Drakes Verwandte und Bekannte sprachen hingegen von einem Unfall: Der Musiker war an einer Überdosis des ihm verordneten Medikamentes gestorben. Drakes früher Tod vergrößerte das Interesse an seiner Musik erheblich. Allein seine bekanntesten Songs unter dem Titel »Heartbeat: Number One Love Songs of the Seventies« fanden im Herbst 1996 über dreihunderttausend Käufer, und ihr Urheber wurde zum Mythos des Folkrock.

PIERRE DRIEU LA ROCHELLE

** 3.1.1893 Paris, † 16.3.1945 ebd., frz. Schriftsteller.*

Soldaten-Erlebnisse im Ersten Weltkrieg und die dadurch bedingte Auflösung tragfähiger Werte machten den Schriftsteller zum Wortführer der Kollaboration mit den deutschen Nationalsozialisten. Als die Ernüchterung kam, brachte er sich um – aus Angst vor den Rächern der Résistance. Die innere Entwicklung Drieu la Rochelles ist in seinen Romanen nachzuverfolgen – vor allem in »L'homme couvert des femmes« (1925, dt. 1972), »Das Irrlicht« (1930, dt. 1968) und »Die Unzulänglichen« (1939, dt. 1966). Darüber hinaus verfasste er zahlreiche Gedichte, Novellen und Essays.

E

GEORGE EASTMAN

** 12.7.1854 Waterville/N.Y., † 14.3.1932 Rochester/N.Y., amerik. Erfinder und Industrieller.*

Bis 1888 mussten Fotografen schwere Glasplatten mit lichtempfindlichen Emulsionen belichten. Dann erfand George Eastman den Rollfilm für Kleinbildkameras – und das, obwohl der aus ärmlichen Verhältnissen Stammende nie eine höhere Schule besucht hatte. Der rastlose Erfinder machte die Fotografie zu einem erschwinglichen Freizeitvergnügen für den Normalbürger. Die 1892 gegründete Eastman Kodak Company brachte handliche Kleinbildkameras und 1928 den ersten Farbfilm auf den Markt. Darüber hinaus war Eastman einer der Ersten, die ihre Mitarbeiter am Umsatz beteiligten. Durch seine Erfindungen zum reichen Mann geworden, spendete er zeitlebens große Summen für wohltätige Zwecke. Im Laufe der Jahre gab er mehr als hundert Millionen Dollar seines Vermögens an diverse Universitäten und Kliniken ab. Privat lebte der lebenslange Junggeselle zurückgezogen mit seiner Mutter. Nach einer langen und schweren Krankheit schoss sich Eastman 1932 mit einem Revolver ins Herz. Sein Abschiedsbrief lautete »An meine Freunde. Meine Arbeit ist getan. Warum warten? G. E.«.

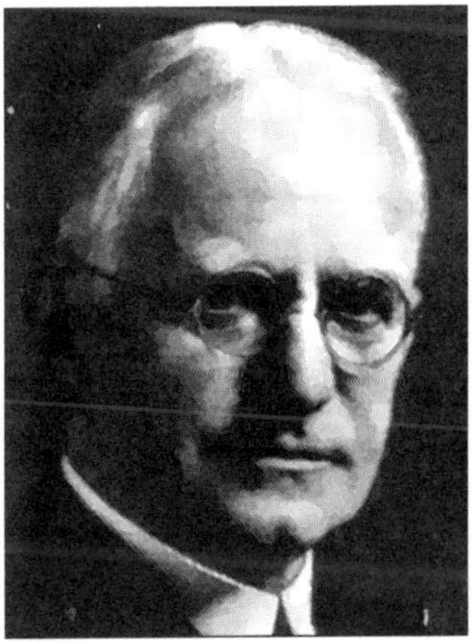

George Eastman

IRMFRIED EBERL

** 1910, † 1948, Kommandant des Vernichtungslagers Treblinka.*

Unter Leitung des in Österreich geborenen Arztes wurden mehr als achtzehntausend Menschen in Euthanasie-Anstalten ermordet. 1940 war der Mediziner bei der ersten Vergasung kranker Menschen mit Kohlenmonoxyd dabei. Ab 1942 war Eberl dann am Aufbau des Vernichtungslagers von Treblinka beteiligt, dessen Lagerkommandant er schließlich wurde. Mindestens 280.000 vor allem polnische Juden wurden in seiner Kommandantenzeit umgebracht. »Das ist das Ende der Welt«, soll Franz Stangl gesagt haben, der Eberl ablöste. Überall lagen Berge verwesender Leichen herum; da die Gaskammern zu klein für die Tausenden von Opfern waren, waren viele von ihnen erschossen worden. Der Gestank reichte kilometerweit. Nach Kriegsende praktizierte Eberl als Arzt in Blaubeuren, wo er 1948 festgenommen wurde. In der Haft beging er Selbstmord.

PAUL EHRENFEST

** 18.1.1880 Wien, † 25.9.1933 Leiden/Niederlande, österr. Physiker.*

»Er war der beste Lehrer auf unserem Arbeitsgebiet, den ich kannte«, sagte Albert Einstein über Paul Ehrenfest. Im Gegensatz dazu stand, dass es dem österreichischen Physiker in seinen letzten Lebensjahren an Selbstvertrauen gemangelt hat – was eine von mehreren Ursachen für seinen Freitod war. Ehrenfest, der zum Freundeskreis von Einstein gehörte, studierte an der Technischen Universität in Wien. 1912 wurde er Professor für theoretische Physik im niederländischen Leiden. Dort beschäftigte er sich unter anderem mit der »Einsteinschen Gravitationstheorie« und der »Planckschen Quantentheorie«. Durch seine Hypothese von den sogenannten »adiabatischen Invarianten« wurde er zu einem Wegbereiter der Atomphysik. Den Bau der Atombombe erlebte er jedoch nicht mehr mit. Sein Minderwertigkeitskomplex, die Entfremdung von seiner Ehefrau, einer russischen Mathemati-

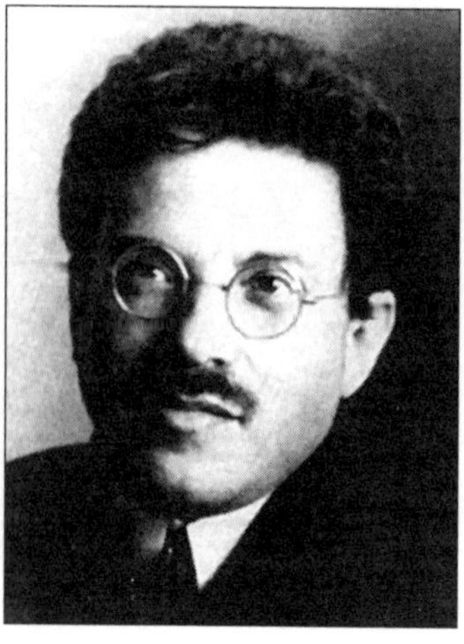

Paul Ehrenfest

kerin, und die ab 1933 einsetzende Judenverfolgung im nationalsozialistischen Deutschland trieben den Physiker im September 1933 zum Selbstmord.

CARL EINSTEIN

** 26.4.1885 Neuwied/Rhein, † 5.7.1940 Lestelle-Bétharram bei Pau, dt. Kunsthistoriker und Schriftsteller.*

Der ehemalige Bankkaufmann, der einmal versehentlich einen Tausendmarkscheck in den Papierkorb geworfen hatte, hat nach seinem Studium von Philosophie, Kunstgeschichte und Altphilologie einiges bewegt – zumindest in der literarischen und künstlerischen Avantgarde seiner Zeit. Der experimentell-unlogische Roman »Bebuquin oder Die Dilettanten des Wunders« (1912) wurde immer wieder von Dadaisten und Expressionisten rezipiert; seine Studie »Negerplastik« (1915) – eine kunstkritische Würdigung vermeintlich primitiver Kunst – wurde bahnbrechend für den Kubismus, und die Rezensionen des rundlichen Kulturwissenschaftlers mit der großen Hornbrille verbreiteten immer wieder Unbehagen. Internationale Anerkennung wurde Einstein durch seine radikale Auseinandersetzung mit der Moderne in dem Propyläen-Band »Kunst des 20. Jahrhunderts« (1926) zuteil. Trotz seines Intellekts war der leise sprechende Kritiker ein Abenteurer und »Edelanarchist« – zeitweilig im Untergrund lebend und in der Boheme verkehrend. Revolutionären Elan zeigte er auch in seinem Passionsdrama »Die schlimme Botschaft« (1921), das ihm fünfzehntausend Mark Strafe wegen Gotteslästerung einbrachte – aber auch neue Popularität. 1928 übersiedelte der Sohn eines jüdischen Lehrers nach Paris, wo ab 1933 sein unfreiwilliges Exil begann. Nach Veröffentlichung kunsttheoretischer Studien und Fertigstellung eines Drehbuchs ging er 1936 nach Barcelona, um auf Seiten der anarchistischen Kolonne Durruti am Spanischen Bürgerkrieg teilzunehmen. Als Franco siegte, floh Einstein schließlich zurück nach Paris – ständig in Angst vor dem Einmarsch deutscher Truppen. »Man wird mich internieren, und französische Gendarmen werden uns bewachen. Eines schönen Tages werden es SS-Leute sein. Aber das will ich nicht... Ich werde mich ins Wasser werfen«, äußerte er gegenüber einem Freund. 1940 wurde er als in Frankreich lebender Deutscher dann tatsächlich interniert, im Juni desselben Jahres jedoch wieder entlassen. Kurz danach floh er vor den deutschen Truppen an die spanische Grenze. Die allerdings war dem republikanischen Freiwilligen verschlossen. Jedes Ausweges beraubt, stürzte er sich am 5. Juli 1940 mit geöffneten Pulsadern in den Fluss Gave. Auf einem Zettel, den er bei sich trug, stand: »Carl Einstein – Homme des Lettres, Paris«. Dennoch ist das Massengrab, in dem er bestattet wurde, bis heute namenlos.

EMPEDOKLES

** um 485 v. Chr. Agrigent, † um 425 v. Chr., griech. Naturphilosoph.*

Schon in der Antike mangelte es Selbstmördern nicht an originellen Ideen, wie sie aus dem Leben scheiden könnten. Beispielhaft dafür ist das Ende des griechischen Philosophen Empedokles von Akragas (Agrigent). Von ihm wird berichtet, dass er in den Krater des Ätna gesprungen ist, um in den Himmel aufzusteigen und vergöttlicht zu werden. In jungen Jahren hatte sich Empedokles aufopferungsvoll der Politik gewidmet. Er war die treibende Kraft beim Sturz des Tyrannen von Agrigent, verzichtete hinterher aber auf den vom Volke angebotenen Stuhl des Tyrannen, um sich einen Namen als Philosoph zu machen. In späten Jahren galt er als Prophet und Wunderheiler. Empedokles hatte einige vernünftige Ansichten: So hielt er zum Beispiel das Herz für das Zentrum der Blutversorgung und demzufolge für den Sitz des Lebens, was Aristoteles übernahm. Auch von der Evolution hatte er schon eine konkrete Vorstellung: Er vertrat die Meinung, dass an die Umwelt schlecht angepasste Organismen im Verlauf der Geschichte untergegangen seien. Dass er seinen eigenen Untergang mit dem Sprung in einen brodelnden Vulkan besiegelt hat, könnte indes den Sagen und Legenden zugeschrieben werden. Vielleicht fuhr er auch nur nach Griechenland und starb dort eines natürlichen Todes.

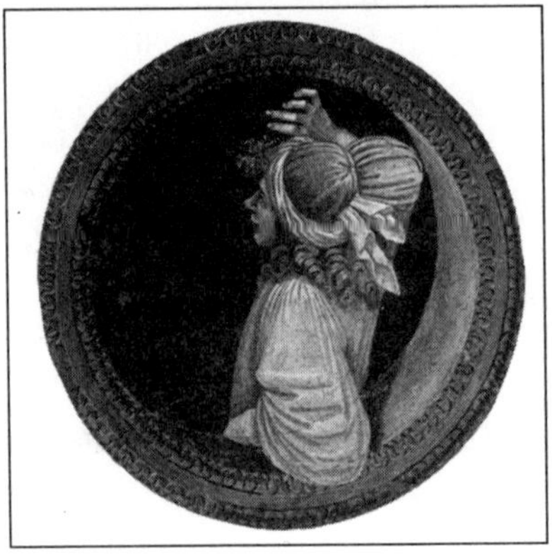

Empedokles

GUDRUN ENSSLIN

** 15.8.1940 Bartholomä/Schwäbische Alb † 18.10.1977 Stuttgart-Stammheim, dt. Terroristin.*

Die Tochter eines evangelischen Pfarrers konnte schon als Kind nicht viel mit Kompromissen anfangen. Von ihrer Mutter wurde sie als »furchtlose Natur« und »Mensch des Absoluten« bezeichnet. Politisch aktiv war die Studentin schon immer, wie zum Beispiel als Wahlhelferin Willy Brandts. Der gewaltsame Tod Benno Ohnesorgs am 2. Juni 1967 veränderte dann ihr Weltbild. Dem »faschistischen Staat, der uns alle töten will« drehte Ensslin nun den Rücken zu. Als Reaktion auf das Napalmbombardement der amerikanischen Streitkräfte in Vietnam legten sie und Freunde am 2. April 1968 in den Frankfurter Kaufhäusern Schneider und Kaufhof Brandbomben. Nach dem Prozess tauchten Ensslin und ihr Freund → Andreas Baader unter. Als Baader 1970 verhaftet wurde, befreite sie ihn zusammen mit der befreundeten Journalistin → Ulrike Meinhof aus der Haft. In den folgenden Jahren lebten Ensslin und ihre Kampfgefährten ständig auf der Flucht. Durch Banküberfälle verschafften sie sich das Geld für Wohnungen, Waffen und gefälschte Papiere. Als »Rote Armee Fraktion« (RAF) erschütterten sie die Nation. Nach mehreren Bombenanschlägen gegen amerikanische Einrichtungen und Gebäude des Springer-Konzerns wurde Ensslin am 7. Juni 1972 verhaftet. Die Gerichtsverhandlung zog sich vom 21. Mai 1975 bis zum 28. April 1977 hin – Andreas Baader, Gudrun Ensslin und → Jan-Carl Raspe wurden zu lebenslanger Haft verurteilt. Am 5. September des Jahres entführten dann unbekannte Täter den Arbeitgeberpräsidenten Dr. Hanns Martin Schleyer. Zur gleichen Zeit kaperten palästinensische Kameraden die Lufthansamaschine »Landshut« in Mogadischu. Ziel der Aktionen: die Befreiung der RAF-Häftlinge. Nach dem Scheitern beider Befreiungsversuche beschlossen die Gefangenen den kollektiven Suizid. Am 18. Oktober 1977 fand man Gudrun Ensslin erhängt an dem Elektrokabel ihres Plattenspielers in ihrer Zelle auf. Ihre Mitgefangenen Andreas Baader und Jan-Carl Raspe starben zur gleichen Zeit durch

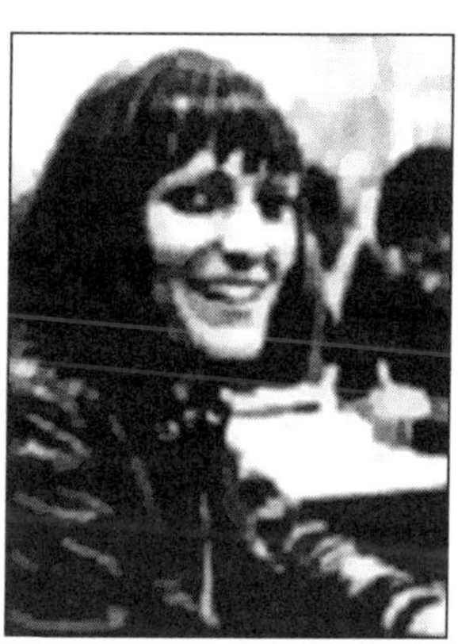

Gudrun Ensslin

Schussverletzungen. Die Exterroristinnen Susanne Albrecht und Monika Helbing sagten 1990 nach ihrer Festnahme in der ehemaligen DDR, dass die Stammheimer Häftlinge ihren Tod von vornherein geplant hätten, falls ihre Befreiung scheitern sollte. Diese »Suicide Action« sollte die Politik der RAF weiter vorantreiben.

PEG ENTWISTLE

*eigtl. Lilian Millicent Entwistle * 1.7.1908 London, † 18.9.1932 Hollywood, engl. Schauspielerin.*

Wenn sie auch filmgeschichtlich keine Spuren hinterlassen hat, war Peg Entwistle doch die Erste, die sich von Hollywoods Wahrzeichen in den Tod gestürzt hat. In London geboren, kam sie in den Zwanzigern mit einer Theatertruppe nach Amerika. 1929 sah es so aus, als ob sie den Durchbruch geschafft hätte: Sie trat in dem Broadwayerfolg »Tommy« auf und erhielt enthusiastische Kritiken. Danach folgte sie dem Ruf nach Hollywood – wo sie die demütigende Erfahrung machte, wochenlang erfolglos Arbeit zu suchen. Obwohl sie jederzeit ein Engagement am Theater bekommen hätte, besuchte Entwistle sämtliche Hollywood-Parties, um eine Filmrolle zu ergattern. Ohne Erfolg. 1932 bestieg sie

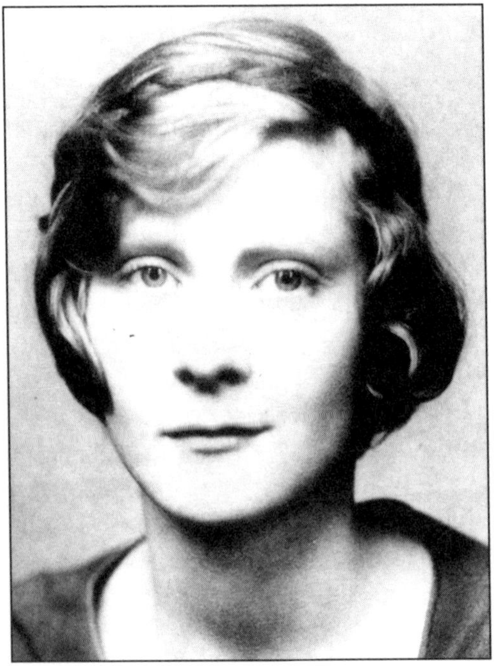

Peg Entwistle

den Hang des Mount Lee, auf dem sich der berühmte überdimensionale Hollywood-Schriftzug befand. Damals bestand das Zeichen noch aus dreizehn Buchstaben und lautete Hollywoodland. Sie nahm eine Leiter von einer nah gelegenen Baustelle und kletterte auf das fünfzehn Meter große H. Dann sprang sie herab. In ihrem Abschiedsbrief entschuldigte sie sich für ihre Tat und bedauerte, »ein Feigling« zu sein. Ironischerweise fand man einen Tag später ein Angebot in ihrem Briefkasten. Es war die Rolle einer Selbstmörderin.

BRIAN EPSTEIN

** 19.9.1934, † 27.8.1967, Manager der »Beatles«.*

Als der Schallplattenhändler aus Liverpool von einem Kunden nach einer Band gefragt wurde, die das Lied »My Bonnie« als Single aufgenommen hatte, entdeckte er, dass sie aus seiner Heimatstadt stammte und besuchte ein Konzert im »Cavern Club«. 1961 bot er sich als Manager an, tauschte ihre Lederjacken gegen schicke Kleidung, beschaffte ihnen Auftrittsmöglichkeiten und vermittelte ihnen ein halbes Jahr später einen Schallplattenvertrag mit dem Londoner Musikkonzern EMI. So begann die Erfolgsgeschichte der »Beatles«, die auch die Erfolgsgeschichte von Brian Epstein hätte werden können. Doch sie wurde seine private Tragödie. Am 27. August 1967 wurde er tot zu Hause aufgefunden. Weil sich angeblich John, Paul, Ringo und George von ihm trennen wollten, sprach man von Selbstmord. Mit den »Beatles« begann Brian Epstein seine Tätigkeit als Manager, formte ihr Image, kämpfte um immer bessere, lukrativere Verträge und lenkte gezielt ihre Karriere. Später kamen auch noch andere Kunden hinzu, beispielsweise »Gerry & The Pacemakers«, Cilla Black und Billy J. Kramer. Seine Klienten waren für Epstein eine langfristige Geldanlage, denn er hatte erkannt, dass die populäre Musik mit ein wenig Geduld zu einer unaufhörlich sprudelnden Geldquelle werden konnte. Nachdem seine Rolle als Manager der Pilzköpfe immer unwichtiger wurde, begann er sich für andere Dinge zu interessieren. So kaufte er das Savill Theatre in London, um dort Rock-Konzerte zu fördern. Und er trank jede Menge Alkohol, nahm LSD und Heroin. Erschwerend kam hinzu, dass es ihm in seinen homosexuellen Beziehungen zu keiner Zeit gelang, eine befriedigende Langzeit-Partnerschaft aufzubauen. Gary Herman schrieb über den zuhause in Frauenkleidern Herumlaufenden: »Es gab Zeiten in seinem Leben, wo er tagelang verschwunden war, bis er schließlich voller

Prellungen und blauer Flecke, die einer seiner anonymen Bekannten ihm zugefügt hatte, wieder auftauchte. Und dann gab es wieder Zeiten, wo er mittels großer Mengen Schlaftabletten dem täglichen inneren Zwiespalt zwischen seiner achtbaren Mittelschichtsherkunft und seinem turbulenten, von Schuldgefühlen begleiteten Geschlechtsleben entfloh. Er litt schrecklich, naturgemäß im Stillen und tat fast alles, um seine Phantasien auszuleben und das dann wieder durch tadellosen Lebenswandel wettzumachen.« Ebenfalls immer angespannter wurde sein Verhältnis zu den »Beatles«, weil sie sich im Laufe der Jahre immer unabhängiger von jedermann entwickelten, somit auch von ihrem Manager. Das Gefühl der Langeweile paarte sich mit der Überzeugung der Nutzlosigkeit und führte im September 1966 zu einem missglückten Selbstmordversuch. Epsteins Depressionen entwickelten zusammen mit einer Gelbsucht und Drüsenfieber sowie seiner Trauer um den Tod seines am 17. Juli 1967 gestorbenen Vaters eine zerstörerische Eigendynamik. Nur sechs Wochen später lebte auch der Manager nicht mehr: Er starb an einer Überdosis von Phenobarbitonen und Bromiden, zweier Beruhigungs- und schlaffördernder Mittel. Der Leichenbeschauer stufte das als einen Unglücksfall ein, obwohl doch so vieles für einen Selbstmord sprach. Die »Beatles« waren gerade in Nordwales, genauer gesagt in Bangor, wo der Maharishi Mahesh Yogi seinen prominenten Schülern das Geheimnis der Transzendentalen Meditation näher bringen wollte. Da überbrachten Presseleute die Schreckensmeldung. Der Guru gab an seine geschockten Gäste die Losung aus, »glücklich zu sein« und verdankte jenem unglücklichen Ereignis um Brian Epstein eine große Medienaufmerksamkeit: Hatte er doch sehr schnell den Ruf, das Vertrauen der »Beatles« zu genießen und ihnen etwas zu bedeuten. Er wurde für kurze Zeit zur neuen Vaterfigur der berühmten vier Musiker – genau solange, bis sie merkten, eigentlich keine kleinen Kinder mehr zu sein.

ERATOSTHENES

** um 276 v. Chr. Kyrene, † um 196 v. Chr. Alexandria, griech. Astronom.*

Krankheiten sind nicht selten Auslöser eines Selbstmordes – so auch im Fall von Eratosthenes: Er wurde im hohen Alter von einer Entzündung am Auge geplagt, die schließlich zu Blindheit führte. Eratosthenes wirkte seinerzeit nicht nur als Astronom, sondern auch als Geograph, Historiker und Literaturkritiker. Auf dem Gebiet der Mathematik entwickelte er ein Verfahren zur Bestimmung von Primzahlen, das heute das »Sieb des Eratosthenes« genannt wird. Um den ägyptischen Sonnenkalender dem Lauf der Jahreszeiten anzupassen, schlug er die Einführung eines zusätzliches Tages alle vier Jahre vor: eine Anregung, die eineinhalb Jahrhunderte später als Schaltjahr verwirklicht wurde. Als Geograph legte Eratosthenes ein Koordinatennetz fest – womit er die Voraussetzungen für den Entwurf einer Weltkarte schuf. In der Astronomie bestimmte er mit großer Genauigkeit den Winkel zwischen der Erdachse und der Ebene der scheinbaren Sonnenbahn. Zudem entwarf er eine Himmelskarte, die sechshundertfünfundsiebzig Sterne enthielt. Seine erstaunlichste Leistung war jedoch die Bestimmung des Erdumfangs: Denn der Astronom vermutete völlig korrekt, dass die verschiedenen Meere einen zusammenhängenden Ozean bildeten. Seine Zeitgenossen konnten sich allerdings nicht vorstellen, dass die ihnen bekannte Welt nur ein Viertel der Erdoberfläche einnahm und die übrigen drei Viertel entweder aus unbekannten Ländern oder lediglich aus Wasser bestehen sollten. Dennoch konnte Eratosthenes auf ein erfülltes Leben zurückblicken, als er es achtzigjährig durch einen gewollten Hungertod beendete.

TOM EVANS

** 5.6.1947 Liverpool, † 18.11.1983, engl. Bassist.*

Jahrelang hatte er darum gekämpft, seinen finanziellen Anteil an den Tantiemen des Welt-Hits »Without You« zu erhalten, der zuletzt 1994 für Mariah Carey einige Millionen einspielte. Das Ergebnis seiner Bemühungen war niederschmetternd. Entnervt und enttäuscht gab er auf und folgte → Pete Ham, mit dem er 1970 eben jenen Song geschrieben hatte, in den Tod. Einige Jahre zuvor war Tom Evans als Gitarrist von der Liverpooler Band »Calderstones« zu den »Iveys« gekommen, die gerade ihre erste Single aufnehmen wollten. Im November 1968 erschien dann »Maybe Tomorrow«. Über diesen Song gerieten er und Bassist Ron Griffiths im Dezember indes in einen so heftigen Streit, dass letzterer gehen musste. Somit war Tom Evans nun der Mann am Bass. Da sich die Schallplatten der »Iveys« nicht sonderlich gut verkauften, beschloss man seitens der Schallplattenfirma, die Gruppe mit einem neuen Namen und einem neuen Image nochmals an den Start gehen zu lassen. Als »Badfinger« klappte dieses Unterfangen. Bereits die erste Single »Come and get it«, komponiert und produziert von Paul

McCartney für den Film »The Magic Christian«, wurde 1970 ein großer Erfolg (Platz vier in den englischen und Nummer sieben in den amerikanischen Charts). Nach zwei weiteren Hits, einer davon produziert von George Harrison, bröckelte der Ruhm jedoch, und erste finanzielle Probleme wurden deutlich. Der Wechsel zu einer anderen Schallplattenfirma folgte und verschlimmerte den Gesamtzustand. Als sich am 23. April 1975 Pete Ham, der kreative Kopf von »Badfinger«, umbrachte, fiel die Gruppe endgültig auseinander. Die einzelnen Musiker wandten sich anderen Projekten zu. Doch bereits 1978 war »Badfinger« wieder da. Von der alten Besetzung waren noch Joey Molland und Tom Evans mit dabei. Man hatte zwar in der Folgezeit keine nennenswerten Erfolge mehr, spielte aber überaus häufig bei Festivals und Veranstaltungen. Eine zweite Trennung folgte nach einer US-Tournee im November 1983. Nur wenige Tage später, am 18. November, erhängte sich Tom Evans. In den letzten Jahren seines Lebens hatte er unter Depressionen und finanziellen Schwierigkeiten gelitten.

F

ALEXANDR FADEJEW

** 24.12.1901 Kimry, † 13.5.1956 Moskau, russ. Schriftsteller.*

Bis zum Tode Stalins galt Fadejew als Vorbild für die russische, chinesische und DDR-Literatur. Die Romane »Die Neunzehn« (1927, dt. 1947) und »Die junge Garde« (1946, dt. 1948) wurden zu Musterbeispielen sozialistischen Realismus – ideal für die Erziehung zum Kommunismus. Der pädagogische Enthusiasmus des Vorsitzenden des Schriftstellerverbandes wurde in seinen Werken ebenso deutlich wie sein nicht zu erschütterndes Vertrauen in die Zukunft und das Gute im Menschen. Nachdem der mit einem Stalinpreis ausgezeichnete Roman »Die junge Garde« 1947 dennoch wegen mangelnder Betonung der führenden Rolle der Partei kritisiert worden war, schrieb Fadejew den Roman 1951 entsprechend um. Nach dem Tod Stalins 1953 verlor der dogmatische Stalinist dann jedoch nach und nach seine Macht. Fadejew wurde als Parteifunktionär gestürzt, indem er vom Vollmitglied des Zentralkomitees der Kommunistischen Partei zum Kandidaten zurückgestuft wurde. Gleichzeitig wurde seine maßgebliche Beteiligung an der Gleichschaltung der Literatur zunehmend kritisiert. In einer Rede von Michail Solochov auf dem zwanzigsten Parteitag wurde Fadejew schließlich als »herrschsüchtiger Generalsekretär« abqualifiziert, der den Schriftstellerverband zu einer Armee-Einheit und Strafkolonie gemacht habe. »Weder als Generalsekretär noch als Schriftsteller hat er in den letzten fünfzehn Jahren irgend etwas geleistet«, so das Fazit Solochovs – nachzulesen am 21. Februar 1956 in der »Pravda«. Ereignisse, die neben seiner Trunksucht maßgeblichen Einfluss auf den Zerfall des Schriftstellers hatten. Sein ganzes Lebenswerk war in Frage gestellt – was auch ihn immer stärker an seinen damaligen Entscheidungen zweifeln ließ.

Am 13. Mai 1956 erschoss er sich in einem Augenblick der Reue. Sein Tod erschütterte die literarischen Kreise in ganz Russland. In der Presse wurde sein Freitod indes nur mit »Krankheit« begründet.

PAUL FEDERN

** 13.10.1871 Wien, † 4.5.1950 New York City, österr. Psychoanalytiker.*

Federn arbeitete bereits seit sieben Jahren im Wiener Zentralkrankenhaus, als er 1902 Sigmund Freud begegnete. Von dessen Ideen beeindruckt, gehörte er in kürzester Zeit zum engen Kreis, der sich bis 1918 jeweils mittwochs in Freuds Wartezimmer traf. Während andere sich durch Kritik den Zorn des Vaters der Psychoanalyse zuzogen, blieb Federn bis zuletzt einer seiner Vertrauten. Auch beim von Freud initiierten Ausschluss Wilhelm Reichs aus der Psychoanalytischen Vereinigung Wiens war er nicht unbeteiligt. Er war der letzte Obmann der Vereinigung. 1938 floh der jüdische Federn vor den Nazis in die USA. Die Sorge um seinen Sohn, der zurückblieb, machte ihm jedoch zu schaffen – nach dem Krieg fand man ihn lebend im Konzentrationslager Buchenwald. Erleichtert trat Federn der New Yorker Vereinigung der Psychoanalytiker bei und setzte seine Arbeit fort. Kurze Zeit später stellten sich seine Probleme mit der Gallenblase als bösartiger Tumor heraus. Eine Operation blieb erfolglos. Als seine Frau ebenfalls erkrankte und 1949 starb, beschloss Federn, ihr zu folgen. Er besorgte sich eine Pistole und schoss sich in den Kopf. Seinem Sohn Ernst Federn hinterließ er die Protokolle der Wiener Mittwochs-Gesellschaft, die dieser später in den USA veröffentlichte.

HANS FISCHER

** 27.7.1881 Höchst,*
† 31.3.1945 München, dt. Chemiker.

Fischer erforschte die Zusammensetzung von roten Blut- und grünen Blattfarbstoffen. Dabei gelang es ihm im Jahre 1928, die Struktur des Häms, des Nicht-Aminosäure-Anteils im roten Blutfarbstoff Hämo-

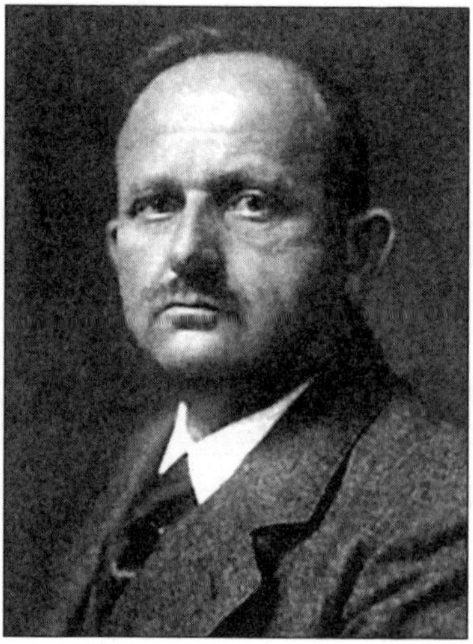

Hans Fischer

globin, vollständig zu entschlüsseln. Eine solche Totalsynthese strebte er auch bei den Untersuchungen des grünen Blattfarbstoffes Chlorophyll an. Das sollte ihm aber nicht mehr gelingen. Denn kurz vor dem Abschluss der Forschungen wurde sein Labor bei einem alliierten Luftangriff im Dezember 1944 zerstört. Für Fischer, der bereits 1930 den Chemie-Nobelpreis erhalten hatte und für seine wissenschaftliche Arbeit lebte, war dies eine Katastrophe. Er zerbrach daran und beging drei Monate später in München Selbstmord. Vierzehn Jahre nach seinem Tod gelang zweien seiner Schüler die Totalsynthese des Chlorophylls.

HAM (HAMMOND EDWARD) FISHER

** 1901 Wilkes-Barre/Pennsylvania, † 27.12.1955 New York, amerik. Cartoonist.*

Im Amerika der Zwanziger und Dreißiger hatten Comic-Strips in Amerika einen Stellenwert wie heute etwa Daily Soaps im Fernsehen. Die Cartoonisten waren fast so berühmt wie ihre Figuren. Dem aus kleinen Verhältnissen stammenden Cartoonisten Fisher wurden allerdings sein Geiz und seine Eitelkeit zum Verhängnis. »Ham«, wie seine Freunde ihn nannten, war schon früh politischer Karikaturist bei der örtlichen Tagespresse. Während dieser Zeit entwickelte er bereits die Idee für seinen Boxer-Strip »Joe Palooka«. Als er 1928 einen Interessenten fand, wurde der Strip in Windeseile ein Riesenerfolg. Anfang der dreißiger Jahre gab es bereits erste Verfilmungen. Da Fisher kein besonders guter Zeichner war, heuerte er junge Künstler an, die für einen Hungerlohn schuften mussten, während er ein fürstliches Honorar einstrich. Eine dieser armen Seelen, Al Capp, hatte später Erfolg mit einem eigenen Comic-Strip, in dem er sich oft über seinen früheren Arbeitgeber lustig machte. Der in aller Öffentlichkeit ausgetragene Streit machte dem eitlen Fisher schwer zu schaffen. Auf dem Höhepunkt ihrer Fehde, die mehrere Jahre währte, beschuldigte er Capp der Pornographie. Zu diesem Zweck reichte er Bilder aus dessen Strip ein, die er vorher leicht verändert hatte. Capp musste nur die korrekten Zeitungsabdrucke vorlegen, um die Vorwürfe vom Tisch zu fegen. Fisher wurde für seine dümmliche Farce aus der National Cartoonists Society ausgestoßen. Aus Scham erhängte er sich am 27. Dezember 1955 im New Yorker Studio eines Freundes.

JOHN FITCH

** 21.1.1743 Windsor/Connecticut, † 2.7.1798 Bardstown/Kentucky, amerik. Erfinder.*

Fitch wurde ungewöhnlich hartnäckig vom Pech verfolgt. Nach einer schweren Jugend und einer gescheiterten Ehe verlor der Pionier der Dampfschifffahrt das ganze Vermögen, das er im amerikanischen Befreiungskrieg hatte erwerben können, weil die englische Währung ungültig wurde. Das Kriegsende erlebte er als englischer Gefangener. Auch seine 1786 gegründete Schifffahrtsgesellschaft »Steamboat Co. of America« brachte nicht den gewünschten Erfolg. Wegen zu weniger Fahrgäste ergaben sich Verluste. Die Geldgeber verließen Fitch, und sein bestes Schiff wurde 1792 durch einen Sturm zerstört. Nach einem misslungenen Versuch des Neubeginns in Frankreich kehrte er zutiefst niedergeschlagen nach Amerika zurück und stürzte sich dort lebensmüde in den Delaware River.

JAMES VINCENT FORRESTAL

** 15.1.1892 Matteawan/NY, † 22.5.1949 Bethesda/Maryland, amerik. Politiker.*

Als Forrestal am 17. September 1947 überstürzt den Amtseid des Marineministers leistete, beneidete ihn keiner um den Posten. Präsident Truman befüchtete, dass jugoslawische Truppen in Triest einmarschieren könnten. Daher musste Forrestal sein Amt früher als vorgesehen antreten. Doch er war gut auf seine Aufgaben vorbereitet. Als Marineflieger hatte er bereits im Ersten Weltkrieg die Bekanntschaft des Militärs gemacht. Obwohl er danach als Investmentbankier erfolgreich war, holte ihn Präsident Roosevelt 1940 wegen seines Organisationstalents ins Weiße Haus. Vier Jahre später wurde Forrestal Marineminister, nachdem sein Vorgänger infolge einer Herzattacke gestorben war. Er meisterte die letzten Kriegsjahre mit Bravour. Sein neues Amt als Verteidigungsminister bereitete ihm indes größeres Kopfzerbrechen. In der Nachkriegszeit war die Entscheidungsgewalt des Verteidigungsministers begrenzt. Jeder der führenden Militärs verfolgte seine eigene Politik. Forrestals schwierige Aufgabe bestand darin, die vielen Bereiche zu vereinen. Als im August 1949 die von ihm initiierten Gesetze verabschiedet wurden, die die Befugnisse des Verteidigungsministeriums ausbauten, war er schon nicht mehr am Leben. Er hatte unter schweren Depressionen gelitten, die aufgrund seines nervenzerreibenden Amtes immer schlimmer wurden. Am 28. März trat er von seinem Posten zurück. Fünf Tage später wurde er in ein Sanatorium eingewiesen, wo er sich einer Schlaftherapie unterziehen sollte. Doch auch Psychotherapie und medikamentöse Behandlung brachten keine Besserung. Am 22. Mai stürzte er sich aus einem Fenster der Klinik zu Tode.

EGON FRIEDELL

*eigtl. Egon Friedmann * 21.1.1878 Wien, † 16.3.1938 ebd., österr. Schriftsteller.*
Bekannt wurde der Sohn eines wohlhabenden Industriellen vor allem durch seine »Kulturgeschichte der Neuzeit« (1927-31, übersetzt in sieben Sprachen) und die »Kulturgeschichte des Altertums« (1936, zweiter Teil hg. 1950): Zwei Werke, die Maßstäbe für die Kulturgeschichtsschreibung setzten. Daneben schrieb er jedoch auch Aphorismen, Theaterkritiken, Dramen und Essays und arbeitete als Kabarettist im Wiener Ensemble »Fledermaus« sowie als Schauspieler unter Max Reinhardt. Reinhardt sagte mal über ihn, er sei ein »dilettantisches Genie« – vermutlich, weil Friedell immer er selbst blieb, egal, was er machte. Seinen Tagesablauf hatte der Dr. phil. stets ganz genau festgelegt. Für alle Gegenstände in seiner Wohnung gab es einen festen Platz. Jede Änderung seiner Umgebung versetzte ihn in Panik. Im Umgang mit seinen Mitmenschen war er jedoch wesentlich flexibler: Seine Zeitgenossen erlebten ihn als eloquenten, geistreichen Café-Unterhalter, der rhetorisch äußerst versiert war; ein imposanter Salonlöwe, der gerne viel trank und erzählte – wenn er auch Privates außen vor hielt. Wenn er über sich erzählte, dann in Anekdoten, die über ihn kursierten – etwa der, dass ein Verleger ihn gebeten habe, ein Buch über den Essayisten Peter Altenberg zu schreiben. Aus diesem Vorhaben wurde dann ein Porträt über die gesamte Epoche. Doch als es erschien, war Altenberg bereits lange tot... Wie es wirklich in ihm aussah, erzählte Friedell nicht. Emotionalen Halt fand er fast ausschließlich bei seinem Dienstmädchen Hermine, deren Tochter offiziell »vaterlos« blieb. Den Namen Friedell hatte der Schriftsteller einst angenommen, nachdem er im Alter von einundzwanzig Jahren eine beachtliche Erbschaft gemacht hatte. Der Name Friedmann, so seine Einschätzung, passe nicht zum Leben eines gutsituierten Bourgeois. Seitdem zeigte er sich ausschließlich gut gekleidet und aß so reichhaltig, dass Zeitgenossen ihn schließlich immer öfter als »Elefant« bezeichneten. Die politische Bedrohung, die am Horizont aufzog, wurde von Friedell in seinem turbulenten Leben allerdings ignoriert. Trotz seiner jüdischen Wurzeln zeigte er

zunächst sogar Sympathie für die Nazi-Regierung in Berlin. Doch die Lage spitzte sich zu: Anfang 1938 war der Schriftsteller ein kranker Mann, der immer wieder sagte, dass eine Emigration für ihn unvorstellbar sei – nicht zuletzt wegen seiner riesigen Bibliothek. Angesichts der ungewissen Zukunft dachte er allerdings oft über Selbstmord nach. Einige Tage nach dem deutschen Einmarsch in Wien klingelte es dann an seinem Haus: »Wohnt hier der Jude Friedell?« riefen zwei Männer. Kurz danach öffnete der Schriftsteller das Fenster seines Schlafzimmers. Als seine Haushälterin zur Tür ging, sprang er hinaus. Kurz vor seinem Selbstmord soll er angeblich noch einige Passanten gebeten haben, zur Seite zu gehen. Er wollte sie nicht verletzen.

ROBERT FULLER

** 22.10.1943 Baytown/Texas, † 18.7.1966, amerik. Sänger und Gitarrist.*

Als er gerade auf dem Weg war, bekannt zu werden, starb ein hoffnungsvoller Musiker und mit ihm seine nun kopflos agierende Band. Ob es sich bei Fullers Tod um Selbstmord handelte, ist allerdings bis heute umstritten. Aber der Reihe nach: Mitte der sechziger Jahre gab es in Amerika immer noch die eine oder andere Band, die sich dem geradlinigen Rock'n'Roll verschrieben hatte. Eine davon war »The Bobby Fuller Four«, ein Relikt einer vergangenen Epoche. Für jenes Quartett begann alles in El Paso/Texas. Dort hatten die vier Musiker für einige regionale Schallplattenfirmen gegen Ende der fünfziger Jahre erste Aufnahmen gemacht und etliche Konzerte gegeben. Doch irgendwie war Texas nicht der Staat für eine größere Karriere. So nahm man gerne das Angebot an, nach Los Angeles zu gehen, um dort in einem Hotel aufzutreten – woraus sich ein Schallplattenvertrag mit einer kalifornischen Firma ergab. Und schon gab es den ersten kleineren Hit: »Let her dance«. Recht deutlich war allerdings herauszuhören, wie sehr die Vier einem Idol nacheiferten: Buddy Holly. Das entdeckte auch Sonny Curtis, der mal bei »The Crickets«, der Begleitband jenes legendären Musikers, gespielt hatte. Und er entdeckte noch mehr, nämlich, dass es eine gute Idee sein könnte, seine Komposition »I fought the Law« an Bobby Fuller weiterzugeben. Mit diesem Titel hatte die Band dann ihren größten Hit: Am 26. Februar 1966 kam der Song in die amerikanischen Charts und schaffte es innerhalb kürzester Zeit bis auf Platz neun. Damit, so sollte man meinen, wäre eigentlich der steinige Karriereweg ein wenig planiert. Doch dann kam alles ganz anders. Am 18. Juli 1966 wurde Robert Fuller tot im Auto seiner Mutter gefunden – direkt vor seinem Apartment. Die Polizei sprach von Selbstmord. Dass der Sänger kurz vor seinem Tod verprügelt worden und durch Schlucken von Benzin gestorben war, wurde der Öffentlichkeit allerdings nicht mitgeteilt. Nicht zuletzt deshalb mutmaßten Freunde, der Musiker sei ermordet worden – möglicherweise durch Gangster. Alle Versuche, den jüngeren Bruder Randy, der auch in der Gruppe spielte, zum neuen Kopf der Formation unter dem Namen »The Randy Fuller Four« zu machen, blieben indes erfolglos. Das einschneidende Ereignis brachte die Band völlig aus dem Rhythmus.

KONOE FUMIMARO

** 12.10.1891 Tokio, † 15.12.1945 ebd., japan. Politiker.*

Konoe Fumimaro war der Spross eines Adelsgeschlechts. Seine Mutter starb wenige Tage nach seiner Geburt, sein Vater zwölf Jahre später. Aufgrund seines Adelstitels erhielt Prinz Konoe Fumimare automatisch einen Sitz im Parlament. Im Alter von sechsundzwanzig begann er seine politische Laufbahn. Zehn Jahre später wurde er vom Kaiser beauftragt, ein Kabinett zu bilden. Zu dieser Zeit sah sich das Land gleichzeitig vom kommunistischen Russland und dem westlichen Imperialismus bedroht. Es kam zu Gefechten an der Sowjetisch-Koreanischen Grenze. Fumimaro bemühte sich als Premierminister um eine friedliche Beilegung der Konflikte, musste jedoch achtzehn Monaten nach der Regierungsbildung erkennen, dass seine Bemühungen zwecklos waren. Aus Protest gegen die militärischen Kräfte des Landes legte er sein Amt nieder. 1940 wurde er abermals mit der Regierungsbildung beauftragt. In diesem Jahr verhängten die USA und England als Antwort auf die ständigen militärischen Provokationen Japans ein Handelsembargo. Die Lage spitzte sich zu. Als der Krieg mit den Vereinigten Staaten unabwendbar schien, legte der friedliebende Diplomat im Oktober 1941 sein Amt erneut nieder. Er wurde vom militanten General Tojo Hideki ersetzt. Am 7. Dezember 1941 griffen japanische Truppen den amerikanischen Stützpunkt Pearl Harbor an. Während des Zweiten Weltkriegs setzte sich Fumimare dann weiterhin für Friedensverhandlungen ein. Feinde unterstellten ihm deswegen, ein Sympathisant des Kommunismus zu sein. Nach dem Krieg wurde er von den amerikanischen Besatzern als Kriegsverbrecher angeklagt. Am 16. Dezember sollte er sich im Sugamo-Gefängnis einfinden. Zwei Tage vorher gab er ein großes Essen für seine Familie und seine Freunde. Bis spät in die Nacht führte er Gespräche mit seinen engsten Vertrauten. Am nächsten Morgen fand man ihn tot in seinem Bett. Er hatte sich mit Cyanid vergiftet.

ANTON FURST

** 1944 London, † 24.11.1991 Los Angeles, amerik. Film-Designer.*

Seine ersten Lorbeeren verdiente sich Furst mit der Gestaltung der Lasereffekte beim »Krieg der Sterne« (1977). Schnell mauserte er sich zum gefragten Production-Designer, der verantwortlich für das Aussehen eines Filmes ist. Seinen Ritterschlag erhielt er von Regie-Exzentriker Stanley Kubrick, als er für dessen Film »Full Metal Jacket« (1987) die Schlachtfelder Vietnams auf einem britischen Fabrikgelände nachbauen durfte. Mit der Comic-Verfilmung »Batman« (1989) erreichte seine Karriere ihren Höhepunkt. Selten hatte das Design eines Films derartig den Inhalt überschattet. Fursts imposante Bauten riefen Erinnerungen an den Filmklassiker »Metropolis« wach. Deutsche Kritiker verglichen sie sogar mit der Nazi-Architektur Albert Speers. Der Film brachte ihm den begehrten Oscar. Dennoch ersetzte ihn Regisseur Tim Burton im zweiten Teil der Fledermaus-Saga durch seinen alten Freund Bo Welch. Doch auf Furst warteten bereits weitere Aufgaben. So entwarf er den Look für die Promi-Restaurantkette »Planet Hollywood«. Trotz aller beruflichen Erfolge wurde der Designer von ständigen Depressionen heimgesucht. Am 24. November 1991 beendete er sein Leben mit einem Sprung aus einem Parkhaus.

G

ROMAIN GARY

*eigtl. Roman Kacew * 8.5.1914 Wilna, † 2.12.1980 Paris, frz. Schriftsteller und Regisseur.*

»Mein Leben lang war ich auf der Suche nach der Weiblichkeit, jenem Weiblichen, ohne das es nie eine Zivilisation gegeben hätte.« Romain Gary, französischer Ex-Diplomat, Filmregisseur und Bestsellerautor (»Die Wurzeln des Himmels«, »Lady L.«, »Der Tanz des Dschingis Cohn«), konnte auf ein turbulentes Leben zurückblicken. Der Weltkriegspilot, Ehrenlegions-Kommandeur und Goncourtpreisträger (1956) hinterließ ein mehr als zwanzig Bände umfassendes Erzählwerk. In Litauen zur Welt gekommen, war der hochdekorierte Kampfflieger nach dem Krieg zum Diplomaten geworden. Im Lauf der Jahre lernte er alle Großen dieser Welt kennen. Als Botschaftssekretär in Sofia konnte er beispielsweise beobachten, wie der Mittagsgast Winston Churchill vorm Essen eine halbe Flasche Whisky, zur Mahlzeit eine Flasche Champagner und zum Kaffee eine drittel Flasche Cognac trank. Zwischen 1956 und 1961 war Gary französischer Generalkonsul in Los Angeles. Stars wie Gary Cooper, Groucho Marx und John Ford gehörten zu seinen Freunden. Besonders fasziniert war er von den weiblichen Filmstars, obwohl »einige dieser Göttinnen kaum lesen und schreiben konnten«. Die amerikanische Presse kürte ihn in seinen wilden Jahren zum »Sexual-Attaché«. 1961 heiratete er die Schauspielerin → Jean Seberg und versuchte sich als Filmregisseur. Die Ehe scheiterte jedoch, da die wesentlich jüngere Seberg in ihm eher eine Vaterfigur suchte. Nach neun Jahren kam es zu einer »vollkommen geglückten Scheidung«. Am Ende lebte der einstige Frauenheld völlig zurückgezogen. Den Tod hielt er für »ziemlich überschätzt«. Am 2. Dezember 1980 schoss sich Gary in seinem Pariser Apartment in den Kopf. In seinem

Abschiedsbrief betonte er ausdrücklich, seine Tat habe nichts mit dem Selbstmord Jean Sebergs zu tun. Seinen größten Triumph hatte der Regisseur dann nach seinem Tod: 1974 hatte er in aller Stille eine zweite Karriere als Schriftsteller unter dem Namen Emile Ajar begonnen. Vier Romane und eine fiktive Autobiographie waren entstanden. Offiziell galt Garys entfernter Cousin Paul Pavlowitch als Urheber. Für den zweiten Roman »La vie devant soi« erhielt er abermals den begehrten Goncourtpreis, den ein Autor normalerweise nur einmal gewinnen kann. Erst 1981, als die posthume Schrift »Das Leben und Sterben des Emile Ajar« veröffentlicht wurde, kam die Wahrheit ans Licht.

DANNY GATTON

** 4.9.1945 Washington D.C., † 4.10.1994 Newburg, amerik. Gitarrist.*

Der spätere Gitarrenvirtuose hatte bereits mit neun Jahren Unterricht erhalten. Parallel hörte er sich Melodierfolgen von Schallplatten ab. Nicht lange, und seine Jazzband »The Offbeats« gehörte zu den wichtigsten Gruppen in seiner Heimatstadt. In dieser Band hatte Gatton auch den Pianisten und Organisten Dick Heintze kennengelernt, der ihn nachhaltig beeinflusste. In Nashville traf er dann auf Roy Buchanan, der ihm half, das Gitarrenspiel weiter zu verbessern. 1975 war Gatton in allen Stilrichtungen zuhause: Das erste Album seiner Band »The Fat Boys« vereinte Rhythm & Blues, Jazz, Pop, Country und Rock. Wenig später war er allerdings heimatlos und unglücklich: Nach einem Unfall waren die Sehnen seiner rechten Hand so ernsthaft verletzt, dass er befürchten musste, nie wieder Gitarre spielen zu können. Nur ganz allmählich war Besserung in Sicht. Gatton spielte einige Jahre in der Begleitband des Countrysängers Roger Miller und war auch mit dem Rock'n' Roll-Interpreten Robert Gordon auf Tour. Von dieser Zusammenarbeit existierte lange Jahre ein Bootleg, das den Gitarristen

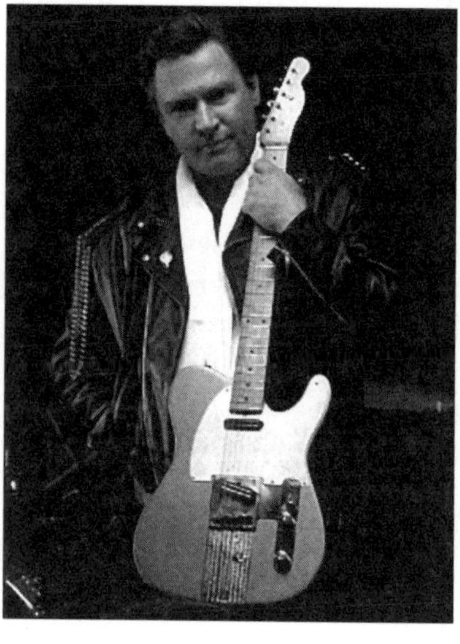

Danny Gatton

in ungeahnter Bestform präsentierte; 1995 wurde es schließlich unter dem Titel »The Humbler« als offizielle CD veröffentlicht. Zu Beginn der neunziger Jahre schien sich dann alles zum Guten zu wenden: 1991 und 1993 spielte der Ausnahme-Gitarrist die beiden Alben »88 Elmira Street« und »Cruisin' Deuces« ein, wurde viermal in Folge zum besten Country-Gitarristen Amerikas gewählt, seine beiden Lehr-Videos waren ein großer Verkaufserfolg, er tourte durch die USA, hatte etliche Auftritte in Fernsehshows und wirkte als Gastmusiker bei vielen Schallplatten-Produktionen mit: Endlich kein Geheimtip mehr, sondern auf dem besten Weg, populär zu werden. Doch zum ganz großen Geld reichte es noch immer nicht. »Ich bin ein miserabler Geschäftsmann«, sagte er Georg Karlstetter am 16. Juli 1994 in einem Interview. »Wahrscheinlich, weil ich eher scheu und introvertiert bin.« Im selben Gespräch nach seiner größten Angst gefragt, sagte Gatton: »Nicht mehr spielen zu können. Ich habe das ‚Carpel Tunnel Syndrom' in beiden Händen, die Finger werden zeitweise taub. Ich weiß nicht, wie lange es noch geht. Ich kann definitiv nicht mehr so gut spielen wie früher. Das weiß bisher nur ich, aber sobald es die Leute merken, höre ich auf.« – Keine drei Monate später schloss er sich in seiner Garage ein und erschoss sich.

RICHARD GERSTL

** 14.9.1883 Wien, † 4.11.1908 ebd., österr. Maler.*

Ein Vierteljahrhundert nach seinem Selbstmord bezeichnete man Gerstl als österreichischen → van Gogh. Zu seinen Lebzeiten war der Landschafts- und Porträtmaler erfolglos und schließlich gesellschaftlich isoliert. Großen Anteil daran hatte seine Kauzigkeit: So zerstörte er etwa Bilder, wenn sie von jemandem gelobt wurden, den er nicht leiden konnte oder weigerte sich, in Galerien auszustellen, in denen Bilder hingen, die er nicht mochte. Zusätzlich sorgte seine (für damalige Verhältnisse) unmoralische Beziehung zu Mathilde Schönberg – der Ehefrau des Zwölftonmusikers – dafür, dass er ein Tabuthema für die Gesellschaft blieb. Befreundet mit Arnold Schönberg, mit dem er hin und wieder auch gemeinsam malte, hatte Gerstl sich bei einem Sommerurlaub in Mathilde verliebt. Als die beiden ein Paar wurden, drohte Schönberg mit Selbstmord, falls Mathilde nicht zu ihm zurückkäme. Mit Erfolg: Kurze Zeit später waren die beiden wieder zusammen. Gerstl konnte das Scheitern der Beziehung nicht verkraften. Der Kontakt zu Arnold Schönberg und auch dem übrigen Schönberg-Kreis brach schlagartig ab. Auch Prof. Heinrich Lefler von der Wiener Akademie, in dessen »Spezialschule« Gerstl eingetreten war, entließ ihn aus seiner Klasse. Das Einsamkeitsgefühl des Malers wurde immer stärker. Isoliert, zerstörte er in der Nacht vom 4. auf den 5. November 1908 schließlich große Teile seines Wiener Ateliers und hängte sich auf. Zusätzlich hatte er sich ein Messer in die Brust gestochen.

MARK GERTLER

** 9.12.1891 Spitalfields/London, † 23.6.1939 London, engl. Maler.*

Nachdem er die Arbeiten von W. P. Frith gesehen hatte, beschloss Gertler schon früh, ebenfalls Künstler zu werden. Sohn armer jüdischer Emigranten, verhalf ihm der jüdische Erziehungsfonds zu einer Ausbildung an der renommierten Slade School in London. Dort studierte er mit David Bomberg, Paul Nash, Stanley Spencer und → Dora Carrington, in die er sich sofort verliebte. Mark Gertler galt als begabtester Schüler seit Augustus John. In dieser Zeit entstanden häufig Porträts seiner Mutter. Nicht lange, und Londons Kunstsammler wurden auf den begabten Neuling aufmerksam. Sein Gemälde »Merry-Go-round« (1916) wurde von vielen Kritikern als das wichtigste britische Gemälde der Kriegszeit angesehen. Ein Galerist weigerte sich allerdings, das Bild auszustellen, weil Gertler Kriegsdienstverweigerer war. Zu dieser Zeit schrieb der Maler: »Ich lebe im Zustand ständiger Überdrehtheit, so sehr fesseln mich meine Arbeit und deren Entstehung. Es ist fast zuviel für mich, und es geht mir dabei ziemlich schlecht. Am Ende des Tages kann ich kaum gehen.« Sein rascher Aufstieg wurde 1920 gebremst, als er an Tuberkulose erkrankte. Die Krankheit änderte sein Leben dramatisch. Gertler kapselte sich völlig von der Umwelt ab. Nach dem Tod seiner Freunde Katherine Mansfield und D.H. Lawrence verfiel er in tiefe Depressionen. Dazu kam, dass sich seine Bilder in den dreißiger Jahren immer schlechter verkauften. Seine finanzielle Lage zwang ihn dazu, am Westminster Technical College zu unterrichten. »Das Problem ist, dass ich nicht male, um zu gefallen«, meinte er dazu. 1939 traf den ohnehin angegriffenen Künstler dann noch ein weiterer Schicksalsschlag: Seine Frau verließ ihn und nahm seinen einzigen Sohn mit. Einsam, krank und deprimiert drehte der Maler am 26. Juni des Jahres den Gashahn auf.

REX GILDO

*eigtl. Ludwig Alexander Hirtreiter * 2.7.1936 Straubing, † 26.10.1999, dt. Sänger.*

Unheimliche Erfolge und heimliche Versteckspiele: Das Leben von Rex Gildo beruhte nicht auf Wahrheiten, sondern war vom Künstlernamen über seine Hochzeit bis hin zum jugendlichen Image eine jahrzehntelange Inszenierung. Als dann der Regisseur starb (sein Freund und Manager Fred Miekley), der Lebensfilm jedoch immer weiterlief und das Drehbuch von Seite zu Seite stets schlechter wurde, war der einstige Schlager-Star in eine Sackgasse geraten. Am 23. Oktober 1999 kam es in Gildos Münchner Apartment zum Streit mit seinem sechsundzwanzigjährigen Freund Dave »Alexander« Klingeberg – offiziell sein Sekretär, in Wirklichkeit wohl jedoch sein Lebenspartner. Kurz vor dem Streit hatte Rex Gildo einen Auftritt in einem Möbelhaus in Bad Vilbel absolviert. Ob der laute Disput damit in Zusammenhang stand oder damit zu tun hatte, dass Klingeberg Rex Gildo verlassen wollte, ist bis heute nicht bekannt. Sicher ist nur, dass der Schlagersänger anschließend aus dem Badezimmer in der zweiten Etage sprang. Was ausschlaggebend für den Freitod war, ist so ungewiss wie sein Werdegang. Denn man darf mit Fug und Recht bezweifeln, dass das, was alle zu wissen glaubten, der Wahrheit entsprach. Aber vielleicht stimmt es sogar, dass Ludwig Alexander Hirtreiter seine Laufbahn als einer der vielen »Regensburger Domspatzen« begann, sein Abitur machte, die Handelsschule besuchte (oder doch nur als Verkäufer im Kaufhaus Silberbauer in Straubing arbeitete?) und eine Schauspielausbildung absolvierte. Mit »Peterchens Mondfahrt« feierte er jedenfalls 1956 sein Theaterdebüt. Der Schlager »Sieben Wochen nach Bombay« unter seinem neuen Namen Rex Gildo brachte ihm die erste Hitparaden-Notierung im Februar 1960. Fünfzehn Jahre lang stand er mit vierzig Titeln insgesamt 421 Wochen in der Verkaufs-Bestenliste. Es reichte

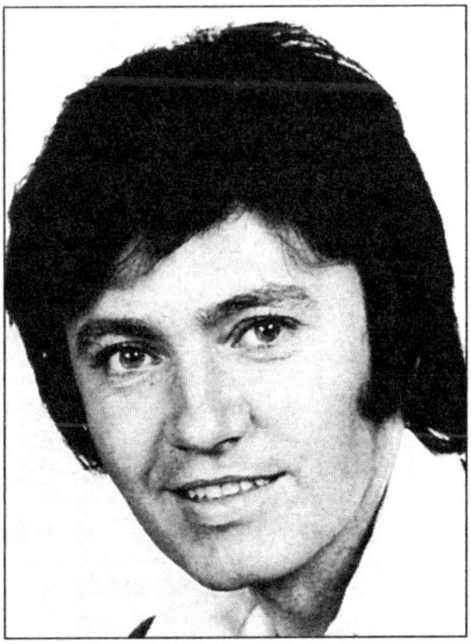

Rex Gildo

zwar nie zu einer Goldenen Schallplatte, aber die Titel »Kleiner Gonzales« (1962 Platz zwei), »Maddalena« sowie »Zwei blaue Vergissmeinnicht« (beide 1963 Platz vier) und ganz besonders »Fiesta Mexicana« (1972 Platz fünf) prägten sich bei seinen Bewunderern ein. Die mehr als dreißig Kinofilme unterstrichen Gildos Schlagerparaden-Präsenz. 289 Fanclubs hielten dem »Gentleman des deutschen Schlagers« in den siebziger Jahren die Treue. Der stets braungebrannte, gutaussehende Mann am Mikrofon war so ganz nach dem Geschmack der Wirtschaftswunderkinder.

Der ideale, wohlerzogene Schwiegersohn sah sich außerstande, die ihm zugewiesene Rolle abzulegen. Statt dessen flüchtete er sich in Schlager-Duette mit Senta Berger (»Mit Cha-Cha fing es an«), Vivi Bach, Conny Froboess und Gitte (Sieben Hits, größter Erfolg: »Vom Stadtpark die Laternen« war 1963 auf Platz eins). 1975 heiratete Rex Gildo seine Cousine Marion Ohlsen, um den andauernden Vermutungen ausdauernder Journalisten endgültig den Nährboden zu entziehen. Er war mit seinen Nöten, Ängsten und Leidenschaften von der Außenwelt abgeschnitten. Lediglich seinem strengen Entdecker, Manager und »väterlichen Freund« konnte der Schützling ein wenig vertrauen. Unter dessen formenden Händen entstanden auch die vielen Lügen, Lücken und Legenden: Der 2. Juli 1939 mutierte zum offiziellen Geburtsdatum, und aus dem niederbayerischen Straubing wurde München zum Ort der Niederkunft. Alle Versuche, den Sänger als TV-Entertainer (»Gestatten – Rex Gildo« und »Die Rex Gildo Show«) oder ernsthaften Schauspieler zu etablieren, waren indes zum Scheitern verurteilt. Auch die Rex Gildo-Modekollektion, ein Versuch, etwas aufzubauen weit weg vom Schlagerverkauf, wurde kein Verkaufsschlager. Als Fred Miekley im Mai 1988 starb, übernahmen immer häufiger Tabletten und Alkohol das Management des Sängers. Wenn die Verzweiflung am größten war, hatte er in der Vergangenheit immer mal wieder versucht, sich das Leben zu nehmen. Es muss ihm unerträglich geworden sein, unter der zwanghaft fröhlichen Maske des gebräunten Schönlings zu altern. »Die verarschen mich doch nur«, hatte er einmal über jubelnde Jugendliche in Festzelten gesagt. Veranstaltern, die ihm aufgrund seines schwankenden Ganges und wegen Gedächtnisstörungen die Gage kürzen wollten, erklärte er, es handle sich um Folgen seiner Kortison-Therapie. Der Rex Gildo, den seine Fans wegen seiner Makellosigkeit so sehr bewundert haben, existierte im Grunde genommen eigentlich nur in deren Gedanken. Darum wird er dort auch ebenso makellos weiterleben. Es ist beinahe so, als hätte es jenen verzweifelten Sprung aus dem Toilettenfenster nie gegeben. »Nicht Rex Gildo lag da am frühen Abend des 23. Oktober zerschmettert und glatzköpfig im Innenhof des Hauses Nr. 19 in der Münchner Ottostraße« schrieb Frank Ochmann im »Stern«. »Das Opfer hieß Ludwig Hirtreiter. Als der drei Tage später im Koma starb, hatte Rex Gildo, sein forderndes Alter Ego, ihn endgültig um sein Leben gebracht.«

JAMES GILLRAY

** 13.8.1756 Chelsea, † 1.6.1815 London, engl. Karikaturist.*

James Gillray gilt als Pionier der politischen Karikatur. Der Witz seiner meist handkolorierten Drucke ist bis heute erhalten geblieben. Als junger Mann hatte er liberale Ansichten. Das änderte sich schnell, als er zu Geld und Erfolg gekommen war. Als ein Freund fragte, wieso er mit den Liberalen so hart ins Gericht ginge, erwiderte er nur: »Sie sind arm, sie kaufen meine Drucke nicht.« Gillray hatte als einziges von fünf Geschwistern seine Kindheit überlebt. Mit zwölf begann er eine Ausbildung zum Graveur. Doch er fand seine Arbeit langweilig und schloss sich lieber einer Truppe fahrender Schauspieler an. 1778 begann er ein Kunststudium an der Königlichen Akademie. Nachdem er sich danach als Porträtmaler selbstständig gemacht hatte, musste er einsehen, dass dies eine brotlose Kunst war. Wieder war er gezwungen, Kupferstiche herzustellen. Zuerst fertigte er Blätter mit gesellschaftlichen Motiven, später beschäftigte er sich mit politischen Karikaturen, die reißenden Absatz fanden. Nach 1791 arbeitete Gilray meist für Hannah Humphrey, die durch ihn zur führenden Händlerin des Gewerbes aufstieg. Die beiden lebten in wilder Ehe zusammen. Radikale und religiöse Führer zählten zu dieser Zeit zu seinen bevorzugten Opfern. Gillrays Einfluss war so groß, dass er von der konservativen Regierung ein reguläres Gehalt für seine Dienste erhielt. Als seine Augen nachließen, ließ jedoch auch die Qualität seiner Arbeiten nach. Er begann zu trinken und hatte Depressionen. Besucher schilderten ihn als verbitterten Mann. In Juli 1811 versuchte er, sich zu töten, indem er aus einem Dachfenster sprang. Gillray überlebte, sein geistiger Zustand aber verschlechterte sich unaufhörlich. Vier Jahre später setzte er seinem Leben ein Ende.

CHARLOTTE GILMAN

** 3.7.1860 Hartford/Connecticut,* † *17.8.1935 Pasadena/Kalifornien, amerik. Frauenrechtlerin.*

Nach einem Nervenzusammenbruch suchte Gilman 1887 den Rat eines Spezialisten. Der riet ihr, so häuslich wie möglich zu leben und sich pro Tag höchstens zwei Stunden geistig zu betätigen. Ferner legte er ihr nahe, nie wieder Feder, Pinsel oder Bleistift in die Hand zu nehmen. »Ich ging heim und lebte drei Monate nach diesen Regeln. Nie war ich der Grenze des völligen geistigen Verfalls so nah«, sagte sie anschließend. In ihrer autobiografisch gefärbten Kurzgeschichte »The Yellow Wallpaper« (1891) schilderte sie später die Geschichte einer Frau, die von ihrem Ehemann und Arzt in den Wahnsinn getrieben wird. Als Kind hatte Gilman unter dem strengen Regiment ihrer Mutter und der Abwesenheit des Vaters gelitten. Auch in der Ehe fand sie nicht das erhoffte Glück. Ihr Ehemann unterdrückte ihr aufkeimendes Schreibtalent. Sie litt unter Depressionen, die zu einem Nervenzusammenbruch führten. Nach der Scheidung hielt sie Vorträge zum Thema Frauenrecht, schrieb und vermietete Zimmer, um ihre Familie zu ernähren. Ihr bekanntestes Buch »Women and Economics« erschien 1898. In der viktorianischen Zeit der Jahrhundertwende war die progressive Gilman ein gesellschaftliches Ärgernis. 1915 gründete sie mit Jane Addams die Frauen-Friedenspartei. 1916 veröffentlichte sie den utopischen Roman »Herland«. Ihr privates Glück fand sie in ihrer zweiten Ehe mit einem Cousin. Die beiden blieben bis zu seinem Tod im Jahr 1934 zusammen. Zu diesem Zeitpunkt war auch Gilman bereits vom Tode gezeichnet. Zwei Jahre vorher war bei ihr Brustkrebs festgestellt worden. Es stellte sich heraus, dass der Krebs inoperabel war. Um einem schmerzvollen Tod zu entgehen, vergiftete sich die Frauenrechtlerin im August 1935 mit Chloroform.

JOSEPH GOEBBELS

** 29.10.1897 Rheydt,* † *1.5.1945 Berlin, dt. Politiker und Journalist.*

»Wenn ich den Leuten gesagt hätte: Springt aus dem dritten Stock – sie hätten es getan!« sagte Goebbels nach dem Höhepunkt seiner Tätigkeit als Reichsminister für Volksaufklärung und Propaganda: der Sportpalastrede zum »Totalen Krieg« am 18. Februar 1943. Der studierte Philosoph und Germanist war Börsenausrufer und Redakteur der »Völkischen Freiheit«, bevor er 1925 der NSDAP beitrat und 1926 von Hitler zum Gauleiter von Berlin-Brandenburg ernannt wurde. Dort entwickelte er rhetorisch-demagogisches Talent, das seine Kleinwüchsigkeit und Gehbehinderung schnell vergessen ließ. 1929 wurde er Reichspropagandaleiter der NSDAP, 1933 Reichsminister und Präsident der neuen Reichskulturkammer – zuständig für die Gleichschaltung aller Massenmedien und des Kulturlebens sowie die Organisation des ausgeprägten Führerkults. Biograph Helmut Heiber schrieb, dass Goebbels gerade deshalb an → Hitler glaubte, weil er einen Halt und einen Ernährer benötigte – nicht etwa wegen dessen Politik, die den früheren Linksrevolutionär anfangs kaum interessiert hatte. Mitunter zweifelte Goebbels aus Klugheit oder Berechnung an Entscheidungen Hitlers, stiftete jedoch trotzdem Brand. Als Hitler nach dem Attentat vom 20. Juli 1944 nur noch Verrat in seiner Umgebung witterte, wurde der treue Gefolgsmann zum »Generalbevollmächtigten für den totalen Kriegseinsatz«, um die letzten Reste zivilen Gesellschaftslebens zu tilgen und sämtliche Betriebe nach Reserven für Front und Rüstung zu durchkämmen. Wilfred von Oven, einer von Goebbels' Pressereferenten, erinnert sich, dass Goebbels' Frau Magda ihm bereits im Januar 1945 sagte, beide hätten schon längst mit ihrem Leben abgeschlossen; das Schicksal ihrer sechs Kinder mache ihnen jedoch noch Sorgen. Die Vernunft sage ihr, »dass ich sie nicht einer Zukunft überlassen darf, in der sie als unsere Kinder der jüdischen Rachsucht schutz- und rechtlos ausgeliefert wären«. Goebbels blieb zu dieser Zeit nicht mehr viel zu tun: Im März 1945 redete er Hitler ein, Frauenbataillone in Berlin aufzustellen und beschloss, im Westen alle deutschen Pfarrer ermorden zu lassen, die mit den Angloamerikanern zusammenarbeiteten. Anfang April hoffte er auf eine Wende im Bombenkrieg durch deutsche »Rammjäger« (Piloten, die sich samt Flugzeug in englische und amerikanische Bomber hineinrammen), Mitte April ließ er die Rädelsführer von

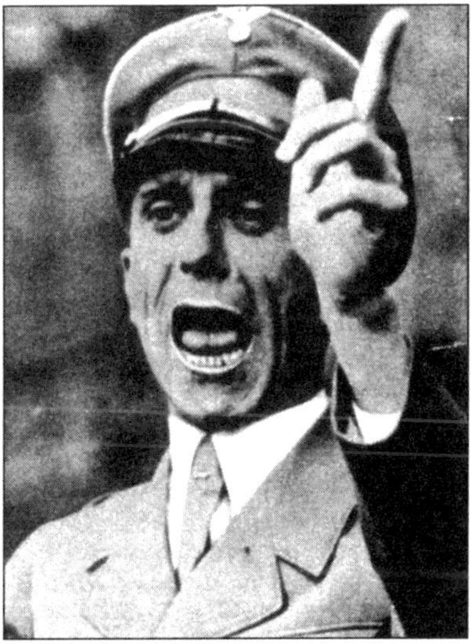

Joseph Goebbels

Volksaufläufen in Berlin enthaupten, die aus Hunger Bäckereien gestürmt hatten. Hielt er eine Rede, dann redete er, als stünde man kurz vor dem Sieg. Ansonsten lebte er nur noch für sein Tagebuch, diktierte durchschnittlich dreißig Maschinenseiten pro Tag – den Blick auf seinen Nachruhm gerichtet. Seinen Stenographen beauftragte er, Mikrofilme der Aufzeichnungen anzufertigen und aus Berlin herauszubringen. Kurz danach zog er mit seiner Familie in Hitlers Bunker unter der Reichskanzlei: Als letzter Getreuer wollte er als »Märtyrer« in die Geschichte eingehen. Doch Hitler bestimmte ihn in seinem politischen Testament zu seinem Nachfolger! Goebbels »war leichenblass, hatte Tränen in den Augen und sagte zu mir: Frau Junge, der Führer will, dass ich ihn verlasse, dass ich in der zukünftigen Regierung eine Funktion übernehme. Aber ich kann das nicht«, schilderte Hitlers Sekretärin Traudl Junge seine Reaktion. Entsprechend weigerte er sich »zum ersten Mal in meinem Leben... einem Befehl des Führers Folge zu leisten«, wie er in einem Zusatz zu seinem Testament notierte. »Meine Frau und meine Kinder schließen sich dieser Weigerung an.« Gerechtfertigt hatte Goebbels diese Entscheidung mit folgenden Worten: »Im anderen Falle würde ich mir selbst – abgesehen davon, dass wir es aus menschlichen Gründen und solchen der persönlichen Treue niemals über das Herz bringen könnten, den Führer in seiner schwersten Stunde allein zu lassen – für mein ganzes ferneres Leben als ein ehrloser Abtrünnling und gemeiner Schuft vorkommen ...«. Seine Kinder ahnten nicht, dass er sie zum Tode verurteilt hatte. Magda Goebbels steckte sie in weiße Kleidchen, kämmte ihre Haare und ging mit ihnen fort. »Die bekommen Bonbonwasser zu trinken, und dann ist alles zu Ende«, erklärte ein Arzt einem Funker. Anschließend vergiftete sich Goebbels zusammen mit seiner Frau: ein Beispiel, an dem sich das Volk wieder aufrichten könne, wie er in seinem letzten Brief an Stiefsohn Harald Quandt formulierte. »Du wirst unter Umständen der Einzige sein, der unsere Familientradition weiter fortführt. Tue es immer so, dass wir uns dessen nicht zu schämen brauchen.« Und: »Lass dich nicht vom Lärm der Welt, der nun einsetzen wird, verwirren. Die Lügen werden eines Tages in sich zusammenbrechen... Es wird die Stunde sein, da wir über allem stehen, rein und makellos, so wie unser Glaube und Streben immer gewesen ist.«

REINHARD GOERING

** 23.6.1887 Schloß Bieberstein/Fulda, † 4.11.1936 Flur Bucha/Jena, dt. Schriftsteller.*

Die Art seines späteren Selbstmordes thematisierte Goering bereits in dem Roman »Jung Schuk« (1913). Auch seine Lebensproblematik weist starke Parallelen zu der des Hauptdarstellers auf: innere Zerrissenheit, Sehnsucht nach Selbstverwirklichung und vergebliche Versuche, im bürgerlichen Leben Fuß zu fassen. Nachdem sein Vater Selbstmord verübt hatte und seine Mutter geisteskrank gestorben war, hatten Verwandte ihm ein Medizinstudium ermöglicht, das er nach vielen Abbrüchen bei Kriegsausbruch 1914 beendete. Er arbeitete als Militärarzt, erkrankte jedoch an Tuberkulose und wurde beurlaubt. Eine Zeitlang beschäftigte er sich daraufhin mit dem Buddhismus und führte das Leben eines Bettelmönches. In den zwanziger Jahren versuchte Goering vergeblich, sich als Arzt niederzulassen. Seine 1912 geschlossene Ehe wurde 1926 geschieden. 1935 heiratete er erneut. Erfolg fand der Literat vor allem mit dem expressionistischen Kriegsdrama »Seeschlacht« (1917), für das er 1918 den Kleist-Preis erhielt. Auf Anerkennung traf zudem »Die Südpolexpedition des Kapitän Scott« (1930) im Stil der Neuen Sachlichkeit. Dennoch führte Goering das Leben eines Umhergetriebenen. Neurotische Züge waren nicht zu übersehen. Nach zwei schweren Darmoperationen beging er schließlich um den 14. Oktober 1936 Selbstmord. Sein toter Körper blieb drei Wochen auf freiem Feld liegen, bis er entdeckt wurde.

HERMANN GÖRING

** 12.1.1893 Rosenheim, † 15.10.1946 Nürnberg, dt. Politiker und Reichsmarschall.*

Der Sohn des ersten kaiserlichen Ministerresidenten in Südwestafrika war schon ein »Held«, als sein späterer »Führer« noch als namenloser Gefreiter in Flandern kämpfte: Nach achtzehn Luftsiegen als Jagdflieger wurde Göring im Juni 1918 mit dem Orden Pour le mérite ausgezeichnet. Bei Kriegsende führte er als Oberleutnant das Geschwader Richthofen. Ende 1922 fand er dann nach drei Jahren Zivilfliegerei in Dänemark und Schweden zur NSDAP. Ideologie und Parteiprogramm hatten ihn dabei nicht übermäßig interessiert. Was den passionierten Bergsteiger anzog, waren Ungebundenheit, Heldentaten und Kameradschaft. Bevor er sich richtig engagieren konnte, musste er jedoch fliehen: Von → Hitler zum Chef der Sturmabteilung (SA) ernannt, wurde Göring beim Hitlerputsch schwer verwundet, erreichte jedoch noch die österreichische Grenze und flüchtete nach Italien. Gegen seine Schmerzen ließ er sich immer wieder Morphium spritzen – was schließlich dazu führte, dass er ohne die Droge nicht mehr leben konnte. Deutschen Boden betrat er erst wieder 1927, nach einer Amnestie für politische Straftäter. Wieder zurück bei der NSDAP, stieg Göring 1932 zum Reichstagspräsidenten auf. Nach der Machtübernahme der Nationalsozialisten schaltete er als Ministerpräsident von Preußen und preußischer Innenminister Gegner des Regimes brutal aus (»Jede Kugel aus einer Polizei-Pistole ist meine Kugel«), baute als Reichsluftfahrtminister die Luftwaffe auf und wurde nach Anhäufung zahlreicher weiterer Ämter zu Beginn des Zweiten Weltkrieges von Hitler offiziell zum zweiten Mann in der NS-Hierarchie ernannt – gefolgt von einer Beförderung zum Reichsmarschall 1940. In dieser Zeit trug Göring die maßgebliche Verantwortung für die Ausbeutung ausländischer Arbeitskräfte zur Zwangsarbeit für die deutsche Rüstungsindustrie und erteilte dem Chef des Reichssicherheitshauptamtes, Reinhard Heydrich, die entscheidenden Befehle für Maßnahmen zur Vernichtung der Juden. Zeitzeugen erlebten ihn vor allem als drei Zentner schweren Barock- und Genussmenschen, der gerne großspurig prahlte. »Links Lametta, rechts Lametta, und der Bauch wird immer fetter«, witzelte die Kabarettistin Claire Waldoff über Görings Prunk- und Ordenssucht. Seine Residenz nördlich von Berlin war unter anderem mit einem Kino, einem russischen Dampfbad, einem Turnsaal und einem Empfangssaal so hoch wie ein Kirchenschiff ausgestattet. Die Eheschließung mit der Schauspielerin Emmy Sonnemann hatte das Ausmaß eines Staatsaktes: Dreißigtausend Soldaten und acht Kapellen liefen auf, und am Himmel zeigten die neuesten Flugzeuge ein paar Kunststücke. Als dann 1942/43

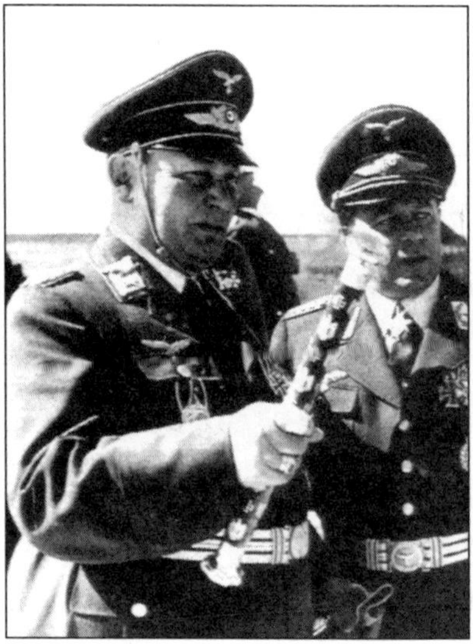

Hermann Göring

jedoch die deutsche Luftoffensive gegen Großbritannien scheiterte und die Luftwaffe nicht in der Lage war, Stalingrad zu versorgen, wendete sich das Blatt: Hitler verdammte seinen zweiten Mann als »Versager« und stellte ihn kalt. Göring entfloh in Traumwelten der Kunst, verlor deutlich an Impulsivität und zeigte sich immer öfter müde und cholerisch. Als er am 23. April 1945 versuchte, von Berchtesgaden aus die Führung der Staatsgeschäfte zu übernehmen, weil er meinte, dass Hitler im eingeschlossenen Berlin seiner Handlungsfähigkeit beraubt sei, brach Hitler in einen Wutanfall aus: Auf Betreiben Martin Bormanns ließ er Göring verhaften und enthob ihn aller Ämter: »Ich stoße vor meinem Tode den früheren Reichsmarschall Hermann Göring aus der Partei aus«, schrieb er in seinem »Politischen Testament«. Kurz vor der Kapitulation Deutschlands geriet Göring in amerikanische Gefangenschaft. 1946 wurde er vom Internationalen Militärtribunal in Nürnberg zum Tode verurteilt. »Diese Schuld ist einmalig in ihrer Ungeheuerlichkeit«, hieß es im Urteil. Sein Wissen um den Massenmord hatte der ehemalige zweite Mann innerhalb des Prozesses immer wieder geleugnet. Rhetorisch versiert, angriffslustig und charmant, ähnelte sein Auftreten dem eines Siegers. Als ein einstündiger Film über die Vorgänge in den Konzentrationslagern sein verbales Blendwerk zunichte machte, sagte er anschließend lakonisch: »Es war ein so angenehmer Nachmittag. Und dann kam dieser grauenhafte Film und verdarb einfach alles.« Am Galgen wollte Göring jedoch nicht sterben. »Erschießen hätte ich mich lassen! Es ist aber nicht möglich, den Deutschen Reichsmarschall durch den Strang zu richten! Das kann ich um Deutschland willen nicht zulassen ... Ich wähle deshalb die Todesart des großen Hannibal«, schrieb er in einem Brief an den Alliierten Kontrollrat. Daneben legte er Briefe an den Gefängnispfarrer und an seine Frau. Anschließend tötete er sich durch Zerbeißen einer Zyankalikapsel. Wer ihm das Gift zugespielt hat, ist bis heute nicht geklärt. Die Asche Görings wurde in einen Zufluss der Isar geworfen.

VINCENT VAN GOGH

** 30.3.1853 Groot-Zundert bei Breda, † 29.7.1890 Auvers-sur-Oise, niederl. Maler.*

Die meisten seiner Zeitgenossen bezeichneten van Gogh als merkwürdigen Kerl. Immer in Gedanken, oft mürrisch, nervös und unruhig, zwischendurch immer wieder aufbrausend heftig. Der ehemalige Galerie-

Verkäufer und Hilfsprediger bemerkte das Befremden, das er auslöste. Und suchte einen Ausweg in der Kunst: »Ich will Zeichnungen machen, die einige Menschen bewegen und rühren... Kurz, ich will es soweit bringen, dass man von meiner Arbeit sagt: dieser Mann fühlt tief, und dieser Mann fühlt fein. Trotz meiner sogenannten Grobheit«, schrieb er etwa 1882 an seinen Bruder Theo. Und: »Was bin ich in den Augen der meisten? – Eine Null oder ein Sonderling oder ein unangenehmer Mensch... dann möchte ich durch meine Arbeit einmal zeigen, was im Herzen eines solchen Niemands steckt.« Nicht lange, und van Gogh malte wie ein Besessener – dabei exzessiv trinkend und rauchend. Auf diese Weise kam er nicht zum Denken. »Als ich anfing, nachzudenken, statt zu versuchen, nicht zu denken – mein Gott, wie verzweifelt, wie mutlos war ich da« heißt es in einem Brief im Mai 1888 – einer Zeit, in der seine bekanntesten Werke »Boote am Strand« und »Sonnenblumen« entstanden. Kam er zum Denken, berichtete er von seiner Armut (finanziell wurde er von seinem Bruder unterstützt), dem »Bedürfnis, irgendein Geschöpf liebzuhaben« und der »Folter Einsamkeit«. Im Dezember 1888 brach der Maler zusammen. In einem Anfall akuten Irreseins mit Gesichts- und Gehörshalluzinationen hatte er sich mit einem Rasiermesser ein Ohr abgeschnitten, das er einer von ihm geschätzten Prostituierten mit den Worten übergab: »Heben Sie diesen Gegenstand sorgfältig auf«. Er selbst bezeichnete die Tat als »Künstlerrappel«, ging jedoch kurz darauf in eine Heilanstalt – nicht zuletzt, weil Nachbarn eine Eingabe mit achtzig Unterschriften eingereicht hatten, dass man jemanden wie ihn nicht frei herumlaufen lassen dürfe. In den letzten Monaten seines Lebens wurde van Gogh immer wieder von schweren Anfällen befallen: Er wusste nicht mehr, was er sagte und tat, spürte Todesangst. Kurz vorher wurde er oft ohne ersichtlichen Grund ohnmächtig. Über seinen Zustand sprach er außerhalb der Anfälle ruhig und in völliger Geistesklarheit. Vor allem die Eingabe seiner Nachbarn habe ihn zutiefst betrübt, berichtete er seinem Arzt. Schließlich habe er niemandem etwas Böses getan. Zwischen den Anfällen widmete er sich mit Eifer der Malerei, die noch immer bei den meisten auf Gleichgültigkeit stieß. Bunt durcheinandergeworfen lagen die Gemälde im Vorraum einer kleinen Scheune, in der Ziegen gehalten wurden. Heute gelten die Gemälde dieser Zeit – darunter »Sternennacht« 1889 – als bedeutendste Werke des Malers. Ende 1889 dauern van Goghs Anfälle dann oft bis zu einem Monat an. Die Ängste, die er durchlebt, sind so groß, dass er sich mehrmals zu vergiften versucht: Er schluckt Farbe, die er zum Malen gebrauchte, verzehrt Lampenpetroleum. Im Juni – einen Monat vor seinem Tod – schreibt er an Theo: »Ich glaube bestimmt, es ist besser, Kinder großzuziehen, als seine ganze Nervenkraft daranzusetzen, Bilder zu malen; aber was soll man machen, jetzt bin ich – oder fühle mich wenigstens – zu alt, um umzukehren ... Diese Lust ist mir vergangen, aber der seelische Schmerz ist geblieben.« Am 27. Juli 1890 legt er nach Arbeit in freier Natur seine Staffelei an einen Heuschober und gibt hinter dem Schloss einen Schuss auf sich ab. Die Kugel tritt unter dem Herzen ein, die Erschütterung reißt ihn zu Boden. Er rappelt sich jedoch wieder auf – dreimal hintereinander – und schleppt sich zu dem Gasthof, in dem er wohnt. Von seinem Zustand erzählt er niemandem! Ein Gast, der sieht, wie er sich die Seite hält, sucht ihn in seinem Zimmer auf. Stöhnend liegt van Gogh im Bett und sagt, er hoffe, diesmal sei der Schuss nicht fehlgegangen. Seinem herbeigerufenen Bruder Theo, der ihm zuredete, man versuche, ihn zu heilen, erwiderte er: »Die Traurigkeit wird immer bleiben.« Doktor Gachet, der die Kugel nicht entfernen konnte und dennoch hoffte, ihn zu retten, bekam von van Gogh zu hören: »Nun muss ich's nochmal machen.« Doch das ist nicht nötig: Der Tod tritt um halb zwei morgens ein – während der Maler eine Pfeife raucht.

ERNST GOLL

** 14.3.1887 Windischgraz/Untersteiermark, † 13.7.1912 Graz, österr. Schriftsteller.*

In seinen musikalischen Versen wie in seinem Leben bekannte sich der sensible »Früh-Expressionist« immer wieder zu »selbstloser, reiner Menschlichkeit«. Doch seine übersteigerte Lebenslust kippte nicht selten in tiefe Schwermut um. Obwohl er in Graz, wo er 1905 ein Germanistikstudium begann, in einer Künstlergesellschaft heimisch wurde, fand sein Werk nur wenig Anerkennung. Enttäuscht über die geringe Wertschätzung, nahm er sich schließlich mit fünfundzwanzig Jahren in tiefer Depression das Leben. »Mein Leben war ein Schönheitslobgesang/Und einer Sehnsucht bittende Gebärde« heißt es in »Abschied«, einem seiner letzten Gedichte.

ARSHILE GORKY

*eigtl. Vosdang Adoian * 15.4.1904 Khorkum/Türkei, † 21.7.1948 Connecticut, amerik. Künstler.*

Zur Zeit der Weltwirtschaftskrise war Gorky so arm, dass er nicht einmal Geld für Farben und Leinwand hatte. Später war er bekannt dafür, Materialien zu horten. Er konnte an keinem Künstlerbedarfsladen vorbeigehen, ohne Farben und Pinsel zu kaufen. Vosdang Adoian war in einem kleinen Dorf in Armenien zur Welt gekommen. Sein Vater floh 1908 vor der Einberufung in die türkische Armee nach Amerika. Nach dem Ersten Weltkrieg reiste ihm Gorky hinterher. Und begann in New York seine Laufbahn als Künstler. Obwohl er sich mit einer Vielzahl von Jobs durchschlagen musste, gelang es ihm, sich eine künstlerische Ausbildung zu verschaffen. 1926 bis 1931 war er Lehrer an der Grand Central Art School, auf der er Jahre zuvor selbst studiert hatte. In jener Zeit änderte er seinen Namen. Fortan benahm und kleidete er sich, wie man es seiner Meinung nach von einem Künstler erwartete. Journalisten gegenüber behauptete er, ein Cousin des Schriftstellers Maxim Gorki zu sein. Künstlerisch wurde er in dieser Zeit allerdings kaum ernst genommen. Er galt als einer der unzähligen Nachahmer Picassos. Doch bereits gegen Ende der dreißiger Jahre entwickelte er einen eigenen Stil, der ihm einen vorderen Platz unter den abstrakten Expressionisten einbrachte. 1946 begann für ihn dann eine beispiellose Pechsträhne. In diesem Jahr unterzog er sich einer schweren Krebsoperation. Danach vernichtete ein Feuer sein Studio in Connecticut. Siebenundzwanzig Gemälde und etliche Zeichnungen wurden zerstört. Seine Ehe kriselte, und sein Vater verstarb im Jahr darauf. Darüber hinaus hatte Gorky 1948 einen Autounfall, der eine zeitweilige Lähmung des rechten Armes zur Folge hatte. Kaum genesen, verließ ihn seine Frau mit ihren zwei gemeinsamen Kindern. Der vollkommen niedergeschlagene Künstler beschloss, seinem Leben ein Ende zu

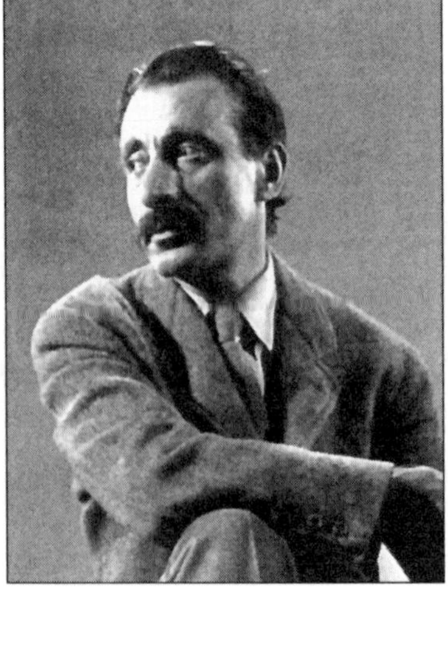

Arshile Gorky

setzen. Immer mit einem Sinn fürs Dramatische behaftet, suchte er lange, bis er eine geeignete Stelle für seinen Selbstmord fand. Seine Wahl fiel auf einen kleinen Holzschuppen in Connecticut, an dessen Dachbalken er sich erhängte. »Goodbye, meine Lieben« lautete die schlichte Abschiedsbotschaft, die er mit Kreide auf ein Stück Holz geschrieben hatte.

JOACHIM GOTTSCHALK

** 10.4.1904 Calau, † 7.11.1941 Berlin, dt. Schauspieler.*

Im wirklichen Leben und auf der Bühne eher unscheinbar, entwickelte Gottschalk auf der Leinwand echte Starqualitäten. Erst 1938 entdeckt, wurde er durch Filme wie »Das Mädchen von Fanö« schnell zum Filmidol. Nur eines trübte sein Glück: Zum Leidwesen der Nationalsozialisten war er mit einer Jüdin verheiratet. Während sich andere Schauspieler wie Heinz Rühmann von ihren jüdischen Partnern scheiden ließen, kam eine Trennung für Gottschalk nicht in Frage. Auch eine abenteuerliche Flucht wurde von ihm nicht in Betracht gezogen. Erst als es zu spät war, erkannte er den Ernst der Lage. Wegen seiner Weigerung, sich scheiden zu lassen, erhielt er Filmverbot und musste am Theater arbeiten. Seiner Frau Meta und dem achtjährigen Sohn Michael stand die Deportation nach Theresienstadt bevor. Er selbst sollte an die Ostfront. Gottschalk, der stets unbeschwerte Draufgänger verkörpert hatte, sah nur einen Ausweg: Er beschaffte Schlaftabletten – ein relativ schweres Unterfangen, da im Krieg auch Medikamente rationiert worden waren. Nachdem sie sich von ihren Freunden verabschiedet hatten, nahmen seine Frau und sein Sohn dann alle Tabletten zu sich. Danach dichtete Gottschalk Türen und Fenster ab und drehte den Gashahn auf. Schauspielkollege René Deltgen, der im gleichen Haus wohnte, bemerkte den Gasgeruch erst am nächsten Morgen. Als die Polizei die Wohnung aufbrach, entdeckte man die Leichen. Nur eine

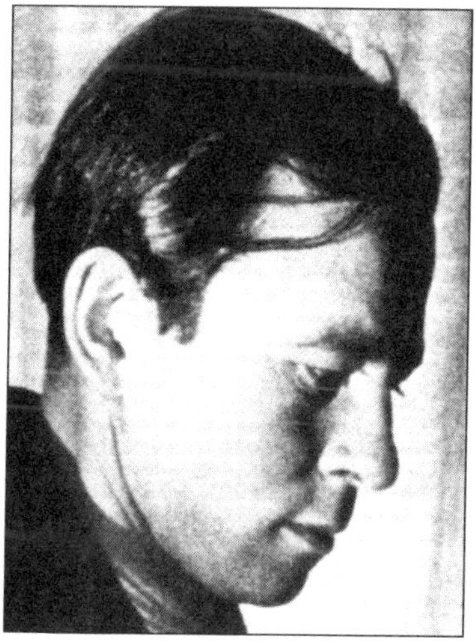

Joachim Gottschalk

Handvoll Kollegen wagte, zur Beerdigung zu gehen. Doch auch tot waren die Gottschalks ein Ärgernis für das Propagandaministerium. Nach der Trauerfeier ließ die Gestapo die Schleifen von den Kränzen der Trauernden entfernen. In einem der ersten Nachkriegsfilme »Ehe im Schatten« wurde Gottschalks traurige Geschichte verfilmt.

WOLFGANG GRAMS

† *27.6.1993 Bad Kleinen, Mitglied der RAF.*

»Es gibt keine neuen Erkenntnisse, die zwingend gegen eine Selbstbeibringung des Nahschusses durch Grams sprechen würden«, steht im Abschlussbericht der Züricher Stadtpolizei 1994. Dennoch bleibt der Tod des mutmaßlichen RAF-Terroristen umstritten. Vorgesehen war, am 27. Juni 1993 die RAF-Aktivisten Birgit Hogefeld und Wolfgang Grams im Bahnhof von Bad Kleinen zu verhaften. Vierundfünzig GSG-9-Beamten hatten die Aktion »Weinlese« sekundengenau geplant: Sobald die Gesuchten in der Unterführung zu den Gleisen verschwanden, sollte zugegriffen werden. Doch dann verstand »Beamter 4« einen Funkspruch falsch, dachte, die Aktion sei beendet und rannte die Treppe herunter – vorbei am nichtsahnenden Grams! Während Hogefeld von herbeistürmenden Beamten der Anti-Terrorgruppe überwältigt wurde, flüchtete Grams zu den Gleisen 3/4 – durch Schüsse einen Polizisten tötend, einen zweiten leicht verletzend. Bei der anschließenden wilden Schießerei wurde der Terrorist von fünf Kugeln getroffen und stürzte rückwärts auf das Gleis. Ein Kopfschuss aus unmittelbarer Nähe folgte. Der Tod Grams' trat gegen achtzehn Uhr in der Universitätsklinik Lübeck ein. Doch wer gab den Kopfschuss ab? Tage später versicherte die Besitzerin des Bahnhofskiosks eidesstattlich, ein GSG-9-Beamter habe den wehrlosen Grams getötet. Eine Version, die ein Sicherheitsbeamter bestätigte: Der verletzte Grams habe nicht mehr fliehen wollen. Die Beamten der GSG-9 indes wollten nicht hingesehen haben, als der entscheidende Schuss fiel. Darüber hinaus passierten bei der Spurensicherung und der Obduktion erstaunliche Pannen: Ein Beamter gab seine Privatwaffe erst viele Stunden später ab, Projektilhülsen auf dem Gelände wurden übersehen, und vor der Obduktion wurden Grams Gesicht und Hände gereinigt und das Kopfhaar vernichtet. Als dann auch noch versäumt wurde, die Pistolen auf Gewebespuren zu untersuchen, stellten die Eltern von Wolfgang Grams Strafanzeige wegen Verdachts des Mordes beziehungsweise des Totschlags.

Innenminister Rudolf Seiters trat wegen der offensichtlichen Fehler und Koordinationsmängel am 4. Juli zurück, drei Tage später wurde Generalbundesanwalt Alexander von Stahl in den vorzeitigen Ruhestand versetzt. Die Strafverfahren wurden jedoch eingestellt: Laut Abschlussbericht stammte der tödlich aufgesetzte Schuss aus der Waffe des Terroristen. Die Einschätzung des Direktors des Rechtsmedizinischen Instituts in Düsseldorf, Wolfgang Bonte, wurde nicht weiter verfolgt: Er war zu dem Schluss gekommen, dass Grams die Waffe entwunden worden war, bevor der Kopfschuss fiel. Ob es sich um Selbstmord oder Mord handle, sei letztlich eine Glaubenssache, kommentierte der leitende Oberstaatsanwalt in Schwerin abschließend. Grams, der als ruhig und in sich gekehrt galt, hatte sich nach abgebrochenem Mathematikstudium mit Gelegenheitsjobs über Wasser gehalten. Mitte der siebziger Jahre nahm das frühere Mitglied der »Sozialistischen Initiative Wiesbaden« Kontakt zur RAF auf, um gegen die »Brutalität, Unmenschlichkeit und Menschenverachtung des Systems« vorzugehen. Nachdem man bei dem von einer Spezialeinheit erschossenen RAF-Mitglied Willy Stoll Notizen über Grams gefunden hatte, wurde er 1978 verhaftet und in Total-Isolation genommen. Anschließend nahm er den »bewaffneten Kampf« auf.

KAROLINE VON GÜNDERODE

*Ps. Tian * 11.2.1780 Karlsruhe, † 26.7.1806 Winkel, dt. Schriftstellerin.*

Die empfindsamen, oft schwermütigen Gedichte und romantischen Dramen der Freundin von Clemens und Bettina Brentano sind heute so gut wie vergessen. Im Gedächtnis blieb die scheue Schriftstellerin statt dessen durch ihre unglückliche Liebe zu dem verheirateten Altertumswissenschaftler Friedrich Creuzer: den Grund ihres Selbstmordes. Mehr als dreihundert Seiten umfasst ein 1912 herausgegebener Band mit Creuzers Briefen. Bereits 1840 hatte Bettina Brentano die Beziehung in dem Briefroman »Die Günderode« thematisiert. Zeilen voller Hingabe und Verzweiflung und schließ-

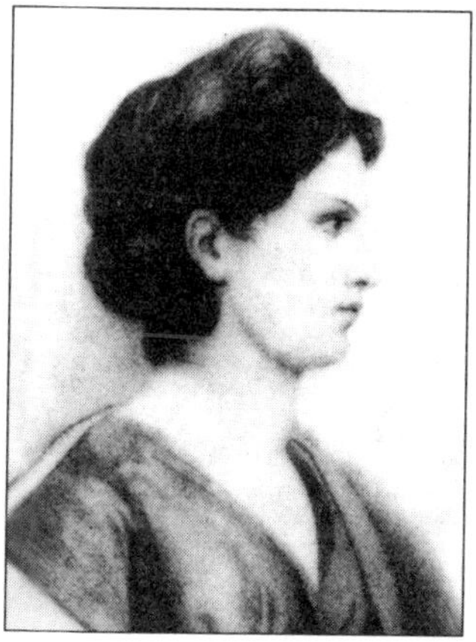

Karoline von Günderode

lich Zurückschrecken vor den Konsequenzen. Nachdem Creuzer das Verhältnis per Brief entkräftet aufgelöst hatte, sagte Karoline von Günderode einer Freundin, sie wolle spazieren gehen. Gegen Morgen entdeckte ein Bauer ihre Leiche auf einer weidenbewachsenen Landzunge am Rhein. Im Wasser liegend – die Beine mit Steinen beschwert – hatte sich die Verlassene mit einem Dolch ins Herz gestochen. Todesursache: Gebrochenes Herz.

DIETER GÜTT

** 24.2.1924 Marienwerder, † 28.1.1990 Hamburg, dt. Journalist.*

In den letzten Jahren wurde der Begriff des »pack journalism« geprägt: eine Charakterisierung von Journalisten, die öffentliche Meinung bloß kopieren – die schreiben, was gefällt, und nicht, was wirklich geschehen ist. Zu dieser Kategorie gehörte Dieter Gütt nie – egal, ob er für die »Weltbühne« schrieb, Chefredakteur von »ARD aktuell« war oder als stellvertretender Chefredakteur des »Stern« innen- und außenpolitische Themen betreute. »Ich kenne keinen Proporz, sondern nur guten und schlechten Journalismus«, sagte er über seine Arbeit. Entsprechend eckte der ehemalige Journalismus- und Publizistikstudent oft an: etwa, als er die Vertriebenenfunktionäre in einem ARD-Kommentar als »geifernde Kamarilla von Volksverführern« bezeichnete. Die Pedanterie in dem Bestreben, parteipolitisch ausgewogen zu sein, führte 1980 schließlich dazu, dass er seinen Vertrag als »ARD aktuell«-Chef nicht verlängerte. Statt dessen arbeitete er als Redakteur in der Programmgruppe »Kommentare und Feature« beim WDR und ab 1983 beim »Stern«, dessen stellvertretender Chefredakteur er schließlich wurde – bis er nach dem Rücktritt von Chefredakteur Rolf Winter den Posten quittierte. Kommentare und Reportagen verfasste er jedoch weiterhin. Kurz vor Auslaufen seines Vertrages bei Gruner + Jahr starb der Grimme-Preisträger am 28. Januar 1990 an Herzversagen. Ein Abschiedsbrief deutete darauf hin, dass sich der zuletzt verwitwete Vater von zwei Töchtern selbst umgebracht hat.

H

JONATHAN HALE

** 21.3.1891 Ontario/Kanada, † 28.2.1966 Woodland Hills, amerik. Schauspieler.*

Mit fast dreihundert Filmen war Hale einer der meistbeschäftigten Charakterdarsteller Hollywoods. Bevor er 1934 zum Film kam, war der in Kanada Geborene als Diplomat tätig. Nach kurzen Auftritten in Filmen wie »Die Marx Brothers in der Oper« kam sein Durchbruch mit der Film-Serie »Blondie« nach dem gleichnamigen Comic-Strip von Chick Young. Von 1938 bis 1946 spielte er in achtundzwanzig Filmen den cholerischen Mr. Dithers. Während dieser Zeit trat Hale auch in anderen bekannten Serien wie »Charlie Chan« und »The Saint« auf. In Fritz Langs »Gehetzt« (1936) spielte er die Rolle des Staatsanwalts; in »Schweigende Lippen« (1948) den Dr. Grey. In Hitchcocks »Der Fremde im Zug« (1951) war er der verhasste Vater Robert Walkers. In den Fünfzigern arbeitete der Schauspieler überwiegend fürs Fernsehen. Nach langer Krankheit zog er sich vom Filmgeschäft zurück und setzte sich im Motion Picture Country House in Woodland Hills, Kalifornien zur Ruhe. Am 28. Februar erschoss er sich in seinem kleinen Apartmenthaus. Das Personal sagte aus, er habe seit längerem unter Depressionen gelitten.

PETE HAM

** 27.4.1947 Swansea/Wales, † 23.4.1975 London, engl. Sänger und Gitarrist.*

Er spielte mit den berühmtesten Musikern seiner Zeit zusammen und war so nah am ganz großen Erfolg. Doch das Glück lächelte ihm nicht... Seine musikalische Laufbahn hatte der Waliser in der Begleitband von David Garrick gestartet, der 1966 in England mit »Lady Jane« und »Dear Mrs. Applebee« zwei Hits verbuchte. Als Paul McCartney ein

Demo-Band der »Iveys« hörte, nahm er sie im Juli 1968 für das Beatles-Label »Apple Records« unter Vertrag. Die erste Single »Maybe Tomorrow« und auch die weiteren Aufnahmen wurden jedoch kein großer Erfolg. Erst als man sich in »Badfinger« umbenannte und mit der McCartney-Komposition »Come and get it« startete, ging's 1970 in die Charts: auf Platz vier in England und Platz sieben in Amerika. Die Nachfolgetitel schrieb Ham selbst. »No Matter What« erreichte Position acht (Amerika) und fünf (England); »Day after Day« – produziert von George Harrison – belegte 1972 Platz vier (US-Charts) und Platz zehn (England). Auch beim legendären Benefiz-Konzert für Bangladesh im New Yorker Madison Square Garden räumten »Badfinger« ab. Zusätzlich beteiligten sie sich an George Harrisons Album »All things must pass« (1970) und den 1971er-Produktionen »Imagine« von John Lennon und der Single »It don't come easy« von Ringo Starr. 1974 zwangen Probleme innerhalb des Mangements bei »Apple Records« die Band, eine andere Schallplattenfirma zu suchen. Doch ohne ihre berühmten vier Fürsprecher entstand 1975 nur ein wenig interessantes Album. Mitte April desselben Jahres verließ Ham die Gruppe. Wenige Tage später erhängte er sich in der Garage seines Hauses – vier Tage vor seinem achtundzwanzigsten Geburtstag. In den letzten Monaten seines Lebens hatte Ham unter Depressionen und finanziellen Schwierigkeiten gelitten. Acht Jahre später tötete sich sein ehemaliger Mitstreiter → Tom Evans unter sehr ähnlichen Umständen.

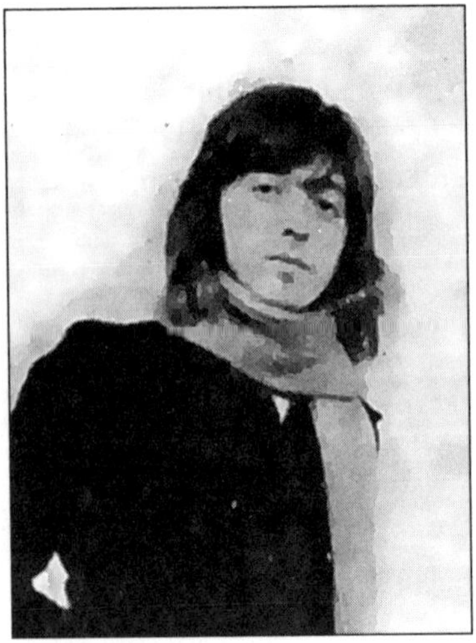

Pete Ham

TONY HANCOCK

** 12.5.1924 Birmingham, † 25.6.1968 Sydney, engl. Komiker.*

Die Sitcom »Hancock's Half Hour« war von 1954 bis 1961 die beliebteste Fernsehshow Großbritanniens. Selbst der damalige Premierminister Macmillan beklagte sich, wenn er eine Folge verpasst hatte. Der Komiker Tony Hancock hatte eine große Karriere vor sich. Leider war er extrem abergläubisch. Als sein Film »The Punch and Judy Man« nicht der erhoffte Erfolg wurde, glaubte er sich vom Teufel verflucht. Wie zur Bestätigung floppte auch seine nächste TV-Serie. Zwei Ehen scheiterten – er griff zur Flasche. Später zog er sich vollständig von seinen alten Freunden zurück und verließ das Land. In Australien versuchte er ein Comeback. Doch die Jahre des Alkoholkonsums hatten auch sein Talent zerstört. Eines Morgens fand ihn sein Regisseur tot in der Wohnung. Hancock hatte eine Überdosis Barbiturate mit Wodka heruntergespült. »Die Dinge liefen einfach zu oft schief«, schrieb er in seinem Abschiedsbrief.

HAN-FEI-TSE

† 233 v. Chr., chin. Philosoph.

Han-fei-tse war nicht nur ein bedeutender Philosoph, sondern zählte auch zu den ganz großen Juristen des alten Chinas. Er schied freiwillig aus dem Leben, weil er nach einer Verleumdung durch einen Jugendfreund beim Kaiser Shihuang-ti in Ungnade gefallen war. Die Lieblingsgedanken von Han-fei-tse drehten sich um die Grundsätze der Staatsführung und der staatlichen Machtausübung. Er vertrat einen modernen Pragmatismus, der sich dem historischen Materialismus annäherte: »Ein weiser Staatsmann«, so Han-feitse, »nimmt sich nicht vor, in den Wegen der Alten zu wandeln, noch wird er einen Grundsatz für

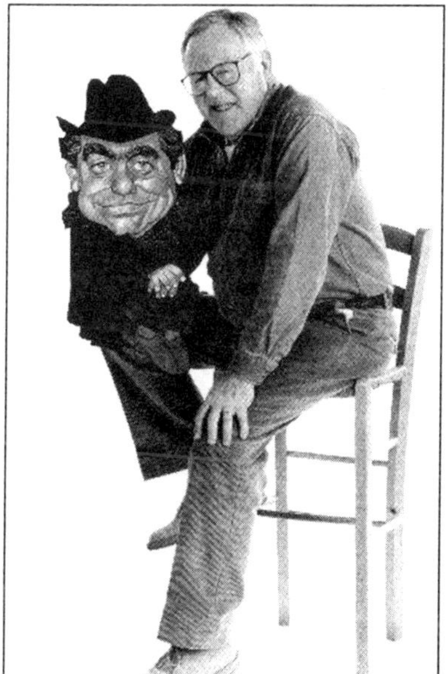

Tony Hancock

alle Zeiten aufstellen. Er studiert die Daseinsbedingungen seiner Zeit und richtet dementsprechend die Heilmittel ein.« Der Philosoph soll sich vergiftet haben.

HANNIBAL

** 247/246 v. Chr., † 183 v. Chr. Libyssa, karthag. Feldherr und Staatsmann.*

Die letzten Jahre seines Lebens verbrachte Hannibal auf der Flucht. Sein Leben lang hatte er für die Unabhängigkeit Karthagos von römischer Bevormundung gekämpft. Bald wurde der römische Einfluß jedoch so groß, dass ihm nur noch wenige Zufluchtsorte blieben. Sein Haus war zerstört, seine Besitzungen konfisziert, der Rat in Karthago hatte ihn verbannt. Schutz auf Dauer war nicht mehr zu finden. Um dem römischen Zugriff zu entgehen, wählte Hannial schließlich den Freitod... Im Jahre 219 hatte der Oberfeldherr trotz römischen Einspruchs die Stadt Sagunt zerstört. Ein Jahr später beschloss er, gegen Nordspanien ins Feld zu ziehen – entgegen eines von seinem Vorgänger beschlossenen Vertrages. Ein Schritt zu weit! Rom erklärte den Karthagern den Krieg. Durch seine berühmte Alpenüberschreitung mit achtunddreißigtausend Mann, achttausend Reitern und siebenunddreißig Elefanten durchkreuzte Hannibal jedoch den römischen Offensivplan:

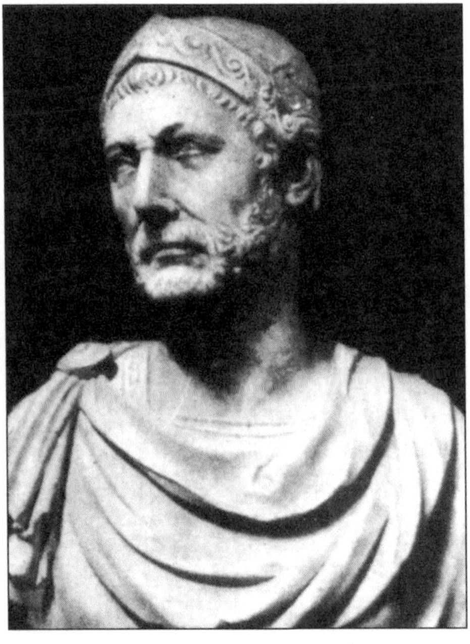

Hannibal

Im Reitertreffen am Ticinus und in der Schlacht an der Trebia zerschlug der Feldherr die römische Vormachtstellung in Oberitalien und zog die dort wohnenden Gallier auf seine Seite. Als 216 dann auch noch Süditalien weitgehend in seine Hand fiel, weitete sich der Kriegsschauplatz aus. Die karthagischen Kräfte zersplitterten. Ab 215 wurde Hannibal allmählich in die Verteidigung und schließlich zum Rückzug gedrängt. 203 wurde er zusätzlich in Afrika bedroht, wo Scipio d.Ä. ihn 202 bei Zama schließlich kriegsentscheidend schlug. Die Römer diktierten den Frieden und damit das Ende eines unabhängigen Karthagos. Hannibal nahm an der Neugestaltung der Politik teil. Eine Verleumdung, er schmiede weitere Kriegspläne, zwang ihn jedoch 195 zur Flucht nach Syrien – aus Angst, Rom würde seine Auslieferung fordern. Nachdem 190 auch Syrien in römische Hand gefallen war, floh Hannibal nach Kreta, später nach Armenien und – nachdem die Römer auch hierhin vorgedrungen waren – zu König Prusias I. von Bithynien. Sein dortiges Haus besaß sieben unterirdische Ausgänge. Ein Schiff für die Flucht lag bereit. Doch in diesem Fall war die Vorsorge vergeblich: Unter dem Druck des römischen Feldherren T. Quinctius Flamininus hatte Prusias das Gastrecht gebrochen. Alle Ausgänge von Hannibals Haus wurden von königlichen Truppen besetzt. Eine neuerliche Flucht war unmöglich. Verzweifelt traf Hannibal eine letzte Entscheidung: Um der Schmach zu entgehen, der gaffenden Menge in Rom vorgeführt und danach im Staatsgefängnis stranguliert zu werden, nahm er Gift. Seine letzten Worte waren angeblich: »Wir wollen das römische Volk von einer langen Sorge befreien, da sie glauben, es dauere zu lange, auf den Tod eines alten Mannes zu warten. Flamininus wird keinen großen und keinen denkwürdigen Sieg über einen unbewaffneten und verratenen Mann davontragen.« Anschließend verfluchte er König Prusias und starb. Ob die Todesstunde allerdings tatsächlich so dramatisch war, wird unter anderem von Biograph Jakob Seibert bezweifelt. Die Zeit war vermutlich zu knapp für einen solch heroischen Abgang.

RAIMUND HARMSTORF

** 7.10.1939 Hamburg, † 3.5.1998 Marktoberdorf/Allgäu, dt. Schauspieler.*

1971 versetzte eine Kartoffel ganz Deutschland in Aufregung. In dem TV-Vierteiler »Der Seewolf« nach Jack London hatte Raimund Harmstorf als zwielichtiger Kapitän Wolf Larsen das schmackhafte Gemüse mit der bloßen Hand zerquetscht. Die Enttäuschung war groß, als sich später herausstellte, dass die Kartoffel gekocht war. Dennoch war der 1,90 Meter große Schauspieler fortan auf die Rolle des Kraftmeiers festgelegt. Kein Wunder: Schon als Jugendlicher hatte es der Sohn eines Arztes zum schleswig-holsteinischen Zehnkampf-Meister gebracht. Anschließend tingelte er nach abgebrochenem Medizinstudium auf Südamerikas Bühnen. Erste Film- und Fernsehauftritte folgten, bevor der große Durchbruch als »Seewolf« kam. Harmstorf verkündete, er wolle ein neuer Hans Albers werden. Es sollte ein frommer Wunsch bleiben. Sein Erfolg blieb von kurzer Dauer. Schon nach wenigen Jahren rutschte er zum Prügelknaben in Bud Spencer-Klamotten ab. Da sein Körper sein Kapital war, traf es ihn besonders hart, als er nach einem Unfall mit dem Mountain-Bike humpelte. Doch es sollte noch schlimmer kommen: 1994 diagnostizierte man bei ihm die Parkinsonsche Krankheit. Harmstorf hielt dies geheim, denn er wollte seinen Fans bis zum Schluss als viriler Held in Erinnerung bleiben. Um die Symptome seiner Krankheit zu verbergen, nahm er große Mengen eines Medikamentes, zu dessen Nebenwirkungen Angstzustände und Halluzinationen zählen. Nachdem er am 5. April 1998 zu viele Tabletten zu sich genommen hatte und kurz vor einer Ohnmacht stand, rief er den Notarzt – woraufhin er wegen einer Tablettenvergiftung in die psychiatrische Station des Bezirkskrankenhauses Kaufbeuren eingeliefert wurde. Am 2. Mai griff eine Boulevard-Zeitung die Nachricht auf. In reißerischen Lettern wurde Harmstorf eines Selbstmordversuches bezichtigt. Außerdem lag er nach Aussage des Blattes in der geschlossenen Abteilung der Psychiatrie – was ebenfalls nie zutraf. Unglücklicherweise befand sich der Schauspieler zu diesem Zeitpunkt längst daheim. Immer wieder nahm er die Zeitung zur Hand und sagte zu seiner Lebensgefährtin: »Das ist mein Todesurteil«. Nur einen Tag später erhängte er sich auf dem Dachboden seines geliebten Bauernhofs in Marktoberdorf im Ostallgäu. Für viele seiner Freunde

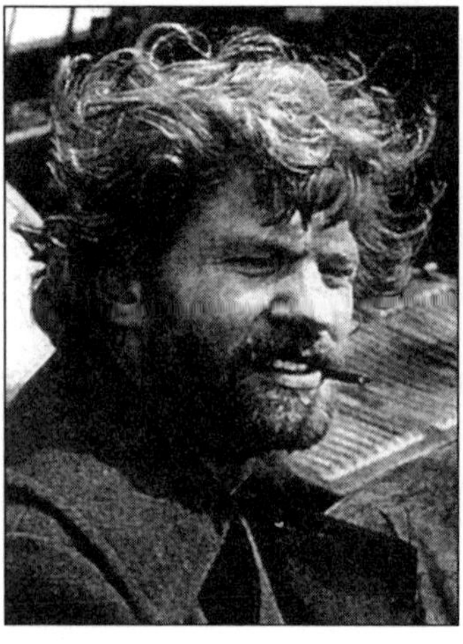

Raimund Harmstorf

und Hinterbliebenen war Harmstorf das Opfer einer rücksichtslosen Skandalpresse.

ELIZABETH HARTMAN

** 23.12.1941 Youngstown, † 10.6.1987 Pittsburgh, amerik. Schauspielerin.*

»Manchmal passieren uns Dinge, auf die wir nicht vorbereitet sind. Wenn Probleme auftauchen, machen wir einen Schritt nach dem anderen, von einem Augenblick zum nächsten, bis wir uns an sie gewöhnen und verantwortlich unsere eigenen Entscheidungen treffen können«. Die rothaarige Schauspielerin sprach in diesem Interview Mitte der achtziger Jahre vermutlich aus eigener Erfahrung. Bereits die erste Filmrolle hatte sie über Nacht berühmt gemacht. Nachdem sie als blindes Mädchen in dem Melodram »Träumende Lippen« (1965) Sidney Poitier und das Publikum verzaubert hatte, standen ihr alle Türen Hollywoods offen. Eine Oscarnominierung und weitere Rollen folgten. Allerdings führten Eheprobleme dazu, dass Hartman wieder in den mittleren Westen zurückkehrte. Die hochsensible Schauspielerin konnte dem Druck des Filmgeschäftes nicht standhalten. Statt dessen spielte sie an kleinen Bühnen Theater. Anfang der achtziger Jahre versuchte sie ein Comeback. In dem Zeichentrickfilm »Mrs. Brisby und das Geheimnis von Nimh« (1982) lieh sie der Titelheldin ihre Stimme. Depressionen sorgten jedoch dafür, dass es bei einigen wenigen Auftritten beim Fernsehen blieb. Genauso plötzlich, wie sie aufgetaucht war, verschwand Elizabeth Hartman wieder von der Bildfläche. Am 10. Juni 1987 sprang sie aus dem Fenster ihres Apartments. Grund waren anhaltende Depressionen.

WALTER HASENCLEVER

** 8.7.1890 Aachen, † 21.6.1940 Les Milles/Frankreich,*
dt. Lyriker und Dramatiker.

»Ich habe fünf Röhrchen Veronal bei mir. Gutes, echtes Veronal. Für alle Fälle«, schrieb Walter Hasenclever in seinem Bekenntnisroman »Irrtum und Leidenschaft« (hg. 1969), den er von 1934 bis 1940 im französischen Exil verfasste. Und schilderte anschließend, wie er sich ein Jahr später damit töten würde. Fast zwölf Monate nach der Niederschrift beendete er sein Leben dann tatsächlich auf diese Weise – aus Angst vor den deutschen Truppen, die Paris erobert hatten und nun anrückten. Hasenclever war in den zwanziger und dreißiger Jahren einer der populärsten deutschen Autoren. Das Drama »Der Sohn« hatte ihn in den Mittelpunkt der expressionistischen Bewegung gestellt. 1933 wurden seine Werke jedoch verboten: Der radikale Pazifismus in Werken wie »Der Retter« (1915) und »Antigone« (1917) und vor allem seine jüdische Abstammung passten den Nationalsozialisten nicht ins Konzept. Hasenclever wurde ausgebürgert, lebte in London, Florenz und Cagnes bei Nizza. An all diesen Orten machte ihm der fehlende Kontakt zum Publikum jedoch zu schaffen. Sein 1934 entstandenes Schauspiel »Münchhausen« blieb unveröffentlicht. Auch die Prosa, der er sich daraufhin zuwandte, erschien erst posthum. Kurt Pinthus, Hasenclevers Nachlassverwalter und enger Freund, beschrieb den Schriftsteller im Rückblick als Mann mit Doppelleben: schwankend zwischen Heiterkeit und Depression, Glücksrausch und aggressiver Gekränktheit – ein lebhafter Mensch, der äußerst labil war. Zu seiner ständigen Angst vor finanziellen Schwierigkeiten kam eine überraschende Verhaftung 1938 in Florenz (zur Zeit, als Hitler Mussolini besuchte). Beim Baden aufgegriffen, wurde Hasenclever in einer Festung gefangen gehalten. Wieder freigelassen, flüchtete er mit gefälschten Papieren nach Frankreich. Seine immer stärker wachsende Zermürbung, Enttäuschung und Vereinsamung flossen in die späteren Kapitel von »Irrtum und Leidenschaft« ein. Bis kurz vor seinem Tod arbeitete Hasenclever zudem an dem Roman »Die Rechtlosen« (hg. 1963): einer eindringlichen Schilderung des zerstörten Lebens der Emigranten in Südfrankreich. Kurz nach Abschluss des Manuskriptes musste er in ein Flüchtlingslager einrücken – am Tag, als Hitlers Feldzug im Westen begann. Mithäftlinge erlebten ihn als liebenswürdig, hilfsbereit und heiter, aber auch als nervös ängstlich, gehetzt sprechend und in wachsendem Maße depressiv. Seine Verhöhnung des Nazismus in »Konflikt in Assyrien« (1939 in London uraufgeführt) und einige

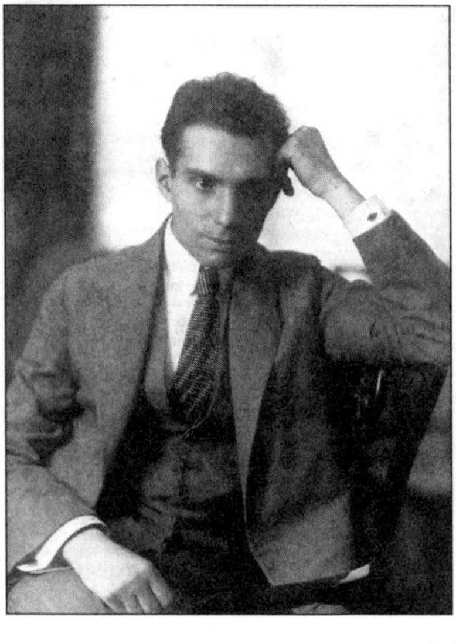

Walter Hasenclever

andere Stellungnahmen ließen den Schriftsteller ahnen, was passieren würde, falls die Gestapo ihn aufgriffe. Als er vom Herannahen der deutschen Truppen hörte, suchte er aus Verzweiflung den Freitod – drei Wochen vor seinem fünfzigsten Geburtstag.

DONNY HATHAWAY

** 1.10.1945 Chicago, † 13.1.1979 New York,*
amerik. Sänger, Keyboarder und Produzent.

Eigentlich wollte er Prediger werden, sang Gospelsongs, wurde als einfühlsamer Soul-Interpret berühmt und befand sich gerade zu Schallplattenaufnahmen in New York, als man ihn an einem Sonntagmorgen mit zerschmettertem Körper auf einem Dach des Essex House Hotels im zweiten Stock entdeckte. Donny Hathaway hatte ein bewegtes Leben hinter sich. Im Jahr 1964 studierte er in Washington und spielte im Ric Powell Jazz Trio. Zu dieser Zeit kam es auch zur ersten Begegnung mit Roberta Flack. Vier Jahre später lernte er Curtis Mayfield kennen, der ihm vorschlug, einige Songs im Duett mit der Sängerin June Conquest aufzunehmen. Auch für Chess Records mit Woody Herman und für Stax mit den Staple Singers und Carla Thomas arbeitete Donny Hathaway als freier Produzent. Anschließend kam er durch seine Freundschaft zu dem Saxophonisten King Curtis zu Atlantic Records, wo er als Produzent, Autor und Interpret unter Vertrag genommen wurde. Sein Durchbruch gelang ihm dann allerdings nicht mit seiner ersten eigenen Schallplatte im Februar 1970, sondern durch ein Duett mit Roberta Flack. »You've got a Friend« wurde 1971 unter den ersten dreißig Plätzen notiert. Im Juli 1972, kurz nachdem Roberta Flack mit dem Song »First Time ever I saw your Face« einen Top-Hit gelandet hatte, erschien das nächste Duett: »Where is the Love«, ein Top-Fünf-Hit. Auch 1978 gab es ein gemeinsames Lied und einen gemeinsamen Erfolg: »The closer I get to you« schaffte es sogar bis auf Position zwei. Als Hathaway ein Jahr später kurz vor Mitternacht aus dem fünfzehnten Stockwerk in die Tiefe stürzte, rätselte man im Freundeskreis, wie es dazu kommen konnte. Doch für die Ermittlungsbeamten war es ein klarer Fall. »Wir vermuten Selbstmord«, sagte ein Polizeisprecher, »weil seine Zimmertür verschlossen war und es keinerlei Anzeichen für einen Mord gab.«

FELIX HAUSDORFF

** 8.11.1869 Breslau, † 26.1.1942 Bonn, dt. Mathematiker.*

Als die Nationalsozialisten 1933 in Deutschland die Macht ergriffen, konnten noch viele jüdische Künstler und Wissenschaftler rechtzeitig ins Ausland fliehen. Felix Hausdorff blieb, und dies wurde ihm und seiner Familie zum Verhängnis. Hausdorff war der Sohn eines Leipziger Textilgrossisten. Nach seinen Studienjahren in Berlin und Leipzig befasste er sich zunächst mit der mathematischen Astronomie. Eines seiner Themen war die Brechung des Lichts in der Atmosphäre. Später wandte er sich jedoch rein mathematischen Fragen zu. 1914 entstand sein bedeutendstes Werk: »Die Grundzüge der Mengenlehre«. Es ist noch heute untrennbar mit seinem Namen verbunden. Den weiten Rahmen seiner geistigen Interessen dokumentieren auch zwei philosophische Werke und eine Groteske, die er unter dem Pseudonym »Paul Mongré« veröffentlichte. Bereits 1910 war Hausdorff für seine Arbeit gewürdigt worden. Damals hatte man ihn auf das Extraordinariat in Bonn berufen. Drei Jahre später wurde er Ordinarius in Greifswald. 1921 kehrte der Mathematiker schließlich nach Bonn zurück, wo er bis zu seiner Emeritierung 1935 wirkte. Bis 1942 konnten Universitätskollegen noch verhindern, dass er aus seinem Haus in Bonn vertrieben und im Vorort Endenich kaserniert wurde. Danach war dies nicht mehr möglich. Felix Hausdorff wählte daraufhin zusammen mit Frau und Schwägerin den Freitod, um so der drohenden Deportation und dem Tod in der Gaskammer zu entgehen.

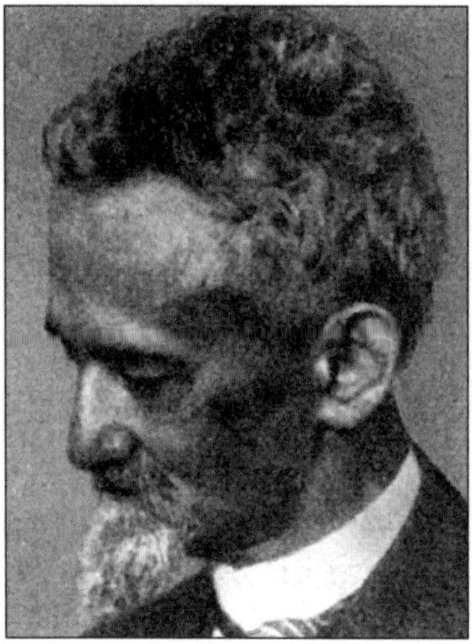

Felix Hausdorff

KARL HAUSHOFER

** 27.8.1869 München, † 10.3.1946 Pähl b. Weilheim, dt. Geopolitiker.*

Haushofer, Professor für Geographie in München von 1921-39, begründete in Deutschland die Geopolitik. Die Ideen des Militärs, der nach dem Ersten Weltkrieg seinen Abschied als Generaloffizier nahm, wirkten stark auf den Nationalsozialismus – allen voran der Grundgedanke, dass es dem deutschen Volk an »Lebensraum« mangele, der nur im Osten gefunden werden könne. → Rudolf Heß – früherer Assistent des Professors – ließ diese These als Diskussionspartner von → Adolf Hitler in das Buch »Mein Kampf« mit einfließen. Zwei Jahrzehnte später von den Alliierten in Nürnberg zu seinen Thesen befragt, stritt Haushofer die Urheberschaft zunächst ab. Später räumte er jedoch ein, dass einige seiner Ideen über Heß zu Hitler gelangt seien, der sie jedoch »nie wirklich verstanden« habe. Wenige Wochen nach dem Verhör nahm er sich das Leben – gemeinsam mit seiner jüdischen Frau. Neben seiner Tätigkeit als Gelehrter war Haushofer Präsident der Deutschen Akademie (1934-37) sowie des Volksbundes für das Deutschtum im Ausland (1938-41) und Herausgeber der »Zeitschrift für Geopolitik« (1922-44).

HINTON ROWAN HELPER

** 27.12.1829 Rowan County/N.C., † 8.3.1909 Washington DC, amerik. Schriftsteller.*

»The Impending Crisis of the South: How to Meet It« gilt neben Harriet Beecher-Stowes »Onkel Toms Hütte« als wichtigstes zeitgenössisches Werk gegen die Sklaverei. Dabei hielt der Vater des Autors auf seiner Farm selbst einige Sklaven... Nachdem er die Mocksville Akademie besucht hatte, war Hinton Rowan Helper um Kap Hoorn zur Westküste Amerikas gesegelt. Als Goldsucher verbrachte er drei erfolglose Jahre in San Francisco. Anschließend kehrte er in den Osten zurück, um seine Erfahrungen in dem Buch »The Land of Gold« (1855) zu verarbeiten – einem der bittersten und desillusionierendsten Bücher, das je über Goldsucher geschrieben wurde. Sein darauffolgendes Buch gegen die Sklaverei wollte Helper ursprünglich in Baltimore veröffentlichen, doch ein Gesetz verbot Schriften, die »Unzufriedenheit in der farbigen Bevölkerung« verbreiten könnten. Also reiste der Autor mit seinem Manuskript nach New York – nicht zuletzt, weil er tätliche Angriffe auf seine Person befürchtete. 1860 verteilten die Republikaner einhunderttausend Exemplare dieses Appells, der eher die Vernunft als das Gefühl ansprach. Helper vertrat in seinem Buch die Auffassung, dass die schwarzen Sklaven den Weißen die Arbeitsplätze wegnehmen. Anhand von Statistiken machte er die Sklaverei für die Verarmung des Südens verantwortlich. Tatsächlich hatte der Norden in jeder Hinsicht die immer mehr ins Hintertreffen geratenen Südstaatler überflügelt. Helpers These machte ihn zu einem der bekanntesten und meistgehassten Männer Amerikas. Selbst Abraham Lincoln besaß ein Exemplar des Buches, dessen Verkauf in manchen Staaten verboten worden war. Obwohl seine Studie ein großer Erfolg war, brauchte Helper bald wieder dringend Geld. Er wandte sich an Lincoln, der ihn als Konsul nach Buenos Aires schickte. Dort heiratete der Schriftsteller die Einheimische Maria Luisa Rodriguez. Nach seiner Rückkehr 1866 überraschte er seine Leser mit neuen Büchern, die ihn unerwartet als virulenten Rassisten entlarvten: In »Negroes in Negroland« (1868) schürte er die Ängste der weißen Bevölkerung vor den nun befreiten Schwarzen. 1876 sprach er sich dafür aus, alle andersfarbigen Menschen aus den Vereinigten Staaten zu verbannen. Er bezeichnete alle Schwarzen als »minderwertige Wesen« und schockierte mit seinen Hasstiraden sogar die Südstaatler. Nach und nach hatte er auf diese Weise seinen Ruf als ernstzunehmender Autor verspielt. Die restlichen Jahre seines Lebens beschäftigte er sich mit dem Bau einer Eisenbahnstrecke, die Kanada mit Argentinien verbinden sollte. Er sah sich damit bereits als neuer Kolumbus, doch seine Bemühungen führten zu nichts. 1899 verließ ihn seine Frau und kehrte mit dem gemeinsamen Sohn nach Buenos Aires zurück. Verbittert und vergessen schloss sich Helper am 8. März 1909 in sein Zimmer ein und drehte das Gas auf. Am nächsten Morgen entdeckte das Hausmädchen seine Leiche.

ERNEST HEMINGWAY

** 21.7.1899 Oak Park/Ill., † 2.7.1961 Ketchum/Idaho, amerik. Schriftsteller.*

Clarence, der Vater des ersten »Schriftsteller-Stars«, erschoss sich 1929 – gedemütigt von seiner Frau, zuckerkrank, depressiv und nach einer missglückten Grundstücksspekulation in wirtschaftlichen Schwierigkeiten. Ein Ereignis, das den Sohn dauerhaft erschütterte. Immer wieder beschäftigte er sich in den danach verfassten Kurzgeschichten und Romanen mit dem Motiv des Selbstmordes. Hemingway war Großwildjäger, Hochseefischer, Frauenfreund (viermal verheiratet) und Anhänger des Stierkampfes. 1918 meldete er sich aus reiner Abenteuerlust an die italienische Front und wurde bei einem Granatenangriff verwundet, im Spanischen Bürgerkrieg arbeitete er als Kriegsreporter, der sich jeder nur möglichen Gefahr aussetzte, um überzeugend zu berichten. Im Zweiten Weltkrieg knüpfte er als US-Agent ein Spionagenetz auf Kuba. Stationen und Vorlieben, die den Mythos seiner Männlichkeit prägten. Der Weltkriegsroman »In einem andern Land« (1929, dt. 1930) und »Fiesta« (1926, dt. 1928) – Impressionen aus dem spanischen Stierkampf – machten ihn zum Sprecher der »verlorenen Generation«. Biograph Kenneth S. Lynn zerpflückte jedoch 1991 den Mythos der hartgesottenen Kraftnatur. Die Hemingway-Figur Francis Macomber (1950, dt. 1961) sei ein Abbild des Autors, schreibt er: Ein Mann, im Kern unmännlich, dessen Mut ein Produkt seiner Angst ist. Nicht nur durch seine rigorose Mutter, die ihn in Mädchenkleider steckte, wurde Hemingway verunsichert. Eine Krankenschwester, in die er sich 1918 verliebte, betrog ihn mit einem Lieutenant, seine dritte Ehefrau Martha Gellhorn verließ ihn, seine Autobiographie »Die grünen Hügel von Afrika« (1934) wurde als langweilig und »prosaisch auf den Hund

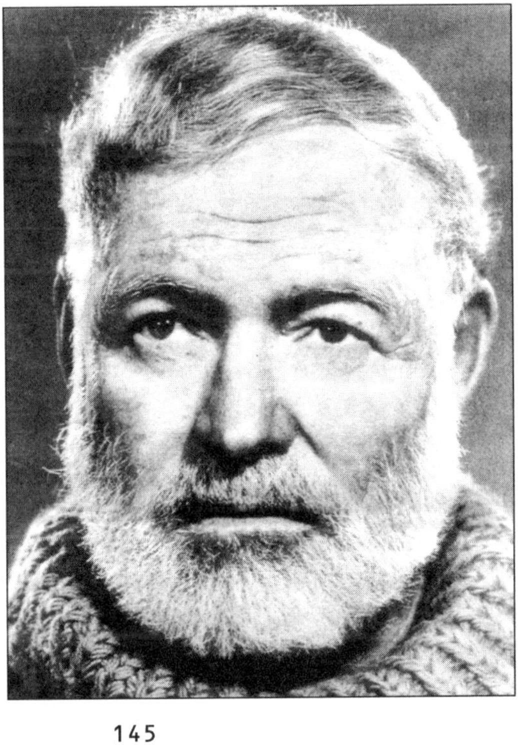

Ernest Hemingway

gekommen« verrissen. Kurz danach verfiel Hemingway in die ersten Depressionen, die fortan chronisch wurden. Eine zunehmende Schreibhemmung verstärkte die Depressionsschübe. Der Psychoanalytiker Philip Young prägte Ende der fünfziger Jahre das Wort von der »Todesbesessenheit« des Autors: Die Grundlage seiner Arbeit seien Kriegstrauma und Verwundung. Nicht umsonst schildert Hemingway in dem Kurzgeschichten-Band »Der Sieger geht leer aus« mit ungewöhnlicher Akribie die Stadien der Verwesung, die er auf den Schlachtfeldern kennengelernt hat – unter anderem verwesendes Fleisch, das einer Teermasse ähnelt. 1952, nach zehnjähriger Schreibpause, legte Hemingway seine Erzählung »Der alte Mann und das Meer« vor, für die er den Pulitzerpreis erhielt. 1954 wurde er mit dem Literatur-Nobelpreis ausgezeichnet. Dennoch war sein Zustand katastrophal, sein Zerfall offensichtlich. Er trank täglich zwei bis drei Flaschen Schnaps, knallte auf Safari in Ostafrika wahllos irgendwelche Tiere ab. Oft war er jedoch auch so betrunken, dass er aus dem Landrover fiel und beim Schießen nicht traf. Im Januar 1954 überstand er innerhalb von vierundzwanzig Stunden zwei Flugzeugabstürze, trug jedoch schwere Verletzungen davon, von denen er sich nie wieder erholte. Zusätzlich litt er an Arteriosklerose, erhöhtem Blutdruck und Diabetes. Er alterte und sah sich seinen körperlichen Leiden ausgeliefert. Elektroschocks, die seine Depression und Paranoia heilen sollten, brachten den zwei Zentner schweren Koloss schließlich vollends um den Verstand. »Aber der Mensch darf nicht aufgeben. Man kann zerstört werden, aber man darf nicht aufgeben« ließ Hemingway 1952 den »alten Mann« im Kampf seines Lebens sagen. Ihn selbst trägt dieser Grundsatz nicht mehr. Am 2. Juli 1961 steckt er sich in seinem Ferienhaus in Ketchum um sieben Uhr morgens die Läufe seiner doppelläufigen Lieblings-Schrotflinte in den Mund und drückt beide Abzüge ab. Die Explosion reißt ihm den Kopf fast vollständig weg.

LEICESTER HEMINGWAY

** 1915 Oak Park/Illinois, † 13.9.1982 Miami Beach,*
amerik. Journalist und Schriftsteller.

Leicester Hemingway stand sein Leben lang im Schatten seines berühmten Bruders. Auch er arbeitete als Journalist und versuchte sich als Schriftsteller – jedoch, ohne dabei besonders großen Erfolg zu haben. Hemingway war erst dreizehn Jahre alt, als er die Leiche seines Vaters fand, nachdem sich dieser mit einem Gewehr erschossen hatte. Danach fungierte sein großer Bruder als Vaterfigur. Oft begleitete er ihn bei seinen abenteuerlichen Ausflügen. Gerne wäre er so gewesen wie der sechzehn Jahre ältere Ernest. Noch zu Lebzeiten des Nobel-Preisträgers schrieb er die Biographie »Mein Bruder, Ernest Hemingway«. Der ältere Hemingway war zufrieden, bat sich aber aus, das Buch erst nach seinem Ableben zu veröffentlichen. 1962 erschien das liebevoll gezeichnete Portrait. In späteren Jahren erkrankte Leicester Hemingway an Diabetes. Als eine Beinamputation drohte, beschloss er, sein Schicksal in die eigene Hand zu nehmen. Er borgte sich eine Pistole und schoss sich in den Kopf. Auch im Tod konnte er sich nicht aus dem übermächtigen Schatten des Bruders befreien.

MARGAUX HEMINGWAY

*eigtl. Margot Hemingway * 19.2.1955 Portland, † 2.7.1996 Los Angeles, amerik. Schauspielerin.*

Margaux war die älteste von zwei Enkelinnen des Schriftstellers → Ernest Hemingway. Die junge Margot war auf dem Anwesen ihres Großvaters in Idaho aufgewachsen. Als sie von Modemagazinen entdeckt wurde, änderte sie ihren Vornamen in Margaux. Unter diesem Namen wurde sie in den Siebzigern als »Gesicht einer Generation« zur Berühmtheit. Nach einer erfolgreichen Zeit als Aushängeschild der Kosmetikfirma Faberge entschloss sie sich, Schauspielerin zu werden. Im Vergewaltigungsdrama »Lipstick – eine Frau sieht rot« (1976) spielte sie neben ihrer jüngeren Schwester Mariel. Der Film und ihre schauspielerische Leistung wurden allerdings universell verrissen. Weitere Billigproduktionen folgten. Schon seit ihren Tagen als Model litt sie an Alkoholismus, Tablettensucht und Bulimie. Außerdem war sie Epileptikerin und hatte bereits mehrere Selbstmordversuche hinter

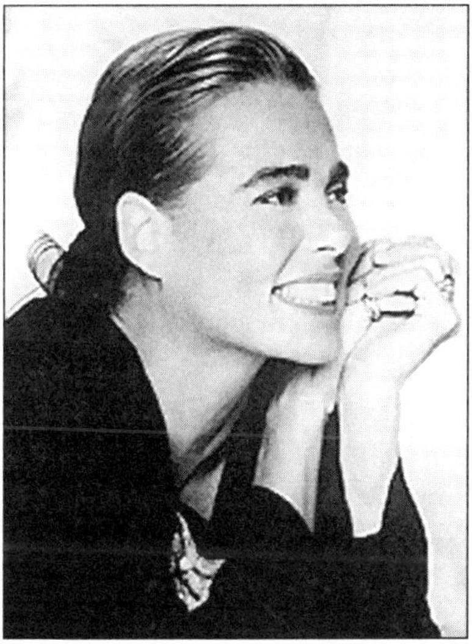

Margaux Hemingway

sich. Zwei Ehen endeten in Scheidung. Während Schwester Mariel Erfolge feierte, ging es mit ihrer eigenen Karriere bergab. »Nach außen wirkte ich selbstbewußt. Doch in meinem Inneren war ich oft einsam, durchlitt meine private Hölle«, gestand Margaux Hemingway einem Journalisten. Kurz vorm fünfunddreißigsten Todestag ihres berühmten Großvaters ereignete sich ihre Tragödie. Freunde hatten die Polizei alarmiert, nachdem sie seit Tagen nichts mehr von ihr gehört hatten. Als die Polizei ihre Wohnung am Strand von Santa Monica aufbrach, war die Leiche des einstigen Supermodels bereits stark verwest. Ihr Mageninhalt wies Spuren des Arzneimittels Klonopin auf.

HENRY WILLIAM HERBERT

** 7.4.1807 London, † 1858 Manhattan, amerik. Schriftsteller.*

Als ältester Sohn eines Schulmeisters hatte Herbert eine Ausbildung auf den Eliteschulen Englands genossen. Nach seinem Abschluss musste er allerdings hochverschuldet und von seinen Gläubigern verfolgt das Land verlassen. Das ferne Amerika bot sich als Zuflucht an. Als Lehrer für Griechisch unterrichtete er an einer Schule in New York. Doch nach acht Jahren hatte er genug vom Schulalltag. Zusammen mit seinem Kollegen A. D. Patterson gründete er 1833 das »American Monthly Magazine«, das er mehrere Jahre leitete. Herbert füllte oft das halbe Heft mit seinen Beiträgen. Doch selbst damit war sein Schreibhunger nicht gestillt. Seinem historischen Roman »The Brothers« (1834) folgten viele weitere erfolgreiche Bücher. Sein privates Interesse für Pferderennen führte dazu, dass er Artikel für die Zeitung »New York Spirit of the Times« verfasste. Unter dem Pseudonym Frank Forrester war er der erste amerikanische Journalist, der sich mit Sport befasste. Trotz aller beruflichen Erfolge war Herbert ein unglücklicher Mann. Seine junge Frau starb 1943 nach nur vierjähriger Ehe. Kurz danach erkrankte eines der beiden Kinder mit tödlichem Ausgang. Die folgenden Jahre verbrachte der Schriftsteller in völliger Zurückgezogenheit mit seiner Arbeit. Erst 1858 verliebte er sich in eine andere Frau, die er überstürzt heiratete. Die Ehe zerbrach nach nur wenigen Monaten. Einen Tag, nachdem seine Frau die Scheidung eingereicht hatte, gab Herbert ein Essen für seine Freunde. Nur einer erschien. Danach ging er in sein Hotelzimmer und erschoss sich mit seiner Pistole.

RUDOLF HESS

** 26.4.1894 Alexandria/Ägypten, † 17.8.1987 Berlin, dt. Politiker.*

Offiziell hat sich der dreiundneunzigjährige Heß mit einem Verlängerungskabel an einem Fensterriegel im Gartenhäuschen des alliierten Militärgefängnisses Berlin-Spandau erhängt. Inoffiziell wurden immer wieder Zweifel an dieser Darstellung laut: Der frühere Reichsminister (ohne Geschäftsbereich) und → Hitler-Stellvertreter sei zwar durch Zusammendrücken des Halses erstickt, bestätigte der angesehene Rechtsmediziner Prof. Wolfgang Spann in einer Zweitobduktion im Auftrag der Familie – die Befunde legten jedoch nahe, dass der Tod durch Erdrosseln eingetreten sei. Auch der gefundene Abschiedsbrief stammt nach Ansicht von Heß-Sohn Wolf-Rüdiger nicht aus dem Jahr 1987: Was dem zu lebenslanger Haft Verurteilten in den letzten Jahren wichtig war (wie etwa die Enkelkinder), tauche nicht auf; statt dessen handeln drei Viertel des Briefes von Heß' ehemaliger Privatsekretärin. Fazit des Sohnes: Der Brief stammt aus dem Jahr 1969 – einem Zeitpunkt, zu dem Rudolf Heß mit einem durchgebrochenen Geschwür im Zwölffingerdarm in Lebensgefahr in das britische Militärhospital verlegt worden war. Trotz dieser Einwände wurde ein Verfahren wegen Verdachtes auf Mord von der Berliner Staatsanwaltschaft als nicht begründet zurückgewiesen. Eine offizielle Beurkundung des Todes existiert jedoch bis heute nicht: Der britische Standesbeamte, der die Sterbeurkunde 1987 ausgestellt hat, war dazu gar nicht berechtigt. Als Motiv für eine Ermordung wurden von Wolf-Rüdiger Heß die sich mehrenden Anzeichen angenommen, dass die Sowjetunion unter Gorbatschow ihr langjähriges Veto gegen die Freilassung aufgeben und den Inhaftierten aus humanitären Gründen auf freien Fuß setzen wollte. Ein Kronzeuge Heß', der offen sprechen kann, sei den Engländern zu gefährlich gewesen. Wie auch immer: Die juristi-

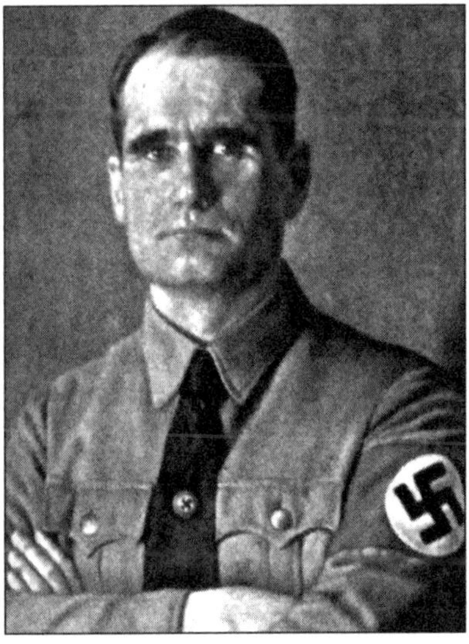

Rudolf Heß

schen Möglichkeiten einer Überprüfung der Todesumstände wurden 1993 vom Bundesverfassungsgericht beendet. Der Aktenbestand des britischen Geheimdienstes ist noch bis ins Jahr 2017 gesperrt. Im Gedächtnis bleibt der inhaftierte Heß als gedanklich im Jahre 1941 Verharrter, der vor dem Kriegsverbrechertribunal von Nürnberg sagte: »Ich bereue nichts«. Bis zuletzt schwieg er über politische Hintergründe – was als Wiedergutmachungsversuch seines »Treuebruchs« interpretiert wurde: Am 10. Mai 1941, mitten im Krieg, war der Mitgestalter des Hitlerkults nach Schottland geflogen und dort mit dem Fallschirm abgesprungen: vermutlich, um Großbritannien zu Friedensverhandlungen zu gewinnen – mit dem Ziel einer gemeinsamen Politik gegen die UdSSR. Statt dessen wurde er jedoch bis Kriegsende interniert und 1946 vom Internationalen Gerichtshof zu lebenslanger Haft verurteilt. Heß hatte 1923 am Hitlerputsch teilgenommen und in der Festungshaft in Landsberg an der Abfassung von »Mein Kampf« mitgewirkt. 1925 wurde er Privatsekretär Hitlers, 1933 »Stellvertreter des Führers« innerhalb der Partei. 1939 ernannte ihn Hitler zum zweiten Nachfolger nach → Hermann Göring. Zeitzeugen bezeichneten Heß immer wieder als gutes Gewissen der Partei – als höflichen Gentleman mit Gerechtigkeitssinn, der Hitler in Nibelungentreue ergeben war. Ein »Kampf für Gerechtigkeit im Dienste des Ungerechten«, wie es Guido Knopp formulierte. In der Haft hatte Rudolf Heß drei Selbstmordversuche verübt. Sein rapider gesundheitlicher Verfall im Frühjahr 1987 habe den Lebenswillen des Gefangenen dann endgültig gebrochen, gab der letzte Gefängnispfarrer, Michel Röhrig, zu Protokoll.

GEORGE WILLIAM HILL

** 25.4.1895 Douglas/Kansas, † 10.8.1934 Venice/Kalifornien, amerik. Regisseur.*

Ein zu Unrecht Verurteilter, ein Spitzel, ein Fluchtplan und eine Gefangenenrevolte – das sind die Zutaten des Knast-Dramas »Hölle hinter Gittern«, das 1930 eine Flut von Imitationen auslöste. Mit diesem Film, der vom Ehrenkodex hinter Gittern bis zum Gefängnisausbruch sämtliche Klischees etablierte, kreierte Hill ein ganzes Genre. Der spätere Regisseur gehörte zu der ersten Welle von Leuten, die zum Film gekommen waren. Langsam arbeitete er sich vom Bühnenarbeiter zum Drehbuchschreiber bis hin zum Kameramann hoch. Zwischendurch – im Ersten Weltkrieg – kämpfte er an den Dardanellen. 1921 führte Hill dann mit »Tell it to the Marines« zum ersten Mal Regie. Die Hauptrolle spielte der legendäre »Mann mit den tausend Gesichtern«, Lon Chaney, der auf Gruselfilme spezialisiert war. Wenig später inzenierte Hill bei King Vidors »Die große Parade« die nächtlichen Kampfszenen. 1934 wurde er dann von MGM nach China geschickt, um Material für den Film »Die gute Erde« zu sammeln – ein Lieblingsprojekt von Produzent Irving Thalberg. Während seiner Monate in China filmte er Land und Leute – und brachte sogar zwei chinesische Wasserbüffel nach Hollywood. Kurz bevor die Dreharbeiten begannen, erschoss sich George William Hill jedoch aus unbekannten Gründen mit einem Jagdgewehr. Drei Jahre später wurde der Film dann unter Verwendung seines Materials gedreht und war mit 3,5 Millionen Dollar Gewinn einer der erfolgreichsten des Jahres.

KENNY HILLARY

** 1970, † 6.5.1996, amerik. Bassist.*

Als er zu der Heavy Metal Band »Quiet Riot« kam, war er bereits der vierte Bassist einer Formation, die ihre besten Jahre längst hinter sich hatte. Das war 1992, und die Geschichte des Quartetts währte bereits siebzehn Jahre. Mit der Cover-Version »Cum on feel the Noize«, 1973 ein Nummer-Eins-Hit für »Slade« in England, hatten die Amerikaner 1983 ihre eigenen Charts lautstark weichgeklopft und landeten auf Platz fünf. Auch das dazugehörige Album »Metal Health« war ein ohrenbetäubender Millionen-Erfolg. Doch dann folgten Querelen, diverse Umbesetzungen und 1989 der vorläufige Schluss-Strich. Aber nur mit einem Bleistift, denn 1992 holten einige ehemalige Mitglieder den Radiergummi heraus: Mit dabei war nun Kenny Hillary, der seit 1990 in der Band »Heat« den Bass gespielt hatte. Die erste gemeinsame Veröffentlichung war 1993 das Album »Terrified« – verbunden mit dem erneuten Versuch, durch Aufwärmen eines alten Hits zu glänzen. Doch leider war der Ofen aus. »Itchycoo Park« hatte den »Small Faces« 1967 einen dritten Platz in den englischen Charts beschert, war aber für die Recycling-Crew aus Kalifornien kein Kassen-Knüller. 1995 erschien noch »Down to the Bone«, das aber keinen Mumm mehr in den Knochen hatte. Das Label hieß auch noch ausgerechnet Kamikaze.

HEINRICH HIMMLER

** 7.10.1900 München, † 23.5.1945 Lüneburg, dt. Politiker.*

Die Überreste Himmlers liegen noch heute – anonym und unbestattet – in einem Waldstück bei Lüneburg. »Wenigstens in dieser Hinsicht ist ihm das gleiche Schicksal zuteil geworden, das er Millionen seiner Opfer zugefügt hat«, kommentierte Guido Knopp. 1922 zunächst als Laborassistent in einer Düngemittelfirma und schließlich als Kleintierzüchter tätig – seine erhoffte militärische Karriere war wegen seiner starken Kurzsichtigkeit gescheitert –, engagierte sich der Diplomlandwirt wegen relativer Erfolglosigkeit bald in der NSDAP. Er trat in die neugegründete Schutzstaffel (SS) ein, wurde 1926 bis 1930 stellvertretender Propagandaleiter und baute ab 1929 als »Reichsführer SS« die Eliteglìederung der SA zu einer selbständigen parteiinternen Polizeiorganisation aus. 1936 erlangte er als Staatssekretär im Reichsministerium des Innern die Kontrolle über die gesamte deutsche Polizei. 1943 wurde er schließlich zum Reichsinnenminister und Generalbevollmächtigten für die Reichsverwaltung ernannt. Heute ist mit seinem Namen vor allem der Unrechtscharakter des Dritten Reiches verbunden: die Umsiedlungs- und Zwangsgermanisierungpolitik im Osten, Konzentrationslager, millionenfacher Mord an Juden, Verfolgung von Minderheiten und Terror – die Funktion des skrupellosen Vollstreckers und »Bluthundes der Partei« (Victor Klemperer). Martin Bormann gab zu Protokoll, dass der kühle Planer in einer Mansarde eine Sammlung von Tischen und Stühlen aus Teilen menschlicher Körper angelegt hatte. Im April 1945 verlor Himmler jedoch das Vertrauen → Adolf Hitlers, als er über den schwedischen Diplomaten Graf Folke Bernadotte Kapitulationsverhandlungen mit dem Westen anbahnte. Kurz vorher hatte er einem Abgesandten des Jüdischen Weltkongresses angeboten, »die Streitaxt zu begraben«. Alle inhaftierten Juden in der

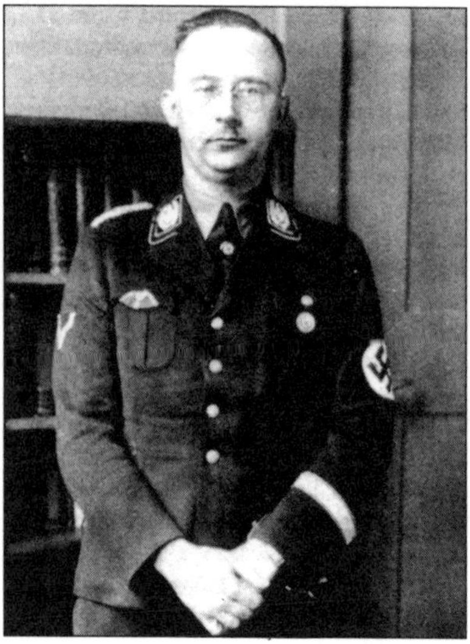

Heinrich Himmler

Nähe der Schweizer oder schwedischen Grenze sollten freigelassen, die anderen bis zur kampflosen Übergabe der Konzentrationslager wenigstens menschenwürdig behandelt werden. Hitler bezeichnete diesen »Verrat« in einem Gespräch als »furchtbarste Enttäuschung« seines Lebens. In seinem politischen Testament enthob er Himmler aller Ämter und schloss ihn aus der NSDAP aus. Am 5. Mai 1945 wurde Himmler von der Regierung Dönitz entlassen. Sein Ansinnen, eine Position im Nachfolgestaat zu erhalten, wurde abgelehnt. Himmler beschloss daraufhin, in der Uniform eines einfachen Soldaten mit einer schwarzen Kappe über dem Auge vorerst unterzutauchen, wurde jedoch – »legitimiert« als Feldwebel Heinrich Hitzinger – von britischen Militärpolizisten aufgegriffen. Nachdem er im ersten Vernehmungsgespräch dann sein Inkognito gelüftet hatte, um eine bessere Behandlung zu erfahren, wurde er aufgefordert, sich zu entkleiden, anschließend einer Leibesvisitation entzogen, erhielt eine englische Uniform und wurde unter persönliche Aufsicht gestellt – Sicherheitsmaßnahmen, um einen Selbstmord durch eingeschmuggelte Giftkapseln zu verhindern. Die Zyankaliampulle, die Himmler in einer Zahnlücke bei sich trug, war dabei jedoch übersehen worden. Als einen Tag später, am 23. Mai, vor einem Verhör erneut eine Leibesvisitation durchgeführt wurde, nutzte der Gefangene das Gift für einen Selbstmord – kurz nachdem ihm der untersuchende Arzt zwei Finger in den Mund gesteckt hatte. Er zog »den Kopf weg, biss dem Doktor auf die Finger und zerbrach die Giftampulle, die er seit Stunden im Mund trug. Der Doktor sagte: »Er hat's getan!« Als er gestorben war, warfen wir eine Decke über ihn und ließen ihn liegen«, so Himmlers Bewacher, Sergeant-Major Edwin Austin, im Rückblick. Am 26. Mai wurde die Leiche von britischen Soldaten verscharrt.

ADOLF HITLER

** 20.4.1889 Braunau/Österreich, † 30.4.1945 Berlin, dt. Politiker österr. Herkunft.*

»Wenn mein Leben beendet worden wäre, wäre es für mich persönlich ... nur eine Befreiung von Sorgen, schlaflosen Nächten und einem schweren Nervenleiden. Es ist nur der Bruchteil von einer Sekunde, dann ist man von alldem erlöst und hat seine Ruhe und ewigen Frieden.« Dies sagte Hitler nach dem missglückten Attentat vom 20. Juli 1944. Der »Führer« des Dritten Reichs hatte nicht einmal die Realschule beendet. Nachdem er an der Aufnahmeprüfung für die Kunstakademie gescheitert war, lebte er jahrelang von einer Waisenrente und gelegentlichen Bilderverkäufen. 1913 wanderte Hitler nach Deutschland aus. Obwohl er als Freiwilliger im Ersten Weltkrieg das Eiserne Kreuz erhielt, kam er nie über den Rang eines Obergefreiten hinaus. Als er im Herbst 1919 einer kleinen rechtsradikalen Partei beitrat, änderte sich sein Lebensweg dramatisch. Durch sein fast hypnotisches Talent, die Massen zu fesseln, machte er aus der »Nationalsozialistischen Deutschen Arbeiterpartei« (NSDAP) eine Massenbewegung. Nach einem missglückten Putschversuch im Jahre 1923 drohte er seinem Parteifreund Ernst Hanfstaengl, bei dem er sich versteckt hielt, sich mit der Pistole umzubringen. Hanfstaengl konnte ihm die Tat jedoch ausreden. Hitler wurde zur Festungshaft verurteilt, während der er sein zweibändiges Credo »Mein Kampf« verfasste. Vorzeitig amnestiert, verlegte er seine Aktivitäten anschließend nach Norddeutschland. Stets auf Distanz bedacht, war Hitler unfähig zu engeren Freundschaften und Beziehungen. Seine Lebensgefährtin Eva Braun klagte: »Er braucht mich nur zu bestimmten Zwecken«. Wegen ständiger Vernachlässigung durch den Geliebten versuchte sie zweimal, sich das Leben zu nehmen. Ihre Vorgängerin, Hitlers Nichte Geli Raubal, hatte sich vermutlich aus dem gleichen Grund umgebracht. Trotz eines Wahlmisserfolgs 1932 wurde er am 30. Januar 1933 zum Reichskanzler ernannt. Nach dem Tod Hindenburgs vereinigte er alle Ämter des Staatsoberhauptes mit dem Oberbefehl der Wehrmacht und der Partei auf seine Person. Die von ihm erlassenen Rassengesetze führten zum größten Völkermord dieses Jahrhunderts.

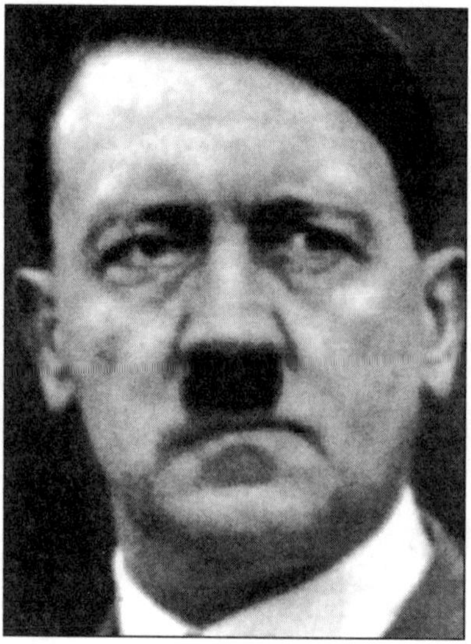

Adolf Hitler

Unter Hitlers Regierung erlebte Deutschland einen wirtschaftlichen Aufschwung. Gleichzeitig schaffte er es binnen weniger Jahre, die größte Streitmacht Europas aufzustellen. 1938 wurde seine Heimat Österreich als »Ostmark« dem Deutschen Reich »angeschlossen«. Mit dem Einmarsch in Polen am 1. September 1939 leitete Hitler dann den Zweiten Weltkrieg ein. Obwohl er im Grunde über keinerlei nennenswerte strategische Fähigkeiten verfügte, eroberte er bis 1941 halb Europa im Handstreich. Danach wendete sich sein Glück. Der Kriegseintritt der Vereinigten Staaten und der erbitterte Widerstand der Sowjetunion bereiteten seinen Träumen von der Weltherrschaft einer »arischen Rasse« ein jähes Ende. 1945 war der einst so stolze Führer nur noch ein zitterndes Wrack. Um das Ende seines Schreckensregimes hinauszuzögern, schickte er selbst Kinder an die Front. Als die ersten sowjetischen Granaten im Stadtzentrum von Berlin explodierten, entschloss er sich zur einzig möglichen Flucht, die ihm noch blieb. Selbstmord war immer eine Option für ihn gewesen – eine Maxime, die er auch von seinen Generälen erwartete. An die Berliner Bevölkerung richtete er am 22. April 1945 noch einen schriftlichen Aufruf: »Jeder, der Maßnahmen, die unsere Widerstandskraft schwächen, propagiert oder gar billigt, ist ein Verräter! Er ist augenblicklich zu erschießen oder zu erhängen!« Am 29. April heiratete er im Bunker der Reichskanzlei seine langjährige Geliebte Eva Braun. Am gleichen Tag setzte er sein politisches Testament auf, in dem er → Hermann Göring und → Heinrich Himmler aus der Partei ausschloss und ihrer Ämter enthob; als seinen Nachfolger benannte er → Joseph Goebbels. Darüber hinaus betonte er, dass er den Krieg nicht gewollt habe: »Er wurde gewollt ausschließlich von jenen internationalen Staatsmännern, die entweder jüdischer Herkunft waren oder für jüdische Interessen arbeiteten.« Dass er den Freitod suche, begründete er damit, dass er angesichts des nur noch schwachen Widerstandes »durch ebenso verblendete wie charakterlose Subjekte« nicht Feinden in die Hände fallen wolle, »die zur Erlustigung ihrer verhetzten Masse ein neues, von Juden arrangiertes Schauspiel benötigen.« Statt dessen wolle er »sein Schicksal mit jenem teilen, das Millionen anderer auch auf sich genommen haben, ...« Das Testament schließt mit den Worten: »Vor allem verpflichte ich die Führung der Nation und die Gefolgschaft zur peinlichen Einhaltung der Rassegesetze und zum unbarmherzigen Widerstand gegen den Weltvergifter aller Völker, das internationale Judentum.« Vierundzwanzig Stunden darauf nahm seine junge Frau Gift, während sich Hitler mit seiner Pistole erschoss. Als die Rote Armee einmarschierte, hatte er sich bereits aus der Verantwortung gestohlen. In den Trümmern der Reichskanzlei konnten nur noch verkohlte Leichen geborgen worden. Die letzten

Fotos, die von Hitler existieren, zeigen ihn, wie er dreizehn-, vierzehn- oder sechzehnjährigen Jungen Orden anheftet oder ihnen die Wangen tätschelt, weil sie für ihn gekämpft haben.

OTTO HÖNIGSCHMID

** 13.5.1878 Horowitz, † 14.10.1945 München, dt. Chemiker.*

Der Chemiker, der sich Verdienste um die exakte Neubestimmung verschiedener Atomgewichte erworben hat, arbeitete in Paris, Cambridge und am Radium-Institut in Wien. 1910 führte er die erste Atomgewichtsbestimmung des Radiums durch, 1911 wurde er Professor für anorganische und analytische Chemie an der deutschen Technischen Universität in Prag. Von dort wechselte er schließlich nach München. Im Alter von siebenundsechzig Jahren tötete er sich in München.

ABBIE HOFFMAN

** 30.11.1936 Worchester/Massachusetts, † 12. 4.1989 New Hope/Pennsylvania, amerik. Bürgerrechtler.*

Als Bürgerschreck wurde Abbott (Abbie) Hoffman zu einer Ikone der 68er-Bewegung. So warf er 1967 in der New Yorker Börse Dollarscheine von der Besuchergalerie. Das folgende Chaos erregte noch Tage später die Gemüter. Ein anderes Mal versammelte er fünfzigtausend Leute vor dem Verteidigungsministerium, um das Gebäude durch die kombinierte Willenskraft aller zum Schweben zu bringen. Hoffman kam aus einer wohlgeordneten Familie und studierte Psychologie auf der Brandeis Universität. Nach dem Studium arbeitete er in einem Krankenhaus als Psychologe. Mit dem Aktivisten Jerry Rubin gründete er die »Yippies« (Youth International Party), die als Vorläufer der Blumenkinder gelten. Seinen Bestseller »Revolution for the Hell of It« fand man damals in fast jeder alternativen Wohngemeinschaft. Als die Yippies 1968 bei der Nationalversammlung der Demokraten eindrangen, um ein »Festival des Lebens« abzuhalten, führte das zu Krawallen und Verhaftungen. Die nachfolgende Gerichtsverhandlung ging als »Chicago Seven Trial« in die Annalen der Rechtsprechung ein. Bobby Seale von den Black Panthers wurde wegen Missachtung des Gerichts gefesselt und geknebelt abgeführt. Hoffman wurde zu acht Monaten Gefängnis verurteilt. 1973 kam er wegen Verkaufs von Kokain vor Gericht. Er beteuerte bis zuletzt, unschuldig gewesen zu sein. Vor der Urteilsverkündung tauchte er in den Untergrund ab. Nach einer Gesichtsoperation legte er sich den Namen »Barry Freed« zu. Wie viele frustrierte Blumenkinder zog er aufs Land, um sich im Umweltschutz zu engagieren. 1980 stellte er sich jedoch den Behörden. Nach einer einjährigen Haftstrafe nahm er seine politischen Aktivitäten dann wieder auf. Doch die Zeiten hatten sich geändert. Im Zeitalter der »Reaganomics« brachte die neue Generation nur ein müdes Lächeln für den alten Kämpfer auf. Um über die Runden zu kommen, hielt er Vorlesungen und trat als Stand-up-Komiker auf. 1987 wurde er zum zweiundvierzigsten Mal verhaftet, als er vor der Universität von Massachusetts gegen die CIA demonstrierte, die dort gerade Studenten anwerben wollte. Mit der Zeit wurde Hoffman immer depressiver, da er meinte, nichts bewirkt zu haben. Als seine Lebensgefährtin ihn eines Tages nicht erreichen konnte, alarmierte sie seinen Vermieter. Der fand Hoffman tot in seinem Bett – zusammengerollt wie ein Kind im Mutterleib. Vorher hatte er hundertfünfzig Phenobarbital-Tabletten mit Scotch heruntergespült.

GÜNTHER HOFFMANN

** 4.10.1951 Karlsruhe, † 15.3.1984 Rio de Janeiro, dt. Sänger.*

Zwischen 1977 und 1983 transportierten Günther und Michael Hoffmann gute Laune in ansonsten mit viel zu viel Ernst konfrontierte Gehörgänge. Ihre deutschen Versionen amerikanischer und englischer Hits brachten hohe Aufmerksamkeit und gute Verkaufszahlen. »Himbeereis zum Frühstück« erreichte 1977 die Hitparade und schaffte es bis auf Platz vierzehn. Der Ursprung der Melodie lag in den Vereinigten Staaten; es war ein Song der Bellamy Brothers, der unter dem Titel »Crossfire« veröffentlicht worden war. Bei der deutschen Vorentscheidung zum Grand Prix d'Eurovision 1983 baten »Hoffmann & Hoffmann« um »Rücksicht« und gewannen. Bei der eigentlichen Veranstal-

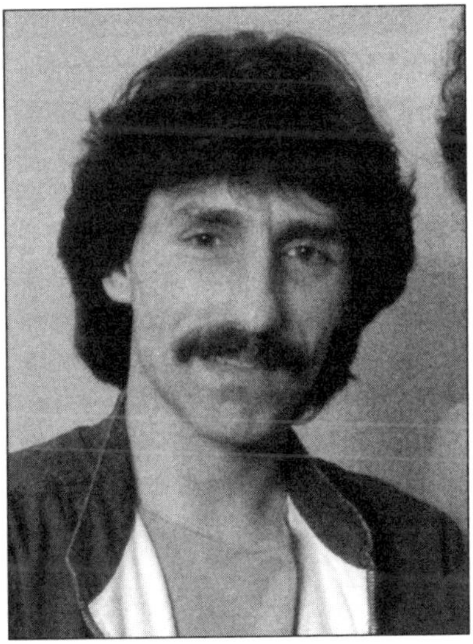

Günther Hoffmann

tung erreichten die beiden Karlsruher dann immerhin Platz fünf. In der Hitparade konnte sich dieser Titel insgesamt zwölf Wochen behaupten und wurde auf Position acht notiert. Ein Jahr später stürzte sich Günther Hoffmann in Rio de Janeiro aus dem Fenster. Freunde von ihm erzählten, er habe den Trubel nicht verarbeiten können.

DOUGLAS HOPKINS

** 1961, † 5.12.1993 Phoenix, amerik. Gitarrist und Songschreiber.*

Der Songschreiber der »Gin Blossoms« war gerade erst zweiunddreißig Jahre alt, als er sich erschoss. Dabei standen die Chancen nicht schlecht, dass seine Band es bis ganz nach oben geschafft hätte. Kurz vorher hatte sie sich allerdings von ihm getrennt... Seit 1987 spielte man zusammen. 1990 veröffentlichte das Quintett sein Debut-Album »Dusted« (auf eigenem Label), 1993 erschien »New miserable Experience« – eine CD, die von Ex-«Replacement«-Mitglied John Hampton produziert worden war. Wenige Monate vor Veröffentlichung hatte Doug Hopkins die »Gin Blossoms« allerdings verlassen. Durch jahrelangen Kampf gegen Depressionen und Alkoholprobleme war er so labil geworden, dass die Band sich im April 1992 von ihm trennen musste. Kurz vorher hatte es noch einen erbitterten Streit gegeben: Erst als Hopkins der Band die Hälfte seiner Autorenrechte abtrat, war sie bereit, ihm die fünfzehntausend Dollar auszuzahlen, die sie ihm noch schuldete. Als die von ihm komponierten Singleauskopplungen »Hey Jealousy« und »Found about you« dann beide bis auf Platz fünfundzwanzig in den amerikanischen Charts stiegen, vergrößerte sich Hopkin's persönliche Krise zusehends. Am 5. Dezember brachte er sich schließlich um. Sein dramatischer Tod kurbelte den Verkauf des zweiten Albums indes noch weiter an. Letztendlich wurde »New miserable Experience« mehr als vier Millionen Mal verkauft!

ROBERT E. (ERVIN) HOWARD

** 22.1.1906 Peaster/Texas, † 11.6.1936 Cross Plains/Texas, amerik. Schriftsteller.*

Als Kind eher schwächlich, wurde der junge Howard von Gleichaltrigen verprügelt. Das führte dazu, dass sich der Sohn eines Arztes lieber zu Hause von seiner Mutter Gedichte vorlesen ließ. Der Einzelgänger Howard entwickelte sich zu einem echten Bücherwurm. Um an Lesestoff zu kommen, brach er sogar in Schulen ein, denn die nächste Bücherei war weit entfernt. 1924 veröffentlichte er seine erste Geschichte im Fantasy-Magazin »Weird Tales«. Howard schrieb vom Westernroman bis zur Liebesschnulze alles, was verlangt wurde. Doch seine wahre Liebe gehörte dem Fantasy-Genre. 1932 erschien die Figur, die ihn berühmt machen sollte: Conan, der Barbar. Die Conan-Stories waren ein wüster Mix aus Horror und Fantasy, durchsetzt mit Sex und viel Gewalt. Die damaligen Leser waren verrückt danach, und Howard verbrachte die folgenden Jahre mit dem Verfassen von neuen Abenteuern. Bald verdiente er mehr als der örtliche Bankdirektor. 1936 kam dann die Katastrophe: Als seine Mutter schwer erkrankte und ins Koma fiel, brach für den mutterfixierten Junggesellen die Welt zusammen. Wochenlang wachte er an ihrer Seite. Am 11. Juni meinte die Krankenschwester, dass keine Chance auf Genesung bestünde. Der Gedanke, seine Mutter sterben zu sehen, war Howard unerträglich. Also griff er zu seinem Revolver, setzte sich in seinen Wagen und schoss sich in den Kopf. Nach achtstündigem Todeskampf starb er. In seiner Schreibmaschine fand man folgende Zeilen: »All fled – all done, so lift me on the pyre – the feast is over and the lamps expire.« Howards Leserschaft wuchs in den Jahren nach seinem Tod stetig. In den Sechzigern wurden die Taschenbuchausgaben seiner Geschichten zu Bestsellern. In den Siebzigern erschienen erste Comics mit den bekanntesten Howard-Figuren. In den Achtzigern erreichte das Howard-Revival mit zwei Conan-Verfilmungen den Höhepunkt.

MICHAEL HUTCHENCE

** 22.1.1960 Sydney, † 22.11.1997 ebd., austr. Sänger.*

Das Zimmer 524 des Ritz Carlton Hotels in Sydney erreichte Michelle Bennett zu spät. Ihr Ex-Freund war bereits tot. Ein Zimmermädchen hatte den nackten Leichnam von Michael Hutchence entdeckt. Der Frontmann der australischen Rockband »INXS« erstickte an seinem eigenen Gürtel, der, zur Schlinge gebunden, am Griff der Badezimmertür befestigt worden war. Er muss sich bis zur Bewusstlosigkeit gegen die Tür gestemmt haben... Am Abend des 21. November 1997 führt Michael seinen Vater Kelland und seine Stiefmutter zum Essen aus. Ein Kellner will gehört haben, wie Kelland seinen Sohn fragt: »Geht es dir gut? Ich mache mir Sorgen.« Worauf Michael nur mit einem Lachen antwortet. Zwischendurch telefoniert er mit Freundin Paula. In seinem Hotelzimmer in Sydney trifft er sich anschließend noch mit dem befreundeten Schauspielerpärchen Kym Wilson und Christopher Stollery, die später aussagen, er habe regelrecht begeistert über seine Zukunft gesprochen. Bis tief in die Nacht fließt reichlich Alkohol. Die beiden verlassen Michael morgens gegen vier Uhr – und sind damit die letzten, die das Rockidol lebend gesehen haben. Michael ruft nun seine ehemalige Freundin Michelle Bennett an, erreicht aber nur ihren Anrufbeantworter. Er klingt »aufgeregt und unruhig«. Wenig später begeht Hutchence laut australischer Staatsanwaltschaft eindeutig Selbstmord. Der gerichtsmedizinische Befund besagt, er habe kurz vor seinem Tod das umstrittene Antidepressivum »Prozac« eingenommen. Paula Yates, die Mutter seiner sechzehn Monate alten Tochter Tiger Lily, behauptet erst öffentlich, ihr Ex-Mann und Michaels Rivale Bob Geldof habe ihn in den Selbstmord getrieben: »Der Bastard hat Michael umgebracht!« 1999, zwei Jahre nach dem Todesfall, behauptet sie, Michael sei einem »Sexunfall« zum Opfer gefallen: Mehrfach habe er mit ihr darüber gesprochen, sich teilweise zu erdrosseln, um damit noch größere Lust bei der Selbstbefriedigung zu haben. Allerdings habe er Angst gehabt, dabei zu sterben. Tatsächlich ging Hutchence' Tod ein zweijähriger erbitterter Kleinkrieg mit Bob Geldof voraus. Michael hatte dem britischen Popstar erfolgreich

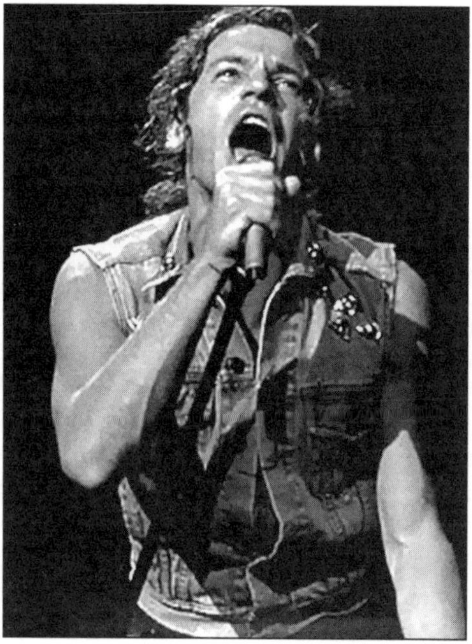

Michael Hutchence

die Frau ausgespannt – und damit letztlich auch dessen drei Töchter. Ein britischer Gerichtsbeschluss verbot Paula Yates, mit den gemeinsamen Kindern nach Australien zu reisen. Dies teilte sie Michael am Abend seines Todes mit. Vorher sagte sie: »Wie soll ich ihm das erklären? Es wird ihn umbringen.« Im Januar 1998 wollten Paula und Michael heiraten, um dann gemeinsam in Australien zu leben. Die beiden hatten sich bereits ein neues Haus in Sydney ausgeguckt: eine Sechs-Millionen-Mark-Villa mit Blick auf das Opernhaus. »INXS« hatten derweil bereits 1997 ihre besten Tage hinter sich. Die letzten Alben verkauften sich nicht mehr so gut, manche Kritiker witzelten, die Band stünde nur noch für die geschmacksverirrten Achtziger. Privat aber hatte Hutchence sein Glück gefunden: »Bevor ich Paula traf, wusste ich nicht, was Liebe ist«, offenbarte er einst dem »Stern«. Andererseits verriet Songwriter Andy Gill nach der posthumen Veröffentlichung des letzten Soloalbums »Michael Hutchence« (1999), »dass er mitunter in Depressionen verfiel – während des letzten Jahres immer öfter. In diesen Phasen beklagte er sich oft über die Rachsucht der britischen Medien«. Die Boulevardpresse Englands war neben dem Rechtsstreit ein beliebtes Mittel von Geldof, um seinen Rivalen zu demütigen. Auf der Beerdigung in Sydney sprach »INXS«-Keyborder Andrew Farris: »Michael war einer der größten Sänger und Bühnenpersönlichkeiten seiner Generation. Er hat sich verschwendet, um anderen Freude zu bringen.« Den Fans gab er den Rat mit auf den Weg: »Tut euch nichts an, das hätte Michael nicht gewollt.«

PHYLLIS HYMAN

** 7.7.1950 Pittburgh, † 1.7.1995, amerik. Sängerin.*

Mit der Single »Disco's Revenge« kam der Amerikaner Gusto 1996 in den englischen Charts bis auf Platz neun. Dieser Titel basierte auf Harvey Mansons Disco-Hit »Groovin' you« und war einer Sängerin gewidmet, die sich ein Jahr zuvor das Leben genommen hatte: Phyllis Hyman. Mit souligen Songs wie »Living inside your Love«, »Under your Spell« und »You know how to love me« hatte sie in den späten siebziger Jahren auf sich und ihre stimmige Stimme aufmerksam gemacht. Ihre anspruchsvolle Art der Interpretation, die manchmal auch zum Jazz tendierte, brachte ihr nicht unbedingt vorderste Hitparadenplätze, aber eine große Zahl von Bewunderern bei ihren Konzerten ein. So wunderte es niemanden, dass sie mit den unterschiedlichsten Jazz- und Pop-Größen sang, wie beispielsweise mit Pharaoh Sanders, Joe Sample, Ronnie Foster, Grover Washington Jr., McCoy Tyner und »The Four Tops«.

Bereits 1971 war Phyllis Hyman mit der professionellen Musikszene in Berührung gekommen. Ihre damalige Formation hieß »The New Direction«. Nach ersten Bühnenerfahrungen ging sie nach New York und trat dort in Clubs auf. 1976 wurde sie von dem Jazz-Funk-Produzenten Norman Connors als Sängerin für sein Album »You are my Starship« verpflichtet. Ihre Solo-Karriere startete sie ein Jahr später ebenfalls mit dem erfahrenen Musiker. 1979 nahm sich das Produzententeam Mtume & Lucas der Sängerin an, und es begann der produktivste und fruchtbarste Teil ihrer Laufbahn, die etwas stolpernd begonnen hatte und bereits nach wenigen Kilometern zu Ende war. Die Sängerin litt schon seit einigen Jahren unter ihrem manisch-depressiven Gemütszustand. Sie hatte sich aber dafür entschieden, keine Psychopharmaka einzunehmen, sondern wählte den Weg der sanften Selbstmedikation. Doch die Situation entglitt ihr zusehends, und ihre Hilflosigkeit gegenüber der übermächtigen Krankheit wuchs. Am 30. Juni 1995 nahm die Sängerin wenige Stunden vor einem Auftritt eine Überdosis Schlaftabletten ein. Gegen ein Uhr nachts wurde sie in ein Krankenhaus gebracht. Dort starb sie um drei Uhr fünfzehn.

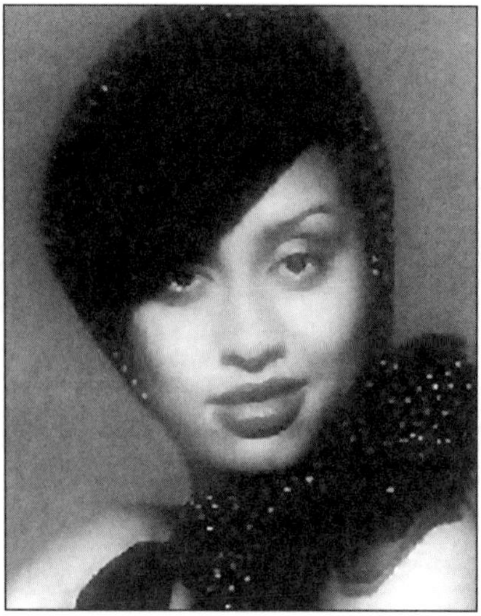
Phyllis Hyman

I

CLARA IMMERWAHR

** 21.6.1870 Polkendorf/Schlesien, † 1915 Berlin, dt. Chemikerin.*

Clara Immerwahr setzte mit ihrem Selbstmord ein Zeichen gegen die ebenso zerstörerischen wie menschenverachtenden Konsequenzen der Massenvernichtungswaffen. Die Tochter einer jüdischen Gutsherren- und Kaufmannsfamilie war die erste Deutsche, die im Fach Chemie promovierte. 1901 heiratete sie den späteren Chemie-Nobelpreisträger Fritz Haber. Dieser war im Ersten Weltkrieg maßgeblich an der Entwicklung und dem Einsatz von Giftgas beteiligt. Clara Immerwahr war entsetzt über diese Form von Kriegsführung. Den Patriotismus ihres Ehemannes konnte sie in keinster Weise teilen. Am Ende wusste sie sich nicht mehr anders zu helfen, als sich mit der Dienstpistole des Gatten zu erschießen. Fritz Haber schien dies offensichtlich nicht zu beeindrucken: Er fuhr noch am gleichen Tag an die Ostfront, um einen größeren Giftgaseinsatz vorzubereiten.

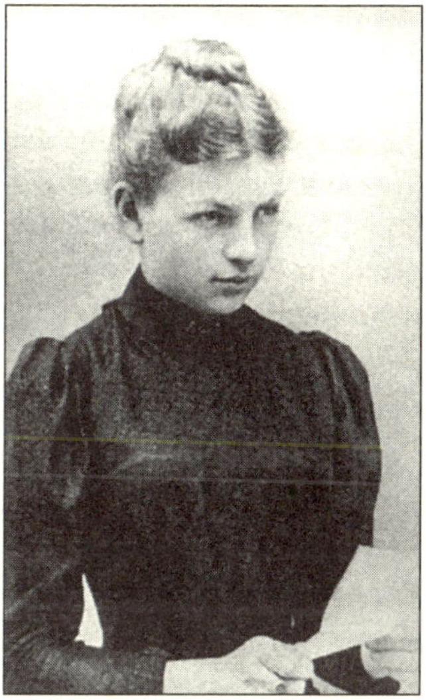

Clara Immerwahr

WILLIAM (MOTTER) INGE

** 3.5.1913 Independence/Kansas, † 10.6.1973 Los Angeles, amerik. Dramatiker.*

Obwohl Inge lieber Schauspieler geworden wäre, zog er die Sicherheit einer Lehrtätigkeit vor. Lange Zeit unterrichtete er am Stephens College Englisch, war allerdings mit seiner Berufswahl nie richtig glücklich. Frustriert begann er zu trinken und hatte schließlich einen Nervenzusammenbruch. 1943 beschloss er, sich als Theaterkritiker in der St. Louis »Star-Times« zu versuchen – wo er den Dramatiker Tennessee Williams kennenlernte, der ihn ermutigte, eigene Schritte zu gehen. 1947 folgte die Aufführung seines ersten Stückes in Dallas. Nur zwei Jahre später feierte sein Drama »Komm zurück, kleine Sheba« Premiere am Broadway. Inge wurde über Nacht berühmt. Zusammen mit Arthur Miller und Tennessee Williams galt er bald als einer der wichtigsten amerikanischen Dramatiker der fünfziger Jahre. Über seine Arbeit schrieb er: »Ich sehe ein Stück eher als eine Komposition denn als eine Geschichte, eher als eine Destillation des Lebens als eine Erzählung darüber. Nur in diesem Sinne sehe ich mich selbst als zeitgenössischen Autor«. Sein nächstes Stück »Picnic« erhielt 1953 den Pulitzer-Preis. Seine Stoffe wurden erfolgreich verfilmt. Der Film »Fieber im Blut« brachte ihm 1960 einen Oscar für das beste Drehbuch. In den folgenden Jahren verließ ihn jedoch sein Glück: Seine Dramen wurden ignoriert und brachten ihm hohe finanzielle Verluste. Inge zog sich nach Los Angeles zurück, wo er bei seiner verwitweten Schwester lebte. Seit frühester Kindheit auf seine neurotische Mutter fixiert, verbarg er seine homosexuellen Neigungen bis zum Schluss. Verbittert über seinen anhaltenden Misserfolg, griff er verstärkt zur Flasche – und verfiel in eine lähmende Depression, die zu Schreibhemmungen führte. Am 10. Juni 1973 tötete er sich mit Autoabgasen in seiner Garage.

IRENE

*eigtl. Irene Gibbons * 8.12.1901 Brookings, South Dakota,*
† 15.12.1962 Los Angeles, amerik. Modeschöpferin und Kostümbildnerin

In den Dreißigern entdeckte der Filmstar Dolores del Rio ein Modegeschäft, das sie so begeisterte, dass sie all seinen Freundinnen davon erzählte. Bald darauf war der Ort Anlaufstelle der weiblichen Hollywoodstars. Der Laden gehörte der jungen Irene Lentz aus Brookings, die sich bereits erfolglos als Schauspielerin versucht hatte. Mitte der Zwanziger besann sie sich dann auf ihr Designstudium und eröffnete in Los Angeles das besagte Modegeschäft. 1936 heiratete sie den Drehbuchautor Eliot Gibbons, dessen Bruder Cedric Ausstattungschef von MGM war. Erste Aufträge von der Filmindustrie folgten. Ihre große Stunde schlug, als Adrian, der Chef-Couturier von MGM, das Studio verließ und sie dessen Nachfolge antreten durfte. Dort schuf sie in den folgenden sieben Jahren extravagante Chiffon-Kreationen für Marlene Dietrich, Katharine Hepburn, Judy Garland und viele andere Stars. Am berühmtesten sind ihre Kleider für Lana Turners Auftritt in »Im Netz der Leidenschaften« (1946), in dem zum ersten Mal Hot Pants auf der Leinwand zu bewundern waren. Nach ihrem Abschied vom Filmgeschäft gründete sie ihr eigenes Modehaus. Die Schauspielerin Doris Day ließ sich in ihren Filmen bevorzugt von Irene einkleiden. Ihr beichtete die introvertierte Modeschöpferin auch ihre unglückliche Liebe zu Gary Cooper. Nach Coopers Tod 1961 begann Irene zu trinken. Die begeisterte Jägerin verlor sämtlichen Lebensmut und mietete sich am 15. November 1962 unter falschem Namen im Knickerbocker Hotel in Los Angeles ein. Dort schnitt sie sich die Pulsadern auf. Als nicht sofort die beabsichtigte Wirkung eintrat, sprang sie aus dem Fenster ihres Zimmers im vierzehnten Stock. In ihrem Abschiedsbrief hieß es: »Es tut mir leid. Das ist der beste Weg. Besorgt Euch irgendeinen sehr guten Designer und werdet glücklich. Ich liebe Euch alle. Irene«

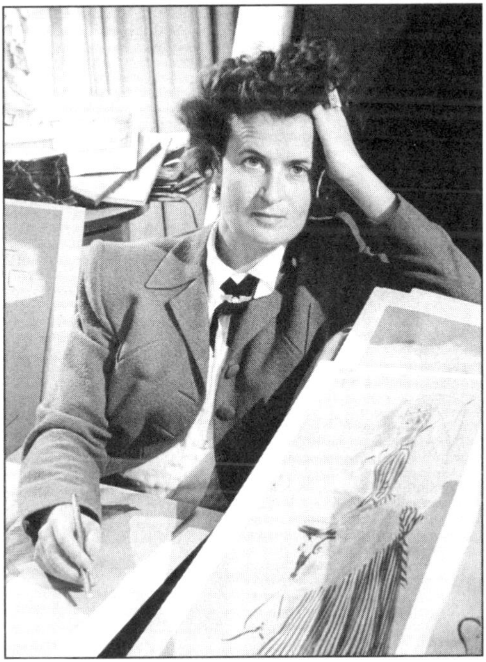

Irene

ISOKRATES

** 436 v. Chr. Athen, † 338 v. Chr. ebd., griech. Philosoph.*

Trotz gebrechlicher Gesundheit und zahlreicher Schicksalsschläge wurde Isokrates beinahe einhundert Jahre alt. Vielleicht wäre er es auch geworden, hätte er sich nicht mit achtundneunzig Jahren dazu entschlossen, seinem Leben selbst ein Ende zu bereiten. Er starb eines freiwilligen Hungertodes. Die Griechen betrachteten Isokrates nicht als mächtigsten, wohl aber als gewandtesten Redner seines Zeitalters. Nachdem er aus politischen Gründen sein ganzes Vermögen verloren hatte, betätigte er sich als Wortschreiber, der mit selbstverfassten Reden und Pamphleten einen schwunghaften Handel betrieb oder die Abfassung von bestimmten Reden in Auftrag nahm. Oft beschäftigte er sich mit politischen Fragen. Isokrates war ein großer Fürsprecher des Friedens zwischen allen griechischen Staaten. Er war überzeugt, das griechische Volk bilde keine Einheit durch Blutgemeinschaft, sondern vielmehr durch ein gemeinsames Erziehungsideal und gemeinsame Lebensführung.

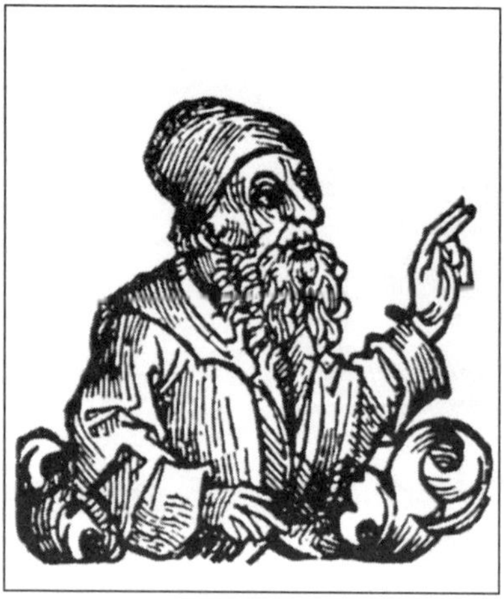

Isokrates

JÛZÔ ITAMI

** 15.5.1933 Kyoto, † 20.12.1997 Tokio, japan. Regisseur.*

Als eine japanische Zeitung dem bekannten Regisseur eine Affäre mit einer sechsundzwanzigjährigen Schauspielerin unterstellte, fühlte er sich in die Ecke gedrängt. Er und seine Frau Nobuko Miyamoto waren ein Traumpaar des japanischen Films. In sämtlichen Filmen von ihm spielte sie die Hauptrolle. Itami bezeichnete sie gerne als »Japans Frau, Mutter und Schauspielerin Nummer eins«. Da Itami ein traditionsbewusster Japaner war, gab es seiner Meinung nach aufgrund der Gerüchte nun nur noch den Weg des Freitodes... Der Sohn eines Filmpioniers hatte erst spät zu seinem Metier gefunden: Im Alter von einundfünfzig Jahren drehte er mit »Beerdigungszeremonie« (1985) seinen ersten Film. Davor arbeitete er als Werbegrafiker und Reporter. Er meinte, er musste erst den riesigen Berg besteigen, den das Schaffen des Vaters dargestellt habe. Mit seiner kulinarischen Komödie »Tampopo« (1986), in der ein als Cowboy gekleideter Fremder einer Restaurantbesitzerin hilft, das Rezept für die ideale Nudelsuppe zu finden, eroberte er auch die Herzen der europäischen Kinobesucher. Itami setzte sich immer wieder mit japanischen Ritualen auseinander. Es beunruhigte ihn, wie sehr sich Japan an westlichen Wertmaßstäben orientierte. Die TV-Filme »Die Steuerfahnderin« (1987) und »Die Steuerfahnderin schlägt wieder zu« (1988) waren seine größten Erfolge. Nach der Premiere des Gangsterfilms »Die Kunst der Erpressung« (1992) wurde er von fünf Messerstechern überfallen, die sich offenbar von seinen Filmen angegriffen fühlten. Die Narben, die er davontrug, seien ein Kompliment, bemerkte Itami, dessen wachsende Popularität schließlich dazu führte, dass er ein bevorzugtes Opfer der Skandalpresse wurde. Als Ehebrecher verleumdet, stürzte er sich im Dezember 1997 aus dem achten Stockwerk eines Bürogebäudes. Er hinterließ neben einem Brief, der an seine Frau gerichtet war, eine Notiz, in der er die ihm vorgeworfene Affäre verneinte. Er war der Auffassung, dass nur sein Freitod dies angemessen beglaubigen könne.

J

FRANZ RITTER VON JAUNER

**14.11.1831 Wien, † 23.2.1900 ebd., Schauspieler, Dirigent und Theaterdirektor.*

Jauner lebte für seine Arbeit – und starb schließlich auch für sie: Die hohen Schulden, die sich durch seine aufwendigen Inszenierungen angehäuft hatten, trieben ihn und seine Frau, die Hofopernsängerin E. Krall, in den Tod. Der Österreicher war 1854/55 Direktor am Wiener Burgtheater, führte das Carltheater ab 1872 in eine Glanzzeit und machte als Direktor der Hofoper 1875-80 unter anderem durch die deutschsprachige Erstaufführung von »Carmen« unter der Leitung von George Bizet sowie Verdis Dirigat des Requiems von sich reden. Anschließend übernahm er die Direktion des Wiener Ringtheaters, die künstlerische Leitung des Theaters Wien und abermals das Carltheater.

SERGEI ALEXANDROWITSCH JESSENIN

** 3.10.1895 Konstantinowo, heute Jessenino, Geb. Rjasan,*
† 28.12.1925 Leningrad, russ.-sowjet. Lyriker.

Der Selbstmord des letzten russischen Bauernpoeten und »Schmachtserenaden-Verfassers« war für den russischen Dichter → Wladimir Majakowski Anlass, ein vorwurfsvolles Gedicht zu schreiben: »Es gibt noch wenig Lust auf unserm Stern. Man muss die Freude aus der Zukunft reißen. In diesem Leben stirbt man leicht und gern. Bedeutend schwerer ist: das Leben meistern«, schrieb er auf Jessenin gemünzt. Dass der »Sänger der Revolution« den »Weg des geringsten Widerstandes« gegangen war, ärgerte ihn. Dass er sich fünf Jahre später selbst umbringen würde, konnte er zu diesem Zeitpunkt noch nicht wissen... Jessenin hatte die Oktoberrevolution 1917 als mystisch-religiöses Ereignis begrüßt. 1918/21 stand er im Mittelpunkt der Imaginisten, die für die Reduzierung der poetischen Aussage auf dichterische Bilder eintraten.

Die letzten Dichtungen Jessenins aus den Jahren 1922-25 sind entgegen der volksliedhaften Vorläufer jedoch von einem tragischen Unterton bestimmt. Die Ergebnisse der Revolution hatten den volkstümlichen Dichter zum wehmütigen Sänger des »verlorenen« russischen Dorfes werden lassen. Gleichzeitig wurde seine Beziehung (1922 Heirat) mit der amerikanischen Ausdruckstänzerin Isadora Duncan immer problematischer. Beide konnten sich kaum verständigen, sie hatte kein Interesse an Politik, und Jessenin wurde bei Besuchen in den Vereinigten Staaten als Anhängsel der luxuriös lebenden Diva betrachtet. Immer häufiger brach er – der ein einfaches Leben bevorzugte – aus dem goldenen Käfig aus, randalierte und betrank sich. Eine gemeinsame Europa- und USA-Reise, die Jessenin zu Weltruhm verhelfen sollte, endete im Fiasko: »Hier bringe ich dieses Kind in sein Vaterland zurück, aber ich habe nichts mehr mit ihm zu tun«, vermerkte die siebzehn Jahre Ältere im August 1923 verbittert. Zu dieser Zeit war Jessenin bereits schwerst alkoholkrank. Die weitere Beziehung stand unter dem Motto: Es geht weder ohne- noch miteinander. Ende 1915 erhängte sich Jessenin in einem Hotelzimmer – einsam, zutiefst unglücklich, physisch am Ende und betroffen von der politischen Entwicklung.

BILLY JONES

** 20.11.1949 Ann Arbor/Michigan, † 7.2.1995 Springhill, amerik. Gitarrist und Sänger.*

Billy Jones war der Leadgitarrist und Sänger der »Outlaws«. Seit sich die Gründungsformation 1974 aufmachte, ihre kraftvollen, aus der Folk- und Country-Musik entwickelten Kompositionen unter das amerikanische Volk zu bringen, war er dabei. Und das Volk war begeistert. Jones' charakteristisches Gitarrenspiel und seine melancholischen Balladen wurden schnell zum Markenzeichen der Band. Ein Jahr später spielten die Gesetzlosen bereits im Vorprogramm von »Lynyrd Skynyrd«, den »Doobie Brothers« und der »Marshall Tucker Band«. Ihre erste LP erschien im Spätsommer 1975 und begeisterte durch ihre Eingängigkeit, gepaart mit technischer Brillanz. Die erste Singleauskopplung (»There goes another Love Song«) erreichte immerhin Rang einunddreißig der amerikanischen Charts. Auch das 78er-Live-Doppel-Album »Bring 'em back alive« sorgte für Begeisterung: »Bei der Energie, die die ‚Outlaws' freisetzen, gibt es nur wenige Rockbands, die mithalten können«, schrieben etwa die »New York Daily News«. Bei den nachfolgenden Produktionen war von der kraftvollen Dynamik dann allerdings nicht mehr viel zu spüren. Die Musiker wirkten uninspiriert, lustlos und irgendwie neben der Rille. 1982 stieg Billy Jones aus der Gruppe aus, weil er den Tourneestress nicht mehr aushalten konnte. Kurz bevor er die Segel strich, hatten die »Outlaws« rund zweihundertfünfzig Konzerte pro Jahr gespielt! Was in den Jahren danach in den Lebensmittelpunkt des Sängers rückte, ist nicht bekannt. Die Presse nahm erst im Februar 1995 wieder von ihm Notiz, nachdem er sich umgebracht hatte...

K

PAUL KAMMERER

** 17.8.1880 Wien, † 23.9.1926 Himberg/Österreich, österr. Biologe.*

Es war fast Mittagszeit, als man am Fuße des Himbergs einen Schuss vernahm. Da die Gegend ein beliebtes Jagdgebiet ist, dachte sich niemand etwas dabei. Nur wenige Stunden später fand ein pensionierter Eisenbahner in den Bergen den Verursacher des Geräusches: Es war der prominente Wissenschaftler Paul Kammerer, der wenige Stunden zuvor sein Leben durch einen Revolverschuss in die Schläfe beendet hatte. Der Biologe mit dem Spitznamen »Krötenküsser« hatte bei Versuchen mit Eidechsen nachgewiesen, dass sich durch äußere Einflüsse erworbene Eigenschaften auf nachfolgende Generationen vererben. Seine Versuche mit der Geburtshelferkröte erregten weltweites Aufsehen. Kammerer zwang die Reptilien, die sich normalerweise auf dem Festland paaren, ihre Begattungszeremonie im Wasser abzuhalten. Um sich unter diesen erschwerten Umständen am Weibchen festzuhalten, entwickelte das Männchen sogenannte Brunftschwielen an den Vordergliedmaßen, die sich weitervererbten. Kammerers Entdeckung war eine Sensation. Die »New York Times« pries ihn als »neuen Darwin«. Nobelpreisträger Thomas Mann zitierte ihn in seinen Romanen. Kammerer hielt populärwis-

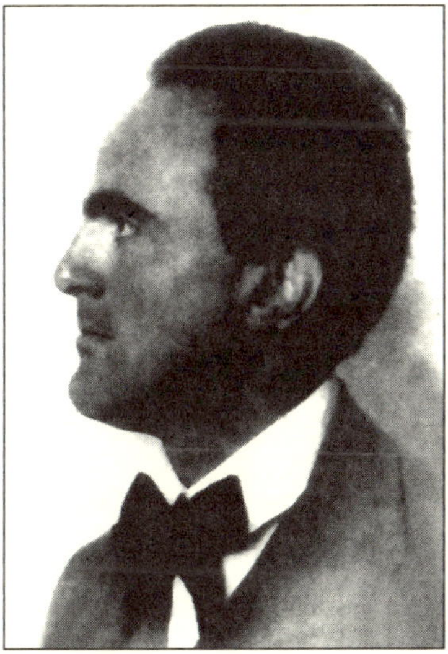

Paul Kammerer

senschaftliche Vorträge, die überall auf der Welt erfolgreich angenommen wurden. Die Begeisterung für seine Arbeit ging sogar so weit, dass er seiner 1907 geborenen Tochter den Namen Lacerta gab – die lateinische Bezeichnung einer Eidechsenart. Die Kollegen indes neideten ihm den Erfolg. Als Halbjude und eingestandener Agnostiker konnte er im antisemitischen Wien nie eine Professur erlangen. Privat war er trotz seiner Ehe beinahe ständig in unglückliche Liebesgeschichten verstrickt. So bot er der jungen Witwe des Komponisten Gustav Mahler eine Stelle als Assistentin an, nur um die Angebetete in seiner Nähe zu haben. Seine langersehnte Professur erhielt der Wissenschaftler schließlich vom Pawlowschen Institut in Moskau. Doch bevor er anreisen konnte, kam es zum Skandal: Der amerikanische Wissenschaftler Dr. G. K. Noble, der das letzte erhaltene Exemplar der Geburtshelferkröte untersuchte, entdeckte Ungeheuerliches. Die angeblichen Brunftschwielen entpuppten sich bei näherem Hinsehen als plumpe Tusche-Injektionen. Ein Sturm der Entrüstung brach los. Obwohl Kammerer beteuerte, nichts mit diesem Schwindel zu tun zu haben, war sein guter Ruf ruiniert. Obendrein war er wieder einmal unglücklich verliebt. Bevor der niedergeschlagene Wissenschaftler nach Moskau abreiste, wollte er noch einmal die Schönheit seiner Heimat bewundern. Er mietete sich im Berghotel Rode ein. Am nächsten Morgen unternahm er mit dem Hund des Hotels eine Bergwanderung, von der er nicht zurückkehren sollte. In seinem Abschiedsbrief schrieb er: »Dr. Paul Kammerer ersucht, ihn nicht nach Hause zu überbringen, weil seiner Familie der Anblick erspart bleiben soll. Am einfachsten und wohlfeilsten wäre vielleicht die Verwertung im Seziersaal eines der akademischen Universitätsinstitute. Mir auch am sympathischsten, weil ich der Wissenschaft wenigstens auf solche Weise einen kleinen Dienst erweise. Vielleicht finden die werten Kollegen in meinem Gehirn eine Spur dessen, was sie an den lebenden Äußerungen meiner geistigen Tätigkeit vermissten.« Noch immer rätseln Forscher, ob Kammerer ein Betrüger war oder das Opfer einer Intrige. 1970 erschien Paul Koestlers Buch »Der Krötenküsser«, in dem er die rätselhafte Episode erneut aufrollte.

SARAH KANE

** 1971 Essex, † 20.2.1999 London, brit. Dramatikerin.*

»Ich halte Depressionen nicht zwangsläufig für ungesund«, sagte die Theaterautorin in einem Interview. »Für mich äußert sich darin eine vollkommen realistische Wahrnehmung der Umwelt.« Und so thematisierte sie in ihren Stücken »Zerbombt« (1995), »Phaidras Liebe« (1996), »Gesäubert« (1997) und »Crave« (1998) auch immer wieder Brutalität, Psychoterror und Grausamkeit – emotionale und gesellschaftliche Verkommenheit und Verzweiflung. Darstellungen, die an die Grenze des Ertragbaren gingen. Persönlich war sie bescheiden, sanftmütig und humorvoll – sensibel in der Wahrnehmung der Umwelt, deprimiert »von der ständigen Heuchelei im Leben«. Ihre Stücke seien keine Horrorvisionen, betonte sie immer wieder. Sie sah die Welt so, wie sie sie beschrieb. Am 20. Februar setzte Sarah Kane ihrem Leben mit achtundzwanzig Jahren ein Ende. Gegen Mitternacht wurde sie im Londoner King's College Krankenhaus erhängt aufgefunden. »Sie konnte nicht trennen zwischen ihren Stücken und dem Leben«, formulierte der englische Dramatiker Edward Bond kurz nach ihrem Tod. »Wenn sie einen Ausweg aus ihren Stücken gewusst hätte, wäre sie nicht gestorben.«

KOSTAS KARYOTAKIS

** 1896, † 7.1928 Preveza, griech. Lyriker.*

Das tragische Ende des Vertreters der décadents beeinflusste den Erfolg seines Werkes erheblich. Unmittelbar nach seinem Tod wurde die neugriechische Dichtung durch den Karyotakismos überschwemmt: Eine Welle dekadenter Lebensphilosophien, deren Grundstimmung Hoffnungslosigkeit war. Karyotakis – geprägt von den politischen Niederlagen und Wirren Griechenlands – hatte immer wieder das Ruhmlose und Unbedeutende besungen. Seine innere Leere wurde von ihm sarkastisch kommentiert. In den Gedichtsammlungen »Der Schmerz des Menschen und der Dinge« und »Ohne Trauer« liefern sich Lebenssehnsucht und das Gefühl der Vergeblichkeit und des Verlustes einen unerbittlichen Kampf. Als letzteres immer stärker wurde, erschoss sich der Dichter zweiunddreißigjährig in der ihn langweilenden Provinzstadt Preveza. Dorthin war der als Beamte Tätige 1928 zwangsversetzt worden, nachdem er im Sozialministerium wiederholt Missstände und Finanzmanipulationen aufgedeckt hatte. Diese Verbannung war ein weiterer Grund, der ihn in den Freitod trieb. Sechzig Jahre später stand die Lebensgeschichte des Griechen im Mittelpunkt der Oper »Die Metamorphosen des Dionysos«, eines Projektes von Mikis Theodorakis, in dem er die Gedichte Kostas Karyotakis' vertont hat.

BRIAN KEITH

** 14.11.1921 Bayonne/NJ, † 23.6.1997 Malibu, amerik. Schauspieler.*

Fernsehzuschauern der siebziger Jahre dürfte Brian Keith durch die Familienserie »Lieber Onkel Bill« in bester Erinnerung sein. Als Bill Davis kümmerte er sich rührend um zwei verwaiste Geschwister. Privat hatte er mit seinen eigenen Kindern weniger Glück. Sein Sohn starb als Kind, seine Tochter beging zehn Wochen vor seinem Tod Selbstmord. Robert Keith Richey Jr. war der Sohn der Schauspieler Robert Keith und Helen Shipman. Schon als Kind trat er als Statist in den Filmen seines Vaters auf. Im Zweiten Weltkrieg diente er als Marinesoldat. Später hatte er in dem Western »Die Bestie der Wildnis« (1953) seine erste Sprechrolle. Dem Genre sollte er treu bleiben. Seine Darstellung in Sam Peckinpahs »Gefährten des Todes« (1961) brachte den benötigten Karriereschub. Zeitgleich erschien er in der Disney-Komödie »Die Vermählung ihrer Eltern geben bekannt«, einer US-Version von Erich Kästners »Das doppelte Lottchen«. Nun durfte er auch sympathischere Figuren verkörpern. Fünf Jahre später wechselte er mit »Lieber Onkel Bill« dann zum Fernsehen. Die Serie wurde zum Welterfolg und machte ihn endgültig zum Publikumsliebling. In den folgenden Jahren stand Keith oft als brummiges Original mit dem sprichwörtlichen Herz aus Gold vor der Kamera. Herausragend war er in der Rolle Theodore Roosevelts in dem Abenteuerfilm »Der Wind und der Löwe« (1975). Bei den Dreharbeiten zur »Brian Keith Show« lernte er seine zukünftige Frau Victoria Young kennen, die eine Krankenschwester spielte. Einen Imagewechsel vollbrachte er mit der Krimi-Serie »Hardcastle und McCormick«, in der er einen kauzigen Richter verkörperte. Mit fortschreitendem Alter wurden die guten Rollen indes seltener. Seinen letzten großen Filmauftritt hatte der Schauspieler 1988 in dem Western »Young Guns«. Wenig später wurde bei einer

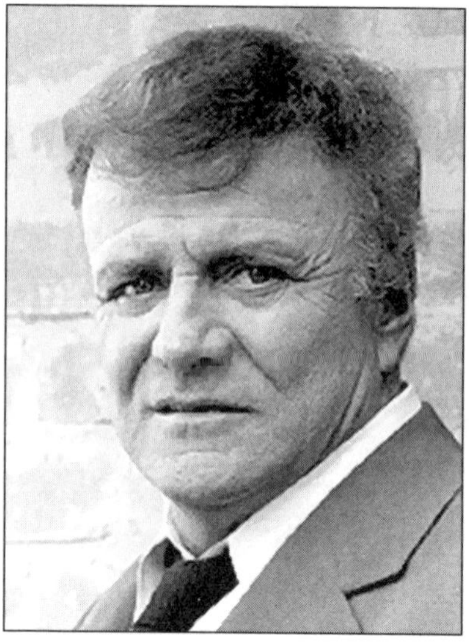

Brian Keith

Routineuntersuchung Lungenkrebs diagnostiziert. Außerdem litt er unter einem Emphysem. Die darauffolgende Behandlung verschlang ein Vermögen. Während Keith wieder einmal im Krankenhaus lag, erschoss sich seine siebenundzwanzig Jahre alte Tochter Daisy. Zehn Wochen später wurde seine Frau durch einem lauten Knall aufgeschreckt. Sie fand ihren Mann in einer Blutlache auf. Er hatte sich mit einem Gewehr in den Kopf geschossen.

RENATE KERN

Zweiter Künstlername: Nancy Wood, eigtl. Renate Poggensee

** 23.1.1945 Tann i.d.Rhön, †18.2.1991, dt. Sängerin.*

»O Gott, das ist schrecklich«, war → Rex Gildos Reaktion, als er im Februar 1991 erfuhr, dass sich Renate Kern erhängt hatte. Er erinnerte sich an gemeinsame Auftritte: »So voller Glück war sie damals.« Und dieses Glück begann irgendwo zwischen Delmenhorst und Wildeshausen – genauer gesagt in Harpstedt und im dortigen Lokal »Zum Sonnenstein«: Bei einem JeKaMi- (Jeder-kann-mitsingen-)Abend trat Renate Poggensee mit den »Blue Boys« auf und wurde von Produzent Kai Warner, dem Bruder von James Last, entdeckt. Er machte aus ihr Renate Kern und nahm mit ihr die erste Schallplatte auf. »Kiss and shake« wurde Mitte 1965 immerhin ein Platz fünfunddreißig in der Hitparade. Dennoch hatte Renate Poggensee nach dem Abitur eine Lehre in der Textilabteilung im »Kaufhof« begonnen – aus Unsicherheit, ganz in die Schlagerbranche mit ihren vielen Unwägbarkeiten zu wechseln. Doch die Verlockungen wurden bald übermächtig, und sie tauschte das Maßband mit dem Mikrofon. Im Laufe von wenigen Jahren entwickelte sich das Mädchen vom Lande zu einer trostspendenden Sängerin für die Menschen auf der Schattenseite des Lebens. Allein die Titel ihrer Lieder waren wie Balsam: »Lass den dummen Kummer« (1966),

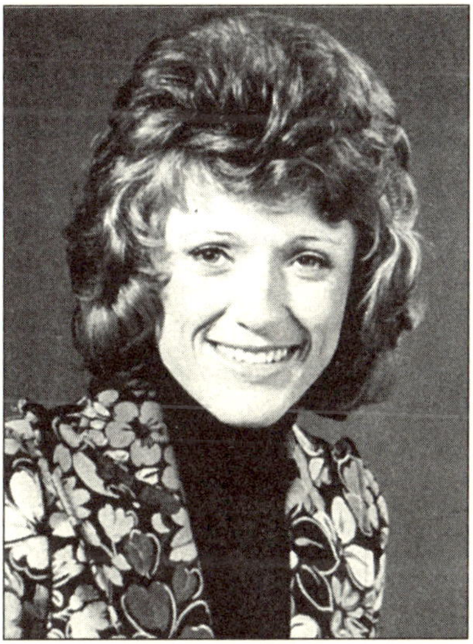

Renate Kern

»Lieber mal weinen im Glück« »Du musst mit den Wimpern klimpern« (beide 1968) oder 1972 »Morgen früh lachst du schon wieder«. Insgesamt nahm die Sängerin mit dem typischen Timbre siebzig Singles und zehn Langspielplatten auf. Auch bei der ersten ZDF-Hitparade mit Dieter Thomas Heck 1969 war sie dabei. Das war ihre große Zeit. Sie ging mit James Last auf Welttournee und sang in Holland, Spanien, Österreich, England und Hongkong. In Deutschland war sie mit den bekanntesten Interpreten unterwegs und in vielen TV-Shows ein gern gehörter Gast. Einige Fernseh-Regisseure waren mit Renate Kern allerdings auch unzufrieden, weil sie sich merkwürdig bewegte und ungeschickt und unvorteilhaft kleidete. Sie konnte die Provinz nicht abschütteln. Anfang der siebiger Jahre baute sie sich dann ihr eigenes Haus in Ganderkesee: Es sollte ihr Nest werden, ihre Burg, ihr Ruhepol. Doch es wurde in zunehmendem Maße zu ihrem Gefängnis. Der Optimismus ihrer Lieder färbte auf die Interpretin nicht ab. Auch ihre Hochzeit hatte lediglich etwas von geborgter Sicherheit. Als dann zudem noch die Zahl der Auftritte und die Plattenverkäufe rückläufig wurden, kam das schon einem Verlust der Identität gleich. Konsequent reiste sie 1981 nach Nashville und machte dort Aufnahmen unter dem Namen Nancy Wood. »Imagine that«, eine von ihnen, stieg wenig später in die US Country-Charts ein. Ihr Mann verkündete daraufhin anlässlich einer Party: »Renate Kern ist gestorben!« In Deutschland blieb Nancy Wood jedoch die Anerkennung versagt, und sie benötigte immer häufiger die betäubende Hilfe von Tabletten. Etliche Wochen verbrachte sie auch im Krankenhaus. Am 18. Februar 1991 erhängte sich Renate Poggensee an einem Dachbalken im Wohnzimmer ihres Hauses. Die Rechnung für den Strick hatte sie auf den Tisch gelegt.

ERNST LUDWIG KIRCHNER

** 6.5.1880 Aschaffenburg, † 15.6.1938 Frauenkirchen, Davos/Schweiz, dt. Maler.*
Als einer der führenden Köpfe der Gruppe »Die Brücke« war Kirchner ein Hauptvertreter des Expressionismus. Obwohl er dem Berufswunsch seiner Eltern folgend Architektur studiert hatte, begann er 1905 seine Tätigkeit als Künstler. In dieser Zeit musste er Ofenkacheln bemalen, um sich finanziell über Wasser zu halten. Zu Beginn des Ersten Weltkrieges wurde Kirchner einem Artillerieregiment als Fahrer zugeteilt, aber bereits ein Jahr später wegen seines schlechten Gesundheitszustandes entlassen. Kirchner war lungenkrank und litt unter Verfol-

gungswahn. Wieder zurück in seinem Atelier, malte er zwei Selbstporträts, die seinen Seelenzustand widerspiegelten. Das eine Bild stellt ihn als Trinker dar, das andere zeigt ihn zusammen mit einem unbekleideten Modell als Soldat mit abgerissener Hand. Kirchner selbst hatte keine solche Verletzung davongetragen. Dennoch kämpft er zeitlebens mit wiederkehrenden Depressionen. 1917 wurde er von einem Auto angefahren. Im gleichen Jahr wanderte er, kaum gehfähig und medikamentenabhängig, in die Schweiz aus, wo er langsam wieder gesundete. In der Schweiz verbrachte er schließlich auch den Rest seines Lebens. Nach der Machtergreifung der Nationalsozialisten war sein Werk als »entartet« eingestuft worden. Da Deutschland der wichtigste Markt des Malers war, verschlechterte sich in diesen Jahren seine finanzielle Situation erheblich. Die politische Lage Europas ließ Kirchners alte Verfolgungsängste wiederaufleben. Oft verließ er mitten im Gespräch mit Freunden unvermittelt den Raum, um zu arbeiten. Seelisch zermürbt, schoss er sich im Juni 1938 eine Kugel ins Herz.

KLEANTHES VON ASSOS

** um 331 v. Chr. Assos/Kleinasien, † um 251 v. Chr., griech. Philosoph.*

Kleanthes von Assos war in Athen Schüler des → Zenon von Kition. Nachts verdiente er sich seinen Lebensunterhalt durch Teigkneten und Wassertragen. Seine Philosophie gliederte er in Dialektik, Rhetorik, Ethik, Politik, Physik und Theologie. Tugendhaftes Handeln war seiner Meinung nach nur durch Erkenntnis der Wirklichkeit möglich und sittliches Wissen untrennbar mit Geistes- und Charakterstärke verbunden. Beharrlichkeit sah er neben Selbstbeherrschung, Tapferkeit und Gerechtigkeit als wesentlichste Tugend des Menschen an. Die Vorstellung verglich er mit dem Abdruck eines Siegels in Wachs, und die Seele hielt er für eine im ganzen Leib verbreitete Substanz, die den Tod bis zum Weltuntergang überdauerte. Als seine Ärzte ihm aufgrund eines Geschwürs im Mund rieten, sich zwei Tage lang der Nahrung zu enthalten, beschloss er, auch weiterhin nichts mehr zu essen: Kleanthes soll sich durch Verweigerung der Nahrungsaufnahme das Leben genommen haben.

HEINRICH VON KLEIST

** 18.10.1777 Frankfurt/Oder, † 21.11.1811 Wannsee/Berlin, dt. Dichter.*

Kleists Sterben ging bis ins Detail in die Literaturgeschichte ein. Doch ein Großteil seines Lebens blieb bis heute im Dunkeln. Alles, was Aufschluss geben konnte, wurde von ihm vernichtet – und seine Familie verweigerte die Auskunft. Kleists Tod war ein Selbstmord mit Blick auf die Nachwelt – ein sorgfältig inszeniertes Schauspiel. »Morgens und abends knie ich nieder, was ich nie gekonnt habe, und bete zu Gott; ich kann ihm mein Leben, das allerqualvollste, das je ein Mensch geführt hat, jetzo danken, weil er es mir durch den herrlichsten und wollüstigsten aller Tode vergütigt«, schrieb er kurz vor seinem Tod an seine Schwägerin Marie. Mehrere Male hatte er sie gefragt, ob sie zusammen mit ihm sterben wolle. Als sie ablehnte, bezog er die an Unterleibskrebs erkrankte Henriette Vogel in sein Sterben ein. »Kann es Dich trösten, wenn ich Dir sage, dass ich diese Freundin niemals gegen Dich vertauscht haben würde, wenn sie weiter nichts gewollt hätte, als mit mir leben?« rechtfertigte er sich in seinen letzten Zeilen. Kleist war ein verschlossener Mensch – ebenso schnell errötend und leicht erregbar wie viele seiner Figuren. In seinem gesamten Leben ließ er sich nie dauerhaft nieder. Er war Leutnant und Staatsbediensteter – bis er merkte, dass das nicht seine Bestimmung war. Er war Dramatiker, Erzähler und Journalist. Und hatte nur ein Ziel: der größte Dichter seiner Nation zu werden und Goethe den Kranz von der Stirn zu reißen. Doch die öffentliche Anerkennung blieb aus. Seine Dramen-Königin »Penthesilea«, die den von ihr geliebten Achill zerfleischt (als Ersatz für Sex) schockierte die Zeitgenossen; die Charakterkomödie »Der zerbrochene Krug« wurde ein Misserfolg: Goethe hatte die Uraufführung in Weimar wenig bühnenwirksam inszeniert und so Kleists erhoffte Annäherung an den Weimarer Kreis verhindert. Enttäuscht veröffentlichte Kleist Goethe-Spottverse in dem von ihm mitherausgegebenen Kunstjournal »Phö-

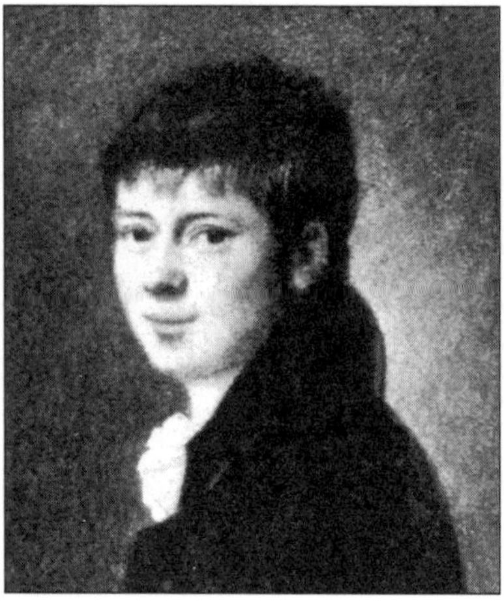

Heinrich von Kleist

bus«. Doch seine Zeitgenossen interessierten sich weder für die Verse noch für das Magazin. Auch die später von Kleist herausgegebenen erfolgreichen »Berliner Abendblätter«, der Vorläufer moderner Tageszeitungen, mussten ihr Erscheinen bald einstellen – bedrängt von der Zensur. Seine Dramen »Die Hermannsschlacht« und »Prinz Friedrich von Homburg« wurden erst nach seinem Tod veröffentlicht, so dass gerade die politische Seite seines Schaffens unbekannt blieb. Das Manuskript »Robert Guiskard« – die Tragödie, von der Kleist sich seinen großen Erfolg erhofft hat – wurde von ihm, fast fertig, verbrannt. Immer wieder wich Kleist von gewohnten Maßstäben ab. Den Rang eines Klassikers erwarb er sich jedoch erst posthum. Im Leben wurde er langsam von Zweifeln zerfressen. In seinen Dramen erwies sich Liebe als einziges Medium des Erkennens. In seinem Leben scheiterte seine Verlobung, weil Wilhelmine von Zenge nicht mit ihm in die Schweiz ziehen wollte, wo er 1802 ein Leben als Landwirt plante. Zu den Misserfolgen kam Kleists Verzweiflung über die politische Lage: Der Zusammenbruch des preußischen Staates erschütterte den Patrioten bis ins Mark. Kleist richtete ein Bittgesuch an den König um Wiedereinstellung ins Heer. In leidenschaftlichem Hass wollte er gegen den Unterdrücker Napoleon kämpfen. Doch als die Zusage eintraf, war er bereits am Ende seiner Kraft: materiell erledigt und darüber hinaus von seiner Familie als »nichtsnutziges Glied der menschlichen Gesellschaft« betrachtet, »das keiner Teilnahme mehr wert sei«, wie er es kurz vor seinem Tod formulierte. Am 21. November 1811 schießt er Henriette Vogel am Wannsee in die Brust und sich selbst anschließend in den Kopf. Die Tat hatten beide lachend und glücklich vorbereitet – wie im Rausch. Nachdem sie die Beerdigung im voraus bezahlt hatte, gingen sie gelassen und heiter ans Seeufer. »Die Wahrheit ist, dass mir auf Erden nicht zu helfen war«, steht im letzten Brief an Kleists Stiefschwester Ulrike.

KLEOPATRA VII., DIE GROßE

** 69 v. Chr. Alexandria, † 30.8.30 v. Chr. ebd., ägypt. Königin.*

Wenige Tage vor ihrem Lebensende war Kleopatra eine Gefangene in ihrem eigenen Grab – neben sich den blutigen Leichnam ihres Gatten → Antonius. Bereits einige Jahre zuvor hatte sie nach altem Brauch ein Mausoleum für sich erbauen lassen: ein weiträumiges Bauwerk aus seltenem Marmor mit verschiedenen Räumen und Kammern. Als ihr letzter Kampf verloren war, zog sie sich dorthin zurück, um sich umzubringen – doch Oktavian, ihr letzter Gegner, wollte sie lebend gefangen nehmen. Während ein Abgesandter vor der verschlossenen Pforte zum Schein mit ihr verhandelte, schlichen sich drei weitere (eingestiegen durch ein Fenster) von hinten an. Kleopatra riss einen Dolch aus ihrem Kleid, mit dem sie sich erstechen wollte. Die Waffe wurde ihr jedoch entwunden. Von dem Moment an wurde sie bewacht – um sie später in Rom durch die Straßen führen und hinrichten zu können... Die gebildete Kleopatra, Tochter Ptolemäus XII., hatte von 51 bis 48 mit ihrem Bruder Ptolemäus XIII regiert. Von ihm vertrieben, wandte sie sich schließlich um Hilfe an Cäsar, der sich vorübergehend in Alexandria aufhielt. Die Liebe, die daraus entstand, ist Legende. Cäsar eroberte ihr im Alexandrinischen Krieg die Herrschaft zurück. Von 47 bis 44 regierte die höfliche, elegante Königin mit der weichen, melodischen Stimme zusammen mit ihrem jüngeren Bruder Ptolemäus XIV. Den größten Teil dieser Zeit verbrachte sie allerdings auf Einladung Cäsars in Rom. Nach dessen Ermordung 44 kehrte sie zurück, beseitigte ihren Bruder und erhob den vierjährigen Sohn des (ehemaligen) Paares, Caesarion, zum Mitregenten. Cäsars Nachfolger als Geliebter wurde der römische Feldherr Marcus Antonius, den die ägyptische Königin 37 heiratete. Unzählige Skandalgeschichten ranken sich um die nächtlichen Orgien am Hof, bei denen sich die Gäste durch obszöne Tänze, aufreizende Gespräche und wollüstige Aktivitäten erregten. In dem von dem Paar gegründeten Club »Die Einzigartigen« nahmen die Gäste an anstößigen Theaterszenen teil. Nicht umsonst wurde Kleopatra von den Griechen »Meriochane« genannt (»die sich zehntausend Männern weit öffnete«). Jahre später gerieten beide in offenen Konflikt mit dem römischen Feldherrn Oktavian – nicht zuletzt, weil Antonius Oktavians Schwester für Kleopatra verlassen hatte. Sein Ende fand der zweijährige Krieg mit Oktavians Seesieg bei Aktium 31 und der

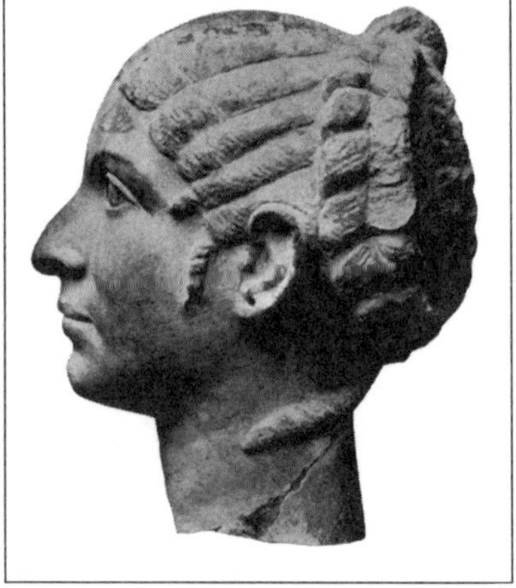

Kleopatra

Einnahme von Alexandria 30 – den Auslösern für beider Selbstmord. Gefangen im Mausoleum, machte Kleopatra noch einen letzten Versuch, Oktavian auf ihre Seite zu ziehen und Ägypten für ihre Kinder zu retten. Doch das Vorhaben schlug fehl. Nun gab es für sie keinen Grund mehr zu leben: Sie ließ sich von ihrer Vertrauten Charmian und ihrer Zofe Iras baden und mit Salben und Lavendelöl einreiben, zog sich ihr königliches Seidengewand an und legte sich Perlen um. So versehen mit ihrem königlichen Glanz, ließ sie Oktavian eine von ihr versiegelte Schreibtafel schicken, auf der sie ihn um die Erlaubnis bat, neben Antonius bestattet zu werden. In höchster Bestürzung brach der Feldherr ihr Gemach auf. Und fand die Königin scheinbar schlafend, mit gelassenheiterem Gesichtsausdruck, auf ihrem goldenen Bett – neben sich die tote Iras, vor ihr die sterbende Charmian, die mit letzter Kraft das Diadem auf Kleopatras Haupt hielt. Das Gift, mit dem sie sich getötet hatte, fand Kleopatra angeblich in einer hohlen Nadel, die sie stets in ihrem Haar trug. Denkbar ist aber auch, dass ein Bauer einen Korb mit Feigen ins Mausoleum gebracht hat, in dem eine Viper verborgen war. Tatsächlich fand man auf dem linken Arm Kleopatras zwei kleine Male, die von einem Schlangenbiss herrühren konnten. Beigesetzt wurde die Königin – ihrem letzten Willen entsprechend – neben Antonius. Caesarion wurde hingerichtet, weil laut Oktavian »kein Platz für zwei Cäsaren« sei. Anschließend gab der Feldherr die Anweisung, alle Bildsäulen von Antonius und Kleopatra umzuwerfen und zu zerstören.

JOCHEN KLEPPER

** 22.3.1903 Beuthen, † 11.12.1942 Berlin, dt. Dichter.*

Klepper – überzeugter Christ, wie auch in seinen feinfühligen Gedichten und Erzählungen deutlich wird – stand dem Gedanken des Selbstmordes fern. Nach fieberhaften Versuchen, eine andere Lösung zu finden, sah er jedoch keinen anderen Ausweg mehr. Der studierte Theologe, der bis 1933 als Journalist arbeitete, war mit einer Jüdin verheiratet, deren Töchter durch die Nürnberger Rassengesetze bedroht wurden. Während es gelang, das ältere der Kinder rechtzeitig nach England zu bringen, wurde der Termin bei der knapp zwanzigjährigen Renate versäumt. Der Vater hing zu sehr an der Stieftochter, um sich trennen zu können. Seine Selbstbezichtigungen und Gewissensqualen steigerten sich ins Unermessliche. Er versuchte verzweifelt, das Kind doch noch nach Schweden zu retten; wurde persönlich bei Reichsinnenminister Wilhelm Frick und Adolf Eichmann vorstellig. Doch alle Versuche scheiterten. Als der Tag des Abtransportes nach Auschwitz vor der Tür stand, tötete sich Klepper mit Frau und Tochter durch Gas. An die Tür der Küche, in der die Familie starb, hatte er vorher noch einen Zettel gehängt: »Vorsicht Gas!«. Die tragische Dokumentation der Vorgänge ist den Tagebüchern »Unter dem Schatten deiner Flügel« (1956) zu entnehmen. »Stürben Hanni und das Kind, Gott weiß, dass sich nichts in mir gegen seinen Willen auflehnte«, schrieb Klepper am 8. Dezember 1942. »Aber nicht dies.« Sein letzter Blick traf eine Plastik, die er seiner Frau zu Weihnachten schenken wollte: den segnenden Christus.

SÁNDOR KOCSIS

** 21.9.1929 Budapest, † 22.7.1979 Barcelona, ungar. Fußball-Idol.*

Auf dem Fußballfeld lehrte der ungarische Torjäger Sándor Kocsis seine Gegner das Fürchten. Allein in seinen achtundsechzig Länderspielen für Ungarn erzielte er fünfundsiebzig Tore. Gesundheitlich hatte er das Glück jedoch nicht auf seiner Seite – was schließlich auch zu seinem Freitod führte. Kocsis begann seine glanzvolle Fußballkarriere beim Traditionsklub Ferencváros Budapest, nachdem ihn Talentsucher dieses Vereins auf der Straße entdeckt hatten. Bereits mit achtzehn wurde er erstmals in die Nationalmannschaft Ungarns berufen, die in der Folgezeit als »Wunderteam« Geschichte schrieb. Kocsis errang mit dieser Elf 1952 in Helsinki den Olympiasieg. Zwei Jahre später galt Ungarn schon als sicherer Weltmeister. Das Team unterlag jedoch im WM-Finale 1954 völlig überraschend der deutschen Mannschaft mit zwei zu drei Toren. Kocsis blieb als Trost für seine elf Treffer die WM-Torjägerkrone. Nach den Olympischen Spielen 1956 verließ er aufgrund der politischen Unruhen in Ungarn sein Heimatland. Und spielte anschließend in der Schweiz und ab 1958 beim FC Barcelona, mit dem er unter anderem zweimal spanischer Meister wurde.

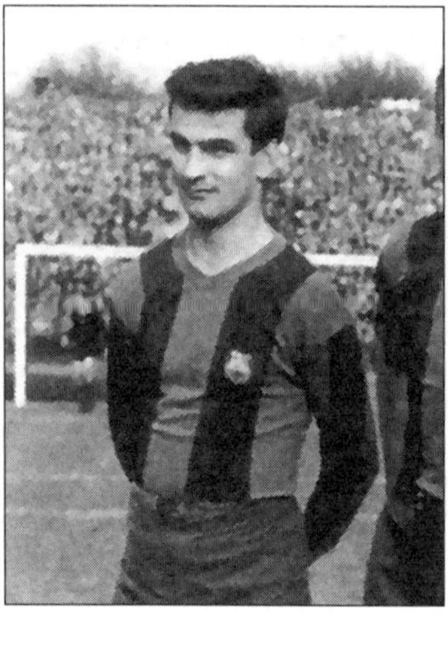

Sándor Kocsis

Nach dem Ende seiner aktiven Laufbahn 1966 versuchte sich Kocsis als Trainer und Inhaber eines Restaurants. Seine Trainertätigkeit musste er allerdings 1974 wegen gesundheitlicher Probleme wieder aufgeben. Kocsis litt an einer fortgeschrittenen Gefäßverengung im linken Bein. Nach monatelangen Krankenhausaufenthalten musste ihm der linke Fuß amputiert werden. Später diagnostizierten die Ärzte auch noch Magenkrebs. Die anschließende langwierige Behandlung und zahlreiche Operationen zehrten Kocsis Lebenswillen auf. Im Juli 1979 stürzte er sich aus dem vierten Stock eines Krankenhauses in seiner Wahlheimat Barcelona und erlag dort im Alter von neunundvierzig Jahren seinen schweren Verletzungen.

HELMUT KOELLEN

** 2.3.1950, † 3.5.1977, dt. Gitarrist und Sänger.*

Der laufende Motor eines Autos in einer geschlossenen Garage, und in dem Auto ein siebenundzwanzigjähriger Mann, von den Abgasen vergiftet: Ein trauriges Ende eines jungen Talentes. Vier Jahre zuvor, 1973, war der ehemalige Roadie und Soundmixer Helmut Koellen festes Mitglied der 1970 gegründeten Klassik-Rock-Band »Triumvirat« geworden. Mit ihm wurde die zweite LP »Illusions on a double Dimple« eingespielt, auf der auch die Streicher des Kölner Opernhauses, die Bläser-Sektion der Kurt-Edelhagen-Band und ein Chor mitwirkten. Sounds lobte »die kompositorische Dichte« und der Record Mirror »präzises Zusammenspiel«. Von September bis November absolvierten »Triumvirat« vierzig Auftritte in Amerika, meistens im Vorprogramm von »Fleetwood Mac«, und erlebten den Aufstieg ihrer Schallplatte bis unter die Top 40 der Billboard-Charts. Das dritte Album »Spartacus« (1975) erinnerte in seiner musikalischen Bandbreite stellenweise an die Produktionen von »Emerson, Lake & Palmer«, konnte jedoch in der Bundesrepublik nur wenige Freunde finden. In den Vereinigten Staaten war es dafür um so erfolgreicher (Top 30 der LP-Charts). Im Juni startete »Triumvirat« zur zweiten US-Tournee. Helmut Koellen kehrte frustriert heim, löste sich von seinen Mitstreitern und schloss sich der Band »Jail« an. Als der Keyboarder und kreative Kopf von »Triumvirat«, Jürgen Fritz, 1976 die Band auflöste und nur noch als sein Projekt betrachtete, erklärte sich der Gitarrist allerdings bereit, wieder mitzuspielen. Im Gegenzug arbeitete Jürgen Fritz Ende 1976 an Koellens Solo-LP mit. Zehn eingängige, ruhige, ausgesprochen sanfte Titel wurden dafür produziert. Die Veröffentlichung erlebte der Musiker allerdings nicht mehr mit. Er starb am 3. Mai 1977 durch giftige Autoabgase, als er nachts bei geschlossener Garage und laufendem Motor eine Cassette abhörte. Eine makabre Note erhält die ganze Angelegenheit, wenn man auf den beziehungsreichen Titel jener Cassette achtet: »You won't see me«.

ARTHUR KOESTLER

** 5.9.1905 Budapest, † 3.3.1983 London, engl. Schriftsteller.*

Arthur Koestler prägte zusammen mit Sartre, Camus und Orwell wie kein anderer die literarische Weltsicht der Nachkriegszeit. Zeit seines Lebens war er ein Suchender. Seine Suche führte ihn über den Zionismus, Kommunismus und Anti-Kommunismus bis hin zum Mystizismus. Sein Studium an der Technischen Hochschule in Wien hatte Koestler abgebrochen, um nach Palästina in einen Kibbuz zu gehen. »Mein Kindheitstraum war Wahrheit geworden; ich war davongelaufen und hatte mir einen Spaten gekauft.« Doch schnell musste er erkennen, dass seine romantischen Vorstellungen nichts mit der Realität gemein hatten. Als Korrespondent berichtete er aus Jerusalem, Paris und Berlin. 1930 trat er einen Posten als Redakteur im Ullstein-Verlag an. Als er jedoch 1932/33 bei einem Aufenthalt in der Sowjetunion die Gräueltaten des Regimes erlebte, war der überzeugte Marxist erschüttert. Als Korrespondent im Spanischen Bürgerkrieg wurde er 1937 nach dem Sieg der Faschisten für vier Monate eingesperrt und zum Tode verurteilt. Nur durch Intervention der Briten kam er mit dem Leben davon. Nach einer steilen Karriere als Journalist in Berlin ging Koestler nach der Machtergreifung der Nationalsozialisten nach Paris. Dort trat er für kurze Zeit der Fremdenlegion bei. Nach dem Einmarsch der deutschen Truppen in Frankreich wurde er verhaftet, entkam aber und konnte nach England fliehen. In jenem Land begann dann seine Karriere als Schriftsteller. Koestler verfasste seine folgenden Bücher in englischer Sprache. Nachdem er sich

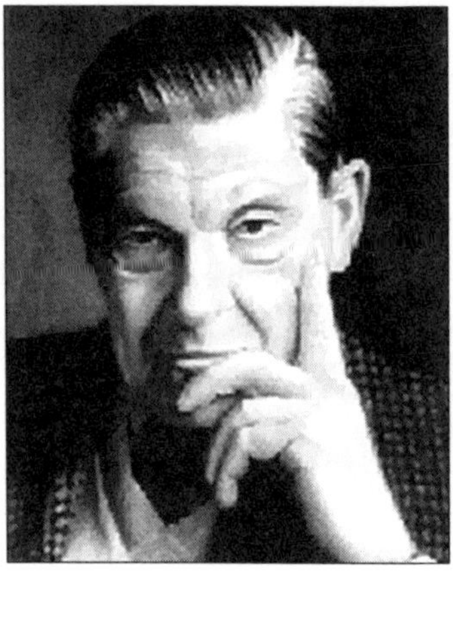

Arthur Koestler

vom Kommunismus losgesagt hatte, war sein bevorzugtes Thema der Kampf eines Individuums gegen totalitäre Machtstrukturen. »Sonnenfinsternis« (1940, dt. 1948), sein wichtigster Roman, beschreibt die Säuberungswelle in der Sowjetunion. Aufmerksamkeit erregten auch seine wissenschaftlichen Studien wie »Der göttliche Funke« (1964): eine ungewöhnliche Theorie des Schöpfungsaktes. Im Privatleben war Koestler ein rastloser Mann. Alte Freundschaften konnten je nach Laune verworfen werden. Seine Beziehungen zu Frauen waren nicht selten von Gewalt geprägt. Als er im fortschreitenden Alter an Leukämie und der Parkinsonschen Krankheit litt, begann er sich für Sterbehilfeorganisationen zu engagieren. Er trat der Organisation »Exit« bei, die für einen würdevollen Tod plädiert. Am Ende beschlossen seine dritte Frau Cynthia und er einen Selbstmordpakt. Am 3. März 1983 fand man sie tot in ihrem Wohnzimmer auf. Beide saßen in ihren Sesseln, als wäre gerade Teestunde. Doch in Wirklichkeit hatten sie einen giftigen Medikamentencocktail zu sich genommen.

JERZY KOSINSKI

** 14.6.1933 Lodz, † 3.5.1991 New York City,*
amerik. Schriftsteller poln. Herkunft.

Als Kind jüdischer Eltern wurde Kosinski auf dem Lande versteckt, um dem Nazi-Terror zu entgehen. Er überlebte den Holocaust, litt jedoch lebenslang unter einem Trauma. 1957 emigrierte er in die USA und schrieb seine Bücher fortan in englischer Sprache. Obwohl er mit Romanen wie »Der bemalte Vogel« (1965) viele Preise gewann, wurde die hintersinnige Filmkomödie »Willkommen, Mr. Chance« (1979) der größte Erfolg des Professors für englische Literatur. Peter Sellers spielt dort einen geistig zurückgebliebenen Gärtner, der durch die Verkettung unglückseliger Umstände zum Präsidentschaftskandidaten der USA avanciert. Danach war Kosinski Dauergast bei Talkmaster Johnny Carson, spielte eine Rolle in Warren Beattys Film »Reds« (1980) und zierte das Cover des »New York Time Magazine«. Doch da war sein Stern bereits am Sinken. Im Juni 1982 enthüllte die Zeitschrift »Village Voice«, dass Kosinski seine Bücher entgegen seiner Aussage nur mit Hilfe von Übersetzern zustande gebracht hatte. Schlimmer noch, dass er Co-Autoren hatte, deren Namen er verschwieg. »Willkommen, Mr. Chance« war laut »Village Voice« ein Plagiat des polnischen Bestsellers »Die Karriere des Nikodem Dyzma«. Selbst seine angeblichen Kindheitserinnerungen im hochgelobten Roman »The Painted Bird« sollen pure Erfindung gewesen sein. Nach Erscheinen dieses Artikels war Kosinski nach eigener Aussage auf der Flucht. In den letzten Jahren seines Lebens litt er an einer Schreibblockade. Dazu kam ein Herzleiden, das ihm zu schaffen machte. Am 3. Mai 1991 fand ihn seine Frau erstickt in der Badewanne. Er hatte sich eine Plastiktüte über den Kopf gezogen. Seine größte Furcht war es gewesen, anderen zur Last zu fallen.

HERTHA KRÄFTNER

** 26.4.1928 Wien, † 13.11.1951 ebd., österr. Schriftstellerin.*

Der Schriftsteller und Literaturkritiker Hans Weigel war einer der ersten, die das »Missverhältnis zwischen der vielfachen Begabung und der totalen Nicht-Anerkennung« Hertha Kräftners bekümmerte: 1950 vermittelte er der sensiblen Lyrikerin Zugang zum um ihn versammelten Autorenkreis und half ihr, Texte in Anthologien und Zeitschriften zu veröffentlichen. Doch als sich der erste Erfolg einstellte, war sie schon tot – gequält durch die unglückliche Liebe zu einem leichtlebigen Bibliothekar, verfolgt von traumatischen Eindrücken der letzten Kriegstage und enttäuscht, dass ihre melancholischen Gedichte nicht erfolgreicher waren. Wenige Monate, nachdem sie den Prosapreis der Zeitschrift »Neue Wege« erhalten hatte, vergiftete sie sich mit Veronal. Ihre Dissertation über »Stilprinzipien des Surrealismus, nachgewiesen an Franz Kafka« blieb unvollendet.

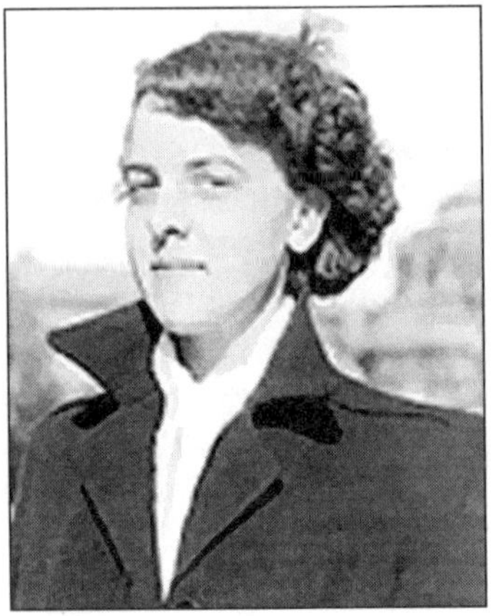

Hertha Kräftner

PHILIP TAYLOR KRAMER

** 12.7.1952, † 12.2.1995, amerik. Bassist.*

Eine kurze, mysteriöse Biographie: Phil Kramer war Bassist einer Musikgruppe, deren Zukunft bereits Vergangenheit war. Er gehörte zur Besetzung der zweiten Flug-Phase der berühmten Psychedelic-Band »Iron Butterfly«. 1974 versuchten die Musiker, aus dem Schatten ihrer eigenen Legende zu treten. Mehr als vier Jahre nach »Metamorphosis« nahm das Quartett die beiden Alben »Sun & Steel« sowie 1975 »Scorching Beauty« auf. Danach verschwand der eiserne Schmetterling in den Netzen irgendwelcher Sammler. Jahre später arbeitete Kramer für die amerikanische Regierung an den Systemen der MX-Rakete. Und dann verschwand er plötzlich irgendwann 1995 ebenso spurlos wie seinerzeit die Band, in der er mitgespielt hatte. Vier Jahre später fanden Wanderer das, was von ihm übrig geblieben war, in einem Auto auf dem Grund einer sechzig Meter tiefen Schlucht.

IVAR KREUGER

** 2.3.1880 Kalmar, † 12.3.1932 Paris, schwed. Industrieller.*

Als Zündholzkönig belieferte Kreuger rund drei Viertel der Erdbevölkerung. Doch sein Imperium erstreckte sich auch auf andere Bereiche wie die Eisenerzgewinnung oder die Holz- und Zellstoffindustrie. Sein Vermögen hatte Kreuger indes mit einer neuen Methode zur Errichtung von Gebäuden gemacht, die er in Amerika entdeckt hat. 1912 baute er das Olympia-Stadion in Stockholm. Danach nahm er sich der stagnierenden Zündholzindustrie an. Sein größter Schachzug war der 1930 abgeschlossene Zündholz-Monopolvertrag mit dem Deutschen Reich. Für einhundertfünfundzwanzig Millionen US-Dollar erhielt er ein gesetzlich abgesichertes Monopol für ganz Deutschland. Nach diesem Handel gehörte Kreuger zu den großen Wirtschaftskapitänen dieser Welt. Allein in den folgenden zwei Jahren erschienen in Deutschland sechs Monographien über den schwedischen Tycoon. »Sind nicht Figuren wie

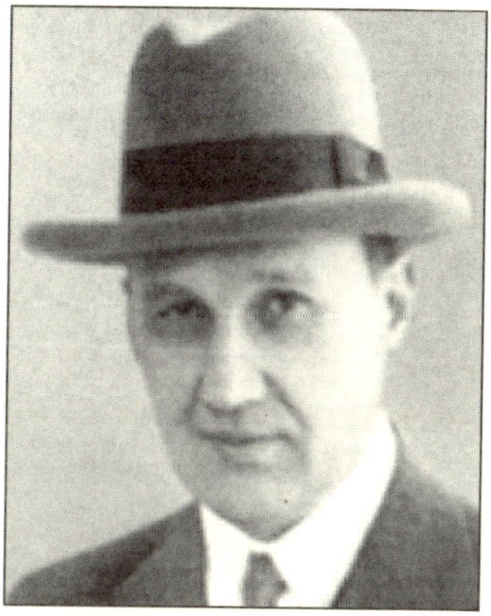

Ivar Kreuger

Basil Zaharoff und Ivar Kreuger schon jetzt, während sie noch leben, geradezu mythische Gestalten?«, fragte die »Weltbühne« 1931. Selbst Alfred Döblin ließ Kreuger in einem Fortsetzungsroman auftreten, der von alternierenden Schriftstellern verfasst in der »Literarische Welt« erschien. Um so erschütternder war die Nachricht seines Falls. Der Zündholzkönig hatte sich mit seinen vielen geschäftlichen Aktivitäten übernommen. Solange die Gelder flossen, besaß er fast unbeschränkte Kreditwürdigkeit. Der selbstbewusste Kreuger gab jedoch Sicherheiten an, die er gar nicht besaß. Dabei schreckte er auch vor Urkundenfälschung nicht zurück. Als die Weltwirtschaftskrise auch für ihn spürbar wurde, begannen seine Geldquellen auszutrocknen. Die Banken wurden auf Unregelmäßigkeiten aufmerksam und brachten sein Lügengebäude zum Einsturz. Die Betrugsaffäre entwickelte sich zum Wirtschaftsskandal mit weltweiten Auswirkungen. Noch bevor Kreuger die Konsequenzen zu spüren bekam, fand man ihn tot in einem Pariser Hotel. Er hatte eine 9mm Browning in seiner linken Hand. Die offizielle Todesursache lautete: Selbstmord durch einen Schuss ins Herz. Doch die Waffe verschwand bei den nachfolgenden Untersuchungen. Kein Schuss wurde gehört, keine Kugel gefunden. Die Tatwaffe war am Tag zuvor von einem Mann erworben worden, der sich als Ivar Kreuger ausgegeben hatte. Zur gleichen Zeit befand sich der echte Kreuger in einer Geschäftsbesprechung. Eine Autopsie wurde verboten und die Leiche sofort nach der Ankunft in Stockholm eingeäschert.

L

ALAN LADD

** 3.9.1913 Hot Springs, † 29.1.1964 Palm Springs, amerik. Schauspieler.*

Obwohl Ladd nur knapp 1,65 Meter groß war, gehörte er zu Hollywoods größten Stars. Nachdem er sich als Rettungsschwimmer, Tankwart und Würstchenverkäufer über Wasser gehalten hatte, versuchte er ab 1932 sein Glück in Hollywood. Die große Chance kam 1942 mit dem Film-Noir-Klassiker »Die Narbenhand«, in dem Ladd einen kaltblütigen Killer spielte, der sich am Ende als doch kein so übler Bursche erweist. Fortan galten seine Partnerin Veronika Lake und er als neues Traumpaar – doch nur auf der Leinwand, denn im gleichen Jahr heiratete Ladd seine Agentin Sue Carol, die bis zu seinem Tod die Geschäfte führte. In der Folgezeit spielte er oft in Kriminalfilmen wie »Der gläserne Schlüssel« und »Die blaue Dahlie«. Mit seinem unterkühlten, fast ausdruckslosen Gesicht war er für die Rolle des gesellschaftlichen Außenseiters prädestiniert. 1947 gehörte er schließlich zu den zehn Top-Stars Hollywoods. Seinen wohl berühmtesten Film drehte Ladd 1953 mit dem Western »Mein großer Freund Shane«. Als melancholischer Revolverheld, der einer Farmersfamilie zu ihrem Recht verhilft und am Schluss einsam weiterziehen muss, schuf er

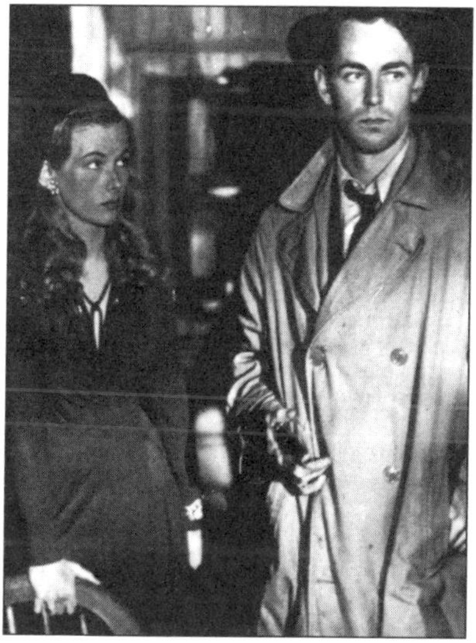

Alan Ladd

das Klischee vom einsamen Cowboy. Trotz des überwältigenden Erfolgs von »Shane« erhielt Ladd in den folgenden Jahren nur wenige interessante Rollenangebote. Meist waren es unbedeutende Abenteuerfilme und Western. Der sensible Schauspieler, der in diesen Jahren ein ernstes Alkoholproblem entwickelte, sah, wie sich seine Karriere langsam auflöste. 1963 fand man ihn auf seiner Ranch mit einer Schusswunde in der Brust. Ladd gab an, dass er sich beim Versuch, einen Einbrecher zu vertreiben, aus Versehen selbst getroffen hatte. Einige seiner Freunde vermuteten einen Selbstmordversuch. Am 29. Januar 1964 wurde er tot in seinem Haus in Palm Springs aufgefunden. Der Gerichtsmediziner fand in seinem Magen drei verschiedene Arzneimittel und Schlaftabletten und stellte außerdem einen erhöhten Alkoholspiegel fest. Mit Rücksicht auf seine Kinder wurde sein Tod jedoch als »Unfall« deklariert. Ladds Mutter hatte 1937 ebenfalls Selbstmord begangen. Sein Sohn David ist heute Studiochef von MGM. Sohn Alan Ladd jr. und seine Tochter Alana sind Schauspieler.

CAROLE LANDIS

eigtl. Frances Lillian Mary Ridste

** 1.1.1919 Fairchild, † 4.7.1948 Brentwood Heights, amerik. Schauspielerin.*

Als Rex Harrison am 5. Juli 1948 das Haus seiner ehemaligen Geliebten Carol Landis besuchte, erlebte er eine böse Überraschung. Er fand sie tot in ihrem Badezimmer – mit einem Umschlag in der Hand, in dem sich noch eine letzte Schlaftablette befand. Im Schlafzimmer lag ein an ihre Mutter adressierter Abschiedsbrief. Die als Frances Lillian Mary Ridste geborene Blondine war bereits im Alter von vierzehn mit einem Schriftsteller durchgebrannt, kehrte aber nach drei Wochen wieder reumütig heim. Nachdem sie als Kellnerin gearbeitet hatte, stand sie mit sechzehn als Hula-Tänzerin auf der Bühne. Mit achtzehn Jahren

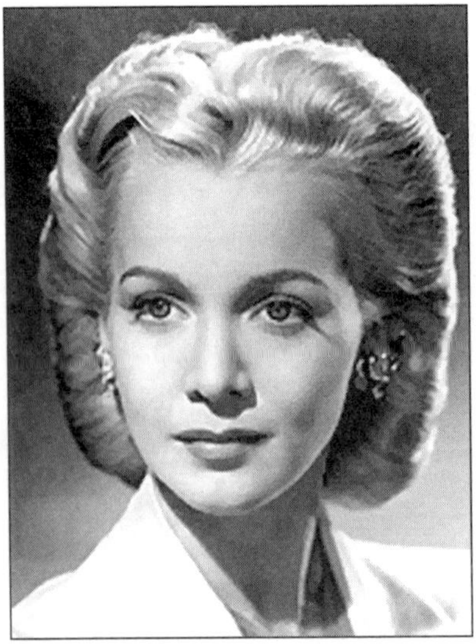

Carole Landis

landete sie schließlich in Hollywood, wo sie dank ihres guten Aussehens sofort Filmrollen erhielt. 1940 war sie bereits ein Star – allerdings in eher minderwertigen Filmen. Als Höhlenmädchen Loana im Steinzeitabenteuer »Tumak, der Herr des Urwalds« (1940) waren eher ihre körperlichen Reize als ihr Schauspieltalent gefragt. Mitte der Vierziger hatte sie eine stürmische Affäre mit Rex Harrison, der damals dummerweise mit Lilli Palmer verheiratet war. »Das Gold und das Blech, der Ruhm und das Geld bedeuten wenig, wenn das Herz eine Wunde trägt«, vertraute sie einem Reporter der Filmpostille »Photoplay« an. Nachdem Harrison mit ihr Schluss machte, wollte die liebeskranke Schauspielerin nicht mehr leben. So sollte er jedenfalls denken. Landis hatte schon vorher einige Selbstmordversuche hinter sich. Jedesmal sorgte sie dafür, dass sie rechtzeitig gefunden wurde. Diesmal stellte sie zwei Köfferchen mit Fotoalben und Andenken vor die Haustür eines befreundeten Paares. Sie konnte also damit rechnen, dass die Koffer rechtzeitig vom Hausmädchen entdeckt wurden, um sie zu retten. Womit sie nicht gerechnet hatte, war, dass am Nationalfeiertag niemand zum Dienst erschien. So wurden die Koffer erst spät am Nachmittag entdeckt, als für sie bereits jede Hilfe zu spät kam.

FLORENCE LAWRENCE

** 2. 1.1886 Hamilton/Ontario, † 28.12.1938 Beverly Hills, amerik. Schauspielerin.*

In der Frühzeit des Film wollten die Firmen dem Starkult entgegenwirken, da sie Angst hatten, die Schauspieler würden sonst überhöhte Gagenforderungen stellen. Lawrence, die populärste Schauspielerin der Biograph-Gesellschaft, war deshalb nur als »Biograph Girl« bekannt. Sie spielte die Hauptrollen in den frühen Werken des Filmpioniers D. W. Griffith (»Birth of a Nation«). 1910 schaffte es die Konkurrenz, die Schauspielerin abzuwerben. Da sie aber für die Masse namenlos war, musste man sich etwas einfallen lassen, um von dem Deal zu profitieren. Studiochef Carl Laemmle verbreitete die Nachricht, dass Lawrence von der Straßenbahn überfahren worden war. Danach gab er Anzeigen auf, in denen er die Biograph beschuldigte, sie habe die falsche Todesmeldung verbreitet, um seiner Gesellschaft zu schaden. Aus dem »Biograph-Girl« wurde das »IMP Girl« (IMP = Independent Motion Picture Company of America), doch im Bewusstsein der Leute war sie nun kein namenloses Gesicht mehr. In St. Louis fand im März 1910 der erste öffentliche Auftritt eines Filmstars statt. Durch den Erfolg angestachelt, begannen auch die anderen Filmgesellschaften, mit ihren Schauspielern zu werben. Der Anfang zum befürchteten Starkult war gemacht. Florence Lawrence blieb bis in die zwanziger Jahre hinein im Filmgeschäft. In den Dreißigern erhielten sie und andere Stummfilm-Veteranen eine Art Rente von MGM. Außerdem wurde sie gelegentlich als Statistin eingesetzt. 1938 brachte sie sich um, indem sie Insektenvertilgungsmittel aß.

ERNEST LAWSON

** 22.3.1873 Halifax/Kanada, † 18.12.1939 Miami Beach, amerik. Maler.*

Lawson zeigte in seinen Stilleben Dinge, die zu der Zeit eigentlich verpönt waren: schäbige Hütten ebenso wie verlassene Ruderboote – Dinge also, die nach Ansicht der Kunstszene die Schönheit der Panoramen zerstörten. Lawson war Mitglied der New Yorker Künstlergruppe »Die Acht«. Wie die französischen Impressionisten rebellierten die Acht gegen althergebrachte Techniken. Doch während seine Mitstreiter städtische Szenen wiedergaben, zog Lawson es vor, im ländlichen Viertel Washington Heights die Wälder nahe des Harlem Rivers zu malen. Der in Halifax Geborene hatte in Kansas City, New York und Paris studiert. Dort übten besonders Camille Pissarro und Alfred Sisley großen Einfluss auf seine Maltechnik aus. Nachdem er den Sommer 1894 in Südfrankreich verbracht hatte, kehrte er mit einer Handvoll Bilder zurück, die ganz Paris begeisterten. Wenig später heiratete er Ella Holmann, eine seiner ehemaligen Kunstlehrerinnen. Mit ihr ließ er sich schließlich in New York nieder, wo seine berühmtesten Gemälde entstanden: Eine Phase, die als »Harlem River Periode« in seine Vita einging. Mitte der zwanziger Jahre wurde der Maler dann allerdings von Krankheit und Depressionen übermannt. 1927 verließ er New York zugunsten des besseren Klimas in Florida. Dort verließen ihn in den dreißiger Jahren Frau und Kind, und er lebte zusammen mit einem Freund an der Küste. Am 18. Dezember 1939 fand man am Strand die vollständig bekleidete Leiche eines Mannes. Es war Ernest Lawson, der sein Leben in den Fluten des Meeres beendet hatte.

NICOLAS LEBLANC

** 6.12.1742 Ivoy-le-Pré/Indre, † 16.1.1806 Paris, frz. Arzt und Chemiker.*

Leblanc war ein Opfer der Französischen Revolution – auch wenn er nicht wie viele seiner Zeitgenossen durch die Guillotine zu Tode kam, sondern seinem Leben selbst ein Ende bereitete. Leblanc studierte ab 1759 Medizin und Chemie an der »École de Chirurgie« in Paris und wurde 1780 Leibarzt des späteren Herzogs von Orléans. Fünf Jahre zuvor hatte die Französische Akademie der Wissenschaften einen Preis ausgesetzt, bei dem es darum ging, aus Salz (Natriumchlorid) die Stoffe Natriumhydroxid und Natriumcarbonat (Soda) herzustellen. Leblanc entwickelte ein solches Verfahren. Es ist noch heute unter seinem Namen bekannt. Zusammen mit dem Werk des französischen Chemikers Michel Eugéne Chevreul ermöglichte Leblancs Methode erstmals die Seifenherstellung im großen Rahmen, was einen erheblichen Fortschritt in der Hygiene zur Folge hatte. 1783 wurde Leblanc der Preis dafür zugesprochen, aber nicht ausbezahlt. Der Wissenschaftler gründete daraufhin mit finanzieller Unterstützung des Herzogs eine Sodafabrik. Sein Pech war, dass die Regierung während der Revolution dringend Soda für eine Vielzahl chemischer Industrien benötigte. Deshalb wurde er 1794 enteignet. Zwar bekam Leblanc seine Fabrik im Jahre 1801 zurück, doch konnte er sie wegen fehlender Mittel nicht mehr zu einer rentablen Produktion führen. Er verarmte und nahm sich 1806 gewaltsam das Leben. Der Chemiker erschoss sich.

WILHELM LEHMBRUCK

** 4.1.1881 Meiderich/Duisburg, † 25.3.1919 Berlin, dt. Bildhauer.*

Der Selbstmord des deutschen Bildhauers, Malers und Graphikers kündigte sich an. Geprägt von dem Grauen des Ersten Weltkrieges, schrieb er im Januar 1918 in einem Gedicht: »Und Tod, er liegt auf allen Wegen, auf jeder Blüte. O Fluch, o tausendfacher Fluch! Habt ihr, die soviel Tod

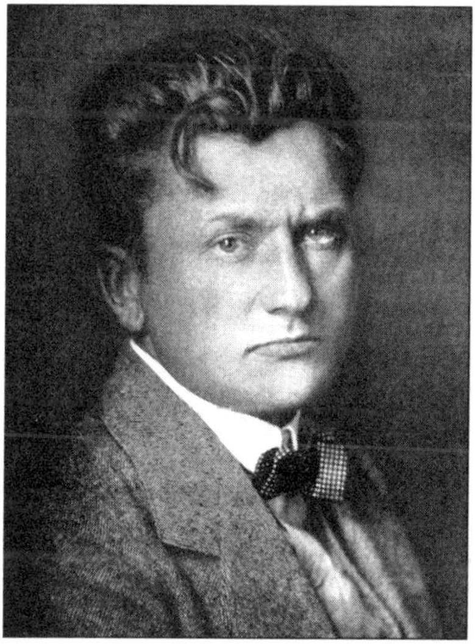

Wilhelm Lehmbruck

bereitet, habt ihr nicht auch den Tod für mich?« Lehmbruck, ein Vertreter der expressionistischen Plastik, wurde als Sohn eines Bergmanns geboren. Nach dem Besuch der Düsseldorfer Kunstakademie lebte er jahrelang in Paris, wo er Bekanntschaft mit Pablo Picasso und anderen namhaften Künstlern schloss. Seine eigenen Arbeiten waren geprägt von der Suche nach der Gestalt des Menschen. Er zeigte sie meisterhaft in einem seiner letzten Werke, im »Sterbenden Krieger« (1916/17), das die Verzweiflung an der Welt zum Ausdruck bringt. Lehmbruck hatte diesbezüglich bittere Erfahrungen sammeln müssen. 1914 war er als Sanitäter in einem Berliner Kriegslazarett verpflichtet worden. Die Realitäten des Krieges lösten schwere Depressionen bei ihm aus und veranlassten ihn schließlich zur Flucht nach Zürich. Nach dem Krieg kehrte der Bildhauer nach Berlin zurück. Am 24. Januar 1919 wurde er dort gemeinsam mit Käthe Kollwitz und anderen in die Preußische Akademie der Künste aufgenommen. Allerdings war diese Mitgliedschaft nur von kurzer Dauer. Denn nur zwei Monate später nahm er sich aus Verzweiflung über seine anhaltenden Depressionen in seinem Berliner Atelier das Leben.

PRIMO LEVI

** 31.7.1919 Turin, † 11.4.1987 ebd., ital. Schriftsteller und Chemiker.*

»Ihr werdet nicht überleben – und wenn, dann wird euch keiner glauben«, soll ein SS-Offizier zu Primo Levi gesagt haben. 1944 war der Sohn eines jüdischen Ingenieurs als Anführer einer Partisanengruppe nach Auschwitz deportiert worden. Nach der Befreiung durch Sowjetrussen kämpfte er unablässig gegen die Bewahrheitung des Satzes an: Ohne Selbstmitleid und Rachegefühle sprach er über das Erlebte – ein »Bewahrer einer wesentlichen Erfahrung, eines Stückes Weltgeschichte«, wie er es selbst formulierte. Selbst unbekannte Menschen auf der Straße wurden von ihm informiert. Sein Roman »Ist das ein Mensch?« (1947, dt. 1961) schilderte in sachlichem Tonfall verschiedene Selektionen, die psychische Vernichtungsmaschinerie und auch das »verschüttete Menschentum« der Opfer. Die fehlende Solidarität unter den Opfern bezeichnete der promovierte Chemiker einmal als eines der großen Traumen von Auschwitz – neben den Sprachbarrieren, die Kommunikation fast unmöglich machten und der Sprache, die auf geschrieene Befehle in einer fremden Sprache reduziert worden war. Auch der Dokumentarbericht »Die Atempause« und sein letzter Essay

»Die Versunkenen und Geretteten« (1986) setzten sich mit der Judenverfolgung und der Rückkehr von Auschwitz auseinander. Dennoch galt Levi als humorvoller Optimist. Warum er sich siebenundsechzigjährig aus der dritten Etage seines Turiner Geburtshauses in den Treppenschacht stürzte, kann deshalb nur gemutmaßt werden: War durch seine Prostata-Krebs-Erkrankung seine Leidensfähigkeit erschöpft? Machten ihm die Erfahrungen zu schaffen, dass zu wenige hören wollten, was er zu berichten hatte? Biographin Myriuam Anissimov schrieb: »Er hatte nie akzeptiert, dass ein Ex-Lager-Häftling von Todessehnsucht verfolgt würde.«

MAX LINDER

eigtl. Gabriel-Maximilien Leuvielle

** 16.12.1883 Caverne, † 31.10.1925 Paris, frz. Schauspieler.*

Bis Chaplin kam, war Max Linder der unangefochtene König des Stummfilmhumors. Bereits mit siebzehn hatte er die Schule verlassen, um Schauspieler zu werden. 1904 zog er nach Paris und trat in Filmen auf. Um seinen Ruf als seriöser Schauspieler nicht zu gefährden, legte er sich für seine Filmarbeit das Pseudonym Max Linder zu. Und führte für ein paar Jahre ein Doppelleben: Tagsüber stand er vor der Kamera, nachts auf der Bühne. Bald gab er die Bühnenarbeit auf und konzentrierte sich auf Filmkomödien, die er selbst schrieb und inszenierte. Linder war in seinen Kurzfilmen stets der reiche Dandy. Schnell entwickelte er sich zum beliebtesten Filmkomiker Europas. Auch jenseits des Atlantiks war man begeistert von seinem Slapstick-Humor. Der von ihm erdachte Stil wurde von fast allen Filmkomikern übernommen. 1914, auf dem Höhepunkt seines Erfolges, wurde Linder dann jedoch zur Armee einberufen. Nach einem Gasangriff der Deutschen erlitt er einen Nervenzusammenbruch, von dem er sich nie wieder ganz erholte. Vom Kriegsdienst freigestellt, nahm er schließlich ein Angebot aus Amerika an und verließ Frankreich 1916. Nach nur drei Filmen in Hollywood holte sich der Schauspieler eine doppelte Lungenentzündung, die er ein Jahr lang in einem Schweizer Sanatorium auskurierte. Danach sorgte Linder-Fan Charlie Chaplin dafür, dass er noch drei weitere Filme in Amerika drehen konnte. An die alten Erfolge war damit jedoch nicht anzuknüpfen. Enttäuscht kehrte Linder nach Europa zurück, wo er 1923 die Tochter eines Restaurators heiratete. Nach zwei weiteren Comeback-Versuchen begriff er, dass seine große Zeit als Filmstar vorbei war. 1925 beschlossen er und seine Frau, sich gemeinsam das Leben zu nehmen. Man fand ihre Leichen in einem Pariser Hotelzimmer. Linder hatte sich und seine Frau mit einer Schere erstochen. Erst in den Sechzigern begann man, die Filme des Slapstick-Genies wiederzuentdecken und seinen Platz in der Filmgeschichte zu würdigen.

NICOLAS VACHEL LINDSAY

** 10.11.1879 Springfield/Illinois, † 4.12.1931 ebd., amerik. Lyriker.*

Wie ein Barde des Mittelalters bereiste Lindsay Amerika, um jedem, der ihm Geld oder eine warme Mahlzeit gab, aus seinen Werken vorzutragen. Meist bestand sein Publikum aus Farmern und Hilfsarbeitern. Erst als 1913 sein Gedicht »General William Booth Enters into Heaven« veröffentlicht wurde, fing seine eigentliche Karriere an. In kurzer Folge erschienen mehrere Gedichtsammlungen, und Linsay war ein neuer Star der Literaturszene. Sinclair Lewis beschrieb ihn in seinem Buch »Free Air« als poetisches Genie Amerikas. Er war ein begnadeter Vortragskünstler, der es verstand, mit seiner Persönlichkeit die Massen zu fesseln. Darüber hinaus verfasste er 1915 das erste ernsthafte Buch über die Kunst des Filmemachens. »Ich bin der einzige Poet, der (die Schauspielerinnen, d.A.) Blanche Sweet, Mary Pickford und Mae Marsh zu seinen Musen zählt«, verkündete der filmverrückte Dichter. Die zwanziger Jahre markierten dann jedoch einen Wendepunkt in seiner Laufbahn. Es fiel ihm schwer, sich dem veränderten Zeitgeschmack anzupassen. Sein Erfolg verließ ihn. Er wurde depressiv und heiratete eine junge Lehrerin. Schließlich kehrte er in seine Heimatstadt zurück, wo sich sein geistiger Zustand immer mehr verschlechterte. Am 4. Dezember 1931 tötete er sich, indem er eine Flasche Lysol trank.

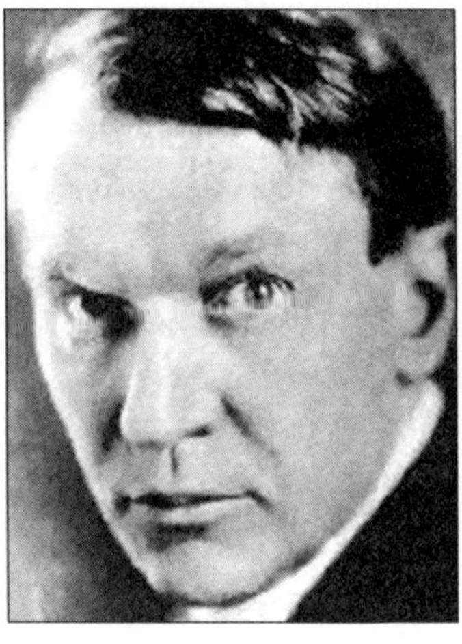

Nicolas Vachel Lindsay

RUAN LING YÜ

** 1910 Shanghai, † 8.3.1935 ebd., chin. Schauspielerin.*

Ihre Paraderolle im Film war die der leidenden chinesischen Frau, die sich gegen gesellschaftliche Konventionen auflehnte. Besonders die Intellektuellen des Landes erhoben Ruan Ling Yü zur Nationalheldin. Doch nicht nur im Film, auch im Privatleben musste Ruan unter den Moralvorstellungen ihres Landes leiden. Aus ärmlichen Verhältnissen stammend, heiratete sie den Sohn der Herrschaften, bei denen ihre Mutter diente. Als sie zu Filmruhm kam, verweigerte er die Scheidung. Ruan heiratete trotzdem einen anderen. Die Presse startete eine Verleumdungskampagne, in der Ruan als Bigamistin angeprangert wurde. Noch bevor der Fall vor Gericht kam, tötete sie sich am internationalen »Tag der Frau«, da sie die öffentlichen Schmähungen nicht mehr ertragen konnte. Ihr Tod löste eine Massenhysterie aus, die heute nur mit dem Ableben Prinzessin Dianas vergleichbar wäre. Als sie zu Grabe getragen wurde, säumten Zehntausende die Straßen. Drei junge Bewunderer folgten ihr in den Tod.

FRIEDRICH LIST

** 6.8.1789 Reutlingen, † 30.11.1846 Kufstein, dt. Eisenbahnpionier.*

Friedrich List war ein Mann mit Weitsicht. Bereits im ersten Drittel des 19. Jahrhunderts erkannte er die wirtschaftliche und politische Bedeutung eines umfassenden Eisenbahnnetzes für das damals noch in viele Teilstaaten zersplitterte Deutschland. Dennoch wurde er angefeindet und verfolgt, später missverstanden und abgelehnt. 1846 nahm sich List das Leben. Seine Pläne und Ideen sowie der Siegeszug der Eisenbahn waren dadurch aber nicht aufzuhalten. List war der Sohn eines Gerbermeisters. Nach einer Ausbildung zum Verwaltungsbeamten wurde er 1818 Professor für Staatskunde und Staatspraxis in Tübingen. Er setzte sich zunächst für höhere Schutzzölle ein, hatte dabei aber wenig Erfolg. 1820 wurde er in den württembergischen Landtag ge-

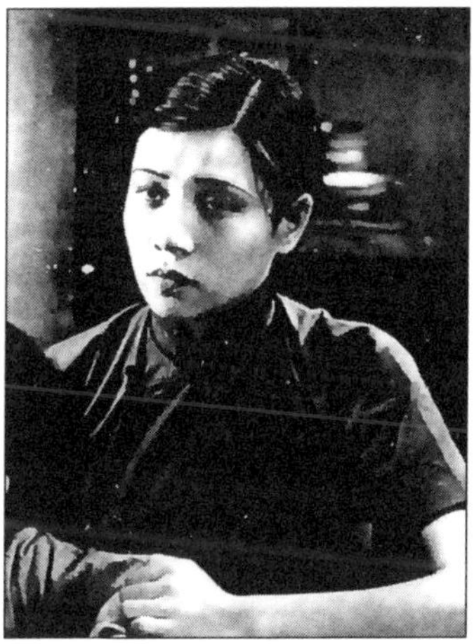

Ruan Ling Yü

wählt. Als er Beschwerden seiner Wähler gegen ungerechte Behandlung durch königliche Beamte vortrug, wurde er wegen Majestätsbeleidigung angeklagt. Nach zehn Monaten Festungshaft wanderte er 1825 nach Amerika aus. Sieben Jahre später kehrte er nach Deutschland zurück und wurde amerikanischer Konsul für Baden, 1834 amerikanischer Konsul für Leipzig. Von 1828 bis 1846 galt sein Engagement dem Bau eines Eisenbahnnetzes durch ganz Deutschland. Er wurde jedoch stets zurückgewiesen. Ebenso erfolglos war er mit seinen Versuchen, das englische System der Industrialisierung und der Schutzzölle in Deutschland einzuführen. Das Misslingen seiner Pläne und finanzielle Sorgen nahmen ihm letztlich den Lebenswillen. Zudem litt er unter Depressionen und körperlichen Gebrechen. »Nervenanspannung, fast gänzliche Unfähigkeit zur Arbeit, weil mich Kopfweh befällt, sobald ich zur Feder greife, Lebensüberdruss und alle Übel von Unterleibsbeschwerden plagen mich«, hatte er kurz vor seinem Tod geschrieben. Am 3. Dezember 1846 wurde seine Leiche von einem Suchtrupp nordöstlich von Kufstein gefunden. In der linken Hand hielt List noch die Pistole, mit der er sich wenige Tage zuvor das Leben genommen hatte.

ALEKSANDR LJAPUNOW

** 6.6.1857 Jaroslawl, † 3.11.1918 Odessa, russ. Mathematiker.*

Aleksandr Michailowitsch Ljapunow studierte bis 1880 an der Universität St. Petersburg. 1885 wurde er Dozent und 1892 Professor an der Universität Charkow. Von 1902 bis zu seinem Selbstmord 1918 arbeitete er an der St. Petersburger Akademie der Wissenschaften. Ljapunow leistete grundlegende Beiträge zur Stabilitätstheorie, zum Problem der Gleichgewichtsfiguren rotierender Flüssigkeiten, zur Potentialtheorie und zur Wahrscheinlichkeitsrechnung. Darüber hinaus gilt er als bedeutendster Vertreter der von Tschebyschew begründeten Petersburger mathematischen Schule. Seine For-

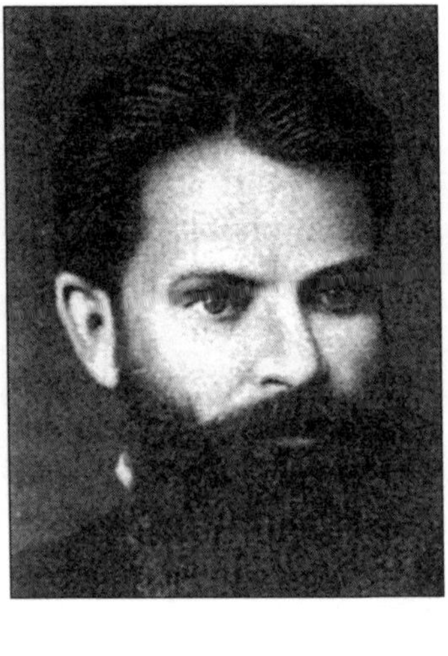

Aleksandr Ljapunow

schungen wurden schließlich zum Ausgangspunkt für viele neue Arbeiten auf den verschiedensten Gebieten der Mathematik. Sein tragisches Ende bahnte sich an, als er 1917 gemeinsam mit seiner Frau zu einer Vorlesung nach Odessa reiste. Dort verschlechterte sich der Gesundheitszustand seiner an Tuberkulose leidenden Gattin so sehr, dass sie am 31. Oktober 1918 starb. Verzweifelt streckte sich Ljapunow gleich darauf mit einer Schusswaffe nieder. Er erlangte danach nicht mehr das Bewusstsein. Drei Tage später war er tot.

ROSS LOCKRIDGE, JR.

** 25.4.1914 Bloomington/Indiana, † 6.3.1948 ebd., amerik. Schriftsteller.*

Obwohl er nur einen Roman veröffentlicht hatte, erschien die Nachricht von Ross Lockridge Jrs. Tod auf der Titelseite der »New York Times«. Lockridge kam als Sohn eines Historikers und einer Psychologin zur Welt. Er entpuppte sich als Musterschüler, weshalb er von vielen bald nur noch »A plus-Lockridge« genannt wurde. 1937 heiratete er seine Jugendliebe Vernice Baker. Während seiner Studienzeit entstand »The Dream of the Flesh of Iron«, ein vierhundert Seiten langes Gedicht, das nie veröffentlicht wurde. Auf der Harvard-Universität kündigte er schließlich an, eine Dissertation über Walt Whitman zu verfassen; tatsächlich aber begann er mit der Arbeit zu einem Buch, das auf seiner Familiengeschichte basierte. Sein Ziel war es, den »großen amerikanischen Roman« zu schreiben. 1946 war er vollendet – und Lockridge fand auf Anhieb einen Verleger für das zweitausend Seiten lange und zwanzig Pfund schwere Manuskript. Als »Im Land des Regenbaumes« zwei Jahre später erschien, erntete es fast ausschließlich Lobeshymnen. Der Roman gewann den MGM Novel Award und führte binnen kürzester Zeit die Bestsellerlisten an. Zehn Jahre später wurde er mit Elizabeth Taylor und Montgomery Clift verfilmt. Nur zwei Monate nach der Veröffentlichung sagte Lockridge zu seiner Frau, dass er ein paar Briefe abschicken wolle. Als er am Abend

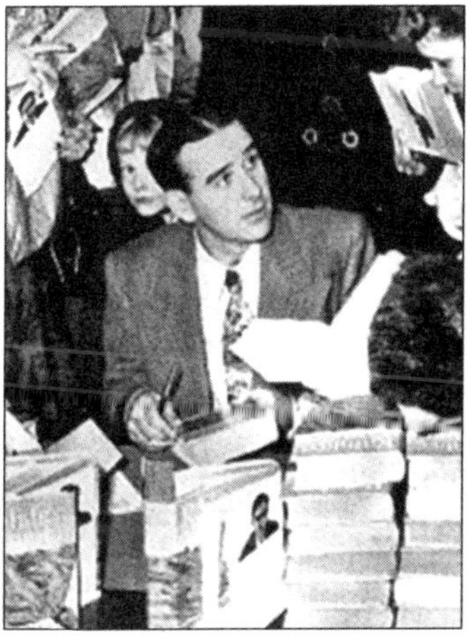

Ross Lockridge, Jr.

immer noch nicht zurück war, suchte sie das Grundstück ab. Sie gab an, ihn zusammengesackt in der Garage am Steuer seines Wagens vorgefunden zu haben. Ein Fuß hing aus der Tür. Der Motor lief noch. Obwohl der Gerichtsmediziner den Fall als Selbstmord klassifizierte, glaubten viele an einen Unfall. Lockridge war zur Zeit seines Todes reich und berühmt. Er war erst dreiunddreißig Jahre alt, glücklich verheiratet und hatte vier Kinder. Was viele nicht wussten, war allerdings, dass er wegen seiner Depressionen nur Monate vorher in psychiatrischer Behandlung war. Jahrzehnte später kam heraus, dass die Familie den Selbstmord vertuschen wollte. Lockridge lag ursprünglich auf dem Rücksitz und hatte einen Staubsaugerschlauch vom Auspuff ins Wageninnere gelegt. Um den Kindern den Selbstmord des Vaters zu ersparen, hatten die Angehörigen die Spuren entfernt und versucht, alles wie einen Unfall aussehen zu lassen. Doch der Gerichtsmediziner ließ sich nicht täuschen.

JACK LONDON

*eigtl. John Griffith * 12.1.1876 San Francisco, † 22.11.1916, Glen Ellen, amerik. Autor.*

Bevor er als Romancier zu Weltruhm kam, war Jack London Austernfischer, Schiffsjunge, Goldsucher am Klondyke und schließlich Kriegsberichterstatter im Russisch-Japanischen Krieg. Aus ärmlichen Verhältnissen stammend, hatte der unehelich Geborene sein Studium durch zahlreiche Nebentätigkeiten finanziert und danach jahrelang ein Abenteurerleben geführt. Bereits mit siebzehn hatte er als Matrose Japan und die Beringsee bereist. Um die Jahrhundertwende begann London dann, Abenteuergeschichten für das »Overland Monthly« zu verfassen. Sein 1900 erschienener Band »Der Sohn des Wolfs« erneuerte die amerikanische Kurzgeschichte. Die aufregende Mischung aus Romantik und Realismus fesselte auch das breite Publikum. Oft wurde ihm die Brutalität seiner Geschichten vorgeworfen. London

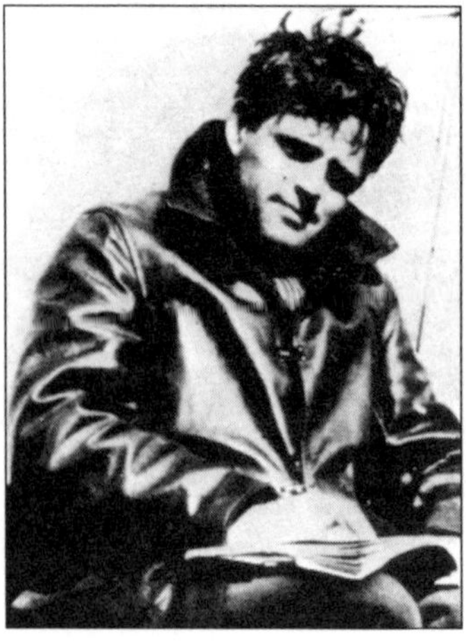

Jack London

verteidigte sich damit, dass er in vielen Fällen auf Selbsterlebtes zurückgegriffen habe. Mit »Der Seewolf« (1904, dt. 1926), »Wolfsblut« (1906, dt. 1912) und »Martin Eden« (1909) schuf er unsterbliche Klassiker der Literatur. Obwohl ihn seine Abenteuerromane zum reichen Mann machten, war London zeitlebens überzeugter Sozialist. Seine gesellschaftskritischen Werke wie »Die eiserne Ferse« (1907) waren ihm näher als seine Bestseller. Was er an Reichtümern einnahm, gab er mit vollen Händen wieder aus. So baute er für viel Geld die luxuriöse Segeljacht »Snark«, mit der er auf Weltreise ging. In der Südsee wurde seine Abenteuerlust indes durch Gelbfieber und Malaria gebremst. Die großspurig angekündigte Reise entwickelte sich zur Katastrophe, lieferte zumindest aber Material für ein weiteres Buch: »Die Kreuzfahrt der Snark« (1911). Anschließend wollte London mit dem Erwerb der Beauty-Ranch in Glen Ellen eine Musterfarm aufbauen, die neue Wege in der Landwirtschaft aufzeigen sollte. Doch Fehlkalkulationen und Seuchen machten die Farm zu einem kostspieligen Unterfangen. Um sein Traumprojekt zu retten, schrieb er wie am Fließband. »Der einzige Grund, weshalb ich weiterschreibe, ist das Muss. Müsste ich es nicht, würde ich keine Zeile mehr schreiben«, bemerkte er desillusioniert. Auch sein größter Wunsch, einen Sohn zu haben, blieb ihm zeitlebens verwehrt. London flüchtete sich zuletzt in Alkohol und Drogen. Alte Freunde erkannten den aufgedunsenen Schriftsteller in seinen letzten Jahren kaum wieder. Am Morgen des 22. November 1916 fand ihn sein japanischer Diener ohne Bewusstsein vor. Auf dem Fußboden lagen zwei leere Phiolen mit den Aufschriften Morphiumsulfat und Atropinsulfat. Auf dem Nachttisch fand man einen Zettel mit der Berechnung der tödlichen Dosis. Obwohl zwei Ärzte geholt wurden, die Londons Magen auspumpten, war es für eine Rettung zu spät. Die Asche des Schriftstellers wurde auf einer Bergkuppe in der Nähe seiner Ranch begraben. Drei Jahre vor seinem Tod hatte London seine Autobiographie veröffentlicht. Ihr Titel: »König Alkohol« (dt. 1925).

TITUS LUCRETIUS CARUS

** um 97 v. Chr, Rom, † 10.10.55 ? v. Chr., ebd., röm. Philosoph und Dichter.*

Lukrez war einer der besten römischen Vermittler spätgriechischer Kultur. Sein großes philosophisches Lehrgedicht »De rerum natura« (»Über die Natur der Dinge«) galt viele Jahrhunderte lang als verschollen. Erst 1417 konnte ein Exemplar wiederentdeckt werden. Der Selbstmord des Philosophen wird vielfach angezweifelt und ist vermutlich eine durch den heiligen Hieronymus überlieferte Legende. Darin heißt es, dass »Lukretius durch einen Liebestrank in Wahnsinn verfallen sei und sich selbst getötet habe.«

LUDWIG II.

** 25.8.1845 Schloss Nymphenburg, † 13.6.1886 im Starnberger See bei Schloss Berg, König seit 1864.*

Der Mythos, der um Ludwig II. entstanden ist, bringt Bayern jährlich Millionen ein. Ganz Schwanstein ist sozusagen ein Souvenirladen: Ludwig-Eis, Ludwig-Bettwäsche und Ludwig-Schuhe, wohin man schaut. Dreineinhalb Stunden muss man warten, um sein romantisches Märchenschloss besichtigen zu können – beschallt in vierzigköpfigen Gruppen. Interessant blieb der Bayernkönig vor allem durch seinen mysteriösen Tod. Mutmaßungen reichten von Selbstmord über Herzschlag im kalten Wasser bis zu Mord durch Pistolenschüsse. Einhundert Jahre nach dem Tod sollte eine Obduktion endgültig Aufschluss bringen. Doch im letzten Moment winkte das Haus der Wittelsbacher ab: Der Mythos soll nicht zerstört werden... Der Sohn Maximilians II. war ein König, der vor allem durch seine Bauleidenschaft bekannt wurde. 1866 war er gegen seinen Willen in den Krieg zwischen Preußen und Österreich hineingezogen worden. Nach dem Sieg Preußens erkannte er dessen Vormachtstellung an und stimmte schließlich – wenn auch widerstrebend – der Proklamation Wilhelms I. zum Deutschen Kaiser zu: Das diplomatische Geschick und reichliche Geldzuwendungen Bismarcks hatten Ludwig II. dazu bewogen, den sogenannten »Kaiserbrief« an die deutschen Fürsten zu schreiben, der den

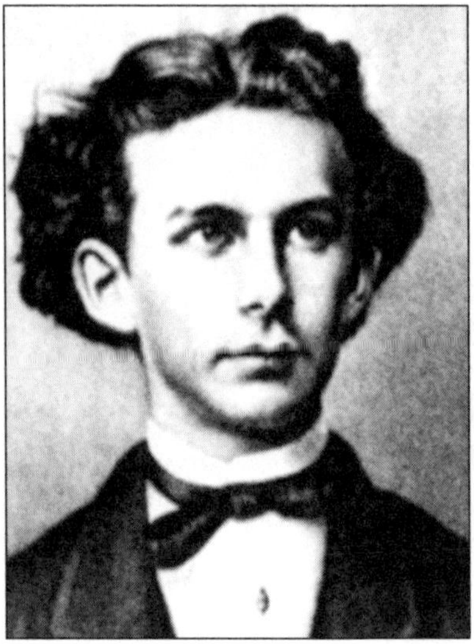

Ludwig II

Anstoß zur Proklamation des preußischen Königs Wilhelm I. gab. Entsprechend wurde Bayern eine deutsche Nation unter Preußen, verlor also seine volle Souveränität. Eine Entwicklung, derentwegen sich Ludwig II. nach 1871 weitgehend aus dem politischen Alltag zurückzog. Statt zu regieren, ließ er Schloss um Schloss bauen, protegierte Richard Wagner (unter anderem schenkte er ihm das Bayreuther Festspielhaus) und jagte mit seinen Kutschen durch die Nacht. Ansonsten lebte er ab 1875 völlig zurückgezogen in seinen verschiedenen Schlössern. Das Verständnis des Kabinetts für die Errichtung immer neuer prunkvoller Bauten hielt sich allerdings in Grenzen: Per Ferndiagnose ließ man Ludwig II., der angeblich geistesgestört war, entmündigen. Am 10. Juni 1886 übernahm sein Onkel Luitpold die Regentschaft, zwei Tage später wurde der »Märchenkönig« in Schloss Berg eingesperrt, das von diesem Moment an in ein Irrenhaus umgebaut werden sollte: Türklinken wurden entfernt, Gucklöcher gebohrt und weitere Sicherheitsmaßnahmen in Auftrag gegeben. Einen Tag später ließ man Ludwig II. am Starnberger See spazieren – begleitet von Obermedizinalrat Bernhard von Gudden, der ihn entmündigt hatte. Doch beide kehrten nicht zurück. Spät nachts wurden ihre Leichen im Wasser gefunden – an einer Stelle, die nur einen Meter tief war. Hatte Ludwigs Kabinettschef Johann Freiherr von Lutz seinen Vorgesetzten ermorden lassen – aus Angst, der »Märchenkönig« würde die gesetzeswidrige Entmündigung anfechten und ihn anschließend – wie geplant – entlassen? Wollte Reichskanzler Bismarck ein untragbares Sicherheitsrisiko beseitigen und ließ den im Volk beliebten König erschießen, um Unruhe zu vermeiden? Oder war Ludwig-Nachfolger Prinzregent Luitpold mit im Spiel? Verschwörungstheorien gibt es viele. Kriminaldirektor Wilhelm Wöbking, der anlässlich des hundertsten Todestages des Monarchen die geheimen Archive der Wittelsbacher einsehen durfte, kam indes zu dem Ergebnis, dass Ludwig II. eine »Psychose aus dem schizophrenen Formenkreis« gehabt habe. Mit an Sicherheit grenzender Wahrscheinlichkeit habe er Selbstmord verübt und zuvor »einen Menschen getötet, ohne Mörder zu sein«. Dr. Gudden, der seinen Selbstmord verhindern wollte, sei von dem Monarchen erwürgt worden (Würgespuren waren an der Leiche des Mediziners vorhanden). Als Motiv des Freitodes vermutete Wöbking, dass Ludwig II. »dem Verfall seiner Königs- und Menschenwürde« habe entrinnen wollen. Bei seiner Festnahme soll Ludwig II. gesagt haben: »Von der höchsten Stufe des Lebens hinabgeschleudert zu werden in ein Nichts – das ist ein verlorenes Leben, das ertrage ich nicht. Dass man mir die Krone nimmt, könnte ich verschmerzen, aber dass man mich für irrsinnig erklärt hat, überlebe ich nicht.«

KARL LÜTGENDORF

** 15.10.1914, Brünn, † 9.10.1981, Schwarzau, österr. General und Politiker.*

Als der österreichische Verteidigungsminister Lütgendorf im Mai 1977 zurücktrat, geschah dies nicht freiwillig. Kurz zuvor hatte die Wiener Tageszeitung »Wochenpresse« seine Verstrickung in ein Waffengeschäft enthüllt, bei dem Scharfschützengewehre und Munition aus Heeresbeständen nach Syrien verschoben worden waren. Unter dem wachsenden Druck der Presse musste er widerwillig seinen Posten aufgeben. Er ging als General der Artillerie in Pension. Ein passender Schluss eines politischen Intermezzos, das von Peinlichkeiten und mangelndem Fingerspitzengefühl geprägt war. Der aus einem alten Adelsgeschlecht stammende Lütgendorf hatte ganz nach der Familientradition eine Militärakademie besucht. Ab 1933 war er als aktiver Offizier tätig. Nach dem Zweiten Weltkrieg diente er im österreichischen Bundesheer, wo er es bis zum Brigadegeneral brachte. 1971 gab es dann eine große Überraschung, als der parteilose Offizier im Februar zum Verteidigungsminister ernannt wurde. Obwohl ihm seitens der SPÖ eine Welle der Abneigung entgegenschlug, meisterte der frischgebackene Minister seine schwierige Aufgabe erfolgreich. Ganz anders sah es mit seinem Umgang mit den Medien aus. Wenn er nicht auf Kameradschaftstreffen rechte Parolen absonderte, fiel er durch antisemitische Äußerungen auf. Der langjährige Soldat schien in jedes Fettnäpfchen zu treten, das sich ihm bot. Als er schließlich seinen Hut nehmen musste, kündigte er ein Enthüllungsbuch an: »Ich werde meine Memoiren schreiben, und da werden einige Leute hinter Gitter wandern, und zwar sehr hochrangige.« Doch das Buch wurde nie geschrieben. Nach Lütgendorfs Rücktritt gab es auch im privaten Bereich Veränderungen. Nach einer Scheidung heiratete er 1978 seine langjährige Lebensgefährtin Emilie Dietzer, mit der er bereits ein Kind hatte. Mit ihr lebte er zurückgezogen auf seinem Landgut im Schwarzau. Dietzer war es auch, die am 9. Oktober zur Mittagszeit seine Leiche fand. Auf der Suche nach ihrem Mann entdeckte sie seinen Geländewagen unweit des Anwesens auf einem Wendeplatz. Lütgendorf selbst saß zusammengesackt hinter dem Steuer. Das Gesicht zur Unkenntlichkeit verzerrt, ragten aus dem Mund die Reste seiner Zahnprothese. Seine Hände umklammerten einen Revolver. Offenbar hatte er sich mit der Waffe in den Mund geschossen. Es wurde kein Abschiedbrief gefunden. Keiner seiner Freunde und Verwandten konnte sich die Tat erklären. Obwohl sein Fall als Selbstmord zu den Akten gelegt wurde, ist bis heute vieles ungeklärt. Der Tote hielt die Tatwaffe in beiden Händen. Normalerweise hätte sie ihm der Rückstoß des Schusses aus der Hand gerissen. Außerdem befanden sich auf dem Revolver keine Fingerabdrücke – obwohl Lütgendorf keine Handschuhe trug. Des Weiteren ließ der Zustand seiner Zähne vermuten, dass er sich bei geschlossenen Zähnen in den Mund geschossen hat. Ungeklärt ist auch die Herkunft der 493.517 Schweizer Franken, die man auf seinem Schweizer Wertpapierkonto fand. Waren es Gelder aus Waffengeschäften? Fragen, auf die bis heute keine zufriedenstellenden Antworten gefunden werden konnten. Lütgendorfs Sohn jedenfalls ist der festen Überzeugung, dass sein Vater ermordet wurde.

M

BILLY MACKENZIE

** 27.3.1957 Dundee/Schottland, † 23.1.1997, engl. Sänger.*

Wehmut, Melancholie, Trübsinn, Niedergeschlagenheit; die Umschreibungen für ein seelisches Tief sind ebenso vielfältig wie der Umgang mit den dahinter verborgenen außergewöhnlichen Belastungen. Billy MacKenzie war offensichtlich nicht in der Lage, seiner größten Zerreißprobe genug Widerstand entgegenzusetzen und nahm sich das Leben. Im harten Kontrast zur Schwere seines Schicksals stand die Leichtigkeit seiner Bühnen-Auftritte zu Beginn seiner künstlerischen Laufbahn. Mit viel Witz und Augenzwinkern belustigten 1976 die »Absorbic Ones«, ein Kabarett-Duo, bestehend aus Billy MacKenzie und Alan Rankine, ihr Publikum. Drei Jahre später wurde daraus das Projekt »Associates«. Nach Gründung eines eigenen Labels hatten die beiden Musiker mit »Party Fears Two« 1982 einen Hit in den englischen Charts – Position neun war der Lohn ihrer Klang-Arbeit. Ihre intelligenten Collagen aus Pop, Pomp und Punk waren furios und nicht immer eingängig. Es folgten weniger erfolgreiche Veröffentlichungen, so dass sich Billy MacKenzie mit anderen musikalischen Ideen beschäftigte. 1984 hörte man mal wieder etwas Neues von den »Associates«. Doch auch im zweiten Anlauf gelang kein weiterer Sprung in die Hitparaden. Die

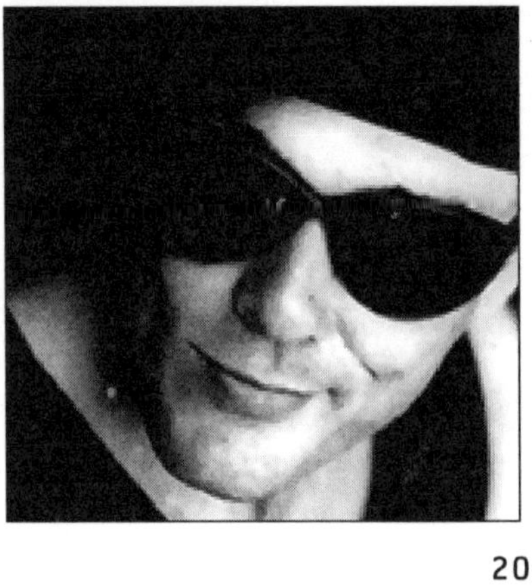

Billy MacKenzie

Partner trennten sich, und MacKenzie behielt sich das Recht vor, unter dem alten Namen weitere Produktionen zu veröffentlichen. Zwischenzeitlich hatte er es zwar als Trainer von Rennhunden zu einigem Ruhm gebracht, aber dabei die Musik nie aus den Augen verloren. Gerade hatte er einen neuen Schallplattenvertrag erhalten und Demos aufgenommen (die um einige Instrumente ergänzt unter dem Titel »Beyond the Sun« am 6. Oktober 1997 veröffentlicht wurden), da starb gegen Ende 1996 seine Mutter. Seine Trauer muss unermesslich groß gewesen sein, denn der Neununddreißigjährige litt seitdem an schweren Depressionen. Am 23. Januar 1997 wurde er im Haus seines Vaters tot aufgefunden.

PHILIPP MAINLÄNDER

*eigtl. Philipp Batz * 1841, † 1876, Philosoph.*

Der Schüler Schopenhauers war Bankangestellter, Fabrikbesitzer und schließlich Freiwilliger bei den Halberstädter Kürassieren. Nach der Vollendung seines Werkes »Philosophie der Erlösung« schnitt er sich den Hals durch (In einigen Quellen wird auch berichtet, er hängte sich auf). »Der Weise aber blickt fest und freudig dem absoluten Nichts ins Auge«, heißt es in diesem Werk. Kerngedanke der Abhandlung des nihilistischen Soteriologen ist, dass Welt und Mensch »im tiefsten Grunde Wille zum Tode« seien; paradoxerweise äußere sich dieser »Wille zum Tode« als sich stets widerstreitender »Wille zum Leben«. Nur so sei es dem Menschen möglich, sich bis zur Auflösung zu schwächen – bis zur Erlösung ins Nichts. Mit seinem Selbstmord zog Mainländer die Konsequenz aus seiner Metaphysik des Nihilismus. Ein unvollendet hinterlassenes Werk, »Der neue Messias«, sollte von seiner fünfundzwanzigjährigen Schwester fertiggestellt werden. Doch sie nahm sich während der Arbeit ebenfalls das Leben. Die Philosophen schenkten Mainländers Werk bislang so gut wie keine Beachtung. Ob die 1996/97 herausgegebene vierbändige Edition seiner Schriften – die auch seine Gedichte, Novellen und Dramen enthält – etwas daran ändert, wird sich zeigen.

WLADIMIR WLADIMIROWITSCH MAJAKOWSKI

** 19.7.1893 Bagdadi/Georgien, † 14.4.1930 Moskau,*
russ. Dichter und Dramatiker.

»Mutter, Schwestern und Genossen, verzeiht – es ist keine Art (ich empfehle es niemand), doch ich seh keinen Ausweg. Lilja – liebe mich«, steht im Abschiedsbrief, den der Mitbegründer des russischen Futurismus am 12. April 1930 schrieb. Und: »... das Liebesboot am Alltagskram zerschellt. Ich bin mit dem Leben quitt, es ist nicht nötig, dass man sich Not und Qual entgegenhält.« Über fünfzehn Jahre hatte Majakowski in einer Liebe ohne Hafen gelebt: Lilja Brik, die Frau seines Mentors und engen Freundes Ossip Brik, war eine Frau, die bereits »einen richtigen Ehemann« besaß, wie er es formulierte. Als sie ihrem Mann von ihrer Liebe zu Majakowski erzählte, beschlossen alle drei, niemals auseinanderzugehen und zogen zusammen. Dass er Lilja nicht für sich allein gewinnen konnte, machte dem Schriftsteller allerdings immer mehr zu schaffen. Doch das war nur einer der Gründe, warum er sich schließlich ins Herz schoss. Zusätzlich hatten ihn Anfeindungen durch Funktionäre und Presse und sein vorübergehender Misserfolg beim Publikum zermürbt. Im April 1930 wurde die Belastung schließlich so groß, dass verschiedene Ärzte nervliche Erschöpfung diagnostizierten: Fünf Monate Schreibpause seien nötig, damit er kuriere... Majakowskis Werk hatte zunächst im Dienste der KP gestanden: Gekleidet in eine gelbe Jacke, propagierte er in kämpferischen Versen eine sozialistische Umgestaltung der Gesellschaft, verherrlichte die Oktoberrevolution und verbreitete die kommunistische Idee durch Plakattexte und politische Zeichnungen. Später verarbeitete er jedoch auch Fehlentwicklungen und parodierte den kleingeistigen Bürokratismus – woraufhin die satirischen Dramen »Die Wanze« (1928, dt. 1959) und »Das Schwitzbad« (1929, dt. 1960) verboten wurden. Als sich die Machthaber national konsolidiert hatten, schoben sie den lauten, ungelenken Koloss ab. Für Individualisten und Idealisten wie ihn war kein Platz mehr. »Selbstmord war die idée fixe Majakowskijs. Er

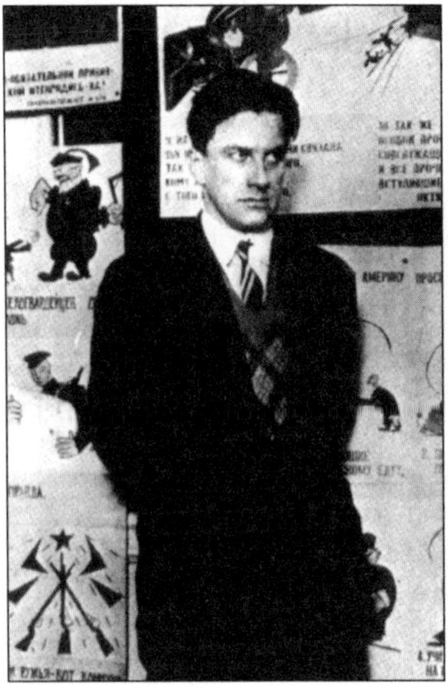

Wladimir Wladimirowitsch Majakowski

wollte nie alt werden«, schrieb Lilja Brik 1965. Tatsächlich hat der Förstersohn, der zu grundloser Schwermut neigte, in seinen Gedichten immer wieder den Freitod thematisiert. In seiner Lyrik war er bereits durch Gift, Strick, Kugel, Kanalwasser etc. gestorben oder hatte zumindest daran gedacht. Den Ausschlag, auch im wirklichen Leben sterben zu wollen, hat vermutlich die Geballtheit der »kleinen Katastrophen« in seinem letzten Lebensmonat gegeben: Kurz vor seinem Selbstmord war Majakowski zusätzlich zu seiner nervlichen Erschöpfung und den geschilderten Problemen auch noch an Grippe erkrankt, die Briks hielten sich im Ausland auf, und auch sein Freund Assejew, den er am Vorabend telefonisch zu erreichen versuchte, war nicht zuhause. Sein letzter Monat war ein Monat voller Anfeindungen, Enttäuschungen und Einsamkeit.

KLAUS MANN

** 18.11.1906 München, † 22.5.1949 Cannes, dt.-amerik. Schriftsteller.*

Selbstmord ist in der Mann-Familiengeschichte nichts Ungewöhnliches: »Ich habe mehr Freunde durch Selbstmord verloren ... als durch Krankheit, Verbrechen oder Unglücksfälle. In meinem engsten Kreise kam es mehrere Male zu Selbstmord-Epidemien«, schrieb Klaus Mann 1942 in seiner Autobiographie »Der Wendepunkt« (dt. 1952). Der Gedanke des Todes schien ihn dabei jedoch zu faszinieren: In jungen Jahren beschäftigte er sich mit der Todesmystik von Novalis; in einer Rezension von → René Crevels Roman »Der schwierige Tod« 1931 zeigte er sich angezogen von der Selbstmord-Tendenz des Hauptdarstellers, die er als Sprung in die Freiheit wertete. Auch in dem Aufsatzband »Auf der Suche nach einem Weg« (1931) beschäftigte er sich mit Selbstmördern. Seiner Selbsttötung 1949 gingen vier Versuche voraus. Abschiedsbriefe, die er in Amerika schrieb, wurden von der kalifornischen Polizei beschlagnahmt und der Familie nicht herausgegeben. Klaus Mann, der älteste Sohn Thomas Manns, war ein legerer, freundlicher, vermittelnder Mensch. Stets gut gekleidet, verlässlich und aufmerksam. Er arbeitete als Theaterkritiker, gründete zusammen mit Schwester Erika und Gustaf Gründgens ein Theaterensemble (beide – sie lesbisch, er schwul – führten 1925 bis 1928 eine Schein-Ehe) und schrieb 1926 die poetische »Kindheitsnovelle«. 1933, nach Kontroversen mit der politischen und literarischen Rechten, emigrierte er. Und erfuhr erstmals, was Verzweiflung bedeutet. Er wohnte in Amsterdam,

Paris, Zürich, Prag und seit 1936 in den USA – eine Hotelzimmer-Existenz. Isoliert und ohne Bindung. Trotz der widrigen Umstände entwickelte er eine ungeheure politische und organisatorische Aktivität: Die von ihm mitgeleitete Zeitschrift »Die Sammlung« verschaffte den verschiedendsten Stimmen der deutschen Exilliteratur Gehör. Sein Roman »Mephisto« (1936) beschrieb die Rolle Gründgens' im Dritten Reich. Auch der Emigranten-Roman »Der Vulkan« (1939) behandelte das Problem des Künstlers in einer zerrissenen Welt. Die Hauptfigur, ein junger Dichter mit homoerotischer Tendenz (wie Mann), begeht Selbstmord. Dass er die Welt mit seinen Artikeln, Vorträgen und Romanen nicht aufzurütteln vermochte, war für Klaus Mann indes eine herbe Enttäuschung. Nach dem Scheitern seiner zweiten Zeitschrift »Decision« und der englischen Niederschrift seiner Autobiographie sah er keinen anderen Weg mehr, als den Schreibtisch zu verlassen und unmittelbar gegen Hitler zu kämpfen: Ende 1942 trat er in die amerikanische Armee ein und klärte die deutschen Truppen in vorderster Frontlinie durch Lautsprecher über die Sinnlosigkeit ihres Widerstandes auf: Engagement, das vorübergehend seine Schwermut vertrieb. Noch im Oktober 1942 hatten seine Tagebucheintragungen fast ausschließlich aus Variationen seines Todeswunsches bestanden (»25. Oktober. Der Todeswunsch – sonst nichts«). Nach dem Krieg kehrte er nach Deutschland zurück, begab sich wieder auf Reisen, filmte in Frankreich. Doch seine Arbeit zeigte ihm nur immer stärker seine eigene Hinfälligkeit. Sein Lebensüberdruss mündete in Melancholie und Welttraurigkeit. In seinem Essay »Die Heimsuchung des europäischen Geistes« forderte Mann schließlich eine Selbstmordwelle der Intellektuellen Europas als letzten Ausweg und Aufruf zur Selbstbesinnung. Kurz nach der Niederschrift tötete er sich durch Schlaftabletten.

RICHARD MANUEL

** 3.4.1943 Stratford/Kanada, † 4.3.1986 Winter Park/Florida, kanad. Musiker.*

Am 4. März 1986, nach einem Auftritt in der »Cheek to Cheek Lounge« in Winter Park, im Rentner-Staat Florida, verzog sich Richard Manuel, Sänger und Multiinstrumentalist, in sein Motel-Zimmer, band seinen Gürtel um die Duschvorhang-Leiste und erhängte sich. Seine Frau Arlie hatte ihn nur zehn Minuten lang alleine gelassen, um die Toilette aufzusuchen. Manuel hatte Kokain und Alkohol zu sich genommen. Er war zweiundvierzig Jahre alt.

Revival-Tourneen haben in der Regel den Charakter eines Begräbnisses, bei dem die Verstorbenen selbst zum Tanz aufspielen. Als jene Roots-Rock-Combo, die sich selbstbewusst »The Band« nannte, 1984 auf die Bühne zurückkehrte, lag ihr Plattendebüt, »Music from Big Pink«, eines der einflussreichsten Werke der US-Musikgeschichte, sechzehn Jahre zurück. 1978 hatten sie ihr monumentales Abschiedskonzert gegeben, das als »The Last Waltz« von Martin Scorsese für die Leinwand festgehalten worden war. Diverse Soloausflüge scheiterten, nagten an Geldbeutel und Selbstbewusstsein. Die unvollständige Wiedervereinigung (Gitarrist und Mastermind Robbie Robertson blieb dem Unternehmen fern) war eher das Eingeständnis ihres Scheiterns als triumphale Rückkehr, und so mühten sie sich zwei Jahre, ihrem legendären Ruf hinterher zu spielen. Richard Manuel galt stets als sensibles introvertiertes Sorgenkind und litt wohl nicht zu knapp unter Depressionen. Ein Artikel im eher populärpsychologischen »Playboy« wollte ihm schon im Herbst 1973 eine Zwangsjacke verpassen. Die Degradierung zur Oldie-Nummer dreizehn Jahre später wird ihn nicht gerade aufgemuntert haben. Die Schrumpf-»Band« gibt seitdem gelegentliche Lebenszeichen von sich, mal als Karikatur in Roger Waters' »The Wall«-Spektakel, auf CD manchmal jedoch auch ans Original heranreichend (zuletzt 1998 mit »Jubilation«). Robbie Robertson widmete dem »Fallen Angel« Manuel 1987 sein Solo-Debüt.

Überdauern werden die ersten beiden Alben der »Band«, deren legendäre Kooperation mit Bob Dylan auf »The Basement Tapes« und die ersten drei Stücken manischen Rock'n'Rolls der vierten Seite des gemeinsamen Live-Albums »Before the Flood«. Das wohl persönlichste Album Manuels bleibt »Moondog Matine« von 1973, auf dem er, von »The Band« begleitet, Soul-Klassiker singt und mit »I'm the great Pretender« und »A Change is gonna come« auf sein eigenes tragisches Schicksal zu verweisen scheint. »The Weigh«, die Last des Lebens, von der »The Band« in einem ihrer Klassiker gesungen hat, war für Manuel einfach zu schwer.

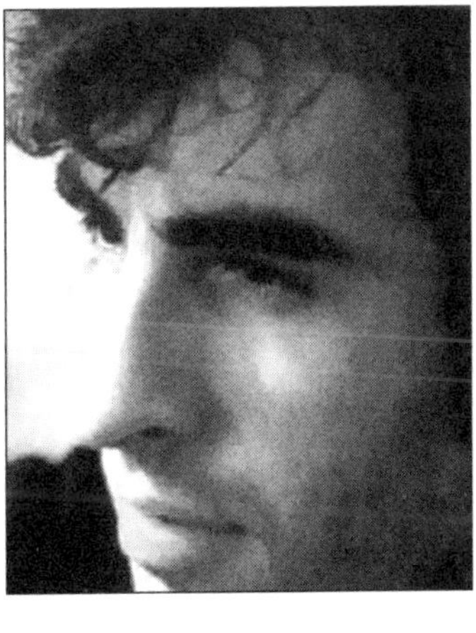

Richard Manuel

JAN MASARYK

** 14.9.1886 Prag, † 10.3.1948 ebd., tschechoslowak. Politiker.*

Die Umstände, die zum Tod des Außenministers der neubegründeten CSR (ab 1945) führten, sind bis heute nicht geklärt. Kurz nachdem die Kommunisten am 25. Februar 1948 die Macht in der Tschechoslowakei übernommen hatten, war der sozialdemokratische Minister aus dem Fenster gestürzt und gestorben. Bis heute kursieren Gerüchte, dass er von der Geheimpolizei ermordet worden sei. Gleich nach dem Tod des ersten Staatspräsidenten der CSR war die neue Regierung unter Klement Gottwald international ins Gerede gekommen... Jan Masaryk hatte seine politische Laufbahn in der tschechoslowakischen diplomatischen Mission in den USA begonnen. Ab 1925 arbeitete er als Botschafter in Großbritannien, verließ 1938 den diplomatischen Dienst aber aus Protest gegen das Münchner Abkommen. 1940 wurde er dann Außenminister der tschechoslowakischen Exil-Regierung in London, deren Verteidigungsministerium er schließlich auch leitete. Zu der kommunistischen Machtübernahme 1948 hatte vor allem die wirtschaftliche Not in der CSR geführt, die unter anderem von der schlechten Ernte des Vorjahres ausgelöst worden war.

ALFRED HENRY MAURER

** 21.4.1868 New York, † 4.8.1932 ebd., amerik. Maler.*

Der deutschstämmige Maler und Lithograph Louis Maurer war entsetzt, als sein Sohn Alfred den Wunsch äußerte, ebenfalls Künstler zu werden. Maurer sollte statt dessen in der Firma des Vaters arbeiten. Dreizehn Jahre war er folgsam und entwarf dort Schriftzüge für Zigarren und Seife. Als er genug Geld gespart hatte, verschwand er in Richtung Paris, wo er in den folgenden Jahren als Maler lebte. In der Seine-Metropole machte Alfred Maurer dann die Bekanntschaft Gertrude Steins und ihres Künstlerzirkels. Seine Arbeiten im Stile James McNeill Whistlers errangen schnell Anerkennung und Preise. 1901 erhielt er den ersten Preis bei der Carnegie International Exhibition – der zu dieser Zeit wichtigsten Ausstellung der Welt. Vom Post-Impressionismus inspiriert, änderte er im Alter von sechsunddreißig radikal seinen Stil. Dieser Bruch beendete seinen finanziellen Erfolg. Vor Ausbruch des Ersten Weltkrieges kehrte er völlig mittellos nach Amerika zurück. Dort arbeitete er die nächsten siebzehn Jahre in einer Dachstube im Hause seines Vaters. Die dort entstandenen Bilder wurden von der Kritik ignoriert. Auch sein Vater konnte weder mit seinem Sprössling noch mit dessen künstlerischer Arbeit etwas anfangen. Er selbst genoss den Ruhm und das Ansehen, das seinem Sohn zu Lebzeiten verwehrt blieb. 1932 verstarb Maurer senior im biblischen Alter von hundert Jahren. Nur vierzehn Tage später nahm sich Alfred das Leben. Einige vermuteten, dass er betrübt war, sich nicht mit dem Vater versöhnt zu haben. Andere behaupteten jedoch, er konnte ohne das Objekt seines Hasses nicht weiterleben. Wie so oft bei visionären Künstlern wurden seine Arbeiten erst nach seinem Tode gewürdigt.

CHARLES »KID« MCCOY

** 13.10.1873 Rush County/Indiana, † 18.4.1940 Detroit, amerik. Boxer.*

Kid McCoy war ein erfolgreicher und populärer Boxprofi, der sich gegen Ende des 19. Jahrhunderts zahlreiche Titel im Welter- und Mittelgewicht sicherte. Insgesamt bestritt er einhundertsieben Kämpfe – sechsundachtzig davon konnte er gewinnen (vierundsechzig durch K.o.). Nach seiner Boxkarriere musste er jedoch einige Niederlagen einstecken: die schwerste im Jahre 1940, als er vor dem Leben kapitulierte... McCoy hatte nach seiner Zeit als Boxprofi zunächst versucht, in der Schauspielerei Fuß zu fassen. Dabei scheiterte er aber ebenso wie bei seiner Suche nach der richtigen Ehefrau. Er war zehnmal verheiratet! So auch mit der wohlhabenden Händlerin Theresa Mors. Sie wurde am 12. August 1924 erschossen in dem Apartment aufgefunden, das sie sich mit dem Ex-Boxer teilte. Das Paar lebte zu diesem Zeitpunkt bereits in Scheidung. McCoy wurde wegen Mordes angeklagt und ins Gefängnis gesteckt. 1937 kam er wieder frei. Richtig glücklich wurde er aber nicht mehr. Denn nur drei Jahre später, im April 1940, nahm er sich mit einer Überdosis Schlaftabletten das Leben.

MAGGIE MCNAMARA

** 18.6.1928 New York City, † 18.2.1978 ebd., amerik. Schauspielerin.*

McNamara war schon in ihrer Teenagerzeit ein gefragtes Fotomodell und Mannequin. Bevor sie am Broadway in dem Stück »Wolken sind überall« auftrat, war sie bereits zweimal auf dem Cover des »Life« Magazins zu sehen. Als der Regisseur Otto Preminger dann die Verfilmung des Stückes übernahm, verpflichtete er auch sie. Allerdings gab es da eine Stelle, die später ein Fall für die Zensur werden sollte. Hauptdarsteller William Holden beschuldigt McNamara im Film, eine

»berufsmäßige Jungfrau« zu sein. Das Wort Jungfrau fiel bis 1953 in keinem Film. Die damalige Zensurbehörde, das Breen Office, weigerte sich, dem Film ihr Gütesiegel zu geben. Doch Preminger blieb hart. Der Film ging ohne das Production Code-Siegel an den Start und wurde ein Riesenerfolg. McNamara wurde für ihre Rolle sogar als beste Hauptdarstellerin für den Oscar nominiert. 1954 folgte der Hit »Drei Münzen im Brunnen«. Danach wurde es still um die Schauspielerin. Ihre Ehe mit dem Regisseur David Swift ging in die Brüche. Nach der Trennung erlitt sie einen Nervenzusammenbruch, von dem sie sich erst Jahre später erholte. 1963 hatte sie nochmals eine kleine Rolle in dem Preminger-Film »Der Kardinal«. Später arbeitete sie als Schreibkraft. 1978 nahm sie eine Überdosis Schlaftabletten ein. Sie hinterließ einen Abschiedsbrief. Der Leichenbeschauer gab an, dass es in McNamaras Familie häufig zu Geisteskrankheiten gekommen sei.

JOE MEEK

*eigtl. Robert Meek * 5.4.1929 Newent/Gloucestershire, † 3.2.1967, engl. Tontechniker und Produzent.*

Sein Idol starb am 3. Februar 1959 und wurde zur Legende. Joe Meek starb genau acht Jahre später und ist weitgehend vergessen – obwohl er Englands erster unabhängiger Schallplattenproduzent war. Und zusätzlich ein Tontechniker, der den Klang einer neuen Zeit entwickelte und konservierte. Der ausgebildete Radar-Techniker hatte zunächst als Fernsehtechniker gearbeitet und fand dann als Tontechniker seine Lebensaufgabe. Sein Studio befand sich in seiner Wohnung in Nord-London. Dort stopfte er alles hinein, was es an technischen Raffinessen gab. Und die, die es noch nicht gab, erfand er – sehr zum Leidwesen seiner geräuschempfindlichen Nachbarn. Seine technische Sachlichkeit stand dabei im Kontrast zu der bedingungslosen Bewunderung eines Musikers: Buddy Holly. Von ihm war Meek besessen. Hinzu kam ein übersteigertes Interesse an spirituellen Experimenten. Es wird erzählt, dass er während des Legens von Tarot-Karten die Vision hatte, sein Idol wurde am 3. Februar 1958 sterben. Das geschah bekanntlich nicht, und er erzählte Buddy Holly während dessen British-Tour davon. Was muss in dem Tontechniker vorgegangen sein, als er hörte, dass der von ihm verehrte Musiker am 3. Februar 1959 starb? In seinem Studio tüftelte Meek an komplexen Klanglandschaften. Da blubberte das All, hier schrie der Wind, und von irgendwo sangen verhallte Stimmen.

Tonangebend war er unter anderem bei Produktionen von »The Tornados«, »Mike Berry & The Outlaws«, John Layton, »The Honeycombs«, »Freddie Starr & The Midnighters« oder auch Pamela Blue. Zu seinen Bewunderern zählten Rod Stewart, Ritchie Blackmore und Tom Jones. Einige seiner futuristischen Produktionen wurden zwar von der BBC als »ungeeignet für nervös veranlagte Hörer« abgelehnt, dennoch war Joe Meek ein Hit-Macher. Sein größter Erfolg »Telstar« (weltweit über fünf Millionen Mal verkauft und der erste britische Top-Hit, der auch in Amerika Platz eins erreichte) brachte ihm allerdings wenig ein, weil ein Plagiatsprozess die Auszahlungen blockierte. Außerdem musste er mitanhören, wie andere Produzenten seine Ideen kopierten. Das verstärkte seinen Glauben, große Schallplattenfirmen hätten in seinem Studio eine Abhöranlage installiert. Sein Verfolgungswahn nahm bizarre Formen an, als ein Nachbarsjunge ermordet wurde und Joe Meek vermutete, die Polizei würde ihn verdächtigen. Vielleicht hatte sein endgültiger Zusammenbruch damit zu tun, oder alles lag daran, dass er nicht mehr an sich glaubte. Eine stetig steigende Dosis von Beruhigungsmitteln hatte ebenso von ihm Besitz ergriffen wie sein verworrenes Sexualleben. Was letztendlich den Ausschlag für seinen Freitod gab, ist nicht bekannt. Fest steht nur, dass er nach einem heftigen Streit seine Hauswirtin erschoss, ihren leblosen Körper die Treppe hinunterwarf und anschließend sich selbst erschoss – am 3. Februar 1967, dem Todestag von Buddy Holly.

ULRIKE MEINHOF

** 7.10.1934, Oldenburg † 8.5.1976, Stuttgart-Stammheim,*
dt. Journalistin u. Terroristin.

Der Dichter Erich Fried bezeichnete sie in einem Telegramm, das an ihrem Grab verlesen wurde, als »die bedeutendste Frau in der deutschen Politik seit Rosa Luxemburg«. Dabei deutete nichts im Leben der engagierten Journalistin Ulrike Meinhof darauf hin, dass sie einmal als Guerillakämpferin enden würde. Meinhofs Vater, ein evangelischer Theologe, starb, als sie fünf war. Die Mutter Ingeborg starb 1948 an Krebs. Schon früh war Ulrike Meinhof überzeugte Christin und Antifaschistin. Während ihres Studiums engagierte sie sich als Sprecherin des »Anti-Atomtod-Ausschusses« gegen die Wiederbewaffnung der Bundesrepublik. Meinhof war mit dem Verleger Klaus-Rainer Röhl verheiratet, mit dem sie zwei Kinder hatte. Als Journalistin setzte sie sich für die Belange der sozial Schwachen ein. Bei Recherchen für den Stern lernte sie die Kaufhausbrandstifter → Andreas Baader und → Gudrun Ensslin kennen. Als die beiden von der Polizei verfolgt wurden, bezogen sie in ihrer Berliner Wohnung Quartier. Was sie verband, war die Ohnmacht, mit der sie dem verhassten kapitalistischen System gegenüberstanden. Als Meinhof sah, mit welcher Härte die Polizei gegen die aufbegehrenden Studenten vorging, änderte sich ihre gewaltlose Einstellung: »Jede politische Arbeit ist perspektivlos, wenn man nicht gleichzeitig auch die Bewaffnung betreibt.« Am 14. Mai 1970 befreite sie in einer spektakulären Aktion den zwischenzeitlich inhaftierten Andreas Baader. Dabei wurde ein Justizbeamter getötet. Im August 1970 folgte eine militärische Ausbildung in einem Palästinensercamp. Die »Baader-Meinhof-Bande« war geboren. »Wir sagen, der Typ in der Uniform ist ein Schwein, das ist kein Mensch, und so haben wir uns mit ihm auseinanderzusetzen«, lautete nun Meinhofs Devise. Im Jahr darauf erschien ein politisches Manifest der Gruppe: Das »Konzept Stadtguerilla«. Auf der Titelseite war eine Heckler & Koch MP 5-Maschinenpistole abgebildet. Der Name »Rote Armee Fraktion« (RAF) tauchte hier zum ersten Mal auf. Als Reaktion auf die amerikanische Präsenz in Nordvietnam bereitete die RAF 1972 mehrere Bombenanschläge auf amerikanische Einrichtungen vor. Das Resultat: achtzehn Verletzte und vier Tote. In einer großangelegten Fahndungsaktion konnten innerhalb weniger Wochen die Köpfe der RAF verhaftet werden – am 15. Juni auch Ulrike Meinhof. Jeder der Verhafteten kam in eine andere Anstalt. Kontakte zu Mithäftlingen und Sympathisanten wurden streng untersagt. Um ihre Haftbedingungen zu verbessern, traten RAF-Mitglieder Ende 1972 in einen Hungerstreik – den ersten von vielen. 1974 wurden die Gefangenen in den Hochsicherheitstrakt Stuttgart-Stammheim verlegt. Mehrere Versuche, die verhafteten Terrori-

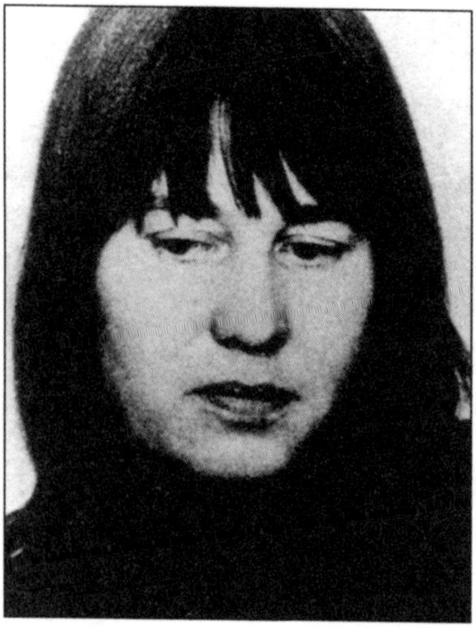

Ulrike Meinhof

sten freizupressen – etwa durch eine Geiselnahme in der deutschen Botschaft in Stockholm im April 1975 – scheiterten. Im gleichen Jahr begann der Prozess gegen den »harten Kern«. Meinhof war durch die lange Einzelhaft psychisch am Ende. Sie hatte »das Gefühl, es explodiert einem der Kopf. Das Gefühl, die Schädeldecke müsste eigentlich zerreissen, abplatzen.« Am 8. Mai 1976 drehte sie sich aus Handtüchern einen Strick, den sie sich um den Hals legte. Dann hängte sie sich am Fenstergitter ihrer Zelle auf. Viele glaubten trotzdem an einen Justizmord. »Immer wieder musste sie beweisen, dass sie doch Terroristin war und eben nicht die Bürgerliche, als die viele sie so gerne immer noch gesehen hätten. Das drängte sie in die Ecke«, meinte später ihre Kampfgefährtin Astrid Proll.

MENIPPOS

** um 350 v. Chr. Gardara/Palästina, † um 270 v. Chr., griech. Philosoph.*

»Menippos, dir vielleicht nicht völlig unbekannt. Sein großes Haus in Theben wurde ausgeraubt, sein Geld und Gut war weg, und er erhängte sich – ein schöner Kyniker, fürwahr.« Dieser Auszug aus einem Gedicht von Diogenes Laertius beschreibt den Tod des griechischen Philosophen Menippos. Ob er sich tatsächlich das Leben nahm, kann nicht mit Sicherheit gesagt werden. Nachweisbar ist aber, dass er mit seinen Schriften einen großen Einfluss auf andere Philosophen ausgeübt hat. Seine Spezialität war die sogenannte »menippeische Satire«, eine Mischung aus Dichtung und Prosa, Scherz und Ernst. Thematisiert wurden von ihm vor allem die Nichtigkeit der Dinge und die Torheiten der Menschen.

BOB MERRILL

*eigtl. H. Robert Merrill Levan * 17.5.1921 Atlantic City/New Jersey,*
† 18.2.1998, amerik. Komponist und Texter.

Der vielbeachtete Songschreiber war immer dann am besten, wenn er in seinen Werken emotionsgeladene Geschichten erzählen konnte. Auch seine eigene war voller Irrungen und Wirrungen. Das letzte Kapitel wurde von ihm selbst abrupt beendet. Nach einem Schauspielstudium und Dienst in der Armee hatte Merrill bei der NBC in Hollywood zunächst die Schreiber angeleitet und betreut. 1943 wurde er Dialog-Regisseur bei »Columbia Pictures« und hatte beispielsweise mit Orson Welles, George Sherman und Bill Castle zu tun. Nebenbei spielte er kleinere Rollen in vergessenen Filmen. Ab 1948 arbeitete er dann als erster Chef der CBS-Besetzungs-Abteilung. Doch egal, was er auch tat: Zwischendurch schrieb er immer noch Lieder. Zum Beispiel mit Clem Watts und Al Hoffman den Song »If I knew you were comin' I'd've baked a Cake«, der 1950 durch die Sängerin Eileen Barton zu einem Nummer-Eins-Hit wurde. Unvergessen auch die witzige Single »(How much is that) Doggie in the Window«, mit der Lita Roza 1953 in England die Spitze der Charts erreichte. Komponiert hatte Merrill die Songs auf einem Spielzeug-Xylophon. Noten konnte er nämlich nicht lesen! Achtzehn der von ihm zwischen 1950 und 1954 geschriebenen Titel stiegen in die Top Ten – darunter »Sparrow in the Tree Top« von Bing Crosby und Guy Mitchel (1951), »Chicka Boom« (1953/54) von Guy Mitchell und »Mambo Italiano« (1954) von Rosemary Clooney. Jimmy Rodgers erreichte 1957 mit »Honeycomb« sogar die Spitzenposition der US-Charts. In diesen Jahren war Bob Merrill als Fernseh-Berater bei dem Tabak-Konzern Liggett & Myers angestellt. 1956 unterschrieb er einen Vertrag bei MGM, um Eugene O'Neill's Roman »Anna Christie« für einen Spielfilm zu bearbeiten – doch aus diesem Projekt wurde nichts. Der Film-Gigant trieb ihn in Richtung Broadway. Er sollte Musicals schreiben. Das war genau zu einer Zeit, als jene Gattung gesungener Theater-Unterhaltung beim Publikum nicht mehr besonders hoch im Kurs stand. Mit voller Rückendeckung durch MGM arbeitete Merrill sein »Anna Christie«-Drehbuch zu einer Broadway-Inszenierung um, die 1957 als »New Girl in Town« über die Bühne ging. In gleicher Weise verfuhr er mit »Ah,Wilderness«, ebenfalls ein Buch von Eugene O'Neill, woraus er 1959 »Take me along« und einen großen Erfolg machte. 1961 landete Merrill mit seiner Umsetzung des Spielfilms »GiGi« dann laut Kritik das »beste Musical des Jahres«. Der Hit daraus war »Love makes the World go round«. Auch »Funny Girl«, die Lebensgeschichte von Fanny Brice, die als unscheinbares Revue-Girl begann und zum leuchtenden Stern am glitzernden Show-Himmel wird, wurde zum Kassenknüller. Dieses Musical machte 1964 auch noch etwas, nämlich Barbra Streisand zum Star und die Schreiber des Bühnen-Erfolges zu Grammy-Gewinnern. Der Hit hieß »People« und brachte es bis auf Platz fünf der amerikanischen Hitliste. In der Verfilmung war Barbra Streisand 1968 zum ersten Mal auf einer Kinoleinwand zu sehen und erhielt für ihre Rolle den Oscar als beste Schauspielerin des Jahres. Bob Merrill arbeitete weiter, konnte aber an seine großen Erfolge nicht mehr anknüpfen. Als er sich 1998 im Alter von sechsundsiebzig Jahren in seinem Auto erschoss, hatte er schon lange unter Krebs gelitten.

HARRY MEYEN

*eigtl. Harald Haubenstock * 31.8.1924 Hamburg, † 15.4.1979 ebd., dt. Schauspieler und Regisseur.*

Während des Krieges wurde der als Harald Haubenstock geborene Meyen als Halbjude inhaftiert und in ein Konzentrationslager überführt. Meyen überlebte und arbeitete nach Kriegsende als Schauspieler. Ironischerweise spielte er später in »Spion zwischen zwei Fronten« einen Nazi. Seine größten Erfolge erzielte er jedoch als Regisseur von Boulevard-Stücken. Nebenbei trat er in vielen Filmen als Nebendarsteller auf. Doch eigentlich drängte es den ehrgeizigen Schauspieler nach Salzburg zu den Festspielen. Die Chance, seine hochgesteckten Ambitionen zu verwirklichen, bekam er allerdings nie. Seine Operninszenierungen wurden von der Kritik eher reserviert aufgenommen. 1966 heiratete er die Schauspielerin Romy Schneider. Für sie ließ er sich von seiner Frau, der Schauspielerin Anneliese Römer, scheiden. Schneider gab für ihn zeitweilig das Filmen auf und lebte als Hausfrau in Berlin-Grunewald. Im gleichen Jahr kam Sohn David-Christopher zur Welt. Geprägt durch die Kriegsjahre, war Meyen ein sparsamer Mensch, der Angst hatte, das Erreichte wieder zu verlieren. Schneider wiederum war die klassische Verschwenderin, die ihr Geld mit vollen Händen ausgab. Während sie in Frankreich erneut Erfolge feierte, ging es mit seiner Karriere langsam bergab. Dies alles führte dazu, dass sich das Paar Ende der sechziger Jahre trennte. 1975 folgte die Scheidung, bei der Meyen 1,5 Millionen Mark Abfindung zugesprochen bekam. In den letzten Jahren seines Lebens war er stark medikamentensüchtig. Anfang 1979 unterzog er sich einer Entziehungskur. Am 15. April des selben Jahres erhängte sich der Schauspieler in seiner Wohnung in Hamburg-Harvesterhude an einem weißen Schal.

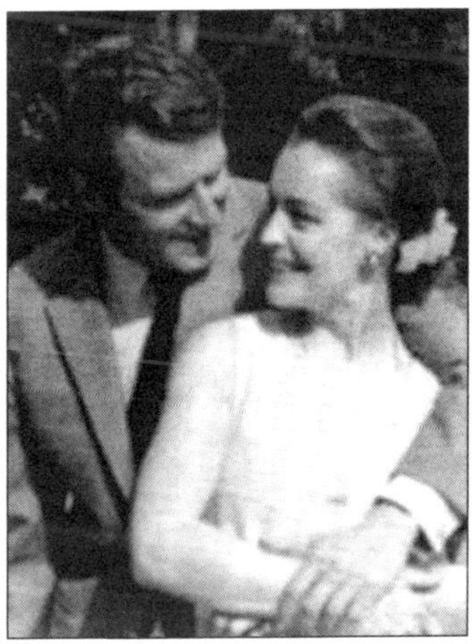

Harry Meyen

VICTOR MEYER

** 8.9.1848 Berlin, † 8.8.1897 Heidelberg, dt. Chemiker.*

Meyer entdeckte 1882 durch Zufall den benzolartigen Steinkohlenteerbestandteil Thiophen. Darüber hinaus stellte er fest, dass große Atomgruppen in einem Molekül Reaktionen in nächster Umgebung behindern können. Zusätzliche Verdienste erwarb er sich durch die Einführung des Begriffes »Stereochemie« für das Studium molekularen Aufbaus. Den Freitod wählte der Chemiker aus Verzweiflung über andauernde neuralgische Schmerzen: In den achtziger Jahren war er mehrfach zusammengebrochen und konnte schließlich nicht mehr ohne Medikamente schlafen. 1897 beeinträchtigte sein neuralgisches Leiden schließlich auch seine Denkprozesse. Verzweifelt nahm er sich am 8. August mit Blausäure das Leben.

YUKIO MISHIMA

*eigtl. Hiraoka Kimitake * 14.1.1925 Tokio, † 25.11.1970 ebd., jap. Schriftsteller.*

Der überzeugte Traditionalist tötete sich pathetisch-spektakulär mit einem Schwert: ein letzter Protest gegen den modernen Industriestaat, der mit dem »reinen Japan« gebrochen hatte – mit den dreißiger Jahren, in denen der Kaiser als heilig galt und das Zentrum der kulturellen Einheit war. Die Heimatlosigkeit, die dem studierten Juristen zu schaffen machte, ist auch das Leitmotiv seiner bekanntesten Romane »Geständnis einer Maske« (1949, dt. 1964) und »Der Seemann, der die See verriet« (1963, dt. 1970). Vor seinem Selbstmord hatte der Schriftsteller den aussichtslosen Versuch unternommen, einen Putsch zur Durchsetzung der traditionellen japanischen Werte anzuzetteln. Vorbereitet hatte er die Aktion zusammen mit dem von ihm gegründeten »Schildbund«: Einer Privatarmee aus rund hundert jungen Rechtsradikalen, die sich der Verehrung des Kaisers und der alten Traditionen widmete. 1970 erstürmten vier der Nationalisten das Büro eines Generals der japanischen Streitkräfte in Tokio und nahmen den General »im Namen des Kaisers« gefangen. Anschließend ging der nur 1,58

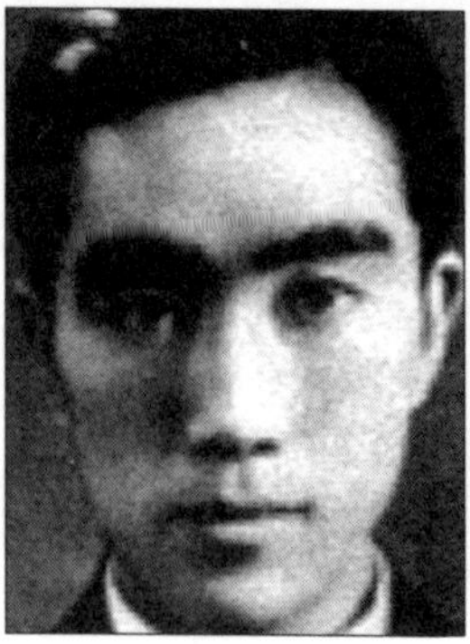

Yukio Mishima

Meter große Mishima auf den Balkon und beschwor ein Regiment Soldaten, wieder auf den Militarismus der Vorkriegszeit umzuschwenken. Als das erfolglos blieb, informierte er verschiedene Journalisten über Ort und Zeit seines geplanten Todes und brachte sich vor ihren Augen um. Seine Todesart – Seppuku nach einem gescheiterten Putschversuch – hatte Mishima in seinem Roman »Patriotismus« (1966) bereits einen jungen Offizier erleiden lassen. Enthauptet wurde Mishima von seinem Assistenten, der vermutlich sein Liebhaber war. Mishima war homosexuell, hatte aber dennoch zwei Kinder gezeugt. Bereits früh in seinem Leben war er erregt, wenn er sadistische homosexuelle Fotos ansah – ein Thema, das auch in seinen Werken immer wieder auftauchte. Seine Vorliebe für Gedanken, die um Blut und Schmerzen kreisen, ging nicht zuletzt auf seine Kindheit zurück: Bis zu seinem zwölften Lebensjahr war er von seiner herrschsüchtigen Stiefmutter in einem verdunkelten Zimmer fast wie ein Gefangener gehalten worden. »Seppuku« hatte der Schriftsteller immer wieder als »die höchste Form der Masturbation« bezeichnet.

MARILYN MONROE

*eigtl. Norma Jean Baker * 1.6.1926 Los Angeles, † 5.8.1962 ebd., amerik. Schauspielerin.*

Als man sie am 5. August 1962 tot auffand, dachte niemand, dass Marilyn Monroe in den Olymp der Hollywood-Götter aufsteigen würde. Damals hatte sie mehrere Flops in Folge gedreht, und ihre Konkurrentin Elizabeth Taylor hatte sie in der Publikumsgunst überrundet. Zudem war sie alkohol- und tablettensüchtig, ihr letzter Film »Something Got To Give« wurde aufgrund ihrer labilen Verfassung nicht beendet. Marilyns früher Tod machte Norma Jean Baker erst unsterblich. Während sie zu Lebzeiten stets als blondes Dummchen gehandelt wurde, rückte nach ihrem Tod der tragische Teil ihres Charakters in den Vordergrund. Da war ihre Mutter, die wegen Schizophrenie in eine Anstalt eingewiesen wurde. Norma Jean musste bei wechselnden Pflegeeltern aufwachsen. Von einem ihrer Adoptivväter wurde sie sexuell missbraucht. Ihren wahren Vater hat sie nie kennengelernt. Vielleicht ein Grund, warum sie sich zeitlebens zu dominanten Männern hingezogen fühlte, die sie Daddy nannte. Mit sechzehn heiratete sie zum ersten Mal und begann eine Karriere als Model. Ihr Weg führte sie nach Hollywood. Aus Norma Jean wurde Marilyn. Sie heiratete den Baseball-Star Joe DiMaggio. Da DiMaggio sie oft verprügelte, war auch diese Ehe nicht von Dauer. Nach mehreren Nebenrollen schaffte sie den Durchbruch als Ehebrecherin in dem Melodram »Niagara« (1952). In den folgenden Filmen wurde Marilyn auf die Rolle der dümmlichen Sexbombe festgelegt: ein Image, das sie verzweifelt abzuschütteln versuchte. 1955 begann sie, Schauspielunterricht in Lee Strasbergs Actors Studio zu nehmen. Fortan wurde Strasbergs Frau Paula zu ihrer ständigen Betreuerin. Zur gleichen Zeit lernte sie den Dramatiker Arthur Miller kennen, den sie ein Jahr später heiratete. The Brain und The Body nannte die Presse diese kuriose Verbindung. Miller, als Kommunist gebrandmarkt, steckte damals selbst in einer Krise. So konnte er nicht der »Daddy« sein, den sich Marilyn in ihm erhoffte. Der Starkult um seine Frau überrumpelte ihn förmlich. In einer Buchhandlung bemerkte er zum Beispiel einen Mann, der bei Marilyns Anblick ungeniert in der Hosentasche onanierte. Einziger Ausweg war Abkapselung in den eigenen vier Wänden. Auch eine Fehlgeburt belastete ihre Beziehung. Marilyn suchte bei Psychiatern und Schauspiellehrern Halt – und schließlich beim Alkohol. Regisseur Billy Wilder wurde von ihr an den Rand des Wahnsinns getrieben. Bei den Dreharbeiten zu »Manche mögen's heiß« vergaß sie ständig ihren Text oder kam zu spät. Ihre Entschuldigung dafür: »Ich konnte das Studio nicht finden.« Ein Studio, in dem sie schon unzählige Male gearbeitet hatte. Als sie und Miller ein gemeinsames Filmprojekt in Angriff nahmen, war die Ehe bereits gescheitert. Der resultierende Film »Misfits – nicht gesellschaftsfähig« wurde ein Flop. Marilyns Karriere war schwer angeschlagen. Sie hatte eine Affäre nach der anderen – so auch mit John F. Kennedy und seinem Bruder Robert. Doch durch ihre Labilität wurde sie untragbar. Die Angst vor dem Alter tat ihr übriges. Vierzig Nembutal-Tabletten beendeten ihr Leben. Vertraute waren nicht überrascht, als sie

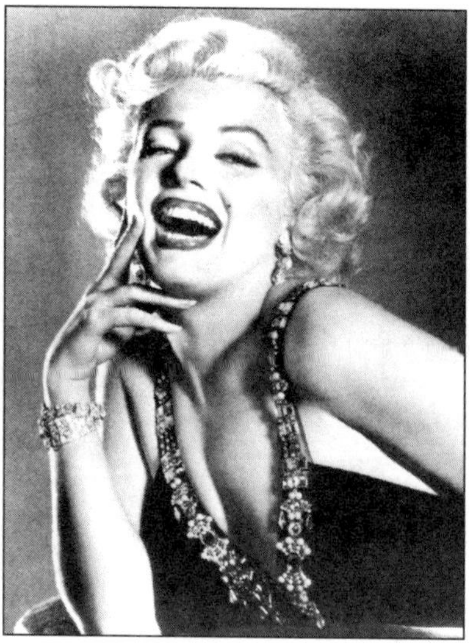

Marilyn Monroe

von Marilyns Selbstmord erfuhren. Für die Welt jedoch war er ein Schock. Noch Jahrzehnte später rätselt man über die Umstände ihres Todes. War es in Wirklichkeit Mord? War es die CIA im Auftrag der Kennedys? Kein Jahr vergeht ohne eine neue Theorie. Noch immer fasziniert Marilyn die Massen. Alterslos, längst zur Ikone geworden, nimmt sie ihren Platz in der Zeitgeschichte ein: die tragische Sexgöttin, die auf Erden wandelte – kurze sechsunddreißig Jahre lang.

HENRI MILLON DE MONTHERLANT

** 21.4.1896 Paris, † 21.9.1972 ebd., frz. Schriftsteller.*

Montherlant kam als Sohn einer streng katholischen Familie zur Welt und begann seine Schriftstellerkarriere schon als Jugendlicher. Im Ersten Weltkrieg wurde er nach einer Verwundung ausgezeichnets. 1920 erschien mit »La Relève Du Martin« sein erster Roman. Montherlants Bücher und Dramen glorifizierten Egoismus, Gewalt und Machotum. Auch im Leben versuchte er, als Athlet und Stierkämpfer seine Männlichkeit zu beweisen. Auf der anderen Seite verfasste er in seinen letzten Jahren mit »Les garçons« (1969) die Geschichte einer homoerotischen Beziehung zwischen zwei pubertierenden Schülern. Während des Zweiten Weltkriegs begeisterte er sich für die Nationalsozialisten – weshalb er nach dem Krieg von seinen Kritikern der Kollaboration bezichtigt wurde. Um Anfeindungen zu entgehen, lebte Montherlant zurückgezogen mit einem Diener und seiner Sekretärin. Seine Bühnenstücke »Port-Royal« (1954), »Don Juan« (1958) und »Le Cardinal d' Espagne« (1960) waren ebenso erfolgreich wie seine Romane. 1960 wurde er in die Académie Française aufgenommen. Nach vielen Krankheiten erlitt er 1972 eine Herzattacke. Als er erkannte, dass er nie wieder völlig gesund werden würde, schoss sich der Schriftsteller mit einem Gewehr in die Kehle. Er war sofort tot.

CHESTER MORRIS

*eigtl. John Chester Brooks Morris * 16.2.1901 New York,*
† 1.9.1970 New Hope/Pennsylvania, amerik. Schauspieler.

Morris, der mit seiner ausgeprägten Hakennase und einem kräftigen Kinn oft harte Kerle verkörperte, kam als John Chester Brooks Morris zur Welt. Seine Eltern waren bekannte Broadway-Schauspieler, durch deren Kontakte er bereits als Kind in Stummfilmen auftrat. Als er seine erste Hauptrolle im Gangsterfilm »Alibi« (1929) erhielt, war er bereits ein erfahrener Profi. Für seine Rolle eines Schwindlers, der das Herz einer Polizistentochter bricht, gab es eine Oscarnominierung. Danach trat er oft als Gangster auf. Doch obwohl er ein hervorragender Schauspieler war, schaffte Morris nie den Sprung in Hollywoods erste Liga – wenn er auch oft an der Seite von Stars wie Jean Harlow (»Feuerkopf« 1932) gespielt hatte. In den Fünfzigern zog er sich langsam vom Film zurück und wandte sich dem Theater zu. Mit seinem Auftritt in »Die große weiße Hoffnung« (1970) versuchte er ein Comeback, doch er litt bereits an Magenkrebs. Obwohl er auch im fortgeschrittenen Alter noch auf der Bühne stand, tötete er sich lieber mit einer Überdosis Schlaftabletten, statt ein schmerzhaftes Ende zu ertragen. Am 1. September fand man ihn in seinem Zimmer im Holiday Inn in New Hope, Pennsylvania – in der Stadt, in der er als Captain Queeg mit »The Caine Mutiny« auf Tournee war.

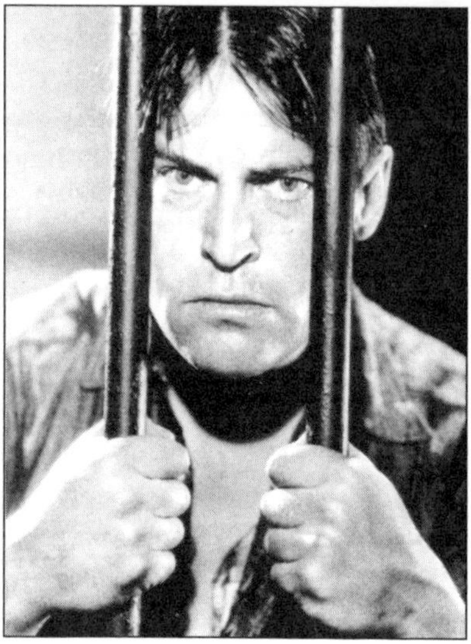

Chester Morris

JOHANNES PETER MÜLLER

** 14.7.1801 Koblenz, † 28.4.1858 Berlin, dt. Physiologe und Anatom.*

Die Todesursache von Johannes Müller konnte nicht geklärt werden. Seine Studenten hatten jedoch keine Zweifel daran, dass er sich mit einer Überdosis Morphium das Leben genommen hat. Müller stammte aus einfachsten Verhältnissen. Dennoch wurde ihm der Besuch einer höheren

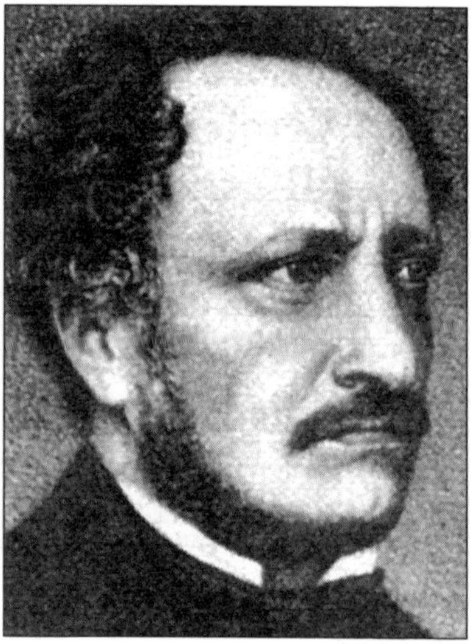

Johannes Peter Müller

Schule in Koblenz ermöglicht. Von 1819 bis 1824 studierte er Medizin, 1826 wurde er zum außerordentlichen Professor und vier Jahre später zum ordentlichen Professor an der Universität Bonn berufen. 1833 erfolgte dann seine Berufung auf den Lehrstuhl für Anatomie und Physiologie der Universität Berlin. Zudem wählte ihn die Akademie der Wissenschaften 1834 zu ihrem Mitglied. Und 1838/39 sowie 1847/48 bekleidete er das Amt des Rektors der Universität Berlin. Müller hatte seinerzeit den höchsten Stand des damaligen physiologischen Wissens. Aus dem Gesamtwerk, das alle Bereiche der Physiologie, der Anatomie und der vergleichend-anatomischen Zoologie umfasst, ragen vor allem seine grundlegenden Beiträge zur Neurophysiologie und Neuroanatomie heraus. Er begründete die Physiologie als selbständigen Wissenschaftsbereich und war zugleich geistiges Zentrum der berühmten Berliner Schule der Physiologie, aus der später noch viele namhafte Physiologen und Anatomen hervorgingen. Müllers Persönlichkeitsstruktur war von manisch-depressiven Zügen geprägt. Phasen höchster geistiger Produktivität mit einem enormen Arbeitspensum wechselten immer wieder mit depressiven Phasen und totaler Unfähigkeit zur wissenschaftlichen Arbeit. Eine tiefverwurzelte kleinbürgerliche Angst um den Fortbestand seiner akademischen Existenz und seiner beträchtlichen anatomisch-zoologischen Sammlung drückte ihm gegen seine innere Überzeugung einen politischen Konservatismus auf, an dem er schließlich physisch und seelisch zerbrach. Am 28. April 1858 wurde Johannes Müller von seiner Frau tot in seinem Bett aufgefunden.

RENATE MÜLLER

** 26.4.1906 München, † 7.10.1937 Berlin, dt. Schauspielerin.*

Im nationalsozialistischen Film verkörperte die blondgelockte Müller den Idealtyp der »arischen« Frau. Ihre schönste Rolle spielte sie als vermeintlicher Damenimitator in »Viktor und Viktoria« (1933). Propagandaminister → Goebbels war von ihr dermaßen angetan, dass er sie mit → Hitler verkuppeln wollte. Als sie sich dagegen sträubte, ließ Goebbels sie von der Gestapo überwachen. Die fand heraus, dass Müller eine Affäre mit dem jüdischen Bankier Georg Deutsch hatte. Doch bevor der wutentbrannte Goebbels den enttarnten Liebhaber verhaften lassen konnte, setzte sich dieser nach England ab. Fortan traf sich das Paar heimlich, wenn Müller im Ausland drehte. Als Goebbels davon erfuhr, beschloss er, sie zu vernichten: Von nun an ließ er sie rund um

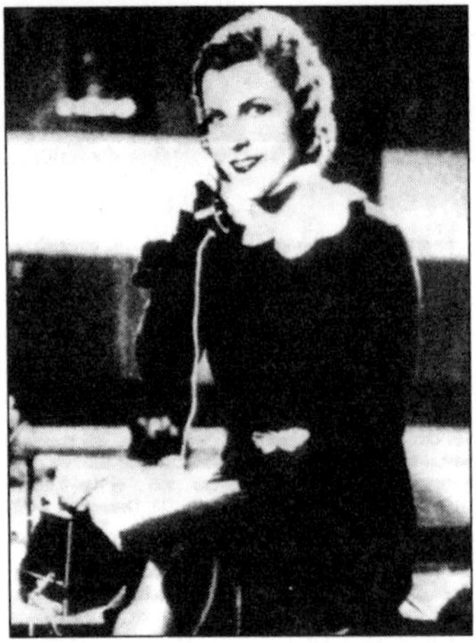

Renate Müller

die Uhr bespitzeln und verbot weitere Auslandsaufenthalte. Vom Psychoterror der Nazimaschinerie zermürbt, fand Müller Trost in Tabletten und Alkohol. Der Zustand der Schauspielerin verschlechterte sich rapide. Bald musste sie im Studio von einer Pflegerin betreut werden. Im Herbst 1937 wurde Müller angeblich wegen einer Knieverletzung in ein Charlottenburger Hospital eingeliefert. Am 7. Oktober starb sie. Die amtliche Todesursache lautete »Gehirnschlag«. Die offizielle Todesmeldung wurde erst drei Tage später bekannt gegeben: Müller habe mit einem Sprung aus dem dritten Stockwerk ihrem Leben ein Ende gesetzt. Gleichzeitig setzte das Propagandaministerium das Gerücht in Umlauf, sie sei rauschgiftsüchtig und Epileptikerin gewesen. Renate Müllers traurige Geschichte wurde 1960 unter dem Titel »Liebling der Götter« verfilmt.

ROBERT MÜLLER

** 29.10.1887 Wien, † 27.8.1924 ebd., österr. Schriftsteller und Verleger.*

Weite Lebensabschnitte des Erzählers liegen auch über siebzig Jahre nach seinem Freitod noch im Dunkeln – nicht zuletzt, weil er gerne Legenden bildete: So war der Amerikaaufenthalt (1909-1911) seiner Vita vermutlich eine längere psychische Behandlung. Auch über die Gründe, die zu seinem Selbstmord führten, kann nur gemutmaßt werden: Hatte ihn die schlechte Finanzlage seines erst 1924 gegründeten Atlantischen Verlages zermürbt? Hatte er den Eindruck, er sei intellektuell und existentiell gescheitert? Bewegt hatte er ab 1911 allerdings einiges: Er leitete den »Akademischen Verband für Literatur und Musik in Wien« (bis 1914), organisierte als Veranstalter unter anderem den letzten öffentlichen Auftritt Karl Mays und schrieb zahlreiche beachtete Erzählungen, Pamphlete und Essays. 1915 erschien sein Roman »Tropen. Der Mythos der Reise«.

JAMES MURRAY

** 9.2.1901 Bronx, † 11.7.1936 New York, amerik. Schauspieler.*

Der schicksalhafte Tag, an dem Regisseur King Vidor vor dem MGM-Besetzungsbüro auf ihn aufmerksam wurde, war James Murrays Verhängnis. Vidor plante, einen fast dokumentarischen Film über die tragische Geschichte eines jungen Paares im Herzen von New York zu drehen. Dafür suchte er einen möglichst durchschnittlich aussehenden Hauptdarsteller. Nachdem erste Probeaufnahmen gemacht wurden, waren sich Vidor und Produzent Irving Thalberg schnell einig, dass sie es bei James Murray mit einem echten Naturtalent zu tun hatten. Zu Recht: Der Film »The Crowd« (dt. »Ein Mensch der Masse«) war 1928 ein Riesenerfolg und gilt bis heute als eines der unangefochtenen Meisterwerke des Stummfilms. Murray, der den plötzlichen Ruhm nicht verkraften konnte, griff allerdings zur Flasche und ruinierte so seine vielversprechende Karriere. Nachdem er in einigen unbedeutenden Filmen auftgetreten war, verschwand er sang- und klanglos von der Bildfläche. Als Vidor den Schauspieler 1933 für einen anderen Film verpflichten wollte, war er unauffindbar. Kurze Zeit später traf Vidor Murray auf der Straße, als dieser ihn um eine warme Mahlzeit anbettelte. Vidor lud ihn ins exklusive Brown Derby ein. Als er ihm eine Rolle mit der Auflage eines sofortigen Alkoholverzichts anbot, lehnte Murray ab und verschwand. 1936 fand man die Leiche eines Stadtstreichers treibend im Hudson-River auf. Es war James Murray, der knappe acht Jahre zuvor Filmgeschichte geschrieben hatte.

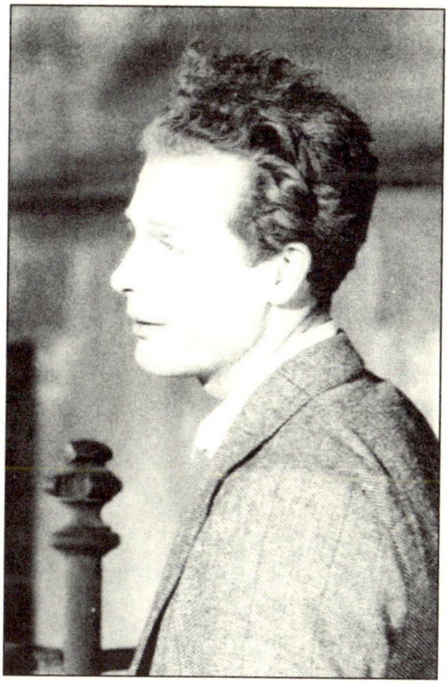

James Murray

N

NERO

*eigtl. Lucius Domitius Ahenobarbus * 15.12.37 Antium, † 9.6.68 bei Rom, röm. Kaiser von 54-68.*

»Internal gesteuerter Altruismus« ist bestimmt kein Modell, das man gut anhand von Nero erklären kann: Der Sohn Agrippinas der Jüngeren vergiftete erst seinen Stiefbruder Britannicus, ließ dann seine Mutter ermorden, nachdem er sich mit ihr überworfen hatte und beseitigte schließlich auch noch seine tugendhafte Frau Octavia, um die Kurtisane Poppaea Sabina heiraten zu können. Mit ihr hielt er sich allerdings auch nicht lange auf: Er tötete sie angeblich mit einem Fußtritt in den Magen, während sie gerade schwanger war! Die Regierungszeit des Thronnachfolgers von Kaiser Claudius (der ihn im Jahr 50 adoptiert hatte und schließlich vergiftet wurde) war eine Schreckensperiode. Innere und äußere Gegner wurden von ihm äußerst brutal verfolgt, und die Provinzen wurden sträflichst vernachlässigt. Zu einem markanten Eckpunkt wurde vor allem die grausame Christenverfolgung, die Nero im Jahre 64 aufnahm, nachdem mehrere Viertel Roms abgebrannt waren. Auf diese Weise hoffte er, den (wohl zu Unrecht) gegen ihn gerichteten Verdacht der Brandstiftung umzulenken.

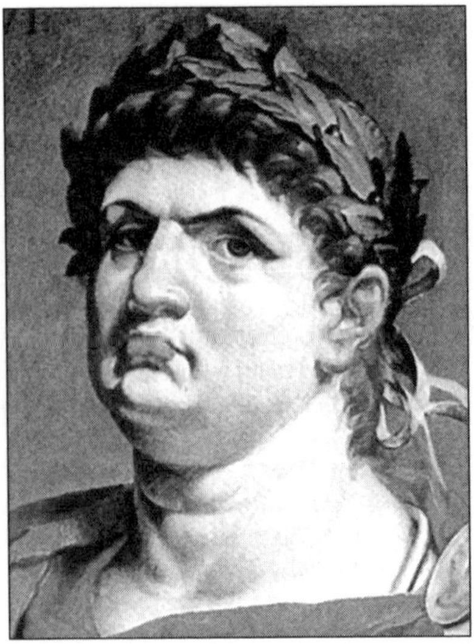

Nero

Nicht selten wurden die »Sündenböcke« in Felle gekleidet vor Zuschauern von wilden Tieren zerfleischt oder bei nächtlichen Lichterfesten als lebende Fackeln aufgestellt. Im Jahre 65 gelang es Nero, die gegen ihn gerichtete Pisconische Verschwörung niederzuschlagen. Drei Jahre später führten dann jedoch Aufstände in Gallien und Spanien, das Abfallen der Prätorianer und die Ächtung durch den Senat zu seiner Flucht aus Rom, während der er Selbstmord beging, um nicht zu Tode geprügelt zu werden. Im Sterben soll er ausgerufen haben: »Was für ein Verlust werde ich für die Kunst sein.« Opfer seiner Herrschaft war auch sein ehemaliger Lehrer, der Philosoph → Seneca, geworden, den Nero 65 zur Selbsttötung gezwungen hatte, weil er ihn der Mitwisserschaft an der Verschwörung verdächtigte. Seneca hatte zunächst mäßigenden Einfluss auf Nero ausgeübt – ebenso wie der Prätorianerprefekt Burrus. Zu Anfang seiner Regierungszeit hatte der Kaiser das Finanzwesen und die Rechtsprechung reformiert; seine Sorge für Getreide und öffentliche Spiele hatte ihm das Wohlwollen der Massen gesichert – vor allem das »Wasserfest«, bei dem ein Palast auf einem See schwamm, um den herum nackte Tänzerinnen und Prostituierte ausschweifende Schauspiele boten. Doch dann wurde aus Nero ein exzessiver und zügelloser Despot, der ausschließlich Günstlinge um sich duldete und sich als Sänger, Schauspieler und Wagenlenker feiern ließ. Um angemessenen Beifall für seine Theatervorführungen zu bekommen, hatte er sogar eine Claque von fünftausend jungen Männern zusammengesucht, die bei jeder Gelegenheit applaudieren musste.

GÉRARD DE NERVAL

*eigtl. Gérard Labrunie * 22.5.1808 Paris, † 25. oder 26.1.1855 ebd., frz. Dichter.*
In der älteren französischen Literaturgeschichte galt Nerval als Träumer, der im Wahnsinn endete. Sein Talent wurde erst posthum von Charles Baudelaire erkannt. Heute gilt der schizophrene Dichter als bester Faustübersetzer Frankreichs und durch seine geheimnisvoll-dunkle Lyrik als Vertreter der »Nachtseiten der Romantik«. Die schwer entschlüsselbaren Sonette »Les chimères« (1854) zeigen ihn als Vorläufer des Surrealismus. Zudem schrieb er Prosaerzählungen wie »Sylvie« (1853), »Les filles du feu« (1854, dt. 1953) und »Aurélia« (1855, dt. 1960), die zwischen phantastischer Erzählung, Traumbericht und »poème en prose« pendeln. Sein ruheloses Leben brachte den Outcast durch ganz Europa und bis in den Orient. 1841 zeigten sich erste Symp-

tome einer Nervenkrankheit. Der Medizinersohn unterzog sich einer ärztlichen Behandlung, verfiel jedoch ab 1849 – trotz erneuter Behandlung – zunehmend einer geistigen Umnachtung. Am 19. Oktober 1854 aus der Klinik entlassen, vagabundierte er obdachlos durch Paris. Im Januar 1855 wurde er schließlich ausgehungert aufgefunden – erhängt an einer Laterne. In seiner Tasche fand man das Manuskript der »Aurélia«: die Aufzeichnung seiner Irrsinnserfahrungen.

EDUARD VAN DER NÜLL

** 9.1.1812 Wien/Taufe, † 3.4.1868 ebd., österr. Architekt.*

Eine ebenso tragische wie kuriose Geschichte verbindet sich mit dem Architekten Eduard van der Nüll und seinem Partner August Siccard von Siccardsburg. 1861 gewannen sie den Wettbewerb um den Bau der Wiener Oper. Sie wurde zu ihrem bedeutendsten Werk. Die erste Aufführung in der Oper am 25. Mai 1869 konnten sie allerdings nicht mehr miterleben. Denn beide waren ein Jahr zuvor – kurz hintereinander – gestorben. Van der Nüll und von Siccardsburg hatten bereits seit 1844 Gemeinschaftsprojekte verwirklicht. Mit ihren Arbeiten als Architekten waren sie entscheidend an der Neupositionierung Wiens im Europa dieser Zeit beteiligt. Ihr Operngebäude verkörpert einen letzten Höhepunkt des »Romantischen Historismus« sowie den allmählichen Wandel zu strengeren Idealen in der Baukunst des 19. Jahrhunderts. Mit dieser Aufgabe erfüllte sich aber auch das Schicksal der beiden Baumeister. Bürokratie, Konkurrenzneid und unberechtigte Kritik zermürbten das Architektengespann: Van der Nüll, hochsensibel und kränklich, verübte am 3. April 1868 Selbstmord durch Erhängen. Von Siccardsburg starb nur zwei Monate später, am 11. Juni 1868, an einer Tuberkulose-Erkrankung.

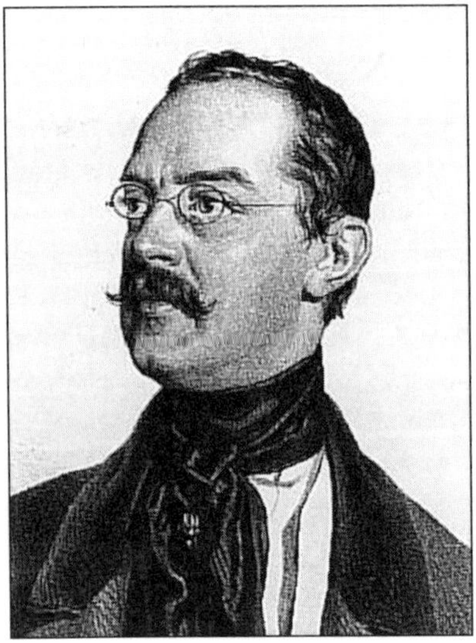

Eduard van der Nüll

O

PHIL OCHS

**19.12.1940 El Paso/Texas, †9.4.1976, Far Rockawy/NY*

amerik. Sänger, Komponist und Bürgerrechtler.

1975 wurde Phil Ochs gefragt, warum es ihm im Moment so schwer fiele, neue Lieder zu schreiben. Er antwortete: »Es könnte am Alkohol liegen. Es könnte aber auch eine Verschlechterung der mich beeinflussenden Politik dahinterstecken. Es könnte aber auch eine generelle Verschlechterung des Landes sein. Soviel steht fest: dass ich mich verschlechtert habe und dass das Land gleichzeitig dasselbe tat, und das ist vermutlich der Grund, warum mir nichts mehr einfällt.« Als er sich wenige Monate später tötete, waren ihm die Themen für seine Songs ausgegangen. Er verbrachte seinen letzten Herbst orientierungslos im Alkohol-Nebel. Er hatte resigniert. Zuerst starben seine Ideale, dann seine Hoffnungen und dann er selbst. Doch seine Lieder lebten weiter. Sie wurden und werden immer wieder aktuell interpretiert. Philip Ochs war in seiner Schulzeit eher unbeholfen und unaufmerksam: ein Tagträumer, der häufig seine Brille verlor. Nach seiner Schulzeit ging er zur Staunton Military Academy, kürzte seinen Vornamen auf Phil und änderte sein Leben. Strikte Zeitpläne, Sport und militärischer Drill bestimmten nun den Tagesablauf. Er begann zu schreiben, spielte Klarinette in der Militär-Band der Schule. 1958 ging er zur Ohio State University, begann anschließend ein Journalistikstudium und organisierte nebenbei Protestkundgebungen. Als John F. Kennedy zum Präsidenten der Vereinigten Staaten gewählt wurde, gewann auch Phil Ochs: Er hatte auf jenes Ergebnis gewettet, und nun musste ihm sein Zimmergenosse Jim Glover seine Gitarre abtreten. Nach einigen gemeinsamen Auftritten folgte Ochs seinem Freund 1962 nur wenige Monate vor dem Examen nach New York: einem Mekka der Folk-Szene. Dort beobachtete er etwas irritiert, wie Bob Dylan, den er gut kannte, zur nationalen Berühmtheit wurde. Als ein Jahr später dann er selbst als nächster Bob Dylan gehandelt wurde, begann das FBI, ihn wegen »anti-amerikanischer« Ziele zu überwachen. Im Februar 1964 nahm Ochs sein erstes Album auf, und bereits auf dem Newport Folk Festival galt er, trotz prominenterer Mitwirkender, als die wichtigste Stimme seiner Generation. Anschließend gründete er mit dem Studentenführer Jerry Rubin beim Konvent der Demokraten in Chicago 1968 die »Yippie-Bewegung«. Als ihren Kandidaten für die Präsidentschaftswahlen präsentierten sie ein Schwein. In den Liedern von Phil Ochs waren seine Wut und Enttäuschung über die amerikanische Gesellschaft unüberhörbar. Auf dem Cover seiner LP »Rehearsals for Retirement« (»Proben für den Abgang«, 1968) war ein Grabstein abgebildet, der die Inschrift trug: Phil Ochs (Amerikaner), geboren: El Paso, Texas 1940, gestorben: Chicago, Illinois 1968. Das brutale Vorgehen der Polizei gegen die Demonstranten einer Anti-Kriegs-Versammlung in Chicago bedeutete für den Sänger den Tod Amerikas, der im übertragenen Sinn sein eigener war. Zu Beginn der siebziger Jahre reiste Phil Ochs durch Südamerika, war politisch aktiv, wurde aber immer depressiver und dachte an Selbstmord. Die persönlichen Beziehungen seines privaten Umfeldes brachen zusammen, und er begann zu trinken. Auch sein Fernsehkonsum war übermäßig. Im September reiste er nach Afrika, wo er

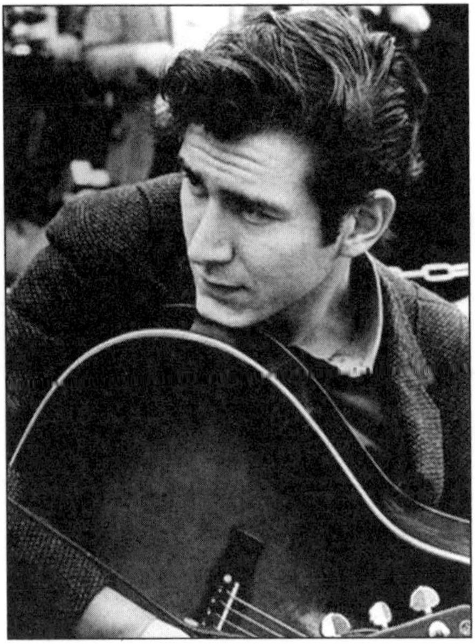

Phil Ochs

beinahe bei einem Raubüberfall umgebracht worden wäre. Seine Stimmbänder waren dabei durch versuchte Erdrosselung dermaßen zerstört worden, dass er nie wieder in vollem Umfang singen konnte. Als im September 1973 das Militär die Macht in Chile übernommen hatte, organisierte Ochs ein großes Benefiz-Konzert, und bei dem Fest im Central Park anlässlich des offiziellen Endes des Vietnam-Krieges im Frühjahr 1975 wurde er ganz besonders gefeiert: War er doch derjenige, der seine ganze Karriere hindurch gegen diesen Völkermord geschrieben, gesungen und demonstriert hatte. Ein paar Monate später hatte er sich allerdings so weit von sich entfernt, dass er sich eine neue Identität gab: John Train. Völlig aufgedunsen und zunehmend schizophren, stromerte er durch New York und schlief in Hauseingängen. Im Herbst 1975 zog er zu seiner Schwester, um wieder Boden unter den Füßen zu bekommen, den er dann aber vollends verlor. Selbstmord wurde zum zentralen Thema bei Gesprächen mit Freunden und Familienangehörigen. Am 9. April 1976 trug er schließlich einen Küchenstuhl ins Badezimmer, knüpfte mit seinem Gürtel eine Schlinge und befestigte ihn am oberen Ende der Türöffnung. Dann stellte er sich auf den Stuhl, schnürte den Gürtel um seinen Hals und stieß den Stuhl beiseite.

BRIAN O'HARA

** 12.3.1942 Liverpool, † 27.6.1999, engl. Sänger und Gitarrist.*

O'Hara spielte bereits mit sechzehn Jahren in einer Band: Genau zwanzig Tage vor dem Debut-Konzert der »Beatles« traten »The Four Jays« im legendären »Cavern Club« auf. 1962 gab es dann eine neue Besetzung und gleichzeitig einen neuen Namen: »The Fourmost«. → Brian Epstein wurde auf die Musiker aufmerksam, nahm sie 1963 unter Vertrag, und im August 1963 veröffentlichten sie bereits ihre erste Single. »Hello little Girl« war eine Komposition von John Lennon und Paul McCartney, die in den englischen Charts bis auf Platz neun kletterte. Fünf weitere Hits folgten. Der größte davon war im April 1964 »A little Loving«, der auf Platz sechs notiert wurde. Zwei Jahre später sprach niemand mehr von den »Fourmost«, sondern alle Welt von den Fab Four. Am 27. Juni 1999 wurde Brian O'Hara von der Polizei gefunden. Er hatte sich in seiner Heimatstadt aufgehängt.

YUKIKO OKADA

** 22.8.1967 Nagoya/Japan, † 8.4.1986 Tokio, japan. Popstar.*

Titel wie »Jyuugatsu no Ningyo« mögen bei westlichen Ohren auf Unverständnis treffen – in Japan feierte die Pop-Sängerin Yukiko Okada damit Riesenerfolge. In ihrer kurzen Karriere brachte sie es zum Teenageridol der Nation. Leider verliebte sie sich unglücklich in einen Schauspieler. Als der ihre Avancen abwies, kletterte sie auf das sieben Stockwerke hohe Dach ihres Plattenstudios und sprang in den Tod. Als ein Foto ihrer Leiche als Magazincover veröffentlicht wurde, löste dies einen Sturm der Entrüstung aus. Die Stelle ihres Todes entwickelte sich zur Wallfahrtsstätte für Fans. Die meisten begnügten sich damit, Blumen und Fotos auf den Bürgersteig zu legen, andere waren in ihrer Verehrung wesentlich radikaler. In den folgenden siebzehn Tagen beendeten vierunddreißig Teenager auf die gleiche Weise wie Okada ihr Leben. Der letzte von ihnen stürzte sich sogar vom gleichen Hausdach. In seiner Tasche trug er das Foto der Sängerin.

P

SANDRA PARETTI

eigtl. Irmgard Schneeberger

** 5.2.1935 Regensburg, † 12.3.1994 Meilen/Zürichsee, dt. Schriftstellerin.*

Als Schriftstellerin wollte Sandra Paretti ihren Lesern in erster Linie »gutes Erlebnisfutter« bieten. Die Regensburgerin hatte 1960 zum Dr. phil. promoviert. Ihr Thema »Kunstmärchen in der ersten Hälfte des 20. Jahrhunderts« erwies sich für sie als richtungweisend: Sollte sie doch den Rest ihres Lebens mit der Produktion von Märchen verbringen. Nachdem sie als Journalistin besonders durch Reportagen über Fürstenhäuser geglänzt hatte, schrieb sie 1967 ihren ersten Roman. »Rose und Schwert« beschrieb ein Frauenschicksal vor historischem Hintergrund. Die schöne Heldin Caroline de la Ammery litt und liebte stellvertretend für den weiblichen Leserkreis. Zwei ebenso erfolgreiche Fortsetzungen folgten. Der Roman »Der Winter, der ein Sommer war« wurde 1972 dann zum Wendepunkt in ihrer Karriere. Von nun an gelang es ihr, auch ein männliches Publikum für ihre Werke zu interessieren. Das im amerikanischen Unabhängigkeitskrieg angesiedelte Drama wurde später für das Fernsehen verfilmt. Obwohl Parettis Werke von der Kritik eher verächtlich behandelt wurden, betrug die Gesamtauflage ihrer Romane dreißig Millionen Exemplare. Ende der achtziger Jahre wurde Sandra Paretti von zwei Schicksals-

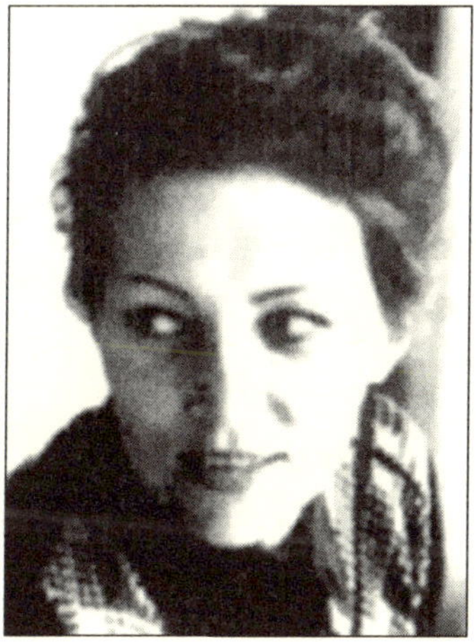

Sandra Paretti

schlägen ereilt. Zuerst starb ihr langjähriger Lebensgefährte Hans Looser. Wenig später wurde bei ihr eine unheilbare Krebserkrankung diagnostiziert. Daraufhin beschloss sie, ihr Ende selbst in die Hand zu nehmen. Und setzte sich mit der Sterbehilfeorganisation »Exit« in Verbindung, die ihr ein humanes Sterben ermöglichen sollte. Ihr Abschied war eine Selbstinszenierung, bei der auch ein Fotograf zugegen war. Zuvor hatte Paretti in der »Neuen Zürcher Zeitung« eine Anzeige aufgegeben. »Ich verlasse das Fest des Lebens mitten in dem Walzer, zu dem ich eigentlich durch Frühlingswiesen und Vergiss-mein-nicht-Nächte bis ins Jahr 2000 hineintanzen wollte.«

CESARE PAVESE

** 9.9.1908 San Stefano, † 27.8.1950 Turin, ital. Schriftsteller.*

»Die große Aufgabe des Lebens ist, sich rechtfertigen«, notierte Pavese am 27. 8. 1944 in seinem Tagebuch. Welchen Sinn macht meine literarische Existenz?, fragte er sich mit wachsender Schärfe und Radikalität. Die Antwort gab er sich 1950 durch eine Überdosis Schlaftabletten. Pavese schrieb über Einsamkeit, das Versagen von Beziehungen, Naturverbundenheit, Trauer und Angst. Wie sehr ihn das Wiederlesen seines frühen Werkes deprimierte, wie sein Dasein sich nach Abschluss eines Werkes aufzulösen begann, wie die Einsicht wuchs, das Leben und die Liebe versäumt zu haben, ist in seinem resignativen Tagebuch »Das Handwerk des Lebens« nachzulesen. Um mit all dem abzuschließen, mietete sich der an Asthma leidende Schriftsteller ein Hotelzimmer in seinem Wohnort (er wohnte bei seiner verheirateten Schwester in Turin), legte sich angezogen auf das Bett und schluckte den Inhalt von sechzehn Packungen Schlaftabletten. Ein Jahr zuvor hatte er Rosetta in dem Roman »Einsame Frauen« auf ähnliche Art sterben lassen. Seine Vorgehensweise

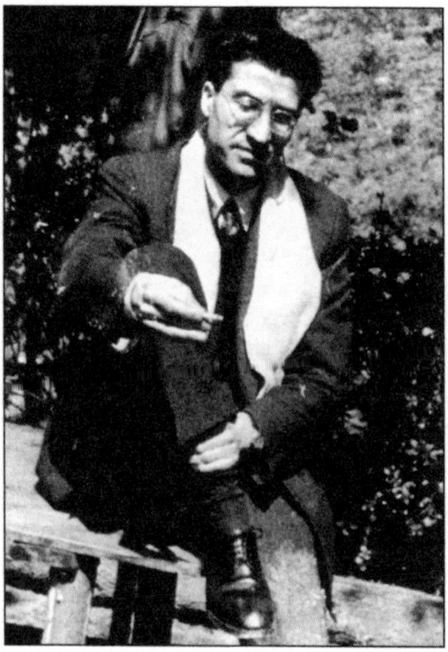

Cesare Pavese

wies im Grunde genommen nur einen Unterschied auf: Bevor er die Tabletten einnahm, zog er sich die Schuhe aus und stellte sie sorgfältig neben das Bett.

MAX JOSEF VON PETTENKOFER

** 3.12.1818 Lichtenheim, † 10.2.1901 München, dt. Chemiker und Hygieniker.*

1892 schluckte Pettenkofer im Selbsttest eine ganze Kultur von Cholera-Bakterien. Doch es waren nicht die Bazillen, denen der Chemiker schließlich zum Opfer fiel, sondern sein nachlassender Lebenswille. Pettenkofers Spezialgebiet war die Hygiene. Er hob zum ersten Mal deren Bedeutung für die Gesundheit hervor. Seine Arbeit fand eine solche Anerkennung, dass ihm 1865 in München eine Professur für Hygiene zuerkannt wurde. Der Wissenschaftler trug mit seinen Forschungen maßgeblich dazu bei, dass die meisten der periodisch auftretenden epidemischen Krankheiten in Europa verschwanden. In seinem dreiundachtzigsten Lebensjahr, in der Nacht vom 9. auf den 10. Februar 1901, erschoss er sich in seiner Münchner Wohnung. Als Motiv wird angenommen, dass er Angst vor geistiger Umnachtung hatte. Zudem litt er bereits seit Monaten an einer schweren Halsentzündung.

MICHAEL PFLEGHAR

** 20.3.1933 Stuttgart, † 23. 6.1991 Düsseldorf, dt. Regisseur.*

Der blendend aussehende Michael Pfleghar war nicht nur ein begabter Regisseur, sondern galt auch als großer Charmeur. Es wurde behauptet, dass Frank Sinatra ihn gerne als Ehemann seiner Tochter Tina gesehen hätte. Pfleghar begann sofort nach dem Realgymnasium eine Ausbildung als Cutter. Mit einundzwanzig war er bereits Regieassistent beim Süddeutschen Rundfunk. Bald zum Regisseur aufgestiegen, inszenierte er über zweihundert Unterhaltungsshows fürs Fernsehen. Sein Ruf war so gut, dass er in Amerika Shows mit Frank Sinatra, Dean Martin und Sophia Loren drehen durfte. In Deutschland erhitzte er mit der progressiven Show »Wünsch Dir was« (1970) die Gemüter. Als eine Kandidatin mit transparenter Bluse auftrat, führte dies zum Eklat. Seinen größten Erfolg hatte Pfleghar mit der TV-Serie »Klimbim« (1974), die erstmals Comedy in deutsche Wohnstuben brachte. Die Serie machte die ehemalige Softporno-Darstellerin Ingrid Steeger zum Sexsymbol der Nation. Nach dem Ende von »Klimbim« versuchte sich der Regisseur mit seiner Lebensgefährtin Steeger an weiteren Comedy-

Serien, konnte aber den Erfolg nicht wiederholen. Eine angedachte US-Karriere scheiterte 1978 an Sprachschwierigkeiten. Im Karrieretief griff Pfleghar zur Droge Kokain. Ab 1981 ermittelte die Staatsanwaltschaft wegen illegalen Drogenbesitzes gegen ihn. Am Ende wurde er zu einer einjährigen Bewährungsstrafe und einer Geldbuße in Höhe von vierzigtausend Mark verurteilt. Doch im gleichen Jahr verhalf seine Zusammenarbeit mit der norwegischen Schlagersängerin Wencke Myhre beiden zum Comeback. Die TV-Show »Wencke« hatte noch andere Folgen: Das Paar heiratete im gleichen Jahr und bekam 1982 einen gemeinsamen Sohn. Doch wie seinen beiden Ehen zuvor sollte auch dieser keine glückliche Zukunft beschieden sein. 1989 reichte Myhre die Scheidung ein. Der ohnehin labile Pfleghar drehte angesichts der bevorstehenden Trennung von seinem einzigen Kind durch. Im Juni fand ihn die Polizei tot in seiner Wohnung in Düsseldorf. Er hatte sich mit einer Pistole erschossen.

ROBERT PILATUS

** 8.6.1965 New York City, † 3.4.1998 Frankfurt a.M., dt.-amerik. Musiker.*

Der Sohn einer Deutschen und eines schwarzen US-Soldaten stieg innerhalb des Popduos »Milli Vanilli« kurz zu Weltruhm auf. Den genauso steilen Niedergang seiner Karriere verkraftete er offenbar nicht. Mit zweiunddreißig Jahren schluckte er in einem Frankfurter Hotelzimmer Psychopharmaka, Alkohol und Kokain. Er starb an einem Kreislaufkollaps. Schon 1991 hat Pilatus einen Selbstmordversuch verübt. Ein Jahr zuvor hatten er und sein Partner Fabrice Morvan den Grammy als beste Nachwuchsband gewonnen. Ihre Nummer-Eins-Hits »Girl You Know It's True« (1988) oder »Blame It On The Rain« (1989) verkauften sich millionenfach. Das Ende der Karriere kam mit dem Geständnis von Produzent Frank Farian. Der gestand 1990, »Rob und Fab«

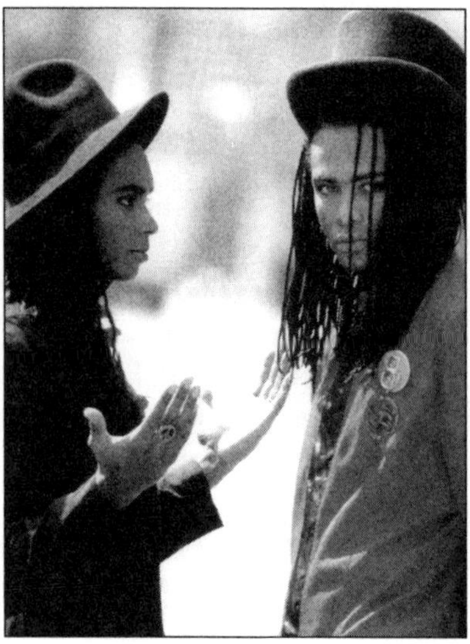

Milli Vanilli

hätten gar nicht selbst gesungen, sondern die (weniger gutaussehenden) Profisänger John Davis und Brad Howell. Der Grammy wurde ihnen umgehend wieder aberkannt. Nach einem Gerichtsentscheid in den USA bekamen die Käufer drei Dollar pro CD erstattet. Während nun die echten Sänger Davis und Howell als »The real Milli Vanilli« wieder den Sprung in die Charts schaffen wollten, versuchten die blamierten Playback-Tänzer Robert und Fabrice ebenfalls ein Comeback: Unter dem neuen Gruppennamen »Empire Bizarre« nahmen sie für Ralph Siegel den Titel »Dansez« auf – und scheiterten kläglich. Dabei urteilte der »Rolling Stone« mit der Note »Fair« (in Ordnung) eher wohlwollend über den ersten echten Gesangsversuch des Duos: »Sie können singen.« Fabrice Morvan nahm dies wohl mit als Anreiz, das Geschäft richtig zu lernen: Nach Gesangsstunden lebt er heute in Los Angeles und macht nur noch »ehrliche Musik«, wie er selbst sagt. Pilatus hingegen jammerte, die beiden würden ausgelacht, wenn sie zu zweit auf die Straße gingen. Er tauschte die langen Dreadlocks zur Tarnung gegen einen blonden Bürstenhaarschnitt und driftete immer weiter in Drogen- und Sexskandale ab. In den USA wurde er wegen sexueller Nötigung angeklagt. Für Kokain und Speed gab er monatlich bis zu dreißigtausend Dollar aus. 1994 waren seine zwei Millionen Dollar, die ihm zwanzig Millionen verkaufte Platten eingebracht hatten, fast vollständig verjubelt. 1996 verhaftete ihn schließlich die Polizei von Los Angeles, weil er im Drogenrausch ein Auto aufgebrochen hatte. Ausgerechnet Produzent Frank Farian holte Pilatus nun mit einhundertfünfzigtausend Dollar Kaution wieder aus dem Gefängnis und lockte ihn mit einem Plattenangebot nach Deutschland. Für Sommer 1998 plante Farian tatsächlich das Comeback von »Milli Vanilli«. Seine Kalkulation, die sich auf fünf Millionen verkaufter Platten belief, ließ Farian äußerst großzügig sein. Nicht nur Pilatus' teuren Lebenswandel finanzierte er, sondern auch eine Drogenentzugstherapie im Schwarzwald für sechshundertachtzig Mark pro Tag. »Ich will der Welt beweisen, dass ich etwas kann«, sagte Pilatus kurz vor seinem Tod, »dass ich nicht das Arschloch bin, auf das mit Fingern gezeigt wird und über das alle lachen.« Über Frankfurt wollte er weiter in eine Entzugsklinik nach Bombay. Doch dazu kam es nicht mehr.

SYLVIA PLATH

** 27.10.1932 Boston, † 11.2.1963 London, amerik. Schriftstellerin.*

Auf dem Papier, im Roman »Die Glasglocke« (1963), gestaltete die hagere Autorin eine Heldin, die gegen die Hausfrau-und-Mutter-Rolle rebelliert. Im wirklichen Leben steckte sie stets zurück und opferte sich für ihren Mann. Als die Ehe dann wegen eines Seitensprungs in die Brüche ging, brach sie zusammen – verfolgt von Weltangst und Selbstzweifeln. Sie nahm Antidepressiva, stürzte sich in Arbeit. Vergeblich. Ein halbes Jahr nach der Trennung fand man Sylvia Plath auf dem Boden liegend, den Kopf auf ein gefaltetes Tuch im Backofen gebettet – alle Gashähne voll aufgedreht. »Sie verfügte über keinen der üblichen Schutzmechanismen..., um sich gegen ihre eigene Wirklichkeit zur Wehr zu setzen«, sagte ihr Mann über sie. Und Jeanette Leander schrieb: »Der Selbstmord muss ihr als das einzige vorgekommen sein, das sie selbst noch in den Griff bekommen konnte.« Bevor sie sich das Leben nahm, hatte die Schriftstellerin die Fenster im Zimmer ihrer kleinen Kinder weit geöffnet. Unter allen Türen steckten Handtücher und Lappen. Neben den Gitterbettchen standen Milch und Brot.

E. O. PLAUEN

*eigtl. Erich Ohser * 18.3.1903 Untergettengrün/Voigtland, † 6.4.1944 Berlin, dt. Cartoonist.*

Erich Ohsers Zukunft sah mehr als rosig aus. Der junge Pressezeichner hatte Erfolg im Beruf und eine junge Familie. Doch die Machtergreifung der Nationalsozialisten bereitete seinem Glück ein Ende. Wegen seiner politischen Cartoons im sozialdemokratischen »Vorwärts« wurde er aus dem Reichsverband der deutschen Presse ausgeschlossen. Damit hatte er praktisch keine Arbeitsmöglichkeiten mehr. Dennoch wagte es der Ullstein-Verlag, Ohser eine Bildergeschichte in der »Berliner Illustrierten« anzubieten. Mit einer Sondererlaubnis versehen, startete er im Dezember 1934 seine Serie »Vater & Sohn«. Die pantomimischen Abenteuer eines walrossbärtigen Vaters und seines lausbübischen Sohns trafen genau den Nerv

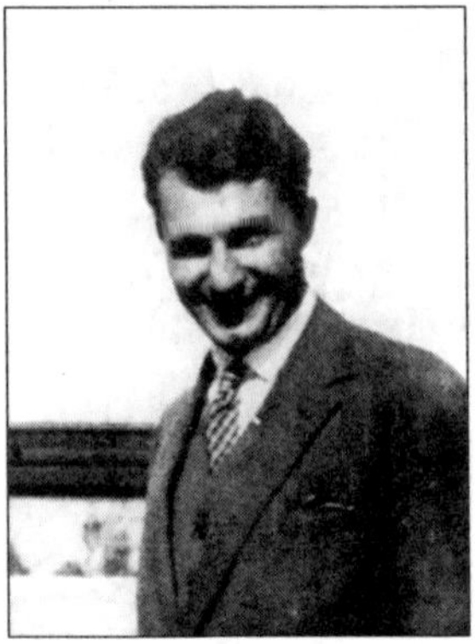

E.O. Plauen

des Publikums. Die Streiche seines eigenen Sprösslings Christian dienten ihm dabei als Inspiration. Ohser durfte jedoch nicht unter seinem eigenen Namen zeichnen – weshalb er das Pseudonym e. o. plauen wählte, das seine Initialen und die Stätte seiner Kindheit beinhaltet. Zeichnerisch abseits der gängigen Moden, wurde der Cartoon ein Riesenerfolg. Innerhalb kürzester Zeit wurden Bücher und Spielzeug auf den Markt gebracht. 1937 lief die Serie in der »Berliner Zeitung« aus. Ohser musste sich nach anderen Einkünften umsehen. Als er sich 1944 in einem Luftschutzbunker abfällig über das NS-Regime äußerte, wurden er und ein Freund von einem Denunzianten angezeigt und verhaftet. Kurz vor seinem Prozess erhängte sich der Zeichner am 6. April 1944 in seiner Zelle. Sein Freund wurde zum Tode verurteilt und hingerichtet.

Q

RICHARD QUINE

** 12.11.1920 Detroit/Michigan, † 10.6.1989 Los Angeles, amerik. Regisseur.*

Obwohl Quine nie zu den wirklich großen Hollywood-Regisseuren zählte, hat er doch ein paar Klassiker drehen dürfen. Zudem verhalf er der damals unbekannten Schauspielerin Kim Novak zu Starruhm. Bereits als Kind hatte er in der ersten Verfilmung von »Jane Eyre« (1942) vor der Kamera gestanden. Doch der Posten eines Regisseurs reizte ihn mehr als eine Laufbahn als Schauspieler. In den Columbia Studios erlernte er sein Handwerk von Grund auf – erst als Regieassistent, dann als Regisseur von Kurzfilmen. 1951 folgte sein Spielfilmdebüt. Zu Anfang wurde Quine mit der Produktion harmloser Musicals betraut. Nach dem erfolgreichen Rührstück »Alle Sehnsucht dieser Welt« (1956) rückte er dann in die A-Riege der Regisseure auf. Zusammen mit James Stewart und Jack Lemmon drehte er die Komödie »Meine Braut ist übersinnlich« (1958). Kim Novak, die weibliche Hauptdarstellerin, war auch privat mit ihm verbunden. Die beiden drehten vier Filme zusammen. Den Höhepunkt seines Erfolges erlebte Quine mit dem bittersüßen Liebesfilm »Die Welt der Suzie Wong« (1960). Sein größter Coup gelang ihm aber als Co-Produzent von »Fremde, wenn wir uns begegnen« (1960): Nach den Dreharbeiten zog er mit Hauptdarstellerin Kim Novak in das extravagante Filmhaus, das selbst in Architekturzeitschriften bewundert wurde. Die folgenden Produktionen wurden von der Kritik eher geringschätzig behandelt. Quines ehemaliger Drehbuchautor Blake Edwards galt inzwischen als neuer Komödienspezialist. Viele sahen in Quine nur einen Studioregisseur ohne eigenen Stil. Nach dem Flop seines Films »O Vater, armer Vater, Mutter hängt dich in den Schrank, und ich bin ganz krank« (1968) wurde es schwerer für ihn, Arbeit zu bekommen. In den siebziger Jahren inszenierte er ein paar Episoden der Serie »Columbo« fürs Fernsehen. Dann wurde es still um ihn. Zum Schluss wurde er von zahlreichen Gebrechen geplagt. Nach langer Arbeitslosigkeit beendete am 10. Juni 1989 eine Gewehrkugel sein Leben.

JIANG QUING

** 1914 Chu-chéng/China, † 14.5.1991 China, chin. Politikerin.*

Maos Frau Jiang Quing nahm eine Schlüsselrolle bei der Kulturrevolution ein – und das, obwohl Frauen in China als Menschen zweiter Klasse galten. In der damaligen Zeit war es äußerst ungewöhnlich, dass sich eine Frau mit politischer Arbeit befasste. Folglich betonte Quing, stets nur die Ansichten ihres Gatten zu vertreten. Quing war seit 1937 Kommunistin. Sie wurde Mao Tse-tungs dritte Frau. Nach der Hochzeit warnten die Genossen vor ihrer Teilnahme am politischen Geschehen. Sie fürchteten Quings rachsüchtige Natur, die sie auf eine unglückliche Kindheit zurückführten. Außerdem waren sie der Meinung, eine Frau würde immer ein Opfer ihrer Emotionen sein. Als Mao 1949 die »Volksrepublik China« ausrief, arbeitete sie hinter den Kulissen. Sie sorgte dafür, dass innerhalb der Partei potentielle Rivalen sofort kaltgestellt wurden. Obwohl ohne Amt, war Maos Frau während der Kulturrevolution der führende Kopf der sogenannten »Viererbande«. Unter ihrer Leitung wurde die Unterhaltungsindustrie politisiert; traditionelle Bräuche wurden abgeschafft; Parteimitglieder, die eine andere Meinung vertraten, landeten ohne großes Aufheben im Gefängnis. Das von Jiang Quing propagierte neue Frauenbild war das der hart arbeitenden Revolutionärin. Das westliche Schönheitsideal galt als dekadent. Dabei verheimlichte sie allerdings, dass sie in ihrer Jugend selbst einmal als Filmschauspielerin tätig war und somit kaum den eigenen Anforderungen entsprach. Nachdem Deng Xiaoping als Maos Nachfolger die Regierungsgeschäfte übernommen hatte, wurde er im Mai 1976 auf Druck der »Viererbande« wieder abgesetzt. Einen Monat nach Maos Tod im September des Jahres wurden Quing und ihre Verbündeten dann jedoch verhaftet und am 25. Januar 1981 wegen »kontrarevolutionärer Verbrechen« vor Gericht gestellt. Am 14. Mai 1991 starb Jiang Quing im Gefängnis. Offiziell hieß es, sie habe Selbstmord begangen.

R

ALEXANDR NIKOLAJEWITSCH RADISCHTSCHEW

** 31.8.1749 Moskau, † 24.9.1802 St. Petersburg, russ. Dichter.*

1790 stand der ehemalige Staatsbeamte, der in Leipzig studiert hatte, bereits kurz vor dem Tod: Kaiserin Katharina II. hatte ihn für seinen kultur- und zeitkritischen Reiseroman »Reise von Petersburg nach Moskau« (1790, dt. 1922) verhaften lassen und anschließend zum Tode verurteilt. Vor allem Radischtschews Aufbegehren gegen die Leibeigenschaft und die Kritik am Absolutismus passten ihr nicht ins Konzept. Das Volk nahm die Veurteilung jedoch als empörenden Gewaltakt wahr – weshalb der Schriftsteller, der von deutschen und französischen Aufklärern inspiriert war, zur Verbannung nach Ostsibirien begnadigt wurde. 1797 wurde er von Paul I. zurückgeholt. Und plante wenig später – nach Ausweitung seiner Kritik an der Leibeigenschaft –, die Gesetzgebung zu reformieren. Doch seine Verfassungsreform scheiterte. Die Schwermut, der Radischtschew während der Verbannung zum Opfer gefallen war, wurde immer größer. 1802 schied der Schriftsteller freiwillig aus dem Leben. Die Intelligenzija betrachtete ihn später als ihren ersten Wortführer und Märtyrer.

FERDINAND JAKOB RAIMUND

*eigtl. Raimann * 1.6.1790 Wien, † 5.9.1836 Pottenstein/Niederösterr., österr. Dramatiker.*

Raimund verband in seinen Werken Volkstheater und Wiener Zaubermärchen mit Gesang, Tanz und Stegreifeinlagen. Ethisch-humorvolle Stücke wie »Der Alpenkönig und der Menschenfeind« (1828) oder »Der Verschwender« (1834) versuchten, den Zuschauer zu Treue und Redlichkeit zu erziehen. Ausreichend Stoff hätte indes auch sein Leben bereitgehalten: Ehemals Konditorlehrling, der im Theater Zuckerwaren verkaufte, faszinierte Raimund das Umfeld so sehr, dass er es zum Schauspieler und mit achtunddreißig Jahren bereits zum Direktor brachte. Auf der Bühne wurde er zum beliebten Volksschauspieler und Komiker. Privat plagten ihn – der gerne tragische Rollen gespielt hätte – Schwermut und Melancholie. Statt seinen Erfolg zu genießen, ärgerte er sich über den aufgehenden Stern seines Rivalen Johann Nepomuk Nestroy. Seine Lebensgefährtinnen wechselte er häufig, wurde nicht selten gewalttätig und versuchte wegen einer unglücklichen Liebe sogar, sich umzubringen. Als er der Schauspielerin Luise Gleich leichtsinnig die Ehe versprochen hatte, aber zur Trauung nicht erschien, reagierte das Publikum mit Boykott! Er heiratete, ließ sich bald darauf allerdings wieder scheiden. Zu seinem Selbstmord führte schließlich seine im Alter immer stärker werdende Hypochondrie: Nachdem ein Hund ihn in den Arm gebissen hatte, glaubte er, mit Tollwut infiziert zu sein – eine Zwangsvorstellung, die er nicht ertragen konnte. Verzweifelt schoss er sich in den Mund. Da die Kugel stecken blieb, trat der Tod jedoch erst weit danach ein – fünf qualvolle Tage später.

DANNY RAPP

** 10.5.1941 Philadelphia, † 5.4.1983 Parker/Arizona, amerik. Sänger.*

Danny Rapp war gerade vierzehn Jahre alt, da gründete er »The Juvenairs«: eine Band, aus der wenig später das italienisch-amerikanische Quartett »Danny & The Juniors« hervorging. Als der prominente Discjockey Dick Clark deren Titel »Do the Bop« hörte, gab er der Gruppe den Rat, das Lied in »At the Hop« umzubenennen – schließlich waren Tanzveranstaltungen mit Musik von Schallplatten (»Record Hop«) damals sehr populär. Diese Idee schien eine fixe gewesen zu sein, denn die Single erreichte keinen großen Aufmerksamkeitswert. Doch es gab ja immer noch Clarks Fernseh-Show »American Bandstand«. Nachdem »Danny & The Juniors« dort aufgetreten waren, war »At the Hop« in aller Ohren. Die hüpfenden Teenager in Amerika sorgten im Winter 1957/58 für einen Spitzenplatz in den Charts, der sieben Wochen lang gehalten werden konnte – und auch in England wurde der Titel ein Hit. Mit »Rock and Roll is here to stay« gelang einige Monate später dann noch mal ein kleinerer Erfolg (Platz neunzehn der US-Charts). Alles weitere Bemühen, auf den jeweiligen Tanzwellen (Twist, Limbo etc.) mitzuschwimmen, blieb jedoch erfolglos – nicht zuletzt, weil Songschreiber Dave White zu Beginn der sechziger Jahre ausgestiegen war. 1963 – nach Veröffentlichung des Liedes »Oo-la-la-Limbo« (Platz neunundneunzig in den amerikanischen Charts) – war dann das Ende der Band besiegelt. Mehr als zehn Jahre später kam man jedoch erneut zusammen, um die alten Titel auf diversen Veranstaltungen noch einmal aufleben zu lassen. Das wiederveröffentlichte »At the Hop« erreichte im Zuge des Revivals im Juli 1976 sogar noch einmal die Top 40 der englischen Hitliste. Knapp sieben Jahre später erschoss sich Danny Rapp in einem Motelzimmer. Über die Gründe, die zu seinem Selbstmord führten, ist nichts bekannt. Im Jahr seines Todes hatte der Sänger als leitender Angestellter in einer Spielwarenfabrik gearbeitet.

DAVID RAPPAPORT

** 23.11.1951 London-Hackney, † 2.5.1990 Laurel Canyon Park, engl. Schauspieler*

Seine bekannteste Filmrolle hatte der nur 1,19 m große Rappaport in der äußerst erfolgreichen Komödie »Time Bandits« (1981). Dort verkörperte er Randall, den Chef einer überdrehten Truppe zeitreisender Liliputaner. Aufgrund seiner geringen Körpergröße war es schwer für Rappaport, Rollen zu finden. Trotzdem spielte er in fast zweihundert Fernseh- und Kinofilmen mit. »Schadenfreude ist uns lieber als Mitleid« war seine Devise, als er sich vor Gericht gegen die Abschaffung des »Zwergenwerfens« einsetzte. 1990 schoss er sich in einem Park in San Fernando Valley mit einem Gewehr in die Brust. Das Motiv für seinen Selbstmord soll sexuelle Frustration gewesen sein.

JAN-CARL RASPE

** 24.7.1944 Berlin, † 18.10.1977 Stuttgart-Stammheim, dt. Terrorist.*

Der Soziologiestudent war Mitglied im Sozialistischen Deutschen Studentenbund und Mitbegründer der Kommune II. Ab 1970 war er an Aktionen der RAF beteiligt. Zusammen mit → Andreas Baader wurde er am 1. Juni 1972 verhaftet. Obwohl die RAF-Gefange-

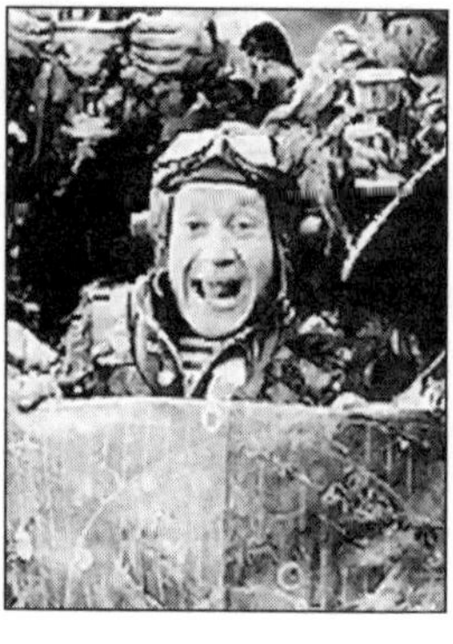

David Rappaport

nen vollkommen isoliert von der Außenwelt waren, schaffte es Raspe, ein altes Radio zum Laufen zu bringen. Auf diese Weise waren die Häftlinge per Morsekontakt über die neuesten Entwicklungen informiert. Nach dem Scheitern einer Flugzeugentführung in Mogadischu durch mit ihnen sympathisierende palästinensische Terroristen entschlossen sich die Gefangenen zum kollektiven Selbstmord. Am 18. Oktober 1977 fand man Raspe schwerverletzt in seiner Zelle. Er hatte sich mit einer Pistole in den Schädel geschossen. Wenige Stunden später starb er an den Folgen seiner Verletzung. Vieles an seinem Tod bleibt rätselhaft. So fehlten an seinen Händen Pulverspuren und Blutspritzer. Ein letzter technischer Beweis konnte nicht erbracht werden, weil ein Justizbeamter Fingerabdrücke auf dem Abzug verwischt hatte. Auch wie Baader und Raspe zu Schusswaffen kommen konnten, ist bis heute ungeklärt. Fünf Gutachter aus vier Ländern, die die Toten untersucht hatten, diagnostizierten jedoch allesamt Selbstmord.

OBERST ALFRED REDL

** 14.3.1864 Lemberg, † 25.5.1913 Wien, österr. Geheimdienstchef.*

Als sich Alfred Redl im Mai 1913 mit einer Pistole erschoss, tat er dies offiziell »in einem Anfall von Sinnesverwirrung«. Doch schon am nächsten Tag berichteten Zeitungen in Berlin und Prag über eine Spionageaffäre. Erst später entpuppte sich die Angelegenheit dann als schwerster Spionagefall des Kaiserreiches, der viel Aufsehen erregte. Obwohl »nur« Sohn eines einfachen Eisenbahners, hatte es Redl geschafft, sich einen Platz in der Militärakademie zu sichern. Später wurde er zum Chef des Geheimdienstes der K. u. K.-Doppelmonarchie. Obwohl er sogar für den Posten des Kriegsministers im Gespräch war, wurde er aufgrund seiner ärmlichen Herkunft nie ganz akzeptiert. In den letzten zwölf Jahren seines Lebens verkaufte Redl militärische Informationen an Russland, Frankreich und Italien. Dazu zählten auch Pläne für die Mobilmachung. Der Homosexuelle benötigte das Geld, um Freunde aus der einschlägigen Szene zu finanzieren. Ein Bekanntwerden seiner Veranlagung hätte das Ende seiner Karriere bedeutet. So war er in

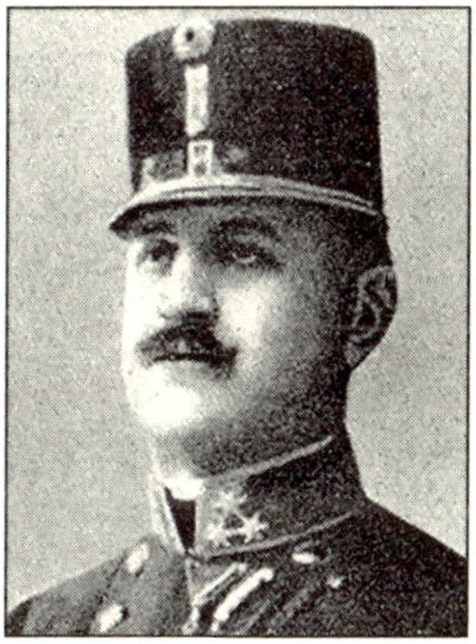

Oberst Alfred Redl

einem Teufelskreis gefangen. Schließlich wurde er von Geheimpolizisten erwischt, als er einen Geldbrief von einer Postlageradresse abholte. Nach einem Verhör, in dem er alles gestand, überreichte ihm sein Vorgesetzter, General Conrad, eine geladene Pistole. In einem Zimmer des Wiener Hotels Klomser folgte Redl dem stummen Befehl Conrads und setzte sich die Waffe an die Schläfe.

DEAN REED

** 22.9.1938 Wheat Ridge, † 13.6.1986 Berlin/DDR,*
amerik. Schauspieler, Sänger und Regisseur.

Die Schlagersängerin Helena Vondrácková erinnert sich an Reed als »Legende im ganzen Ostblock«. Allerdings auch als glühenden Verfechter des Kommunismus: »Er glaubte wirklich an eine Zukunft im kommunistischen System. Jedes Gespräch mit ihm endete meist mit einer von Phrasen überfrachteten Debatte.« Dean Cyril Reed besuchte zwei Jahre die Schauspielschule der Warner Bros., bevor er in Mexiko, dann in Europa filmte. Sein Vater war ein erzkonservativer Mann und als Kommunistenhasser bekannt. Als Reed 1972 in die DDR kam, wurde er schnell als »Stimme aus dem anderen Amerika« populär. Mit »Summer Romance« hatte er einen Nummer-Eins-Hit in Lateinamerika. Der »Kämpfer gegen Imperialismus und Ausbeutung« legte sich ein Image als Cowboy und Sexsymbol zu. Seine zahlreichen Solidaritätskonzerte führten ihn bis in die UdSSR. Böse Zungen nannten ihn den »Genossen Cowboy«. Als Vorzeigeamerikaner der DDR genoss er viele Privilegien. So konnte sich Reed zum Beispiel seine Filmrollen aussuchen. Oft schrieb er eigene Drehbücher, die er selbst inszenierte. Filme wie die 1981 gedrehte Westernklamotte »Sing, Cowboy, sing« waren sicher keine Ruhmesblätter der DEFA. In der Nacht auf Freitag, den 13. Juni 1986, kam er in einem See bei Berlin ums Leben. Zu dieser Zeit zog er ernsthaft eine Rückkehr in

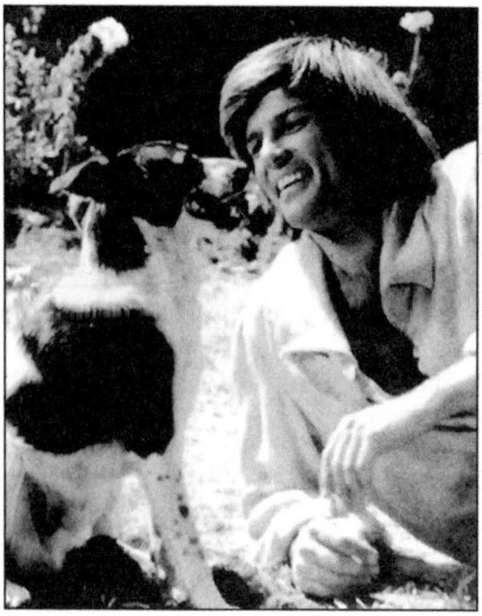

Dean Reed

die USA in Erwägung. Sein Tod wurde nie vollständig aufgeklärt. Bis heute kursieren die merkwürdigsten Gerüchte. In einigen heißt es, Reed sei ein Opfer der Stasi geworden. Erst 1998 wurde ein Kriminalroman verfasst, der den mysteriösen Tod des Schauspielers zum Thema hat. Am wahrscheinlichsten ist jedoch, dass er sich wegen einer anhaltenden Karriereflaute selbst das Leben nahm. Reed war mit der Schauspielerin Renate Blume verheiratet. Sein Stiefsohn Alexander Reed ist heute ebenfalls Schauspieler.

GEORGE REEVES

** 6.4.1914 Woodstock, † 16.6.1959 Beverly Hills, amerik. Schauspieler.*

Was selbst Erz-Schurke Lex Luthor nicht vermochte, schaffte George Reeves mit der Pistole: Er tötete »Superman«. Reeves wurde als George Bessolo in Woodstock, Iowa geboren. Seine erste Rolle beim Film gab Anlass zur Hoffnung. Im Film-Klassiker »Vom Winde verweht« spielte er die Rolle des Brent Tarleton. Doch obwohl er mit Stars wie James Cagney oder Marlene Dietrich vor der Kamera stand, sollte es bei Nebenrollen bleiben – bis er 1951 aufgrund seiner Judokenntnisse und seiner muskulösen Figur die Rolle des »Superman« angeboten bekam. Die Serie wurde auch im Ausland ein Riesenerfolg. Selbst von Japans Kaiser Hirohito erhielt Reeves Fanpost! Als er gegen Ende der Fünfziger aus der Serie ausstieg, war er in den Köpfen der Leute als »Superman« abgestempelt und bekam keine Rollen. Am 16. Juni 1959 schoss er sich mit einer Luger in den Kopf. Reeves Tod gibt bis heute Anlass zu Spekulationen. Zwei Monate vor seinem Tod hatte er der Staatsanwaltschaft von Los Angeles gemeldet, dass er anonyme Anrufe erhielt. Er meinte, es handle sich dabei um Toni Mannix, die Frau eines ehemaligen Vizepräsidenten von MGM. Doch gerade dieser Frau

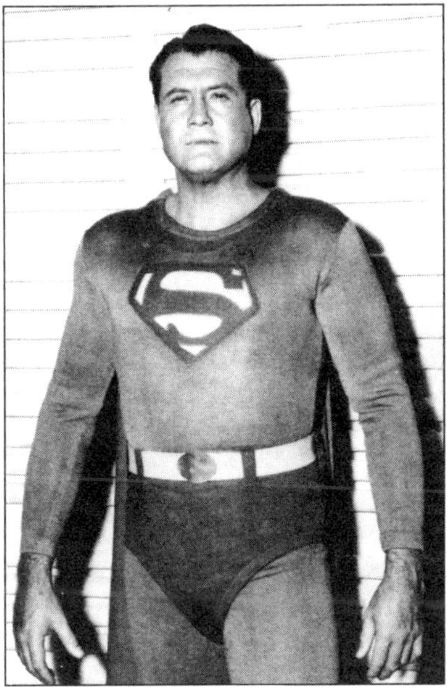

George Reeves

hinterließ er den Großteil seines Vermögens. Und auch ein anderer Punkt ist ungewöhnlich. Kurz bevor der tödliche Schuss fiel, bekamen Reeves und seine Verlobte unerwarteten nächtlichen Besuch von Bekannten. Nachdem sich Reeves über die späte Störung beschwert hatte, ging er verärgert nach oben ins Schlafzimmer. »Jetzt zieht er die Schublade auf und nimmt seine Pistole«, prophezeite seine Verlobte. Gleich darauf knallte der Todesschuss.

WALTER E. RICHARTZ

eigtl. Walter Erich von Bebenburg

** 14.5.1927 Hamburg, † 1.1.1980 b. Klingenberg/Main, dt. Schriftsteller.*

Der Sohn des Korvettenkapitäns Karl Richartz skizzierte seine Romantechnik einmal als »Realismus bis zur Kippe«: als Darstellung bis zu dem Punkt, »wo genau die Präzision ins Absurde umschlägt«. In »Prüfungen eines braven Sohnes« (1966) schilderte er das Leben eines Studenten, der durch sein Studium zurückgebildet wird; »Tod den Ärzten« (1969) parodierte die Schulmedizin, und der »Büroroman« (1976) verarbeitete eigene Machtkampf-Erlebnisse als Angestellter eines Forschungslabors der chemischen Industrie. Bevor Richartz diese Tätigkeit aufnahm, hatte er Chemie in München und Hamburg studiert, 1955 promoviert und anschließend als Hochschulassistent und post-graduate-fellow in den USA gearbeitet. Ab 1979 lebte er dann als freier Schriftsteller und Übersetzer in Frankfurt am Main. Die Gründe, warum er sich im Februar 1980 das Leben nahm, liegen im Dunkeln.

ALBERT RICHTER

** 14.10.1912 Köln, † 05.01.1940 Lörrach, dt. Radrennfahrer.*

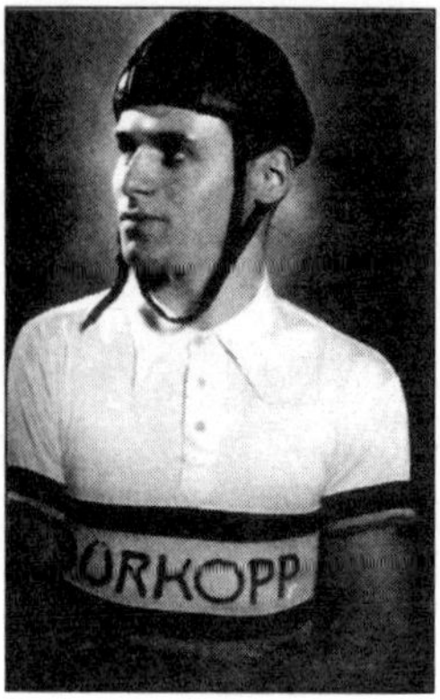

Albert Richter

Über den Tod des Kölner Radsportlers werden unterschiedliche Angaben gemacht. Einerseits ist von Selbstmord die Rede. An anderer Stelle wird berichtet, er wurde von der Gestapo erschossen. Albert Richter galt in den dreißiger Jahren als eine der ganz großen Hoffnungen des deutschen Radsports. Er war ein verschlossener Mensch und spielte gerne Geige. Seine Sportkarriere begann 1932, als er den

Grand Prix von Paris gewann. Die Franzosen nannten ihn daraufhin den »deutschen Achtzylinder«. 1933 wurde er Profi und schlug den besten Sprinter seiner Zeit, den sechsfachen belgischen Weltmeister Jeff Scherens. Albert Richter war ein Gegner des NS-Regimes. Als er 1940 versuchte, seine Ersparnisse in die Schweiz zu bringen, wurde er verraten und als Devisenverbrecher an der Grenze festgenommen. Anschließend soll er Selbstmord begangen haben. Möglich ist allerdings auch, dass die Gestapo ihn erschoss und die Tat wegen der Popularität Richters hinterher als Selbstmord deklarierte.

RACHEL ROBERTS

** 20.9.1927 Camarthen/Wales, † 27.11.1980 Bel Air, engl. Schauspielerin.*

Die in Wales geborene Schauspielerin studierte an der Royal Academy of Dramatic Arts. Obwohl sie eher auf der Bühne zuhause war, spielte sie von 1953 bis 1980 in rund zwei Dutzend Filmen mit. Für ihre Rolle in »Lockender Lorbeer« (1963) wurde sie für den Oscar als beste Nebendarstellerin nominiert. Auch für ihre Darstellung in »Samstagnacht bis Sonntagmorgen« (1960) und »Yanks« (1980) heimste sie Lorbeeren ein. Mitte der Siebziger zog die Schauspielerin nach Los Angeles, um die Rolle einer Haushälterin in der wöchentlichen Sitcom »Tony Randall Show« zu übernehmen. Von 1955 bis 1961 war sie mit dem Schauspieler Alan Dobie verheiratet, von 1962 bis 1971 mit Rex Harrison. 1980 starb Roberts an einer Überdosis Schlaftabletten. Das nach dem Tode der Schauspielerin veröffentlichte Tagebuch schildert, wie sie, nachdem sie von Harrison verlassen wurde, langsam in die Medikamentenhängigkeit abgerutscht war.

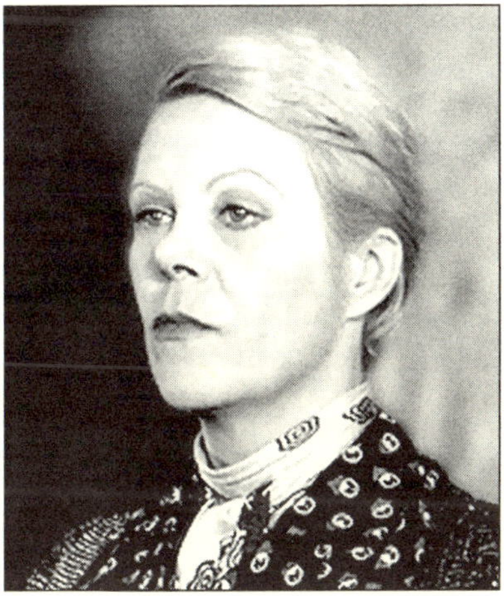

Rachel Roberts

ERWIN ROMMEL

** 15.11.1891 Heidenheim, † 14.10.1944 Herrlingen/ Ulm, dt. Generalfeldmarschall.*

Unter den deutschen Generälen genoss Rommel die größte Popularität. Selbst seine Gegner zollten ihm Respekt. Wegen seiner militärischen Erfolge in Afrika (General der Panzertruppen 1941, Generaloberst 1942) wurde er »der Wüstenfuchs« genannt. Erwin Johannes Eugen Rommel war ein unpolitischer Mensch, der nicht einmal der Nationalsozialistischen Partei beigetreten war. Seit 1910 Kadett des 124. Infanterieregiments, wurde er im Ersten Weltkrieg mit dem Eisernen Kreuz erster Klasse dekoriert. Danach war er militärischer Ausbilder in Dresden und Potsdam. 1937 verfasste er ein Buch über Kriegstaktiken. In der Sudetenkrise 1938 und 1939 sorgte er als Kommandant des Führerhauptquartiers für Hitlers persönliche Sicherheit, woraufhin Hitler ihn 1939 zum General ernannte. Rommel durchstieß als Chef einer Panzerdivision im Frankreichfeldzug die Ardennen und übernahm daraufhin das Kommando beim Afrikakorps. Als er die britischen Truppen vernichtend schlagen konnte, wurde er zum jüngsten Feldmarschall der Wehrmacht befördert. 1943 kehrte er aufgrund seiner schlechten gesundheitlichen Verfassung nach Deutschland zurück. Wieder gesund, erhielt er den Oberbefehl über die Heeresgruppe B in Italien und schließlich in Frankreich. Trotz aller Bemühungen konnte er die Landung der Alliierten nicht aufhalten. Am 17. Juli 1944 wurde er bei einem Tieffliegerangriff schwer verwundet. Während seiner Genesung entwickelte sich Rommel zu einem ausgesprochenen Kritiker des Regimes. Er hatte längst den Glauben an einen möglichen »Endsieg« verloren. Als sein Name im Zusammenhang mit dem Hitler-Attentat vom 20. Juli genannt wurde, überbrachten ihm die Generäle Burgdorf und Maisel schließlich ein Ultimatum: Freitod oder Verurteilung durch den Volksgerichtshof wegen Verschwörung. Da Rommel Repressalien gegen seine Familie fürchtete, brachte er sich mit

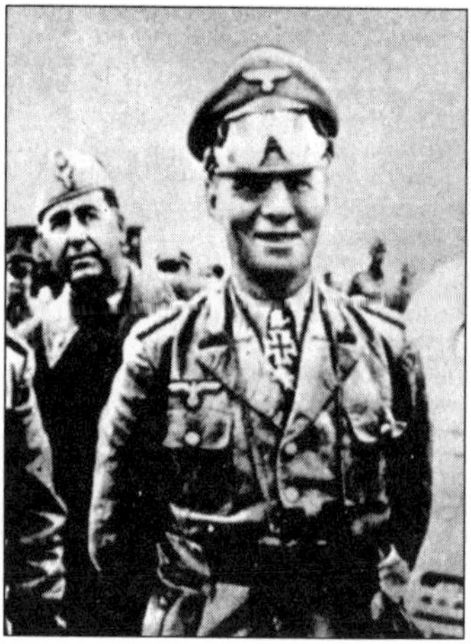

Erwin Rommel

einer Zyankalikapsel um. Man fand seine Leiche in der Nähe von Ulm in einem Auto. Das Propagandaministerium teilte mit, er sei seinen Verwundungen erlegen und verordnete Staatstrauer. Rommel wurde mit vollen militärischen Ehren beerdigt.

MARK ROTHKO

*eigtl. Marcus Rothkovich * 25.9.1903 Dvinsk, † 25.2.1970 New York, amerik. Künstler.*

Marcus Rothkovich kam als Sohn eines jüdischen Apothekers in Russland zur Welt. Er genoss eine streng religiöse Erziehung. 1910 wanderte Rothkos Vater in die USA aus und ließ sich in Portland (Oregon) nieder. Die Familie folgte drei Jahre später. Als der Vater kurz darauf starb, musste seine Mutter die Kinder alleine großziehen. Später erinnerte sich Rothko, dass er in seiner Jugend ständig hungrig war. Aufgrund seiner guten Noten erhielt er schließlich ein Stipendium an der Yale-Universität. Nach ein paar Semestern brach er jedoch ab, um »herumzuziehen, herumzugammeln und ein bisschen zu hungern«. 1929 trat er eine dreißig Jahre andauernde Tätigkeit als Kunstlehrer an. Daneben begann er eine Karriere als Maler. Obwohl er viel Anerkennung fand, dauerte es Jahrzehnte, bis er von seiner Kunst leben konnte. Erst 1938 wurde er mit dem Namen Mark Rothko offiziell amerikanischer Staatsbürger. Gegen Ende der vierziger Jahre fand er schließlich den Stil, der ihn berühmt machen sollte: Scheinbar schwebende rechteckige Farbblöcke im unendlichen Raum. Auslöser dieser Wandlung war angeblich die Lektüre von Nietzsches »Die Geburt der Tragödie«. In den folgenden Jahren wurde der Maler zu einem der bedeutendsten Vertreter des abstrakten Expressionismus. Mit wachsender Anerkennung stiegen auch seine Preise. Anfang der sechziger Jahre wurde er selbst von den Kennedys ins Weiße Haus eingeladen. Doch Rothko konnte seinen späten Erfolg nicht recht genießen. Er fühlte sich von den jungen Stars der Pop Art bedroht. Immer öfter kamen

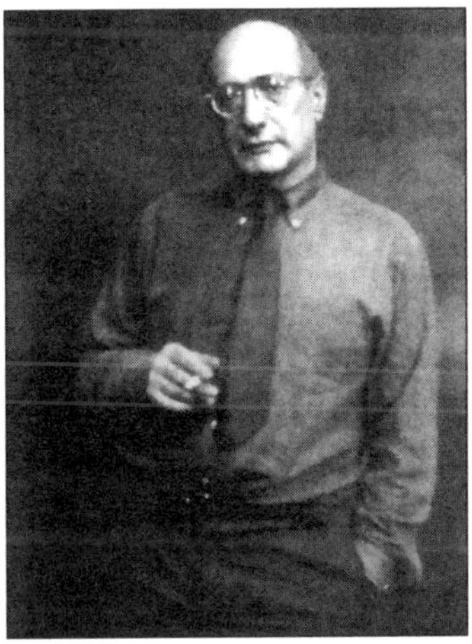

Mark Rothko

Phasen tiefster Depression. Überdies war seine Ehe zerrüttet. Rothko und seine Frau tranken heftig. Sein Pensum an Arzneimitteln stieg zu jener Zeit dramatisch an. 1968 erlitt er ein Aneurysma. Seine folgende Schwermut spiegelte sich in seinen Werken wider. Die letzten Bilder wirkten so grau und trostlos wie seine seelische Verfassung. Im Frühjahr 1970 schnitt er sich in seinem Studio die Armbeugen auf.

KRONPRINZ RUDOLF

** 21.8.1858 Laxenburg bei Mödling, † 30.1.1889 Mayerling, Erzherzog.*

Die Umstände, die zum Doppelselbstmord Rudolfs und seiner Geliebten, der Baronesse Mary Vetsera, führten, sind bis heute ungeklärt. Fürchtete der einzige Sohn Kaiser Franz Josephs I., sein konservativer Vater würde Konsequenzen aus der Aufdeckung seiner politischen Betätigung ziehen? War die Todesbesessenheit des melancholischen Kronprinzen ausschlaggebend? Spielten seine finanziellen Schwierigkeiten eine Rolle? Oder hatte gar seine hoffnungslose Beziehung mit der siebzehnjährigen Baronesse etwas damit zu tun, dass er erst sie und dann sich erschoss? Rudolf war ein Freidenker, der die Staatsform der Monarchie für überholt hielt und sich liberalen und antimonarchischen Kreisen anschloss. 1881 heiratete er die sechzehnjährige Prinzessin Stephanie von Belgien. Doch wie sein Vater fühlte auch er sich zu jeder anderen Frau hingezogen als zu seiner Gattin. In den späten achtziger Jahren wurde er zunehmend depressiv und verbittert, begann zu trinken und nahm Morphium. Sein Selbstmord wurde vom Hof soweit wie möglich vertuscht. Nicht zuletzt aus diesem Grund gab es immer wieder Mutmaßungen, Rudolfs Tod sei kein Selbstmord, sondern Mord gewesen. Dagegen spricht jedoch, dass er immer wieder über Selbstmordpläne gesprochen hat.

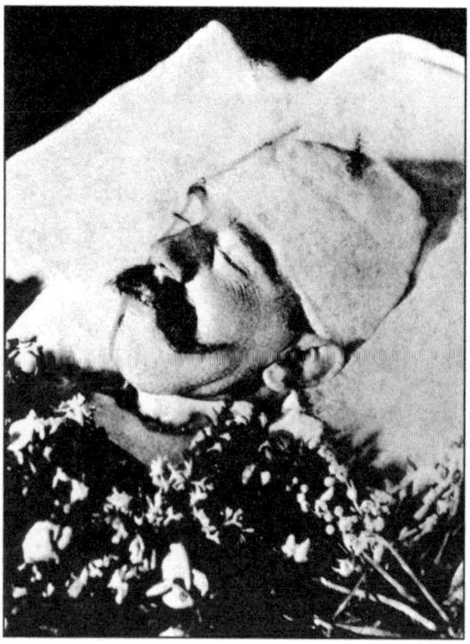

Kronprinz Rudolf

GAIL RUSSEL

** 21.9.1924 Chicago, † 26.8.1961 West Los Angeles, amerik. Schauspielerin.*

Aufgrund ihrer großen Schönheit wurde Russel bereits während ihrer Highschoolzeit in Chicago ein Filmvertrag angeboten. Nach Stimmtraining und dem Besuch einer Schauspielklasse erhielt sie sofort Hauptrollen in einigen großen Filmen, darunter in der eleganten Geistergeschichte »Der unheimliche Gast«, in der sie neben Ray Milland spielt. Sie entpuppte sich in diesen und folgenden Filmen als ausgezeichnete Schauspielerin. Eigentlich lief alles bestens für die dunkelhaarige Schönheit. Doch leider war sie extrem introvertiert und schüchtern. Vor der Kamera hatte sie oft regelrechte Angstzustände, die sie mit der Flasche zu betäuben versuchte. In den frühen fünfziger Jahren wurde sie mehrmals wegen Alkohols am Steuer verhaftet. Dazu kam eine Affäre mit John Wayne, die ihrem Image beträchtlichen Schaden zufügte. 1954 ließ sie sich von ihrem Ehemann Guy Madison scheiden. Es folgten mehrere Selbstmordversuche, aber auch neue Rollenangebote. Für die große Karriere war es jedoch zu spät. Im August 1961 fand man die Schauspielerin in ihrem Apartment in Hollywood inmitten leerer Wodka-Flaschen. Sie starb an einer Überdosis Schlaftabletten.

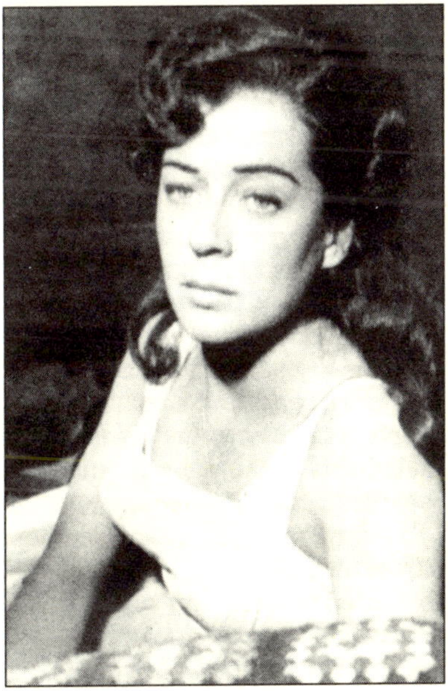

Gail Russel

S

FERDINAND VON SAAR

** 30.9.1833 Wien, 24.7.1906 ebd., österr. Schriftsteller.*

Mit sechzehn Jahren trat der Beamtensohn ins Heer ein – auf Anweisung des Vormundes. Sein Bedürfnis nach Literatur war jedoch stärker als das Interesse, Berufsoffizier zu sein. Und so nahm er 1860 seinen Abschied und schrieb fortan schwermütige Poesie (»Wiener Elegien«, 1893, beeinflusst von Lenau und Grillparzer) und empfindsam-psychologische Erzählungen über die k.u.k.-Armee und das späte Österreich des 19. Jahrhunderts. Da er in der Militärzeit hohe Schulden angehäuft hatte, verbrachte er zwischendurch nicht wenige Monate in Haft. Leichten finanziellen Spielraum erhielt er erst durch die finanzielle Zuwendung einer Gönnerin 1871. Mitte der siebziger Jahre bekam von Saar verschiedene Ehrungen und wurde unter anderem Mitglied des österreichischen Herrenhauses. Am Festblatt zu seinem sechzigsten Geburtstag arbeiteten Hugo von Hofmannsthal und Arthur Schnitzler mit. Einige Jahre später stellte sich heraus, dass der Schriftsteller an einer unheilbaren Krebserkrankung litt. Nach einer erfolglosen Operation nahm er sich im Alter von zweiundsiebzig Jahren das Leben.

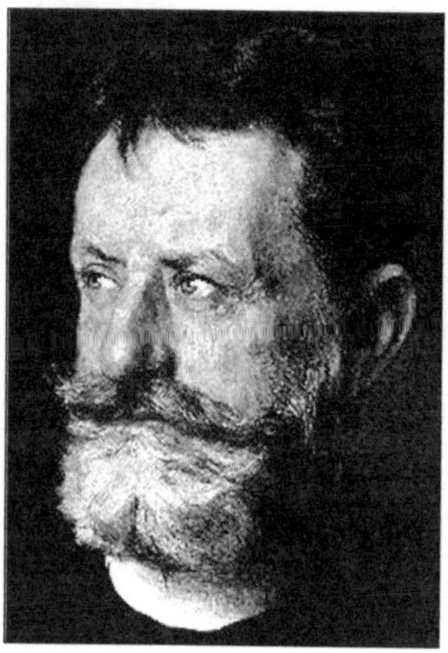

Ferdinand von Saar

GEORGE SANDERS

** 3.7.1906 St. Petersburg/Russland, † 25.4.1972 Barcelona, engl. Schauspieler.*

»Liebe Welt: Ich gehe, weil ich mich langweile. Ich lasse Dich mit Deinen Sorgen in dieser lieblichen Jauchegrube sitzen.« Der Mann, der diese letzten Worte zu Papier brachte, kam am 3. Juli 1906 in St. Petersburg zur Welt. Während der russischen Revolution floh Familie Sanders nach England. Nachdem sich der junge George als Tabakhändler in Argentinien versucht hatte, trat er in den frühen Dreißigern am Theater auf. Erste Filmauftritte folgten. Nach Kriegsausbruch war er ein vielbeschäftigter Nazi-Darsteller. 1950 gewann er den Oscar für »Alles über Eva«, in dem er einen kaltschnäuzigen Theaterkritiker spielte. Obwohl seine Filme meistens nur durchschnittlich gewesen sind, waren Sanders' Leistungen immer erstklassig. Einer seiner populärsten Filme war »Das Dorf der Verdammten« (1960), ein Thriller über eine Ortschaft, die von übersinnlichen Kindern terrorisiert wird. In den Sechzigern hatte der Schauspieler eine Gastrolle als schurkischer Mr. Freeze in der immens erfolgreichen »Batman«-TV-Serie. Sanders war viermal verheiratet – darunter je einmal mit Zsa Zsa Gabor und ihrer Schwester Magda. Außerdem war er Dauerpatient bei diversen Psychiatern. Seinem Schauspielkollegen Brian Aherne vertraute er an, dass er seine Frauen nur des Geldes wegen geheiratet habe. 1960 schrieb er eine Autobiographie: »Memoirs of a Professional Cad« (dt. »Erinnerungen eines berufsmäßigen Schufts«). 1972 fand man ihn tot in seinem Hotelzimmer in Barcelona. Er hatte sich mit fünf Röhrchen Nembutal umgebracht.

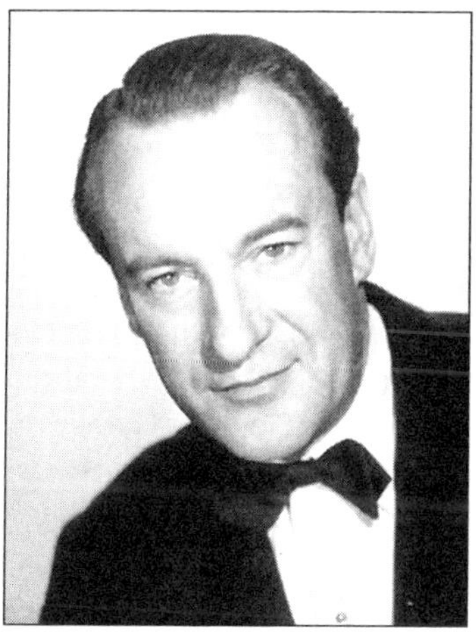

STEVEN SANDERS

** 17.9.1941 Richland/Georgia, † 10.6.1998, amerik. Sänger und Gitarrist.*

Die Band, in der er mitspielte, nannte sich »Oak Ridge Boys«, und sie war eines der erfolgreichsten Gesangsquartette der Countrymusik. Schon 1940 hatte man die Stimme erhoben – damals noch unter dem Namen »Oak Ridge Quartet«, als Gospel-

Steven Sanders

Sänger und als Amateure. 1957 wurde die Gruppe dann neu zusammengesetzt und wiedergegründet – stilecht in Oak Ridge/Tennessee. Nach vielen personellen Veränderungen gab es bald auch etwas Beständiges: regelmäßig vorderste Hitparaden-Plätze. Bis 1992 gelangen ihnen in der Country- & Western-Hitparade beispielsweise siebzehn Nummer-Eins-Hits. Und der Song »Elvira« kam im Frühjahr 1981 sogar in die Pop-Charts: auf Platz fünf. Als sich 1987 Bill Golden von seinen Jungs trennte, rückte der langjährige Gitarrist Steven Sanders stärker in den Mittelpunkt und wurde zu einem der vier Sänger. Auf den Schallplatten-Veröffentlichungen und unzähligen Konzerten konnte er nun sein musikalisches Talent etwas mehr zur Entfaltung bringen. Auch privat war der Musiker ein Mann, der den Gruppenklang brauchte – ein Mann der Harmonie, der nicht gerne allein war. 1996 verließ er die Band. Zwei Jahre später erschoss er sich »aus persönlichen Problemen«.

SAVANNAH

*eiglt. Shannon Wilsey * 9.10.1970 Laguna Beach, † 11.7.1994 Burbank, amerik. Pornostar.*

Savannahs größte Stunde schlug, als sie gleichzeitig Sex mit acht Männern hatte. Nach Shauna Grant und Megan Leigh war sie der dritte große Pornostar, der sich im letzten Jahrzehnt das Leben nahm. Bevor Shannon Wilsey ins Porno-Geschäft einstieg, war sie ein berüchtigtes Rock-Groupie. Auch später hatte sie viele Affären mit Rock-Stars. Zu ihren Liebhabern zählten Gregg Allman, Slash von »Guns N'Roses«, »Mötley Crü«-Sänger Vince Neil und Billy Idol. In ihrer kurzen Laufbahn war sie in mehr als achtzig Hardcore-Filmen zu sehen. Als »Savannah« zählte sie zu den wenigen Pornostars, die auch außerhalb der Sexfilm-Industrie ein Begriff waren. Wie andere in ihrem Metier war sie alkohol- und drogenabhängig. Zur Finanzierung ihres aufwendigen Lebensstils war sie auf jedes Angebot angewiesen. Kurz vor ihrem Tod bekam Wilsey dann Ärger mit der Finanzbehörde. Ihre Steuerschulden vergrößerten den Druck, der auf ihr lastete. Am 11. Juli 1994 hatte sie einen Autounfall, der mit Gesichtsverletzungen verbunden war. Als sie am selben Abend unter Tränen ihren Manager anrief, eilte er zu ihrem Haus, doch es war bereits zu spät. Wilsey hatte sich in ihrer Garage mit einer halbautomatischen Baretta in den Kopf geschossen. Sie starb nach einem elfstündigen Koma im St. Joseph's Medical Center in Burbank.

GIA SCALA

*eigtl. Giovanna Sgoglio * 3.3.1934 Liverpool, † 30.4.1972 Los Angeles, engl. Schauspielerin.*

Die Tochter einer irischen Mutter und eines Italieners kam als Giovanna Sgoglio in Liverpool zur Welt. Mit siebzehn reiste sie in die USA, um bei Stella Adler Schauspielunterricht zu nehmen. Ihr berühmtester Film war »Die Kanonen von Navarone« (1961) mit Gregory Peck und David Niven. Nach dem Tod der Mutter trat sie nur noch in einem einzigen Film auf. Die meiste Zeit verbrachte sie im angetrunkenen Zustand. Ihre Ehe mit dem Börsenmakler Don Burnett war zerrüttet, ihre Karriere dahin. Unmittelbar nach dem Tod ihrer Mutter hatte Gia Scala versucht, sich von der Waterloo Bridge zu stürzen, war jedoch in polizeilichen Gewahrsam genommen worden. Im Februar 1971 versuchte sie, sich mit Insektengift zu töten. Doch obwohl der Priester ihr bereits die letzte Ölung gegeben hatte, kam sie auch diesmal mit dem Leben davon. Nur ein paar Monate später stand Scala wieder einmal wegen Trunkenheit am Steuer vor Gericht. Als sie im Gerichtssaal zusammenbrach, wurde sie vom Richter zur psychischen Untersuchung in ein Krankenhaus eingewiesen. Im gleichem Jahr wurde sie wegen öffentlicher Ruhestörung zu zwei Jahren mit Bewährung verurteilt. Nachdem ihr Bewährungshelfer den verwirrten Geisteszustand der Schauspielerin erkannt hatte, wurde ein Vormund eingesetzt, der jeden ihrer Schecks gegenzeichnen musste. Danach entging sie wieder um Haaresbreite dem Tod, als sich ihr Sportwagen überschlug. Am 30. April 1972 starb sie schließlich an einer Überdosis Schlaftabletten in Verbindung mit Alkohol.

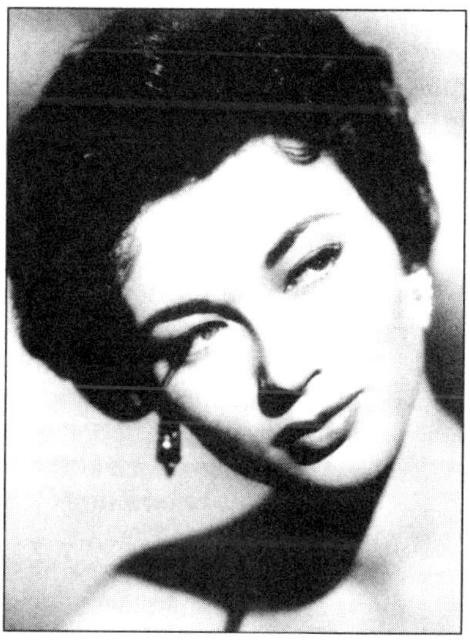

Gia Scala

SYBILLE SCHMITZ

** 2.12.1909 Düren, † 13.4.1955 München, dt. Schauspielerin.*

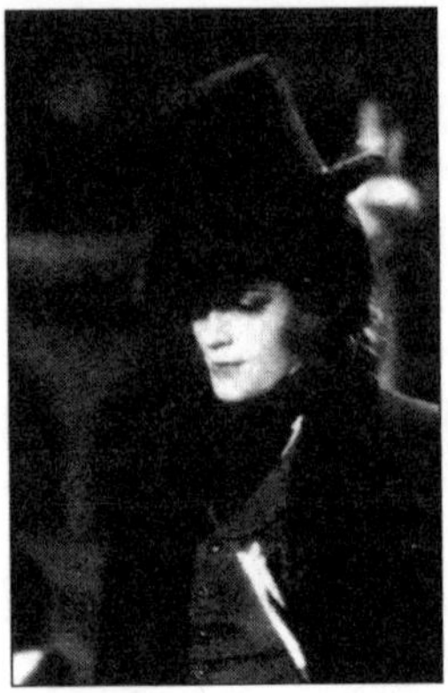

Sybille Schmitz

Sybille Schmitz war die elegante, hintergründige Frau des deutschen Films. Besonders auf sich aufmerksam machte die dunkelhaarige Schönheit jedoch durch ihren freizügigen Lebensstil. Männer und Frauen verfielen ihrem Charme gleichermaßen. Natürlich war sie den nationalsozialistischen Machthabern schnell ein Dorn im Auge. In Zeiten, in denen ein blonder, hausmütterlicher Frauentyp propagiert wurde, war die selbstbewusste Schmitz ein Fremdkörper. Goebbels persönlich sorgte dafür, dass sie sich kurzzeitig vom Film zurückziehen musste. Doch auch im Nachkriegsdeutschland fiel es Schmitz schwer, Fuß zu fassen. Zwar spielte sie 1947 in »Zwischen Gestern und Morgen« eine Jüdin, doch in den Heimatfilmen jener Zeit war für sie kein Platz. Da sie stets betonte, dass ihre Arbeit für sie das Wichtigste sei, fiel es ihr schwer, untätig auf ein Comeback zu hoffen. Immer häufiger griff sie zu Drogen und Tabletten. Auch ihre Lebensgefährtin, eine Ärztin, konnte nicht verhindern, dass sie in einen Teufelskreis aus Depressionen und Drogen geriet. Verarmt stürzte sie sich am 13. April 1955 aus dem Fenster ihrer Münchner Wohnung. Regisseur Rainer Werner Fassbinder war vom Schicksal der Schmitz so fasziniert, dass er ihr mit »Die Sehnsucht der Veronika Voss« ein posthumes Denkmal setzte.

RUDOLF SCHOENHEIMER

** 10.5.1898 Berlin, † 11.9.1941 New York, dt.-amerik. Biochemiker.*

Der Selbstmord des Biochemikers hatte wahrscheinlich mehrere Ursachen: Emigration, Judenverfolgung und die Trennung von der Ehefrau – all dies förderte seine Depressionen. Er befreite sich von ihnen und seinem sonst recht erfolgreichen Leben als Wissenschaftler, indem er sich vergiftete. Schoenheimer hatte sein Studium 1923 mit der Promotion an der Universität in Berlin abgeschlossen. Wie für so viele deutsche Wissenschaftler bedeutete die Machtübernahme von Adolf Hitler auch für ihn das Exil. Er ging in die Vereinigten Staaten und wurde dort an der Klinisch-medizinischen Fakultät der »Columbia University«

tätig. Schoenheimers Arbeit zeigte zum ersten Mal die Biochemie am lebenden Organismus. Er gilt als Begründer der sogenannten Isotopenmarkierung in der Biochemie. Schoenheimer beging während des Zweiten Weltkrieges Selbstmord. Er erlebte daher nicht mehr die zunehmende Verwendung radioaktiver Isotope in der Forschung nach dem Krieg; Isotope, die anderen Wissenschaftlern als noch feineres Instrument zur genauen Aufklärung chemischer Mechanismen im lebenden Gewebe dienen sollten.

ERNST SCHRÖDER

** 12.1.1915 Wanne-Eickel, † 26.7.1994 Berlin, dt. Schauspieler und Regisseur.*

Schröder, dessen Bühnenkarriere 1934 begonnen hatte, wurde durch seine Darstellung des »Hamm« in Samuel Becketts Drama »Endspiel« bekannt. In »Warten auf Godot« unter Fritz Kortner stand er mit Heinz Rühmann auf der Bühne. Ursprünglich wollte er Architekt werden, doch als er dem Bochumer Intendanten Saladin Schmitt seine Bühnenbild-Entwürfe zeigte, war der so beeindruckt, dass er ihn auf der Stelle zu seinem Assistenten machte. Vom Theaterfieber gepackt, stand Schröder kurz danach selbst auf der Bühne. Als einer der prägenden Köpfe der Berliner Theaterlandschaft gab er fast alle Klassiker. »Nur als ich Hamlet spielen wollte, war ich schon zu fett«, bedauerte er später. Seine Karriere auf der Leinwand war weniger spektakulär. Auftritte in Filmen wie »Die Todesstrahlen des Dr. Mabuse« (1964) hinterließen keinen bleibenden Eindruck. Als Hauptdarsteller der Filmbiographie »Stresemann« (1956) steigerte er sich so in die Rolle hinein, dass er sogar die Unterschrift des Politikers nachahmen konnte. Nach Aufkommen des Fernsehens spielte Schröder dann auch in Serien wie »Derrick« mit. Über seine Theaterarbeit hinaus war er als bildender Künstler tätig. Seine bemalten Aluminiumobjekte wurden mehrfach ausgestellt. 1974 erhielt er das Bundesverdienstkreuz. Kurz danach zog er sich im Zorn vom Theaterbetrieb zurück. »Wenn Eva Mattes nicht nackt auf der Bühne steht, sind die Leute schon enttäuscht«, kommentierte er seinen Entschluss. Doch der Mime verschwand nie ganz von der Bildfläche. Auf seinem Weingut »Montalto« in Italien widmete er sich der Schriftstellerei. In der Scheune seines Hauses richtete er eine Theaterbühne ein. Ein Schicksalsschlag war der Selbstmord seiner Tochter Christiane, die ebenfalls Schauspielerin war. 1980 stürzte sie sich in San Francisco von der Golden Gate Bridge. »Ich habe sie geliebt, ich habe geweint, alles ist zum Schluss doch nur ein albernes Possenspiel«, schrieb Schröder in seinen Memoiren, die den prophetischen Titel »Das Leben – verspielt« trugen. 1992 stand er für den Fernsehfilm »Neptun und Isolde« ein letztes Mal in einer großen Rolle vor der Kamera. Der Schauspieler litt unter einer Krebserkrankung. Während eines Krankenhausaufenthaltes in der Berliner Schlosspark-Klinik stürzte er sich aus einem Fenster des vierten Stockwerks.

CONRAD SCHUMANN

** 1942, † 20.6.1998 Kipfenberg/Oberbayern, ehemaliger NVA-Unteroffizier.*

Mit neunzehn Jahren wurde der Unteroffizier der Nationalen Volksarmee (NVA) weltberühmt – obwohl niemand seinen Namen kannte: Conrad Schumann, der den Bau der Berliner Mauer bewacht hatte, war am 15. August 1961 plötzlich über den Stacheldraht gesprungen, mit dem West-Berlin zwei Tage zuvor abgeriegelt worden war – mit Stahlhelm auf dem Kopf und in voller Montur. Dabei fotografiert, ging sein Sprung anschließend um die Welt: als Symbol gegen die Teilung und für den Freiheitswillen der Ostdeutschen. Ein von dem Motiv angefertigtes Poster war das meistverkaufte des Mauer-Museums am früheren Grenzübergang Checkpoint Charlie. Siebenunddreißig Jahre nach diesem Ereignis wurde Schumann von seiner Frau tot aufgefunden – erhängt im Garten seines Hauses. Der Maschineneinrichter hatte unter Depressionen gelitten. Noch wenige Monate vor seinem Selbstmord hatte er bei einer Veranstaltung des Mauer-Museums Autogramme gegeben.

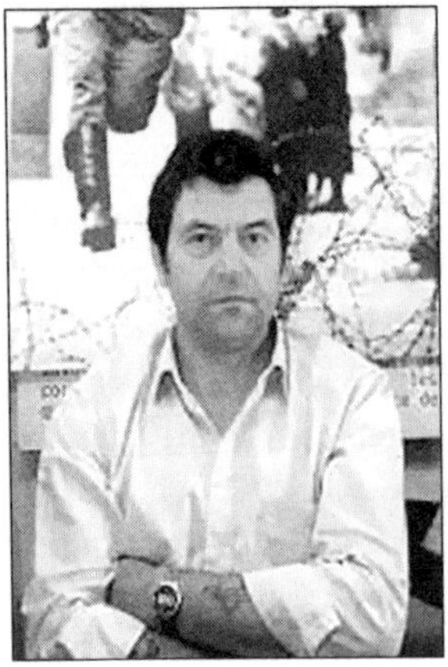

Conrad Schumann

INGO SCHWICHTENBERG

** 18.5.1965 Hamburg, † 8.3.1995, dt. Schlagzeuger.*

Nach dem Wichtigsten in seinem Leben befragt, sagte Ingo Schwichtenberg 1987: »*Helloween* und die Gesundheit.« Als beides für ihn nicht mehr vorhanden war, nahm er sich das Leben. Sein Drogenkonsum hatte ihn zuerst launisch, dann unzuverlässig und schließlich untragbar für die Band gemacht. Nur fünfzehn Jahre zuvor war er ein begeisterter Musiker gewesen, und bis auf den richtigen Gruppen-Namen sah alles gut aus. 1980 nannte man sich »Second Hell« und 1982 dann »Iron Fist«. Erst im Jahr 1983 kam es zu dem endgültigen Namen »Helloween«. Zum Markenzeichen der Gruppe wurde die Lieblingsverkleidung der amerikanischen Kinder: ein ausgehöhlter gelber Kürbis mit Augenlöchern und Zacken-Mund. 1995 erschien das erste Album der Hamburger Band, das die Kritiker aufhorchen ließ und die Speed-Metal-Fans zum rhythmischen Köpfeschwenken verlockte. Nach Veröffentlichung der Single »Judas« im Herbst 1986 gab es dann einen neuen Sänger und auch einen Wechsel in der musikalischen Ausrichtung. Die ungeheure Geschwindigkeit in den lautstarken, schrillbunten Songs wurde zugunsten klarerer Klanggemälde aufgegeben. Fortan waren Chorpassagen und Orchester-Einspielungen zu hören. »Helloween« wollten auch weiterhin Heavy-Metal spielen, dabei aber den Melodien und den ästhetischen Gitarrenklängen genügend Raum zur Entfaltung geben. Mit der dritten LP kam 1987 dann der Durchbruch. »Keeper of the seven Keys, Part 1« wurde in Deutschland vergoldet und war auch international erfolgreich. Das galt ebenfalls für den zweiten Teil, der ein Jahr später veröffentlicht wurde. Mit der daraus ausgekoppelten Single »Dr. Stein« erreichte die Formation im Herbst 1988 einen zehnten Platz in der deutschen Hitparade und landete in England immerhin auf Position siebenundfünfzig. Das Journal für Leder, Lieder und Luder »Metal Hammer« traf den Nagel auf den Kopf und verkündete seiner Leser-Gemeinde: »Überraschend experimentell, stellenweise etwas gewöhnungsbedürftig und originell.« Auch »Bravo« interessierte sich plötzlich für die knallharten Jungs von der Alster und half mit, dass sogar Teenies an ihnen Gefallen fanden. Nun waren die Konzerte ausverkauft – zuerst in Europa, bald dann sogar in den USA und in Japan. Doch mit den Erfolgen wuchsen auch die Spannungen innerhalb der Gruppe. Der Tournee-Stress brachte Bandmitglieder dazu, eigenartigen religiösen Vorlieben nachzugehen; musikalische Differenzen führten zur beschleunigten Rotation des Personenkarussells. Kurz vor einem Konzert in Japan brach Ingo Schwichtenberg zusammen und bekam einen Weinkrampf. Er wurde immer depressiver und verschlimmerte seinen Zustand noch durch die Einnahme von Kokain, was ihn kurzzeitig euphorisch machte, um ihn dann um so härter auf den Boden der Tatsachen zu werfen. Er zerschellte am 8. März 1995.

JEAN SEBERG

** 13.11.1938 Marshalltown, † 8.9.1979 Paris, amerik. Schauspielerin.*

Die tragische Geschichte Jean Sebergs beschäftigt auch heute noch die Gemüter. Kein Jahr vergeht, ohne dass ein weiteres Buch oder ein Film über ihr Leben erscheinen. Im Alter von siebzehn Jahren war Seberg von Regisseur Otto Preminger unter Tausenden ausgewählt worden, um die heilige Johanna von Orleans zu spielen. Der Film war ein riesiger Flop, und auch ihr nächster, »Bonjour Tristesse« (1958), konnte nur geringen Erfolg verbuchen. Der französische Regisseur Jean-Luc Godard war allerdings so angetan von ihrer Darstellung, dass er ihr die Hauptrolle in seinem bahnbrechenden Werk »Außer Atem« (1959) gab. Der Film machte sie und ihren Partner Jean Paul Belmondo zu internationalen Stars. Obwohl keiner ihrer späteren Filme großen Erfolg hatte, blieb Seberg eine vielbeschäftigte Schauspielerin. Von ihren vier Ehemännern betätigten sich drei als Regisseure. Ab 1968 setzte sich die Schauspielerin aktiv für die Black Panther-Bewegung ein. FBI-Chef J. Edgar Hoover war davon gar nicht erfreut und versuchte, sie in Misskredit zu bringen. Als sie ein Kind erwartete, setzte das FBI über eine Klatschkolumnistin das Gerücht in die Welt, einer der Black Panther-Führer sei der Vater des ungeborenen Kindes. Seberg war darüber so aufgebracht, dass sie eine Fehlgeburt und danach einen Nervenzusammenbruch erlitt. Das tote Baby wurde in einem Glassarg in ihrer Heimatstadt aufgebahrt, damit alle sehen konnte dass es weißer Hautfarbe

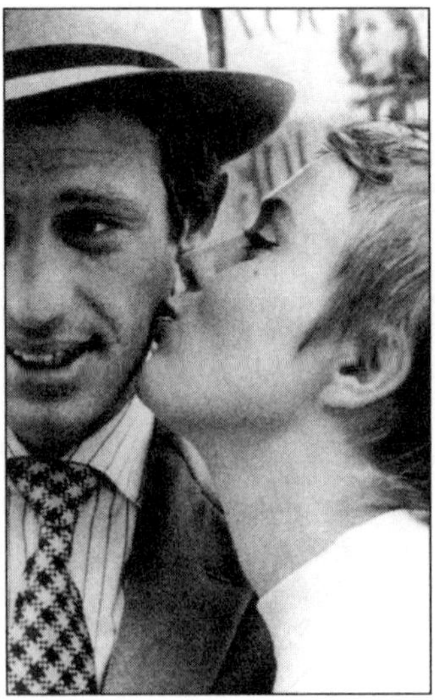

Jean Seberg

war. Danach versuchte sie jedes Jahr, sich am Tag der Fehlgeburt umzubringen. Obwohl sie unter Verfolgungswahn litt, schaffte sie es auch weiterhin, Filme zu drehen. Am 8. September 1979 fand man die Schauspielerin in einer Decke eingewickelt auf der Rückbank eines Renaults, der in einem Pariser Vorort parkte. Sie war bereits eine Woche tot – gestorben an einer Überdosis Schlaftabletten. In einem Abschiedsbrief hatte sie geschrieben, dass sie mit ihren zerrütteten Nerven nicht mehr leben konnte. Nach ihrem Tod fand man in ihrer Wohnung die ersten drei Kapitel einer Autobiographie. Ihr Ex-Mann, der Romancier → Romain Gary, machte das FBI für ihren Tod verantwortlich.

HERBERT SELPIN

** 29. 5.1902 Berlin, † 1.8.1942 ebd., dt. Regisseur.*

Hans Albers' berühmter Spruch »Hoppla, jetzt komm ich« könnte auch Herbert Selpins Lebensmotto gewesen sein. Selpin war der Lieblingsregisseur des blonden Hans. Die beiden drehten zusammen fünf Filme. Von seinen Freunden »Pino« genannt, war Selpin ein tosender Choleriker, der die Leute gern vor den Kopf stieß. Seine Gegner verdrehten seinen Namen zu »Pinsel«. Als Regisseur »kriegswichtiger« Abenteuerstreifen war er ein unverzichtbares Rad in der Filmmaschinerie der Nazis – so glaubte er jedenfalls. 1942 bekam er von Propagandaminister Goebbels den Auftrag, sich an eine Neuverfilmung des Untergangs der Titanic zu machen. Gedreht wurde an Bord der »Cap Arcona« in der Danziger Bucht. Da sich das weibliche Filmpersonal schnell in Affären mit den feschen Marineoffizieren verstrickte, wurden die Dreharbeiten chaotisch, und der entnervte Selpin machte seinem Ärger über das verhasste Militär Luft. Daraufhin denunzierte ihn sein langjähriger Drehbuchautor, um ihm einen Denkzettel zu verpassen. → Goebbels befahl ihn zu sich, um Selpin die Gelegenheit zur Entschuldigung zu geben. Der dachte nicht im Traum daran und rechtfertigte statt

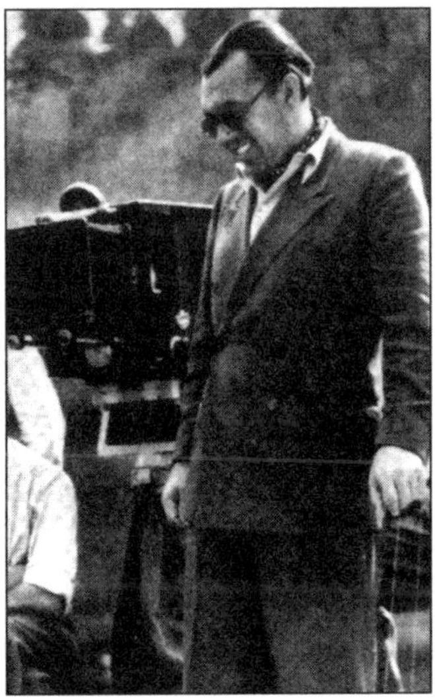

Herbert Selpin

dessen sein Verhalten. Als Konsequenz wurde er mit Berufsverbot belegt und in sofortige Haft genommen. Vor seinem Prozess erhängte er sich an seinen Hosenträgern in der Zelle. Sein Tod gab Anlass zu Vermutungen: Wieso durfte er in seiner Zelle Hosenträger behalten? Gerüchte kursierten, nach denen Selpin zu Tode geprügelt worden war. Um die zu entkräften, wurde für Freunde und Verwandte eine Leichenschau arrangiert. Danach wurde Selpin in aller Stille eingeäschert, ohne dass die Öffentlichkeit von seinem Ableben erfuhr.

LUCIUS ANNAEUS SENECA

** um 4 v.Chr. Corduba/Spanien, † 65 Rom, röm. Politiker, Philosoph und Dichter.*

Seneca verkörperte selbst in seinen Todesstunden noch die stoische Ethik und Seelenruhe, die er in seinen Schriften immer wieder postuliert hat. Die Ergebung in den göttlichen Willen, die Prüfung durch Leiden und die Weisung, das Böse zu meiden, ließen ihn seinen qualvollen Tod standhaft ertragen. Von Kaiser → Nero zum Selbstmord gezwungen, hatte er sich gemeinsam mit Gattin Paulina die Pulsadern geöffnet. Da das Blut anschließend nur zögerlich floss, ritzte er sich zusätzlich die Adern an Beinen und Kniekehlen auf. Seine Gattin bat er, das Zimmer zu verlassen, damit sich beide nicht gegenseitig schockierten. Anschließend diktierte er seinen Schreibern noch eine längere (nicht überlieferte) Rede. Auch danach war seine Qual jedoch noch nicht beendet: Ein Schierlingstrank erlöste ihn ebensowenig wie ein heißes Bad, das die Blutzirkulation anregen sollte. Erst ein Dampfbad, in das er von dabeistehenden Soldaten geschleppt wurde, ließ ihn ersticken. Seneca war der ehemalige Lehrer Neros: 49 zu seinem Erzieher berufen, erlangte er unter ihm Konsulwürde und größten Einfluss am Hof. 54 bis 59 leitete er zusammen mit Burrus die gesamte Reichspolitik. Parallel verfasste er zahlreiche philosophische

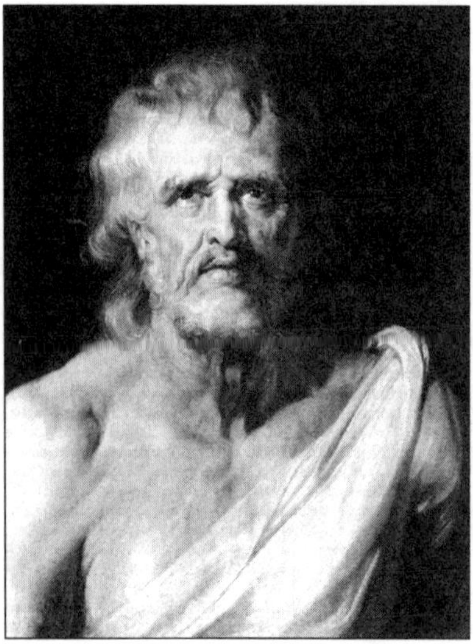

Lucius Annaeus Seneca

Schriften über die ethischen Grundsätze der stoischen Lehre. Seine neun Tragödien – Bearbeitungen griechischer Klassiker wie Oedipus und Medea – beeinflussten die französische Klassik ebenso wie das deutsche Barockdrama. Zur Selbsttötung wurde Seneca gezwungen, nachdem Nero ihn der Mitwisserschaft an der Pisconischen Verschwörung verdächtigt hatte – einer Widerstandsbewegung gegen den Tyrannen. Seine Freunde, denen die Tränen kamen, als der Selbstmord-Befehl eintraf, fragte er, wo denn ihre lang eingeübte Standhaftigkeit sei; jeder kenne doch Neros Grausamkeit. Dass der Kaiser trotz Senecas Erziehung zum Monstrum geworden war, das sogar Mutter und Geschwister getötet hatte, blieb die persönliche Tragödie des Philosophen.

ANNE SEXTON

** 9.11.1928 Newton/Massachusetts, † 4.10.1974 Weston/Massachusetts, amerik. Lyrikerin.*

Als Schülerin war die junge Anne Gray Harvey mit dem Geschäftsmann Alfred Sexton II durchgebrannt, um zu heiraten. 1953 bekam sie ihr erstes Kind. Im Jahr darauf wurde sie wegen emotioneller Störungen in ein Sanatorium eingeliefert. Die Ärzte machten ihre Schwangerschaft dafür verantwortlich, doch nach der Geburt ihres zweiten Kindes verschlechterte sich ihr Zustand erneut. Nach einem Selbstmordversuch begann Sexton auf Anraten ihres Psychiaters mit dem Schreiben von Gedichten. Ein guter Tipp: Denn schon bald stellte sich heraus, dass sie außergewöhnliches Talent besaß. Während sie an der Bostoner Universität ein Schriftsteller-Seminar besuchte, lernte sie → Sylvia Plath, Maxine Kumin und George Starbuck kennen. Die folgenden Jahre brachten Sexton große Erfolge als Lyrikerin. Auch im Ausland begann man, von ihren einfühlsamen Gedichten Notiz zu nehmen. Doch der Erfolg machte sie nicht glücklicher. Ihre Depressionen kehrten

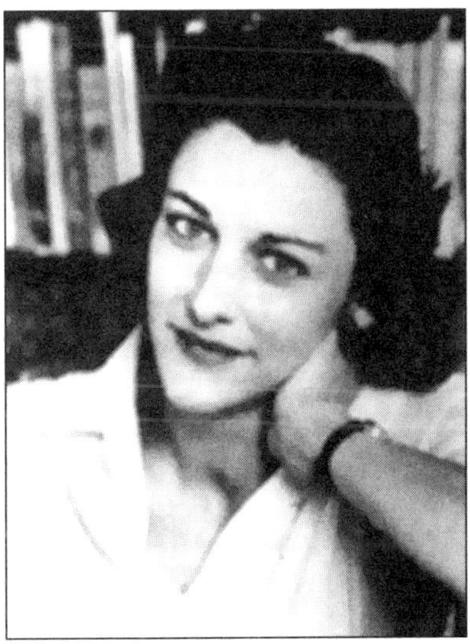

Anne Sexton

beständig wieder. Über die Jahre war sie Dauergast in mentalen Institutionen. 1966 versuchte sie, sich abermals zu töten – kurz nachdem sie mit dem Schreiben eines Romans begonnen hatte. Das Buch wurde nie vollendet. Im folgenden Jahr erhielt sie für ihren Lyrikband »Live or Die« den Pulitzer-Preis. Danach wurde sie mit Preisen und Ehrungen überhäuft. 1973 reichte Anne Sexton die Scheidung ein. Am 4. Oktober 1974 schloss sie sich in ihrer Garage ein, um sich mit Autoabgasen zu vergiften. Ihre enge Freundin Maxine Kumin sagte nach dem Tod, dass nur das Schreiben Anne Sexton am Leben gehalten habe – und schließlich nicht mal mehr das.

ROBERT SEYMOUR

** 1800 London, † 20.4.1836 Islington, engl. Illustrator.*

Als Illustrator von Kinderbüchern und Karikaturen war Seymour in ganz England bekannt. 1836 sollte er für die Verleger Chapman and Hall eine Serie von Illustrationen fertigen, für die ein unbekannter Dichter namens Charles Dickens die Texte schreiben sollte. Der Künstler willigte ein, und am 31. März erschien die erste Folge der »Pickwick Papers«. Seymours vier Kupferstiche wurden von zweiunddreißig Seiten Text begleitet. Dickens lobte zwar die Zeichnungen, überzeugte jedoch die Verleger, die Konzeption der Serie zu ändern. Seine Texte sollten in Zukunft im Mittelpunkt stehen. Seymour, der bereits sechs Jahre vorher einen Nervenzusammenbruch erlitten hatte, sah dies als einen persönlichen Akt der Beleidigung. Ein Treffen mit Dickens, bei dem dieser Änderungen in den Bildern verlangte, artete zu einem Streit aus. Zornentbrannt kehrte Seymour heim und erschoss sich drei Tage später im Garten seines Hauses in Islington. Nach seinem Tode wurden die »Pickwick Papers« mit einem anderen Zeichner als Roman fortgesetzt. Es wurde Dickens' erster großer Erfolg.

DEL SHANNON

*eigtl. Charles Weedon Westover, * 30.12.1939 Coopersville/Michigan, † 8.2.1990 Santa Clarita Valley/Kalifornien, amerik. Rockmusiker.*

Der unter Depressionen leidende Rockstar erschoss sich mit einem Gewehr (Kaliber 22) in seinem Haus. Um seine Stimmung zu beeinflussen, hatte er öfter zu dem umstrittenen Antidepressivum »Prozac« gegriffen. Ein Jahr nach Dels Tod verklagte seine Gattin die Herstellerfirma, weil sie davon ausging, die Glücksdroge sei schuld an seinem

Selbstmord gewesen. Zwischen 1956 und 1958 war Shannon als amerikanischer Soldat in Stuttgart stationiert. Beim Armeesender AFN konnte er seine Gitarrenkünste pflegen und eine eigene Sendung namens »Get Up And Go« moderieren. Damals nannte man ihn noch bei seinem bürgerlichen Namen Charles Weedon Westover. Zurück in den USA dauerte es nicht mehr lange bis zum musikalischen Durchbruch – verbunden mit der Notwendigkeit eines griffigen Künstlernamens. Del Shannon landete 1961 mit »Runaway« einen der größten Hits der frühen sechziger Jahre. Weitere Charterfolge machten ihn endgültig populär. In den Siebzigern verschwand Shannon halbwegs in der Versenkung, weil sein Alkoholkonsum Suchtcharakter erreicht hatte. 1978 schwor er dem Feuerwasser ab und ließ sich von Tom Petty produzieren. Der brachte Shannon mit »Sea Of Love« (1981) ein letztes Mal in die Charts. Persönliche Probleme machten dem Star aus den Sechzigern jedoch immer stärker zu schaffen. Dabei schien es mit seiner Karriere auch zuletzt wieder gut zu laufen. Angeblich wurde er nach dem Tod von Roy Orbison sogar als dessen Nachfolger bei den »Traveling Wilburys« gehandelt.

MATTHIAS SINDELAR

** 10.2.1903 Koslau/Böhmen, † 23.1.1939 Wien, österr. Fußball-Idol.*

Matthias Sindelar ist noch heute das größte Fußball-Idol Österreichs, obwohl seine glanzvollen Auftritte mittlerweile schon über sechzig Jahre zurückliegen. Als 1999 »Österreichs Fußballer des Jahrhunderts« zur Wahl stand, belegte er mit Abstand Platz eins. Einhundertzehn Punkte erhielt er bei dieser Wahl. Zum Vergleich: Andere Fußballgrößen des Landes wie Herbert Prohaska oder Toni Polster kamen nur auf dreizehn beziehungsweise elf Punkte. Beigetragen zur Legende »Matthias Sindelar« hat sicherlich der tragische Tod dieses frühen Fußballstars, der vielleicht ein Selbstmord war. Seine ersten Fußballerfolge hatte Sindelar in dem Wiener Arbeiterviertel Favoriten gefeiert. 1926 bestritt er sein erstes Länderspiel für Österreich. Richtig Fuß fasste er in dieser Mannschaft jedoch erst im Mai 1931, als er sie zu einem eindrucksvollen 5:0-Sieg über Schottland führte. Es war die Geburtsstunde des österreichischen »Wunderteams«. Bis zum Dezember 1932 blieben die Österreicher in einem Dutzend Spiele ungeschlagen. Deutschland bezwangen sie in dieser Zeit zweimal mit 5:0 und 6:0 Toren, die Schweiz und Ungarn wurden mit 8:1 und 8:2 Toren beinahe zweistellig besiegt.

Es waren Erfolge, die eindeutig die Handschrift Sindelars trugen. 1937 absolvierte »der Papierene«, wie er aufgrund seiner Statur genannt wurde, sein letztes Länderspiel. Dreiundvierzigmal hatte er den Sprung in die österreichische Nationalelf geschafft und dabei siebenundzwanzig Tore erzielt. 1938 eröffnete der »Mozart« des Fußballs ein Kaffeehaus in Wien. Viel Zeit, es zu führen, blieb ihm aber nicht mehr. Denn wenige Tage vor Vollendung seines sechsunddreißigsten Geburtstages, am 23. Januar 1939, verstarb er unter mysteriösen Umständen. Als er tot aufgefunden wurde, lag neben ihm die Leiche einer Frau, die er erst einige Tage zuvor kennengelernt hatte. Es war die Italienerin Camilla Castagnola, eine Jüdin. Im Obduktionsbericht stand: »Vergiftung durch Kohlenmonoxyd«. Ursache war möglicherweise ein defekter Gasabzug. Doch auch ein Selbstmord ist nicht ausgeschlossen. Polizeiberichte zum Fall Sindelar sind verschwunden, sollen angeblich bei Kriegsende verlorengegangen sein. In der Ballade »Auf den Tod eines Fußballspielers« von Friedrich Torberg heißt es: »Er war gewohnt zu kombinieren, und kombinierte manchen Tag. Sein Überblick ließ ihn erspüren, dass seine Chance im Gashahn lag. Das Tor, durch das er dann geschritten, lag stumm und dunkel ganz und gar. Er war ein Kind aus Favoriten und hieß Matthias Sindelar.«

WALTER SLEZAK

** 3.5.1902 Wien, † 21.4.1983 Flower Hill/NY, österr. Schauspieler.*

Leo Slezak galt als einer der größten Operntenöre der Welt. Sein Sohn Walter Slezak studierte in Wien Medizin, bis ihn Michael Kertesz (der später als Michael Curtiz den Kultfilm »Casablanca« drehen sollte) 1922 für den Bibelfilm »Sodom und Gomorra« entdeckte. 1942 gab er sein Leinwanddebüt in Hollywood. Leider musste er meist brutale Schurken oder debile Trottel spielen. Ausnahmen waren der Hitchcock-Film »Rettungsboot« und Jean Renoirs »Dies ist mein Land«, die beide den Nationalsozialismus anpran-

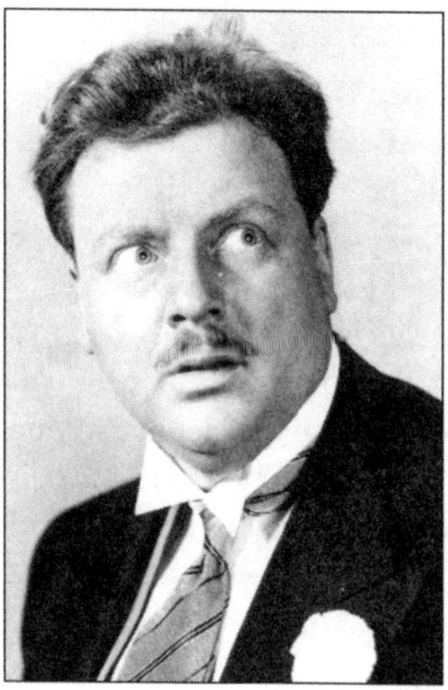

Walter Slezak

gerten. Nachdem → Hitler die Filme gesehen hatte, wurde Slezaks Vater stellvertretend für seinen Sohn zu einhunderttausend Reichsmark Geldstrafe verdonnert. Am Broadway durfte der Schauspielers eher zeigen, was er konnte. 1955 gewann er für seine Rolle im Musical »Fanny« den Bühnenoscar Tony sowie den New Yorker Kritikerpreis. In Filmen jener Zeit spielte er meist komische Charakterparts. Mit dem zukünftigen Präsidenten Ronald Reagan trat er in »Bedtime for Bonzo« auf, im Musical »Der Pirat« war er Judy Garlands ungeliebter Bräutigam. In den siebziger Jahren zog er sich langsam vom Film zurück. Slezak hatte ein Herzleiden, das ihm schwer zu schaffen machte. 1983 erschoss er sich in seinem Haus in Manhasset/Long Island.

EVERETT SLOANE

** 1.10.1909 New York, † 11.7.1965 Los Angeles, amerik. Schauspieler.*

Obwohl er auch im Theater auftrat, war das Radio Sloanes eigentliches Metier. Er sprach in tausenden von Hörspielen jener Ära. Besonders oft war der jüdische Schauspieler in der Rolle Hitlers zu hören. 1935 wurde er von Orson Welles für sein berühmtes Mercury Theater angeworben. Der Regisseur, der in dieser Zeit viel Geld mit Hörspielen verdiente, setzte Sloane in vielen Produktionen ein. Auch als Welles nach Hollywood ging, um sein Meisterwerk »Citizen Kane« zu drehen, war Sloane dabei: in der Rolle des Mr. Bernstein, der den Zeitungsmogul Charles Foster Kane über all die Jahre treu begleitet. In dieser Rolle alterte Sloane um fünfzig Jahre. Welles erinnerte sich später, dass der Schauspieler so gut wie kein Make-up brauchte, um wie ein alter Mann auszusehen. Diese Erfahrung erschütterte Sloane zutiefst. Unzufrieden mit seinem Aussehen, ließ er in den folgenden Jahren mehrmals seine Nase verkleinern. 1948 hatte er nochmals einen großartigen Auftritt in einem Welles-Film. In »Die Lady von Shanghai« (1948) spielte er Rita Hayworths verkrüppelten Ehemann. Insgesamt wirkte er bis 1964 in zwanzig Filmen mit. Dann verlor er

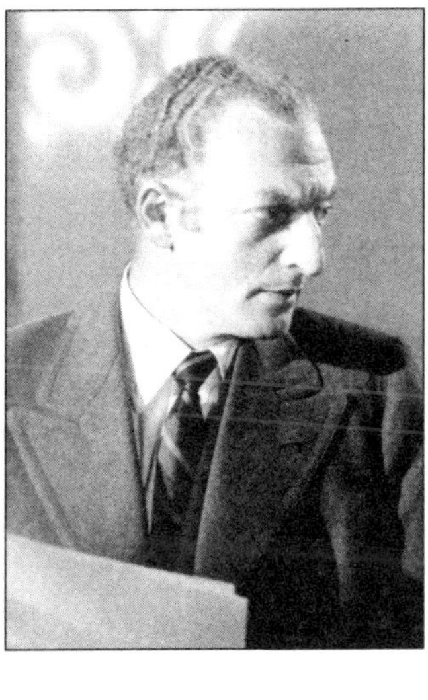

Everett Sloane

langsam das Augenlicht. Am 11. Juli 1965 nahm er in seinem Haus in Los Angeles eine Überdosis Schlaftabletten ein.

SOEUR SOURIRE

*eigtl. Jeanine Deckers * 1933, †30.3.1985 Wavre, belg. Nonne und Sängerin.*

Sie nannte sich »die lächelnde Schwester«. Bekanntheit erlangte sie jedoch als »die singende Nonne«. Eine Single, die sie besang, wurde zum Welterfolg. In den Jahren danach hatte Jeanine Deckers allerdings nur noch wenig Grund zur Fröhlichkeit. Arm wie eine Kirchenmaus, konnte die ehemalige Dominikaner-Nonne ihre Steuerschulden in Millionenhöhe nicht bezahlen. Zusammen mit ihrer zweiundvierzigjährigen Freundin Annie Pecher nahm sie sich schließlich das Leben. »Wir sind am Ende – finanziell und moralisch«, stand im Abschiedsbrief. »Wir haben keine Ideale mehr, nur noch Gott. Aber das macht uns nicht satt.« Jeanine Deckers war zunächst Zeichenlehrerin an einer Mädchenoberschule in Brüssel, bevor sie Novizin in einem Kloster bei Waterloo wurde. Dort nannte man sie Schwester Gabrielle. Ermuntert von der Oberin, begann sie bald damit, die strenge Atmosphäre hinter den Klostermauern bei Zusammenkünften durch Gitarrenspiel aufzulockern. 1962 fuhr sie zur Schallplattenfirma Philips nach Brüssel, um dort ein Lied aufzunehmen, von dem später zweihundert Singles gepresst werden sollten. Doch die Produzenten waren so begeistert von dem Titel, dass sie bei den Klosterfrauen vom Dominikanerorden Fichermont anfragten, ob es möglich wäre, eine größere Stückzahl zu veröffentlichen. Die Oberin erteilte die Genehmigung unter der Bedingung, dass kein Foto und auch nicht der Name von Schwester Gabrielle auf der Schallplattenhülle erschienen. »Dominique« kam im November 1963 auf den Markt und wurde zuerst in Belgien und Frankreich und dann europaweit ein Hit (in England zum Beispiel Position sieben, in Deutschland Platz sechs). Als »The Singing Nun« verdrängte Jeanine Deckers sogar Elvis Presley vom Spitzenplatz der amerikanischen Hitparade. Aus der gelegentlich singenden, unbekannten Nonne war Soeur Sourire

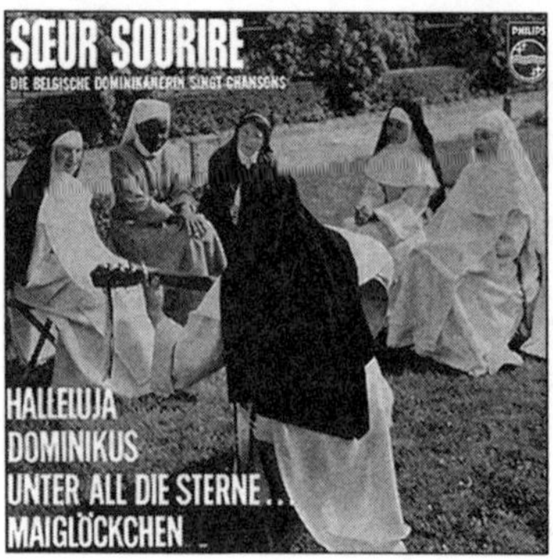

Soeur Sourire

geworden: eine religiöse Frau im Rampenlicht. Der Kloster-Leitung gefiel, dass der Großteil der Tantiemen in ihrer Kasse landete; gleichzeitig störte der Rummel um die Ordensschwester jedoch die Beschaulichkeit und Andacht. Zudem verlangte die Mutter Oberin, dass in den Texten künftiger Lieder ein ernsthafterer Ton angeschlagen würde. Die Harmonie war gestört, und mit einem Film-Angebot kam dann der endgültige Bruch. 1966 zog Jeanine Deckers mit ihrer Freundin Annie Pecher nach Leuven und versuchte, an das Geld heranzukommen, das auf dem Konto des Klosters landete. Als das nicht gelang, hielt sie sich mit Religions- und Gitarrenunterricht über Wasser. Jahre später versuchte sie, unter dem Namen Luc Dominique an vergangene Zeiten anzuknüpfen – doch auch bei provokativeren Liedern, in denen beispielsweise Gott für die Pille gedankt wurde, gab es nur wenig Resonanz beim Publikum. Anschließend gründete sie zusammen mit ihrer Freundin ein Institut für behinderte Kinder. Es musste jedoch schon bald wieder geschlossen werden, weil die Zahlungsmittel für diese soziale Einrichtung nicht ausreichten. Das war der Anfang vom Ende. Zuerst fehlte das Geld, dann fehlte der Mut und schließlich jegliche Hoffnung. Am 30. März 1985 vermischten Jeanine Deckers und Annie Pecher zweihundert Schlaftabletten mit dem Inhalt von einer Flasche Kognak. Als man die beiden Frauen fand, waren sie bereits zwei Tage tot. Sie lagen auf dem Bett in dem gemeinsam bewohnten Apartment im siebten Stock eines Hochhauses an der Brüsseler Straße in Wavre. Der Schallplattenspieler belegte, von welcher Musik sie sich in den Tod hatten begleiten lassen: dem Ersten Klavierkonzert von Peter Tschaikowsky. Auf dem Wohnzimmertisch lagen Papiere, Cassetten und Fotos – alles fein säuberlich geordnet. »Wir kehren zum Herrn zurück«, schrieb Jeanine Deckers in ihrem Abschiedsbrief. Zum Schluss äußerte sie die Bitte, gemeinsam mit ihrer Freundin als Nonnen, also mit Kreuz und Ring, beigesetzt zu werden. Ein frommer Wunsch.

SPEUSIPPOS

** um 408 v. Chr., † 339 v. Chr. Athen, griech. Philosoph.*

Speusippos war ein Neffe und Schüler Platons, der nach dessen Tod die Leitung der »Akademie« (von Platon gegründet) übernahm. Bei Diogenes Laertius wird der Lebenswandel von Speusippos als lasterhaft und ausschweifend beschrieben. Er habe im Alter aus Schwäche und Verzweiflung seinem Leben ein Ende bereitet. Von seinem umfangreichen Werk ist nur wenig erhalten. Besonders erwähnenswert ist, dass er in seinem Werk »Ähnlichkeiten« gleichartige Erscheinungen im Tier- und Pflanzenreich untersucht hat.

SIR BERNARD SPILSBURY

** 1877, † 1947 London, engl. Gerichtsmediziner.*

Als »Skalpell von Scotland Yard« konnte Spilsbury in vielen spektakulären Mordprozessen die Schuldigen dingfest machen. So überführte er etwa den Serienmörder Ted Bundy anhand der Zahnabdrücke, die er bei seinen Opfern hinterlassen hatte – was ihn zur nationalen Berühmtheit machte. Nachdem er jedoch im hohen Alter mehrere Schlaganfälle erlitten hatte, merkte Spilsbury, dass sich seine Karriere dem Ende zuneigte. Da er sich ein Leben ohne seine geliebte Arbeit nicht vorstellen konnte, nahm er sein Schicksal in die eigene Hand. Gründlich wie er war, stellte er sogar für seinen Tod einen Zeitplan auf. Statt der üblichen fünfhundert Autopsie-Formulare orderte er diesmal nur einhundert. Von Tag zu Tag passierten die Leichen wie gewohnt seinen Seziertisch. Der Stapel der Vordrucke wurde rasch dünner. Nachdem das letzte Formular dann ausgefüllt war, dinierte Spilsbury wie an jedem Abend in seinem Club. Danach kehrte er in sein Labor zurück und steckte seinen Kopf in den Gasofen.

CARL WILHELM STADELMANN

** 21.1.1782 Jena, † 25.12.1844 ebd., Goethes ehemaliger Diener.*

Sieben Jahre lang stand Stadelmann im Dienste Goethes – finanziell knapp gehalten und teilweise bis zu zwanzig Stunden am Tag auf den Beinen. Doch im Sommer 1824 musste er gehen: Seine gelegentlichen Alkoholexzesse hatten überhandgenommen. Er kehrte zurück nach Jena, jobbte als Buchdrucker und Assistent eines Optikers. Bald war er jedoch so heruntergekommen, dass nur noch der Schritt ins Armenhaus blieb. Seinen letzten Halt verlor Stadelmann durch den Tod seiner Frau 1834. Er wurde zum harten Trinker – ein Wrack – und war schließlich nur noch in der Lage, einfache Arbeiten wie Holzhacken und Gartenjäten zu erledigen – bis man 1844 anlässlich der Enthüllung eines Goethe-Denkmals einen Ehrengast benötigte. Hofiert und überschüttet mit Geschenken, erlebte der ehemalige Diener noch einmal den Glanz verlorener Zeiten. Eine lebendige Reliquie, die nur für ein paar Stunden interessant war. Danach ging's zurück zu Strohsack und

Schikanen ins Armenhaus. Der kurze Tag Erinnerung und Ruhm war für ihn nicht zu verarbeiten: Stadelmann betrank sich, ging auf den Dachboden des Armenhauses und hängte sich auf.

NICOLAS DE STAEL

** 5. 1.1914 St. Petersburg, † 16.3.1955 Antibes, frz. Maler.*

Schon im Alter von sieben Jahren war De Stael auf sich gestellt. Sein Vater, General Vladimir De Stael, musste nach der Oktoberrevolution Russland verlassen. Kurz nachdem sich die Familie in Belgien niedergelassen hatte, starben seine Eltern. De Stael wuchs in Privatschulen auf. Mit sechzehn entdeckte er die Malerei, mit zweiundzwanzig traf er in Marokko seine zukünftige Frau: die Malerin Jeanne Guillou. Zu Beginn des Zweiten Weltkrieges trat er der Fremdenlegion bei. Dort nutzte man sein künstlerisches Talent zum Erstellen von Landkarten. Erst 1942, in dem Jahr, in dem seine Tochter zur Welt kam, nahm seine Arbeit abstrakte Formen an. In Nizza traf De Stael die Künstler Jean Arp und Sonia Delaunay. Um seine Familie zu ernähren, arbeitete er als Möbel-Polierer und Tischler. Trotzdem lebte er in bitterster Armut. 1946 starb seine Frau bei einer Abtreibung. Die folgenden Bilder drückten seine tiefe Verzweiflung aus. Zu Beginn der fünfziger Jahre wendete sich dann jedoch sein Los. Die Galeristen begannen, sich für seine Werke zu interessieren. Die nun großformatigen Gemälde wurden sogar in Amerika ausgestellt. Und auch privat erhielt er eine zweite Chance: mit der jungen Françoise Chapouton, mit der er drei weitere Kinder hatte. Obwohl er nach außen hin glücklich wirkte, war der Maler jedoch ein zerrissener Mann. De Stael fühlte sich einsam und war sich über seine weitere künstlerische Entwicklung nicht im klaren. Am 16. März 1955 sprang er aus dem Fenster seines Studios in Antibes.

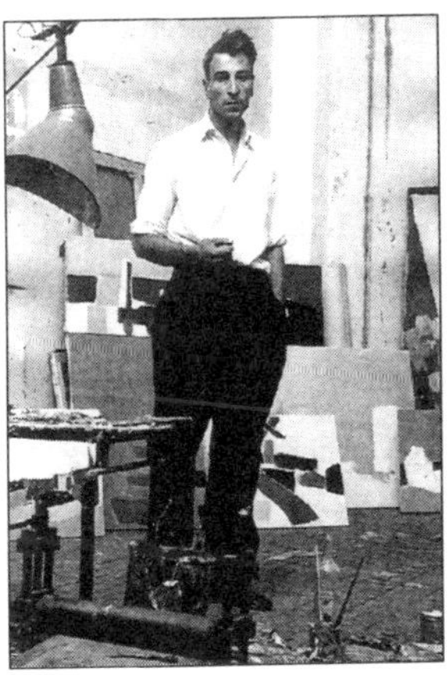

Nicolas De Stael

WILHELM STEKEL

** 18.3.1868 Borjan/Rumänien, † 21.6.1940 London, österr. Psychoanalytiker.*

Stekel hatte eine florierende Praxis in Wien, als er Sigmund Freud kennenlernte, dessen Erforschung des Unterbewusstseins ihn sofort begeisterte. Nachdem er sich selbst mit der Psychoanalyse auseinandergesetzt hatte, entwickelte er bald eigene Theorien. Jeden Mittwoch abend lud Freud Alfred Adler, Max Kahane, Rudolf Reitler und Stekel zu einer Diskussionsrunde in seinem Wartezimmer ein. Die Gruppe wuchs stetig und entwickelte sich zur Wiener Psychoanalytischen Bewegung. Als 1911 das Zentralblatt für Psychoanalyse gegründet wurde, kam es zum Streit um die Besetzung der Redaktion. Kurzerhand gründete Freud mit Hanns Sachs und Otto Rank eine eigene psychoanalytische Zeitschrift, die sich der interdisziplinären Erforschung des Seelenlebens widmen sollte. Stekel reagierte beleidigt und trat als Konsequenz aus der Wiener Bewegung aus. Ungebremst setzte er seine Arbeit fort. So nahm er den von Freud später in den Mittelpunkt gerückten Dualismus von Lebens- und Todestrieb vorweg. Zwar ließ er es oft an Genauigkeit vermissen, doch seine vielfältigen Falldarstellungen machten sein Schaffen zu einer Fundgrube für Psychotherapeuten. »Das Kennzeichen des unreifen Menschen ist, dass er für eine Sache nobel sterben will, während der reife Mensch bescheiden für eine Sache leben möchte«, sagte er einmal. Deshalb floh er nach der Machtergreifung der Nationalsozialisten über die Schweiz nach England. Die Emigration verschlimmerte seinen ohnehin angegriffenen Gesundheitszustand: Stekel litt unter Prostatabeschwerden und Diabetes. Dazu kamen Eheprobleme: Seine Frau, die ebenfalls krank war, lebte auf dem Land, während er allein in einem Londoner Hotel wohnte. Darüber hinaus wurde er von der Angst geplagt, dass die Deutschen England erobern könnten. Unter seinen Schmerzen leidend, entschied er sich schließlich, durch eine Insulin-Injektion zu sterben. Doch er überlebte. Kurz darauf tötete er sich mit einer Überdosis Tabletten.

INGER STEVENS

** 18.10.1934 Stockholm, † 1.5.1970 Los Angeles, schwed. Schauspielerin.*

Als Stevens dreizehn war, ließen sich ihre Eltern scheiden, und sie ging mit ihren Vater in die USA. Der Vater heiratete erneut, und sie lief von zuhause weg. Nach einiger Zeit als Chorus-Girl drehte sie verschiedene Werbespots und erhielt Rollen in Fernsehfilmen. 1957 folgte ihr erster

Kinofilm »Die große Schuld«. Nach einer vielpublizierten Affäre mit Bing Crosby, dem Hauptdarsteller, heiratete sie ihren Agenten. Die Ehe hielt jedoch nur vier Monate. Am 1. Januar 1959 versuchte die Schauspielerin, sich wegen einer unglücklichen Liebschaft mit Schlaftabletten und Salmiakgeist umzubringen. Sie überlebte. Einem Freund vertraute sie an, dass sie ständig deprimiert sei und sich einsam fühle. Die TV-Serie »The Farmer's Daughter« brachte ihr schließlich den langersehnten Erfolg. Nebenbei spielte sie in einem Dutzend Filmen neben hochkarätigen Stars wie Clint Eastwood, Richard Widmark und Burt Reynolds. Am 1. Mai 1970 nahm Inger Stevens eine Packung Schlaftabletten ein. Eine Freundin entdeckte sie und brachte sie ins Krankenhaus. Auf dem Weg dorthin starb die zerbrechlich wirkende Schauspielerin. Erst nach ihrem Tod wurde publik, dass sie seit 1961 mit dem farbigen Jazz-Musiker Isaak Jones verheiratet war.

CHARLOTTE STIEGLITZ

** Juli 1806 Hamburg, † Dezember 1834, Ehefrau von Heinrich Stieglitz.*

Einer der merkwürdigsten Selbstmordgründe in diesem Buch: Charlotte Stieglitz erstach sich mit einem Dolch, um, wie es heißt, den poetischen Genius ihres Mannes durch Leiden zu beflügeln. Eventuell hoffte sie auch, den Dichter Heinrich Stieglitz (1801-1849) auf diese Art von seinen Depressionen zu heilen – wie auch immer das funktionieren sollte. Obwohl beider Beziehung von ständiger Angst und ständigen Bedenken begleitet war, war eine Ehe daraus entstanden. Eine Ehe allerdings, in der Charlotte und Heinrich Stieglitz sich gegenseitig ständig durch ihre Depressionen belasteten. Ende des Jahres 1834 entschloss Charlotte Stieglitz sich schließlich, ihr Leben zu beenden – während ihr Mann zu einem Beethoven-Konzert ausgegangen war. Von Theodor Mundt wurde ihr Leben in »Ein Denkmal« verklärt.

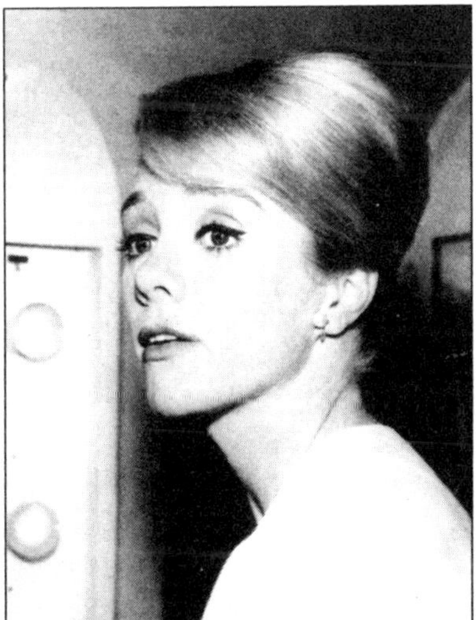

Inger Stevens

ADALBERT STIFTER

** 23.10.1805 Oberplan, † 28.1.1868 Linz, österr. Erzähler.*

Der Selbstmord Adalbert Stifters durch einen Rasiermesser-Schnitt in den Hals wurde erst viele Jahre nach seinem Tod öffentlich. »Hofmannsthal erzählte es mir und sprach davon, wie sich unser Gefühl dagegen wehrte«, kommentierte Biograph Alois Raimund Hein in einem Aufsatz 1904. Unheilbar leberkrank seit 1863, hatte Stifter an furchtbaren Schmerzen gelitten. »Traf man ihn in einer Stimmung, die es ihm möglich machte, von etwas anderem als seinen Leiden zu sprechen, das er dem Besucher gern haarklein erzählte ... so leuchtete eine edle Fassung, eine verklärte Anschauung irdischer Dinge, die Stimmung einer reinen Seele ... aus seinen Worten hervor. Er sprach es aus, dass dieses körperliche Leiden ihn in sein Innerstes zurückgeführt habe, und dass er ein besserer Mensch geworden sey«, erinnerte sich Freundin Emilie Binzer in einem Nachruf 1868. Stifter war Naturwissenschaftler, Denkmalpfleger, Maler, Privatlehrer und Schulrat. Die weitläufigen Natur- und Landschaftsbeschreibungen und seine Liebe zum Kleinen und Gewöhnlichen brachten ihm immer wieder den Vorwurf der Langeweile ein. Thomas Mann sprach positiv vom »Sensationellwerden der Langenweile«. Die wichtigsten Erzählungen und Novellen des studierten Juristen sind in den Sammelbänden »Studien« (1844-1850) und »Bunte Steine« (1853) enthalten. Der Bildungs- und Erziehungsroman »Der Nachsommer« erschien 1857.

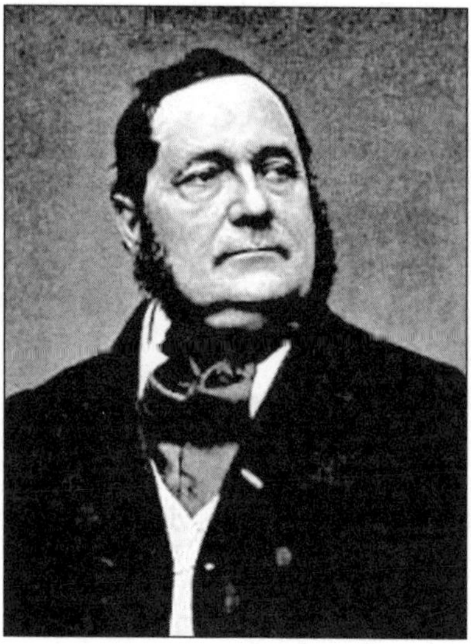

Adalbert Stifter

RORY STORM

*eigtl. Alan Caldwell * 1940, † 27.9.1972, engl. Sänger.*

Die Zuneigung des Publikums lässt sich nicht konservieren. Begeisterungsstürme sind in Windeseile verweht. Das bekam auch Rory Storm zu spüren – und setzte seinem Leben schließlich, auch bedingt durch andere Probleme, ein Ende. Berühmt war er geworden, weil in seiner Band »The Hurricanes« ein Schlagzeuger saß, der noch viel berühmter werden sollte: Ringo Starr. In einer heimlichen Aktion wurde er von John Lennon, Paul McCartney und George Harrison abgeworben, und der eigentliche »Beatles« Drummer war der Dumme: Am 16. August 1962, nach auf den Tag genau zwei Jahren, wurde Pete Best gefeuert. »Rory Storm and The Hurricanes« galten zu Beginn der sechziger Jahre als herausragende Live-Band. Besonders der Sänger war ein Show-Talent und wusste die Zuhörer mit seinen effektvollen Darbeatungen zu begeistern. Der Liverpooler Mann am Mikrofon war ein athletisches Energiebündel, das bisweilen aufsehenerregend über technisches Gerät, Lautsprecher und Verstärker-Anlagen kletterte. Doch nach dem Weggang seines Schlagzeugers blieb von jener Dynamik nur noch wenig übrig. Und so verblasste das bisschen Ruhm, was sich bislang angesammelt hatte. Aus dem Sturm war ein laues Lüftchen geworden, dem es nun nicht mehr gelang, frischen Wind in die Clubs zu bringen. Zehn Jahre später, kurz nachdem sein Vater gestorben war, schluckten Rory Storm und seine Mutter eine Unmenge an Schlaftabletten. Sie starben am 27. September 1972.

MEL STREET

*eigtl. King Malachi Street * 21.10.1933 Grundy/West Virginia,*
† 21.10.1978 Hendersonville/Tennessee, amerik. Sänger und Komponist.

In den Country-Charts war Street häufig vertreten, doch die beachtlichen Erfolge konnten ihm nicht die Depressionen nehmen. An seinem fünfundvierzigsten Geburtstag tötete er sich. Bekannt war Street in den fünfziger Jahren mit seiner Tätigkeit als Plauderer bei einer lokalen Rundfunkstation geworden. Dann ging er nach Niagara Falls, später nach New York und verdiente seinen Lebensunterhalt als Arbeiter auf Baustellen. Anschließend kam er zurück nach West Virginia – im Gepäck viele Songs, die er im Laufe der Jahre geschrieben hatte. Die spielte er in Clubs und in manch übler Spelunke. 1970 ging er in ein Studio und nahm für eine kleine Schallplattenfirma »Borrowed Angel«

auf. Als dieses Lied zwei Jahre später wiederveröffentlicht wurde, war es innerhalb kürzester Zeit ein großer Country-Hit. Doch inzwischen war der gelegentliche Wegbegleiter Alkohol zu einem festen Freund von Mel Street geworden, und die persönlichen Probleme wuchsen unter dem Einfluss der Droge über sich selbst hinaus. Zum Zeitpunkt seines Selbstmordes hieß seine aktuelle Single übrigens »Just hangin' on«.

MARGARET SULLAVAN

** 16.5.1909 Norfolk, † 1.1.1960 New Haven, amerik. Schauspielerin.*

Ihre Tochter Brooke Hayward schrieb unter dem Titel »Haywire« ein Buch über den Tod ihrer Mutter. »Haywire« bedeutet »konfus« und spielt so auf den Seelenzustand Sullavans an. Die Tochter wohlhabender Eltern hatte sich seit frühester Kindheit mit Tanz und Schauspielerei beschäftigt. Mit siebzehn gab sie zusammen mit James Stewart und Henry Fonda ihr Bühnendebüt bei den University Players. 1933 wurde sie vom Universal-Studio unter Vertrag genommen. Sullavan wurde auf Anhieb ein Publikumsliebling. Obwohl sie bald eine der begehrtesten Hauptdarstellerinnen war, führten ständige Streitereien mit dem Studio dazu, dass sie öfter Abstecher zurück zum Broadway machte. Ihr bekanntester Film ist der Lubitsch-Klassiker »Rendezvous nach Ladenschluss« (1940), in dem sie eine hochnäsige Verkäuferin spielt, in die sich James Stewart verliebt. 1943 nahm sie Abschied vom Film und trat (mit einer Ausnahme) nur noch auf der Bühne auf. Ein Kollege bemerkte damals den enormen Medikamentenkonsum Sullavans. Hinzu kam, dass sie langsam ihr Gehör verlor. 1956 brach sie Dreharbeiten für eine TV-Show ab, um in ein Privatsanatorium zu gehen. Ende 1959 beschloss sie, ein Bühnencomeback am Broadway zu wagen. Doch dazu sollte es nicht mehr kommen. Am 1. Januar 1960, noch während der Proben in New Haven, brachte sich Sullavan in ihrem Hotelzimmer mit einer

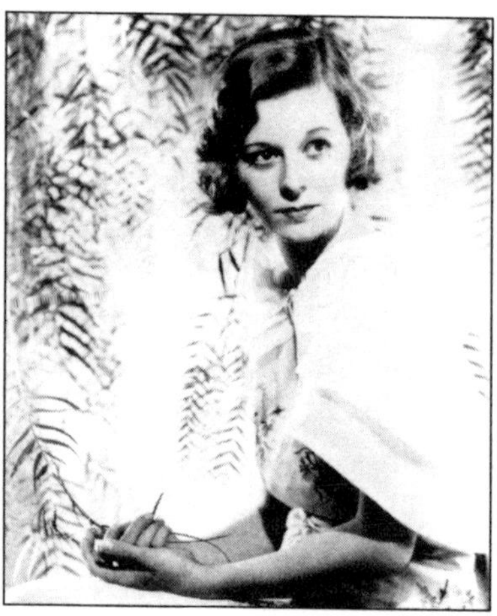

Margaret Sullavan

Überdosis Schlaftabletten um. Sie war viermal verheiratet gewesen – darunter mit Henry Fonda und Regisseur William Wyler.

SCREAMING LORD SUTCH

*eigtl. David Edward Sutch * 10.11.1940 Harrow/Middlesex,*
†16.6.1999, engl. Sänger.

Gerade war er von London nach Harrow gezogen und bewohnte das Haus seiner verstorbenen Mutter, als er sich auf den Weg machte, ihr in großen Schritten nachzufolgen. Er war ein Entertainer, der der hochnäsigen englischen Politik das Lachen beibrachte, und er wurde als Kandidat für das Parlament von den ernsten Politikern ausgelacht. Man war in jenen greisen Kreisen irritiert über seine Vorschläge, Jogger auf einer riesigen Tretmühle billigen Strom erzeugen zu lassen oder im Kanaltunnel eine Abzweigung zur Insel Jersey zu bauen, damit der Zugang zum Steuer-Paradies müheloser erfolgen könne. Das Volk war jedoch belustigt, und selbst Premierminister Tony Blair musste schließlich zugeben, dass Sutch die britische Politik um eine einzigartige Komponente bereichert habe. Zusätzlich war er der Kopf einer mitunter kopflos wirkenden Band: den 1958 gegründeten »The Savages«, die mit den Titeln »'Til the following Night« und »She's falling in Love with a Monster Man« eine Art frühen Schock-Rock auf die Bühne brachten. Seine wilden Auftritte mit Slapstick-Einlagen absolvierte der Sänger im Leopardenkostüm oder im Vampir-Dress. Die langen, zuweilen giftgrünen Haare und der kreischend-schreiende Gesang waren sein Erkennungszeichen. Auf den Konzertplakaten wurden herz- und nervenschwache Personen vor einer Show gewarnt, bei »der alles möglich ist«. 1963 erschien dann eine Single, die zwar kein Hit, aber ein vielgespieltes Lied im Radio und ein Klassiker bei den Auftritten wurde: »Jack the Ripper«. Sutch erschien auf der Bühne mit einem schaurig langen Fleischermesser, trug einen gruselig schwarzen Anzug mit Zylinder und eine geheimnisvolle Ledertasche. Immer neue Ideen und Schallplatten entstanden bis 1979. Parallel baute der frühe Medien-Star den Piratensender »Radio Sutch« auf und unternahm insgesamt vierzig Anläufe, um mit seiner »Monster Raving Loony Party« (etwa »Riesig ausgeflippte Verrückten-Partei«) den Sprung ins britische Unterhaus zu schaffen – vergeblich, obwohl sein Motto eigentlich einleuchtend war: »Stimmt für den Wahnsinn, nur das ist vernünftig!« In Ashburton sahen das die Bürger anscheinend ebenso und wählten den »Loony« Alan

Hope zum Bürgermeister. Doch für den Lord und seinen Einzug ins Parlament reichte es nie aus. Vielleicht waren seine Wahlversprechen (»Ski-Urlaub auf den EG-Butterbergen und Wahlrecht für Heimtiere«) doch etwas zu realistisch. Im Frühjahr 1999 litt Lord Sutch darunter, dass seine Mutter gestorben war. Zusätzlich machte ihn mutlos, dass die seriöse Politik es ihm unmöglich machen wollte, an der Wahl zum Europa-Parlament teilzunehmen. Wenig später starb auch noch sein Hund. Sutch betäubte seinen Schmerz mit Tabletten. Am 16. Juni 1999 wurde er von seiner Freundin erhängt in der ehemaligen Wohnung seiner Mutter in Harrow aufgefunden. Der beklemmende Horror des musikalischen Exzentrikers fand ein schauerliches, lautloses Ende.

PETER SZONDI

** 27.5.1929 Budapest,* † *18.?.10.1971 Berlin,*
dt. Literaturhistoriker ungar. Herkunft.

Im Zweiten Weltkrieg entkam der Sohn des Psychiaters Leopold Szondi nur knapp dem Tod im Konzentrationslager Bergen-Belsen. Nachdem die Familie im März 1944 deportiert worden war, entging sie der Vernichtung allein durch ein Abkommen, das die Freilassung ungarischer Juden im Tausch gegen kriegswichtige Güter regelte. Im Dezember 1944 erreichte die Familie die Schweiz, wo Peter Szondi nach seinem Abitur studierte. 1954 promovierte er mit seiner bald richtungweisenden »Theorie des modernen Dramas« (1956). Seine Habilitation an der Freien Universität Berlin erlangte er 1961 mit dem »Versuch über das Tragische«. Anschließend lehrte er als Privatdozent in Göttingen und als Gastprofessor in Princeton, bis er 1968 zum ordentlichen Hochschulprofessor für Allgemeine und Vergleichende Literaturwissenschaft in Berlin berufen wurde. Vor dieser Zeit waren vor allem seine Studien zu Hölderlins Gedichten und zum dramatischen Frühwerk Hugo von Hofmannsthals auf große Resonanz gestoßen. Warum Szondi sich 1971 – kurz bevor er Paul de Man auf dem Zürcher Lehrstuhl nachfolgen sollte – ertränkte, ist bis heute nicht geklärt. Gemutmaßt wurde, dass akute Depression, tiefe Enttäuschung über Kollegen oder »ein Gefühl metaphysischer Heimatlosigkeit, das der entwurzelte jüdische Gelehrte stark empfand« (Hans-Albrecht Koch) eine Rolle gespielt haben könnten. Die Leiche des Literaturwissenschaftlers, der sich immer wieder mit Theodor Adorno und → Paul Celan ausgetauscht hatte, wurde in einem Berliner See gefunden.

T

VICTOR TAUSK

12.3.1879 Sillein/Ungarn, † 3.7.1919 Wien, österr. Psychoanalytiker.

Obwohl er viel lieber Medizin studiert hätte, wurde Tausk ein angesehener Rechtsanwalt. Insgeheim liebäugelte er jedoch weiter mit der Welt der Medizin und verfolgte interessiert ihre neuesten Entwicklungen. Nachdem er die Werke Sigmund Freuds verschlungen hatte, begann er eine Korrespondenz mit dem Vater der Psychoanalyse. Freud lud ihn daraufhin zu sich nach Wien ein und sorgte dafür, dass er doch noch ein Medizinstudium absolvieren konnte. 1914 erhielt Tausk seine Approbation und begann, als Psychoanalytiker zu arbeiten. Er verfasste eine vielbeachtete Abhandlung über die Ursachen der Schizophrenie. Doch der Erste Weltkrieg stand bereits vor der Tür. In der Nachkriegszeit war es schwer für ihn, sich erneut zu etablieren. Auch sein einstiger Gönner Freud ging auf Distanz. Der hochintelligente Tausk war ihm zu eigensinnig geworden. Entgegen aller ärztlichen Grundsätze verliebte er sich in eine Patientin. Die Katastrophe war komplett, als die entdeckte, dass sie von ihm schwanger war. Zur Heirat gezwungen, erhängte sich Tausk am Tage der Hochzeit. Seine Leiche wurde von seiner Braut entdeckt.

SARA TEASDALE

*eigtl. Sara Trevor * 4.8.1884 St. Louis, Missouri,*
† 29.1.1933 New York City, amerik. Lyrikerin.

Die junge Sara Trevor begann schon in der Schule mit dem Schreiben von Gedichten. Mit Schulkameraden gab sie ein Literaturmagazin heraus. Schon bald darauf war Teasdale eine anerkannte Lyrikerin, die der »New Poetry Society of America« beitrat. Nachdem sie Europa und den Mittleren Osten bereist hatte, heiratete sie 1914 und ließ sich in

New York nieder. Es war eine Vernunftehe: Ihr Vater, der einen Schlaganfall erlitten hatte, wollte seine Tochter versorgt sehen. Die Ehe war für das Paar jedoch eine Katastrophe. Ständig war Teasdale auf der Flucht vor den sexuellen Avancen ihres Gatten. Doch viel mehr fürchtete sie die Einsamkeit, wenn ihr Mann auf Reisen war. Ihre Sammlung »Love Songs« gewann 1918 den ersten Pulitzer-Preis für Poesie. 1929 wurde ihre Ehe geschieden. Danach lebte die Schriftstellerin in einem Hotel, in dem nur gelegentliche Besuche von Freundinnen ihr Alleinsein erhellten. In späteren Jahren kämpfte sie mit Schreibblockaden und ständig wiederkehrenden Depressionen. Außerdem fürchtete sie, wie ihr Vater einen Schlaganfall zu erleiden. Ihr letztes Buch »Strange Victory« ließ die folgende Tragödie ahnen. Im Januar 1933 nahm Sara Teasdale eine Überdosis Schlaftabletten zu sich, während sie in der Badewanne saß. Sie wurde in ihrem Heimatort begraben.

BIGGIE TEMBO

*eigtl. Rodwell Marasha * 30.9.1958; † 30.7.1995, afrik. Sänger und Gitarrist.*

Zuerst nannten sie sich »Wild Dragons« und begleiteten den Sänger Son Takura; dann hießen sie »Bush Guerillas« und kämpften mit Robert Mugabe für die Unabhängigkeit ihres Landes. Als aus dieser Band dann die »Bhundu Boys« wurden, kam endlich der große Erfolg: Die Musiker um Biggie Tembo wurden zur erfolgreichsten Band der jungen afrikanischen Republik Simbabwe. Ihre zeitgemäßen Pop-Songs nannten sie »Jit-Jive«; viermal kletterten sie damit zwischen 1981 und 1984 auf Platz eins der einheimischen Charts. Nicht lange, und Biggie Tembo galt als »king of Zimbabwean pop music«. Mit geliehenen Instrumenten hatten die »Bhundu Boys« angefangen, in den Nachtclubs von Harare westliche Hits nachzuspielen. Sie galten als unangepasst, ihre Musik war revolutionär. In den eigenen Liedern, die schon bald immer mehr Raum im Repertoire einnahmen, behandelten sie soziale, politische und wirtschaftliche Themen. So sangen sie über zerrüttete Beziehungen, die Nachwirkungen des verheerenden Bürgerkrieges und die Bedrohung durch Aids. 1986 wurden die rastlosen Musiker dann auch in Europa bekannt. Ihr Album »Shabini« eroberte die Spitzenposition der britischen Independent-Charts. Einige Songs liefen sogar in Diskotheken. Einen besseren Zeitpunkt für eine England-Tournee konnte es nicht geben. Und so stellte sich Biggie Tembo sechs Monate lang Abend für Abend auf alle erreichbaren Bühnen: Sieben Tage pro Woche jeweils vier Stunden lang. »Was der da macht, ist ja fast schon manisch«, urteilten Konzertbesucher, die bei so viel Energie und Begeisterung nicht mehr mitkamen. Sein Pensum etwas zurückzuschrauben, kam für Tembo auch in den folgenden Jahren nicht in Frage. Anfang der neunziger Jahre trafen die »Bhundu Boys« dann allerdings eine Reihe falscher Entscheidungen, und mit der Karriere ging es rapide bergab. Das Loch, in das Tembo daraufhin fiel, war so tief, dass er in eine Nervenheilanstalt eingeliefert werden musste. Dort nahm er sich am 30. Juli 1995 das Leben. Ein Pfleger fand ihn erhängt auf.

MARK THEVEN

** 1973, † Juni 1997, dt. Tänzer.*

»Squeezer hat mein Leben zur Hölle gemacht«, schrieb der Tänzer der strahlend-fröhlichen Pop-Band (»Blue Jeans«) in seinem Abschiedsbrief. »Unser Sohn ist in den Tod gemobbt worden«, wiederholten seine Eltern, nachdem »Bild am Sonntag« und das Boulevard-Magazin »Akte 97« den Fall aufgegriffen hatten. Ständig seien dem sensiblen Tänzer neue Frisuren aufgedrängt worden; trotz Attests, das ihm Arbeitsunfähigkeit bescheinigte, habe Managerin Marion Sindram mit Schadensersatz gedroht, falls er nicht zu einem Videodreh erscheine – und auch sonst sei der Druck nicht auszuhalten gewesen: »Mark wurde systematisch fertiggemacht«. Kurz nach der Benefizveranstaltung »Charity 1997« hatte sich der Vierundzwanzigjährige in der Nähe seiner Wohnung aufgehängt. Lori Stern und Jim Reeves – die beiden übriggebliebenen Mitglieder von »Squeezer« – sahen die Sache allerdings ganz anders: »Mark war psychisch krank. Er benutzte uns als Feindbild, um sich seine Probleme zu erklären«, rechtfertigten sie sich in einem Interview des »Stern«. Vor allem habe er zu hohe Ansprüche gehabt: »Wie gut er auch war, er fand: ›Ich war schlecht‹.« Und: »Er dachte, er müsse ein Image aufbauen, das mit ihm selbst nichts zu tun hatte. Am Ende hat er sich nicht mehr darin wiedergefunden.«

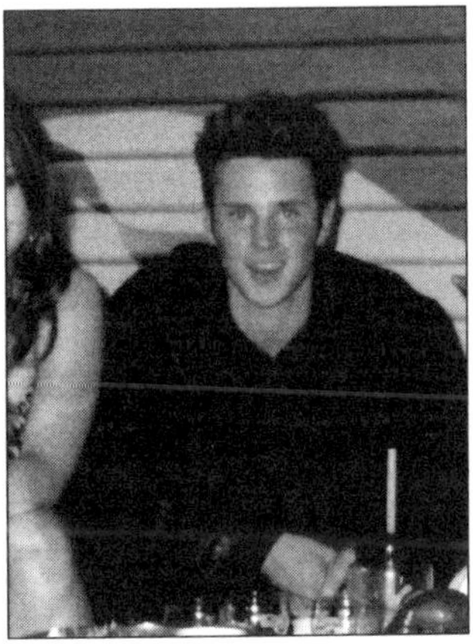

Mark Theven

Genau ein Jahr nach Mark Thevens Tod stellten »Squeezer« auf der »Charity 1998« dann ihren neuen Tänzer vor. Anfang 1999 gaben sie die Auflösung des Trios bekannt. Zum Schluss des »Stern«-Interviews hatte Lori Stern gesagt: »Man denkt über jede Situation: Ich hätte ihm das anders sagen sollen. Aber dafür ist es leider zu spät.«

JASON THIRSK

** 1969, † 29.7.1996, Hermosa Beach, amerik. Bassist.*

Kurz nach der Trennung von der populären Punk-Band »Pennywise« trennte sich Jason Thirsk auch von seinem Leben. Auf dem Grundstück seines Hauses in Hermosa Beach wurde die Leiche des siebenundzwanzigjährigen Musikers am 29. Juli 1996 von seiner Freundin entdeckt. Thirsk hatte seit einigen Monaten starke Depressionen durchlitten, trank unverhältnismäßig viel Alkohol und nahm auch noch andere Drogen zu sich. Die Musik, das Zusammensein mit der Band und das Mitverfassen der Songs hatten ihm offenbar Halt gegeben und den persönlichen Problemen Einhalt geboten. Hinzu kam das erfolgreiche Album »About Time« aus dem Jahr 1995, das noch zu weitaus größeren Erwartungen Anlass gab. Da Jason Thirsk jedoch angeblich nicht mit auf Konzert-Tour gehen wollte, musste er ersetzt werden. Dermaßen in die Enge getrieben und der eigenen Hilflosigkeit ausgeliefert, bröckelten nach und nach die auftrainierten Schutzpanzer ab. Der verletzte Musiker wurde verwundbar und griff am 29. Juli 1996 zur Waffe.

CARLOS THOMPSON

eigtl. Juan Carlos Mundin-Schaffter

** 7.7.1923 Buenos Aires, † 10.10.1990 ebd., argent. Schauspieler und Schriftsteller.*

Juan Carlos Mundin-Schaffter wuchs als Nachkomme schweizerischer Einwanderer in Argentinien auf. Beide Elternteile waren als Schriftsteller tätig. Sein Leben lang versuchte er, in ihre Fußstapfen zu treten. Schon in seiner Zeit als Nachwuchsschauspieler hatte er nebenbei Romane und

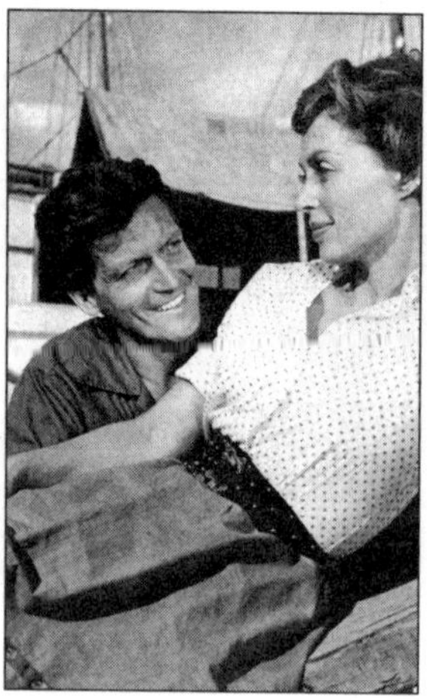

Carlos Thompson

Kurzgeschichten verfasst. »Alles, was ich habe, mag das Schicksal mir nehmen, nicht aber meine Schriftstellerei, die für mich der Lebenssaft ist«, meinte er später in einem Interview. Die Karriere Thompsons hatte begonnen, als er sechzehn war: mit dem Film »Männer von Morgen«. Da er seine Familie finanziell unterstützte, war er auf die ungeliebte Filmarbeit angewiesen. Politische Differenzen mit der Regierung Perron führten dazu, dass der inzwischen populäre Schauspieler für einige Tage inhaftiert wurde. Als er 1951 nach Hollywood geholt wurde, kam ihm das Angebot deshalb gerade recht. In der Traumfabrik wurde der gutaussehende Südamerikaner als »Argentinian Dreamboat« gehandelt, merkte aber bald, dass die interessanten Rollen einheimischen Schauspielern vorbehalten waren. Unbefriedigt von seiner Arbeit, lernte er 1956 auf einer Party die deutsche Schauspielerin Lilli Palmer kennen. Mit ihr drehte er den Film »Zwischen Zeit und Ewigkeit«. Im folgenden Jahr wurden sie auch im wahren Leben ein Paar. Thompson folgte ihr nach Europa, wo er nun hauptsächlich in deutschen Produktionen auftrat. Seinen größten Erfolg in dieser Zeit hatte er an der Seite von Liselotte Pulver in »Das Wirtshaus im Spessart« (1957). In den sechziger Jahren begann er, sich aus dem Filmgeschäft zurückzuziehen. Er bezog mit seiner Frau eine Villa in der Nähe von Zürich und begann erneut eine Karriere als Schriftsteller. Sein Sachbuch »Der Meuchelmord an Winston Churchill« (1967) wurde ein internationaler Erfolg. Nach dem Krebstod Palmers 1986 kehrte Thompson nach Buenos Aires zurück. Er zog sich von allen Freunden zurück und führte das Leben eines Einsiedlers. Am 9. Oktober 1990 schoss er sich in seiner Wohnung eine Kugel in den Schädel.

THELMA TODD

** 29.7.1906 Lawrence/Massachusetts, † 16.12.1935 Pacific Palisades/Kalifornien, amerik. Schauspielerin.*

Zu ihrer besten Zeit galt Thelma Todd als eine der begabtesten Komödiantinnen Hollywoods. Sie spielte mit den Marx Brothers und dem Komikerduo Laurel & Hardy. Ihr Ende war allerdings alles andere als komisch: Als die Schauspielerin am 16. Dezember 1935 in ihrer Garage entdeckt wurde, lag sie tot in ihrem Kabriolett. Sie trug ein Abendkleid und ihren Nerzmantel. Offensichtlich war sie an einer Kohlenmonoxidvergiftung gestorben. Doch wieso war die Leiche blutüberströmt? Die eingesetzte Untersuchungskommission konnte keine Erklärung finden und erklärte den Fall zum Selbstmord. Freunde und Bekannte waren allerdings anderer Ansicht. Die einstige »Miss Massachusetts« wollte ursprünglich Lehrerin werden, doch die Talentscouts Hollywoods vereitelten ihren Entschluss. Nach kleinen Rollen in Stummfilmen war klar, dass die blonde Schönheit mehr konnte, als das Dummchen zu spielen. Laurel & Hardy-Entdecker Hal Roach versuchte, sie und Zasu Pitts zu einem weiblichen Komödienduo aufzubauen. In den Dreißigern gründete die geschäftstüchtige Schauspielerin dann »Thelma Todd's Sidewalk Cafe«, das zum beliebten Prominententreffpunkt wurde. Der Gangster Lucky Luciano soll ihr vorgeschlagen haben, das Obergeschoss ihres Lokals zur illegalen Spielhölle auszubauen. Todd lehnte allerdings ab. Viele vermuten, sie könnte deshalb ein Opfer Lucianos geworden sein. Möglich wäre auch, dass Regisseur Roland West in ihren Tod verwickelt war: Mit ihm lebte sie zusammen, betrog ihn jedoch mit einem anderen Mann. Wie auch immer: Alle Beteiligten sind lange tot, die Ermittlungen wurden vor noch längerer Zeit abgeschlossen. So ist es unwahrscheinlich, dass die tragischen Umstände ihres Hinscheidens je völlig aufgeklärt werden.

ERNST TOLLER

** 1.12.1893 Samotschin, † 22.5.1939 New York, dt. Schriftsteller.*

Die Jahre 1919 bis 1924 verbrachte Toller wegen Hochverrats im Militärgefängnis. Schwer erkrankt zurück von der Front, hatte er während des Munitionsarbeiterstreiks pazifistische Gedichte verteilt. Die Schrecken des Stellungskrieges und der Anblick eines Soldaten, der drei Tage unrettbar zwischen den Linien im Stacheldraht hing, hatten den psychisch labilen Patrioten zum Kriegsgegner gemacht. Toller wurde USPD-Mitglied und beteiligte sich führend an der Novemberrevolution und der Münchner Räterepublik. Nach deren Sturz in Haft, wurde er durch

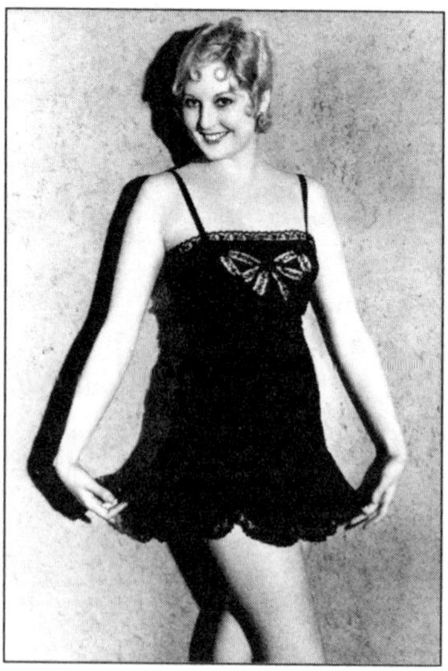

Thelma Todd

die dort verfassten sozialkritischen Dramen (unter anderem »Masse Mensch« 1921, »Die Maschinenstürmer« 1922) bekannt. Materiell versorgt, genoss der charismatische Linkssozialist anschließend seinen Ruhm: setzte sich bei Vorträgen und Veranstaltungen theatralisch in Szene, residierte in First-Class-Hotels, nutzte seine Gunst bei den Frauen. Um so schlimmer wurde später der Absturz: Man spielte ihn nicht mehr, man kannte ihn nicht mehr. Toller war Jude. 1933 emigriert, landete er 1936 in den USA. Eine Weile arbeitete er für MGM. Keines seiner Drehbücher wurde jedoch verfilmt. Er hielt über sechzig Vorträge zur politischen Aufklärung, bemühte sich um Arbeitserlaubnis für Flüchtlinge, organisierte Nahrungsmittel für die spanische Zivilbevölkerung im Bürgerkrieg. Doch Ende März 1939 war der Krieg für die spanische und europäische Linke verloren – ein weiterer Etappensieg des Faschismus. Tollers letztes Drama »Pastor Hall« (1939) endete mit dem Aufruf zur Blutzeugenschaft gegen → Hitler. Das Leben davor und danach bestand für den Kämpfer vor allem aus Schlaflosigkeit und schweren manisch-depressiven Krisen. Am Ende seiner Kräfte und gleichzeitig völlig verarmt, hängte sich Toller am 22. Mai 1939 am Fenster seines Apartments im Hotel Mayflower auf. Eine Ruhestätte – ein schlichtes Urnengrab – erhielt er allerdings erst drei Jahre später, nachdem seine Nichte eine Sammlung veranlasst hatte. Bis dahin hatte seine Asche unbeachtet im Abstellraum des Krematoriums gestanden.

HENNING VON TRESCKOW

** 10.1.1901 Magdeburg, † 21.7.1944 nahe Bialystok, dt. General und Widerstandskämpfer.*

Wie viele Offiziere begrüßte auch von Tresckow die Machtübernahme der Nationalsozialisten. Doch die Euphorie schlug rasch ins Gegenteil um. Schon während der Sudetenkrise dachte er an ein Attentat: »Hitler ist ein tanzender Derwisch, man muss ihn totschießen.« Bereits als Sechzehnjähriger hatte er sich im Ersten Weltkrieg als Freiwilliger gemeldet. 1920 folgte eine Banklehre. Im Anschluss arbeite von Tresckow als Börsen-

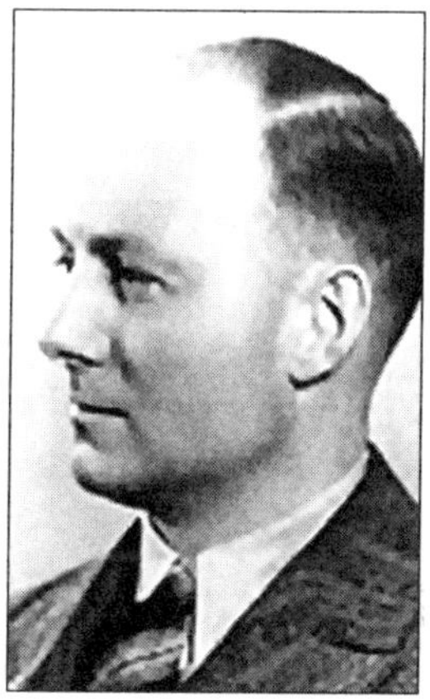

Henning von Tresckow

makler. Für kurze Zeit übernahm er das Gut des Vaters, bis er erneut in die Reichswehr eintrat. 1937 arbeitete er unter dem späteren General Heusinger. Im Polenfeldzug bekleidete er den Rang eines Majors. Als ihm im Winter 1941/42 klar war, dass dieser Krieg nicht mit militärischen Mitteln zu gewinnen war, versuchte er, Freiwilligenverbände aufzustellen. Doch seine Vorschläge wurden abgelehnt. Erst da erkannte er seine Machtlosigkeit und stellte sich auf die Seite der Regimegegner. Es gelang von Tresckow, Offiziere zu finden, die bereit waren, ein Attentat auf → Hitler zu verüben. Zuerst sollte eine Zeitbombe im Flugzeug Hitlers untergebracht werden. Doch ein defekter Zündmechanismus vereitelte das Unterfangen. Als weitere Versuche scheiterten, überließ er Claus Graf Schenk von Stauffenberg die weiteren Schritte. Um nach der Landung in der Normandie möglichst schnell über einen Frieden mit den Alliierten zu verhandeln, sollte Hitler durch die sogenannte »Operation Walküre« getötet werden. Von Tresckow befand sich ab Herbst 1943 an der Ostfront. Als Generalmajor hielt er Kontakt zu den Verschwörern, ohne selbst mitwirken zu können. Am 20. Juli 1944 betrat Stauffenberg mit einer geschärften Bombe in der Aktentasche das Hauptquartier Wolfsschanze. Das Attentat misslang, und Stauffenberg wurde gefasst. Von Tresckows Verhaftung war nur noch eine Frage der Zeit. Um während der zu erwartenden Folter nicht andere Mitwisser zu verraten, wählte er den Freitod. »Hitler ist der Erzfeind Deutschlands und der Welt«, waren die letzten Worte, die er an seinen Freund und Mitarbeiter von Schlabrendorff richtete. Deutschland verglich er mit der biblischen Stadt Sodom, die nur durch zehn Gerechte von Gott verschont worden wäre, und vertrat die Ansicht, dass das Wort eines Mannes nur dann gelte, wenn er auch bereit sei, für seine Überzeugung zu sterben. Am Tag nach dem Attentat fuhr er an die vorderste Front seines Armeebereichs. Dort täuschte er einen Partisanenangriff auf sich vor. Man fand ihn tot in einem Waldstück nahe Bialystok auf. Erst danach wurde von Tresckow in Magdeburg bestattet. Doch bevor seine Leiche endgültig ihre Ruhe fand, wurde sie von SS-Schergen exhumiert und nach Berlin geschafft. Dort sollte der erschütternde Anblick dazu dienen, die Zunge eines Mitverschwörers zu lockern.

LARRY TROUTMAN

** 1945, † 25.4.1999, amerik. Percussionist.*

An einem Sonntagmorgen erschoss er zuerst seinen Bruder Roger und dann sich selbst. Nach Sicherung der Spuren sprach die Polizei von einem Mitnahme-Selbstmord. Roger Troutman wurde von mehreren Schüssen in den Oberkörper schwer verletzt und starb im Operationssaal des Good Samaritan Hospital von Dayton. Nach Augenzeugenberichten glich das Auto, welches kurz nach den Schüssen den Tatort verließ, dem Fahrzeug von Larry Troutman. Ihn fand man dann einige Straßen entfernt tot in seinem Wagen. Er hatte offenbar die vor wenigen Minuten benutzte Waffe an seine Schläfe gesetzt und abgedrückt. Einundzwanzig Jahre zuvor hatten die beiden zusammen mit ihren Brüdern Lester und Tony die Band »Zapp« gegründet und zusammen mit zwei weiteren Musikern 1980 das erste Album eingespielt. Ihre Single »More Bounce to the Ounce« sorgte für erhöhte Aufmerksamkeit bei den Radiohörern und für aktive Tanzbeine in den Diskotheken. Bis 1989 erschienen fünf funkig-soulige Langspielplatten, doch die eigentliche Stärke der Formation lag in den vielen mitreißenden Konzerten auch noch in den neunziger Jahren. Larry Troutmann war allerdings bereits Mitte der achtziger Jahre nicht mehr als Musiker auf der Bühne, sondern als Manager von Troutman Enterprises tätig und somit für die drei Aufnahmestudios und andere Geschäftsfelder zuständig. Nach den grausamen Ereignissen am 25. April 1999 standen die Familienangehörigen dann unter Schock und vor einem Rätsel: Denn die Motive für seine Schüsse waren unerklärlich.

KURT TUCHOLSKY

** 9.1.1890 Berlin, † 21.12.1935 Hindas b. Göteborg, dt. Journalist und Schriftsteller.*

In seinen letzten Jahren begann Tucholsky einen Ein-Mann-Boykott gegen Deutschland: Nicht mal deutsche Zahnpasta kaufte er mehr. Er büffelte Schwedisch, beschäftigte sich mit der französischen Sprache, hörte 1932 auf, öffentlich zu wirken. Er wollte kein deutsch-

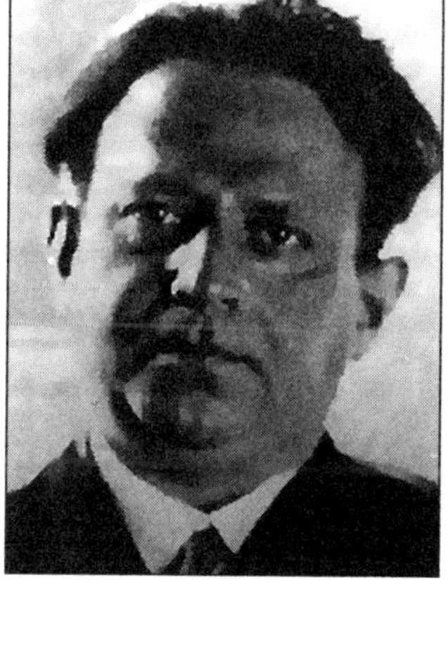

Kurt Tucholsky

sprachiger Schriftsteller mehr sein – sprach nur noch wenig Deutsch und unterhielt sich ausschließlich mit Landsleuten, von denen er sicher war, dass sie kompromisslose Gegner des Hitler-Regimes waren. Als er im August 1933 in der Schweiz erfuhr, dass er in der ersten Ausbürgerungsliste – veröffentlicht im Deutschen Reichsanzeiger – in vorderster Reihe stand, feierte er den ganzen Tag lang groß und mit viel Wein. Tucholsky hat in seinem Leben mehr als dreitausend Arbeiten verfasst. Bereits Mitte der zwanziger Jahre verdiente er nach heutigem Geldwert circa einhundertfünfzigtausend Mark pro Jahr. Er schrieb grimmige Satiren, veröffentlichte in der Zeitschrift »Schaubühne« (später »Weltbühne«) zornige politische Aufsätze und Polemiken, Literaturkritiken und Reiseberichte: Ein kämpferischer Zeit- und Gesellschaftskritiker, der die demokratische Verfassung der Weimarer Republik gegen Nationalismus, Militarismus und rechtslastige Justiz verteidigte. Doch die Wirkung seiner Arbeiten hielt sich in Grenzen. Enttäuscht und bedrückt von der politischen Atmosphäre verließ er 1924 Deutschland, arbeitete als Korrespondent in Paris. Der Wechsel des Wohnsitzes führte jedoch zu keiner gelasseneren Betrachtung der Entwicklungen. Aus der Distanz stand Tucholsky noch stärker im Kampf. Die »Weltbühne«, deren Herausgeber er 1926 war, wurde zu einem der stärksten Kampforgane gegen den Krieg und den Nationalsozialismus – immer wieder bedroht für das politische Bekenntnis. Doch als alle seine Voraussagen nach und nach eintrafen, verstummte Tucholsky. Nach der Machtübernahme Hitlers veröffentlichte er keine Zeile mehr. Seine Gedanken äußerte er nur noch in Briefen und Tagebuchnotizen, die er der Schweizer Ärztin Dr. Hedwig Müller schickte, von der er in den letzten Jahren finanziell abhängig war. »Man kann nicht schreiben, wo man nur noch verachtet«, erklärte er am 20. April 1933. Dass er nichts ändern konnte, ließ ihn verzweifeln. »Seit zwanzig Jahren aber hat mich immer dasselbe geschmerzt: dass ich auch nicht einen Schutzmann von seinem Posten habe wegbekommen können«, notierte er in einem Brief an → Walter Hasenclever. Und: »Unsere Sache hat verloren. Dann hat man als anständiger Mensch abzutreten.« Seelisches und körperliches Leiden standen dabei in Tucholskys Leben in enger Beziehung: Von 1931 bis zu seinem Tod litt er an einer Siebbeinentzündung – konnte nicht mehr riechen, hatte rasende Kopfschmerzen, war schlaflos und benommen. Eine Krankheit, die ihn weiterer Arbeit enthob. Beschwerden an Darm, Magen, Niere und Galle kamen im Winter 1934/35 hinzu. Im

Abschiedsbrief an seine frühere Frau Mary Gerold-Tucholsky, deren Abschiedsbrief er lebenslang zu Fetzen zerknüllt in seiner Brieftasche trug, schrieb er resigniert: »Es geht mich nichts mehr an ..., das Fahrzeug sitzt fest, will nicht mehr. Will ihn nur noch um Verzeihung bitten...« Kurz darauf nahm er eine Überdosis Veronal – neben sich einen Zettel in französischer Sprache mit der Bitte, ihn in Frieden sterben zu lassen.

WILLIAM TUCKER

** 1961; † 14.5.1999 Chicago, amerik. Gitarrist.*

William Tucker hatte viele Jahre zur Industrial-Szene gehört. Seinen Einstieg in dieses Genre fand er 1990 als Sessionmusiker für »Ministry«. Anschließend – von 1991 bis 1993 – spielte er bei »Pigface«. Er war Gründungsmitglied von »Regressive Aid« (zusammen mit Andrew Weiss und Sim Cain, die später bei Henry Rollins spielten) und brachte Dean Ween das Gitarrespielen bei. Aber auch bei Produktionen von Chris Conelly, »Sixteen Volt«, »Foetus« und »Chainsuck« ist er unüberhörbar. Mehr als einem Dutzend Schallplatten hat er seine aggressive Spielweise beigesteuert. Die Experimente mit Geräuschen, Stimmen und Verfremdungen mittels elektronischer Gerätschaften entwickelten eine spröde, oftmals schwer zugängliche Atmosphäre, die jedoch durch rhythmische Elemente aufgelockert wurde und bisweilen sogar zum Tanzen animierte. War auch der Einfluß dieser Collagen auf andere Musikstile sehr groß, so war der wirtschaftliche Erfolg jener »industriellen Revolution« eher gering. Am 14. Mai 1999 schrieb William Tucker einen zehnseitigen Abschiedsbrief, schluckte eine große Anzahl von Tabletten und schnitt sich anschließend die Kehle auf. Als der Mitbewohner seines Apartments ihn fand, war der Musiker bereits tot.

ALAN MATHISON TURING

** 23.6.1912 London, † 7.6.1954 Wilmslow,*
engl. Mathematiker und Computerpionier.

Turing war nicht nur dem mathematischen Denken, sondern auch den Moralvorstellungen seiner Zeit um viele Jahre voraus. Letzteres wurde ihm offenbar zum Verhängnis. Der Mathematiker hatte durch seine theoretischen Überlegungen zur Turing-Maschine, durch die algorithmische Probleme gelöst werden konnten, den Grundstein für die Computertechnik gelegt. Während des Zweiten Weltkrieges diente er dem britischen Außenministerium als Entschlüsselungsexperte. In dieser Funktion schuf er 1940 die sogenannte »Turing-Bombe«. Mit dieser Apparatur konnten die geheimen Nachrichten, die die Deutschen mit ihrer Enigma-Maschine codiert hatten, entschlüsselt werden. Turing besaß damit großen Anteil am Kriegserfolg der Alliierten. Sein privates Leben endete allerdings weniger erfolgreich: Als er 1952 an einer Demonstration gegen die Anti-Homosexuellen-Gesetze teilnahm, wurde er verhaftet. Vor Gericht gestand er ein, eine sexuelle Beziehung zu einem jungen Mann aus Manchester zu haben. Er musste deshalb zwar nicht ins Gefängnis, dafür aber ein Jahr lang weibliche Geschlechtshormone zum »Neutralisieren seiner Begierde« einnehmen. Am Morgen des 8. Juni 1954 wurde der Wissenschaftler tot von seiner Putzfrau aufgefunden. Er hatte sich am Tag zuvor durch einen mit Zyankali vergifteten Apfel das Leben genommen.

U

ERNST UDET

** 26.4.1896 Frankfurt am Main, † 17.11.1941 Berlin, dt. General.*

Als Flieger-As des Ersten Weltkriegs wurde Ernst Udet zur Berühmtheit. Unsterblich machte ihn indes der Literat Erich Zuckmayer. Udets Schicksal hatte ihn zu seinem Drama »Des Teufels General« (1946) inspiriert. Mit zweiundsechzig Siegen war Udet nach dem »roten Baron« Richthofen der bekannteste deutsche Jagdflieger. Selbstbewusst ließ er den Spruch »Du doch nicht!« auf das Heck seines Fliegers malen. Nach dem Krieg war er Test-Pilot, Kunstflieger, Rennfahrer und Unternehmer. Im Film »Die weiße Hölle von Piz Pal« (1929) stand er sogar neben Leni Riefenstahl als Schauspieler vor der Kamera. Nach der Machtergreifung der Nationalsozialisten schrieb er in seiner Biographie »Mein Fliegerleben«: »Wir sind Soldaten ohne Fahne gewesen. Wir haben unsere Fahne wieder aufgerollt. Der Führer gab sie uns zurück. Für die alten Soldaten lohnt es sich wieder zu leben.« 1935 war er als Oberst in das Reichsluftfahrtministerium eingetreten und im Jahr darauf zum Leiter des Technischen Amtes ernannt worden. Dort war er an der Entwicklung des Sturzkampfflugzeuges Ju 87 (auch »Stuka« genannt) beteiligt. Als Generalluftzeugmeister plante er den Luftkrieg. Obwohl sein Konzept in der Frühphase des Krieges aufging, erwies sich die »Luftschlacht um England« als verlustreiches Unterfangen. → Hitler und → Göring machten ihn dafür persönlich verantwortlich. Udet zog die Kon-

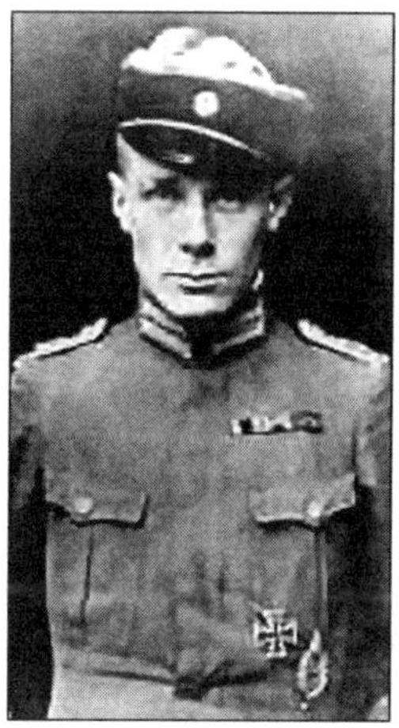

Ernst Udet

sequenz und schoss sich im November 1941 eine Kugel in den Kopf. Kurz vorher hatte er auf einer Tafel notiert: »Eiserner, Du hast mich verraten.« »Eiserner« war der Spitzname Görings. Die offizielle Version lautete freilich anders: »Generalluftzeugmeister Generaloberst Udet erlitt am Montag, den 17. November 1941, bei Erprobung einer neuen Waffe einen so schweren Unglücksfall, dass er an den Verletzungen auf dem Transport verschied...« Udet erhielt ein Staatsbegräbnis. Erst nach dem Krieg erfuhr die Bevölkerung die Wahrheit. Vor seinem Tode hatte er gesagt: »Ein Mensch braucht kein Denkmal. Er braucht nur ein paar Freunde, in deren Erinnerung er weiterlebt.«

GENERAL EMORY UPTON

** 27.8.1839 Batavia/New York, † 14.3.1881 San Francisco, amerik. Offizier.*

Während des amerikanischen Bügerkriegs erfand General Upton eine neue Taktik: Er ließ seine Männer bei einem Angriff erst dann feuern, wenn sie den Gegner schon überrannt hatten. Nach dem Krieg war er Ausbilder an der Kadettenschule West Point. Sein Handbuch über taktische Kriegsführung bildete die Grundlage für die Organisation der amerikanischen Streitkräfte. Wie viele Offiziere war Upton Politikern gegenüber feindselig eingestellt. Er machte ihre Inkompetenz für die sinnlose Vergeudung von Menschenleben verantwortlich. Den Tod seiner Frau nach nur einjähriger Ehe konnte er nie verwinden. Die eigene Gesundheit war seit Jahren schwer angeschlagen. Er litt unter Schlaflosigkeit, Kopfschmerzen und Gedächtnislücken, doch die zeitgenössische Medizin konnte ihm nicht helfen. Als er meinte, dass sein Handbuch nicht ganz korrekt sei, begann er, es zu überarbeiten. Seine angeblichen Fehler belasteten ihn sehr. Er hatte Angst, seinen guten Ruf als Militärstratege zu verlieren. Da erreichte ihn die Nachricht vom Selbstmord eines guten Freundes. Upton war zutiefst erschüttert. Er schrieb einen Brief, in dem er sein Kommando niederlegte und schoss sich in den Mund. Am Morgen des 14. März 1881 wurde seine Leiche von seinem Diener entdeckt.

V

GETULIO DORNELLES VARGAS

** 19.4.1883 Sao Borja/Brasilien, † 24.8.1954 Rio de Janeiro, brasilian. Staatsmann.*

Als Sohn eines Generals sollte der ehrgeizige Vargas ursprünglich eine militärische Karriere beginnen, entschied sich dann jedoch für ein Jurastudium. Schon bald entwickelte er sich zum leidenschaftlichen Politiker, der ins Repräsentantenhaus gewählt wurde. 1928 ernannte man ihn zum Präsidenten des Staates Rio Grande do Sul. Dort wurde er zum scharfen Kritiker der Regierung, der sich für die Einführung geheimer Wahlen einsetzte. Als er bei den Präsidentschaftswahlen von 1930 unterlag, bezichtigte er die Regierung des Wahlbetrugs und führte siegreich eine Revolte an. Der amtierende Staatspräsident Washington Luis wurde abgesetzt, sein Nachfolger war Getulio Vargas. Als neuer Präsident Brasiliens wurde er von den nationalistischen Kräften der Armee unterstützt, erließ eine neue Verfassung und regierte mit eiserner Hand. 1937 führte er den »Estado Novo« ein, der ihm fast uneingeschränkte Macht gewährte. In diesen Jahren verordnete er einen Mindestlohn für Arbeitnehmer und machte sich für eine Sozialversicherung stark. Im Zweiten Weltkrieg unterstützte er die Alliierten mit Truppen. Nach dem Sieg der demokratischen Verbündeten stand der Diktator dann jedoch im politischen Abseits. Er versprach Wahlen, wurde aber 1945 vom Militär gestürzt. 1950 kehrte er

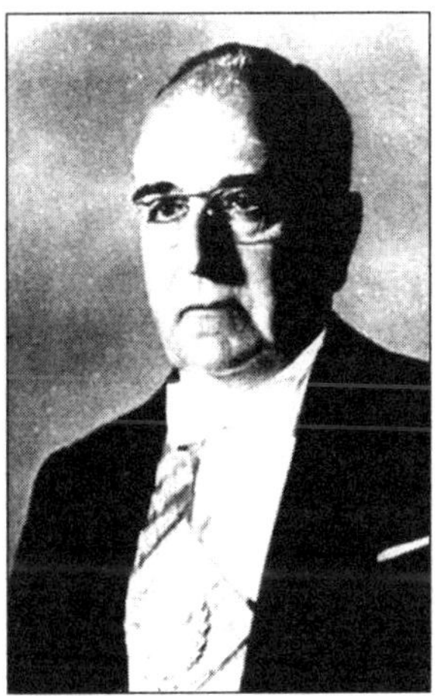

Getulio Dornelles Vargas

in die Politik zurück und wurde ein Jahr später bei geheimen Wahlen mit fünfundfünzig Prozent der Stimmen erneut zum Präsidenten gewählt. In dieser Zeit hatte Vargas mit einer Wirtschaftsflaute und politischen Gegnern zu kämpfen. Die Probleme entwickelten sich zur ausgewachsenen Staatskrise, die in einem Attentat auf den Oppositionsführer Lacerta gipfelte. Als Gerüchte aufkamen, die Drahtzieher seien im Regierungslager zu finden, schaltete sich das Militär ein. Die Generäle der Armee forderten Vargas Rücktritt. Der Präsident fühlte, dass die Situation außer Kontrolle geriet. Am 24. August 1954 hörte er sich im Präsidentenpalais die jüngsten politischen Entwicklungen im Radio an. Danach schoss er sich in Gegenwart General da Castos in den Kopf.

LUPE VELEZ

** 18.7.1908 San Luis Potosi, † 1944 Hollywood, mexik. Schauspielerin.*

Lupe Velez war die heißblütigste Frau des Hollywood-Films der dreißiger Jahre. Ihre Affären sorgten damals für mehr Aufsehen als ihre Filme. 1933 lief sie mit Tarzan-Darsteller Johnny Weissmuller in den Hafen der Ehe ein. Die stürmische Ehe der beiden war ein gefundenes Fressen für die Klatschpresse. Weissmullers Maskenbildner brauchte oft Stunden, um Lupes Kratzspuren auf seinem Rücken zu übermalen. Arglos wie sie war, konnte sie Johnnys Wut nicht verstehen, wenn sie auf Parties zur allgemeinen Belustigung ihr Kleid bis zur Nase hochwirbelte – Unterwäsche trug sie dabei nie. 1938 hatte er von seiner sprunghaften Gattin die Nase voll und reichte die Scheidung ein. Danach wechselte Velez ihre Liebhaber in atemberaubendem Tempo. Zu dieser Zeit spielte sie nur noch in unbedeutenden Komödien. Vollkommen pleite, musste sie 1944 feststellen, dass sie vom letzten Liebhaber

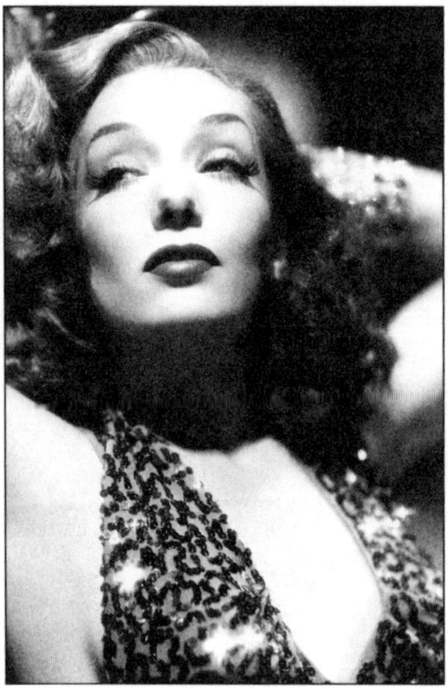

Lupe Velez

schwanger war. Eine Abtreibung kam für die gläubige Katholikin nicht in Frage. Ein uneheliches Kind hätte jedoch ihre Karriere vollends ruiniert. Velez entschied sich für einen melodramatischen Abgang mit Stil. Nach einem Besuch im Schönheitssalon dekorierte sie ihre Villa mit Blumen und lud zwei Freundinnen zu einem letzten Abendmahl. Nachdem sie wieder allein war, schrieb sie einen Abschiedsbrief an den Vater ihres ungeborenen Kindes. Danach schluckte sie fünfundsiebzig Seconaltabletten und legte sich auf ihr kunstvoll drapiertes Bett. Als das Zimmermädchen am nächsten Morgen das Haus betrat, fand sie im Badezimmer Velez tot mit dem Kopf in der Kloschüssel vor. Anscheinend vertrug sich das Seconal nicht mit dem scharfen Essen, dass sie vorher gegessen hatte. Als sie sich im Bad übergeben wollte, war sie ausgerutscht und mit dem Kopf im Klo gelandet. Dort ertrank sie jämmerlich.

BERNWARD VESPER

** 1.8.1938 Frankfurt/Oder, † 15.5.1971 Hamburg, dt. Publizist.*

Geprägt von seinem Vater, dem nationalsozialistischen »Parteidichter« Will Vesper, schrieb der gelernte Buchhändler zunächst Gedichte in deutschnationalem Ton. Während seines Germanistikstudiums gründete er dann gemeinsam mit Kommilitonin → Gudrun Ensslin (mit der er später einen gemeinsamen Sohn hatte) einen Verlag, um die Werke seines Vaters herauszugeben. Gleichzeitig kam er mit der revolutionären Bewegung und dem Terrorismus in Berührung – was sich bald in systemkritischen Texten manifestierte. Darüber hinaus engagierte sich Vesper in der Anti-Atomtod-Bewegung und in vorderster Reihe der Studentenbewegung von 1968. Die von ihm herausgegebenen »Handbücher«, für die er Autoren wie Jean-Paul Sartre, Che Guevara und Heinrich Böll gewann, wurden zu einem wichtigen Forum linker Systemkritik. Ab 1969 arbeitete der Aktivist dann an einem autobiographischen Romanessay, das jedoch unvollendet blieb: »Die Reise«, in der er Identitätskrisen schildert und sich als Opfer seiner faschistischen, autoritären Erziehung darstellt, erschien erst posthum (hg. 1977). Mitten in der Arbeit an diesem Werk hatte sich Vesper nach längerer psychiatrischer Behandlung das Leben genommen – während eines Klinikurlaubes in Hamburg-Eppendorf. Im Lauf der Jahre war er wegen seiner Verhaltensauffälligkeiten immer wieder psychiatrisch untersucht worden.

W

DINAH WASHINGTON

*eigtl. Ruth Lee Jones * 29.8.1924 Tuscaloosa/Alabama,*
† 14.12.1963 Detroit/ Michigan, amerik. Jazz-Sängerin.

Die »Queen of the Blues« bereitete ihrem Leben mit einem Cocktail aus Alkohol und Tabletten ein selbstgewähltes Ende. Sie war neununddreißig Jahre alt. Bis 1943 hatte sie noch ausschließlich Ruth Lee Jones geheißen. Ihren Künstlernamen legte sie sich zu, als Duke Ellington sie als Sängerin für seine Band engagierte. Mitte der fünfziger Jahre landete die schwarze Stimmvirtuosin dann mit »I Wanna Be Loved« ihren ersten Hit als Solistin. Auch die Popcharts waren vor ihr nicht sicher. Der Dreißiger-Jahre-Erfolg »What A Diff'rence A Day Makes« landete 1959 in den USA auf Platz acht. In den Neunzigern erlebte Washingtons Musik seltsamerweise durch einen Levis-Werbespot ein folgenschweres Revival. Für die 501-Werbung verwandten die Jeans-Macher 1992 ihren Song »Mad About The Boy«. Damit gelangte sie nicht nur posthum in die britischen Top 50, sondern wurde 1993 auch in die Rock'n'Roll Hall of Fame aufgenommen.

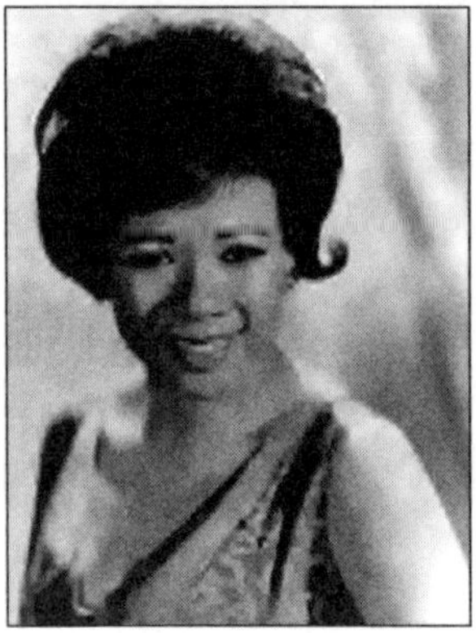

Dinah Washington

OTTO WEININGER

** 3.4.1880 Wien, † 4.10.1903 ebd., österr. Philosoph.*

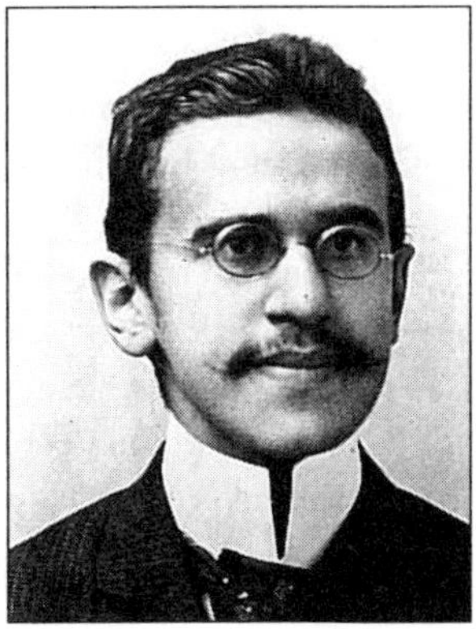

Otto Weininger

Otto Weininger galt seinen Zeitgenossen als frühvollendetes Genie. Er beherrschte etliche Fremdsprachen und besaß eine umfassende, wenn auch von Vorurteilen geprägte geistes- und naturwissenschaftliche Bildung. Berühmt wurde er mit seinem Werk »Geschlecht und Charakter«. Die Leitmotive dieses Buches sind Antisemitismus und Antifeminismus. Weininger sah in der Frau das »negative Prinzip« der Sexualität: »Der Koitus ist der höchste Wert der Frau, ihn sucht sie immer und überall zu verwirklichen.« Der Mann hat seiner Meinung nach das Göttliche für sich und versucht, getrieben von Schuldbewusstsein, der Frau dieses Teil zurückzugeben. Im Juden sah Weininger eine »verweiblichte, parasitäre« Existenz – und das, obwohl er selbst jüdischer Abstammung war. So kann er auch als Paradebeispiel für den »jüdischen Selbsthass« gelten. Zumal er sich mit dreiundzwanzig Jahren im Sterbehaus Beethovens erschoss. Sein Selbstmord hat nicht unwesentlich zu seinem Bekanntheitsgrad beigetragen. Von den Nationalsozialisten wurde sein Werk später zur Legitimierung ihres Antisemitismus benutzt.

ERNST WEISS

** 28.8.1884 Brünn, † 14.6.1940 Paris, österr. Schriftsteller.*

Der Sohn eines jüdischen Textilhändlers war Chirurg, Schiffsarzt und Militärarzt im Ersten Weltkrieg, bevor er von 1920 bis 1933 als freier Schriftsteller in Berlin arbeitete.1934 emigrierte er nach Paris, wo er vor allem die Entstehung des Nationalsozialismus thematisierte – etwa in dem Roman »Der Gefängnisarzt oder Die Vaterlosen« (1934) über die Empfänglichkeit der »Vaterlosen« für die »Vaterfigur« Hitler. Trotz hoher Produktivität und zahlreicher Aufsätze in Exilzeitschriften war Weiß jedoch abhängig von Hilfskomitees und begüterten Freunden. Als 1940 die deutsche Wehrmacht in Paris einmarschierte, nahm er sich das Leben. Ein literarisches Denkmal wurde ihm 1944 in Anna Seghers' Emigrantenroman »Transit« gesetzt (in der Figur des Schriftstellers Weidel). Die expressionistischen Romane des Kafka-Freundes sind von tiefem Pessimismus durchzogen: So erschießt sich der psychisch labile Arzt in »Mensch gegen Mensch« (1919) etwa mit einem Maschinengewehr. »Tiere in Ketten« (1919) erzählt von einer sexuell abhängigen Prostituierten, die ihren Liebhaber nach zahlreichen Demütigungen aus Eifersucht tötet. Zu Weiß' Hauptwerken gehören »Die Galeere« (1913) über einen arbeits- und morphiumsüchtigen Arzt und das Revolutionsdrama »Tanja« (1920). Sein erfolgreichstes Buch wurde der posthum veröffentlichte Hitler-Roman »Ich, der Augenzeuge« (hg. 1963).

HORACE WELLS

** 21.1.1815 Hartford/Vermont, † 24.1.1848 New York, amerik. Zahnarzt.*

Um den Schmerz einer Operation zu verringern oder auszuschalten, hatten Mediziner lange keine andere Möglichkeit, als den Patienten mit Alkohol oder bestimmten Kräutersäften zu betäuben. Erst zwischen 1800 und 1844 begannen Wissenschaftler damit, Kohlensäure, Chloroform, Äther und Lachgas als Narkosemittel einzusetzen. Einer dieser »Anästhesie-Pioniere« war der amerikanische Zahnarzt Horace Wells. Ihn ereilte ein besonders grausamer Tod... Horace Wells hatte als erster herausgefunden, dass Personen im Lachgas-Rausch keine Schmerzen empfanden. Zudem experimentierte er mit einigen anderen Gasen. Er testete ihre Wirkung an sich selbst und wurde dabei süchtig. Eines Tages attackierte er, berauscht von Chloroform, eine Prostituierte – woraufhin er ins Gefängnis kam. In einem Brief schrieb er, dass sein Vergehen auf seine Sucht zurückzuführen sei. Vier Tage später, am 24. Januar 1848, wurde er tot in seiner Zelle aufgefunden. Er hatte sich selbst betäubt und mit einem Rasiermesser den Oberschenkel aufgeschlitzt.

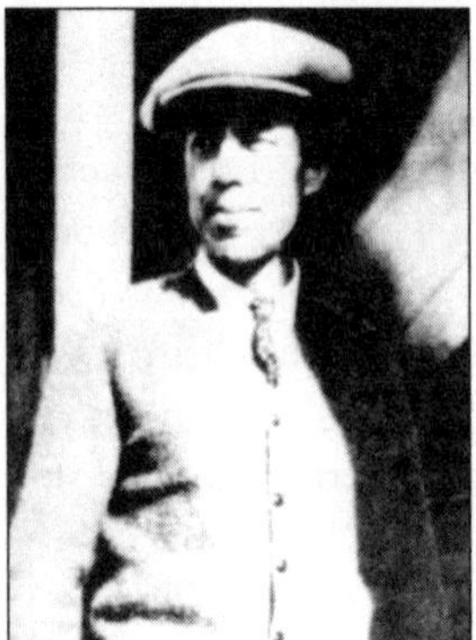

George Westmore

GEORGE WESTMORE

** 27.6.1879 Isle of Wight/England, † 12.7.1931 Hollywood, amerik. Maskenbildner.*

Wer einen alten Hollywood-Film sieht, sollte einmal auf den Namen des Maskenbildners achten. In den meisten Fällen lautet der Nachname des Make-up-Manns Westmore. Kein Wunder, denn George Westmore und seine fünf Söhne teilten schon früh die großen Studios unter sich auf. Der alte Westmore hatte seinen Söhnen schon im Kindesalter das Perückenknüpfen und diverse Schminktechniken beigebracht. 1917 gründete er die erste Make-up-Abteilung der Filmgeschichte. Mit Sohn Monte betreute er das gesamte Make-up für den Monumentalfilm »König der Könige«. Monte war es auch, der Stummfilm-Idol Rudolph Valentino seinen berühmten pomadigen Look verpasste. 1927 eröffnete der Vater des Clans am Hollywood-Boulevard einen Schönheitssalon. Der erhoffte Erfolg blieb jedoch aus. Dummerweise musste George Westmore feststellen, dass seine Söhne bei Hollywoods Schönen viel beliebter waren als er. Bereits 1926 schnappte Sohn Wally ihm den Job des Chef-Maskenbildners bei Paramount vor der Nase weg. Ein Vorgang, der sich mehrfach wiederholte. Westmore seniors Eitelkeit war verletzt. Als dann Sohn Ernest 1931 für den Western »Cimmarron« den Oscar gewann, war der ehrgeizige Vater ein gebrochener Mann. Einige Wochen nach der Oscarverleihung trank er ein Glas Quecksilberbichlorid – als Mittel für Selbstmord eine denkbar schmerzhafte Wahl. Sein Todeskampf dauerte vier Tage. Sohn Hamilton Adolph änderte seinem Vater zu Ehren seinen Namen in George Hamilton Westmore.

JAMES WHALE

** 22.7.1896 Dudley, † 29.5.1957 Hollywood, engl. Regisseur.*

Mit »Frankenstein«, »Frankensteins Braut« und »Der Unsichtbare« hatte James Whale seine größten Erfolge. Privat war der Regisseur wegen seiner Homosexualität ein Außenseiter, der gerne am heimischen Pool saß, um sich an den strammen Waden seiner jungen Freunde zu erfreuen. Dieser Pool wurde für ihn zur Endstation. Der Zeitungscartoonist Whale hatte seine Liebe zur Bühne in einem deutschen Kriegsgefangenenlager entdeckt. Durch den Erfolg des Kriegsdramas »Journeys End«, das Whale in London und am Broadway inszenierte, wurde 1930 Hollywood auf ihn auf-

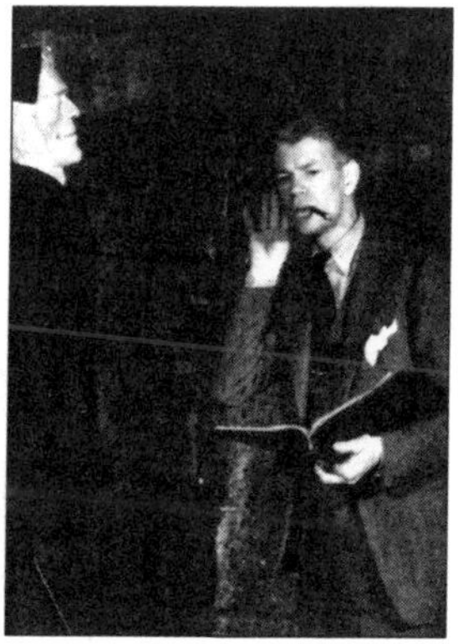

James Whale

merksam. Whales erwies sich als stilsicherer Regisseur mit Gespür für Atmosphäre, der in allen Genres zu Hause war. Als 1936 die Studioleitung wechselte, wurde seine künstlerische Freiheit indes drastisch beschnitten. Schlechte Drehbücher und kein Mitspracherecht zu deren Umsetzung setzten seinem beruflichen Höhenflug ein jähes Ende. Frustriert zog er sich Anfang der vierziger Jahre vom Filmgeschäft zurück, um sich der Malerei zu widmen. Durch Investitionen in Aktien und Immobilien war er finanziell abgesichert. 1956 erlitt er mehrere Schlaganfälle und wurde in ein Krankenhaus eingeliefert, in dem er Schockbehandlungen unterzogen wurde. Als er im Jahr darauf entlassen wurde, war er ein Wrack. Er konnte weder malen noch autofahren, geschweige denn auch nur ein Buch lesen. Am 29. Mai 1957 zog sich Whale seinen Lieblingsanzug an und verfasste einen Abschiedsbrief. Danach sprang er ins flache Ende seines Swimmingpools, wo er am Boden mit dem Kopf aufschlug und ertrank.

ULRICH WILDGRUBER

** 18.11.1937 Bielefeld, † 29.11.1999 Sylt, dt. Schauspieler.*

Am Vormittag des 30. November machte ein Spaziergänger auf Sylt einen grausigen Fund. Kurz vor der »Osteria« am »Westerteicher Camping« entdeckte er einen Fuß, der aus dem Sand ragte. Es war die Leiche des Schauspielers Ulrich Wildgruber, der seit Tagen als vermisst galt. Wildgruber war einer der größten Schauspieler des Theaters und hat besonders durch seine Zusammenarbeit mit Regisseuren wie Peter Zadek und Hans Neuenfels Bekanntheit erlangt. Für Zadeks Bühnenspektakel war er eine Idealbesetzung, die Kritiker und Publikum oft zu gespaltenen Reaktionen veranlasste. Seine größten Triumphe aber feierte er als Shakespeare-Darsteller. Wildgrubers »Othello« gehörte zu den herausragenden Theaterereignissen der siebziger Jahre. Gleichzeitig war er auch im Fernsehen ein gefragtes Gesicht. Doch bei allem Zuspruch hatte der Schauspieler viele Schicksalsschläge zu verarbeiten. Die erste Frau

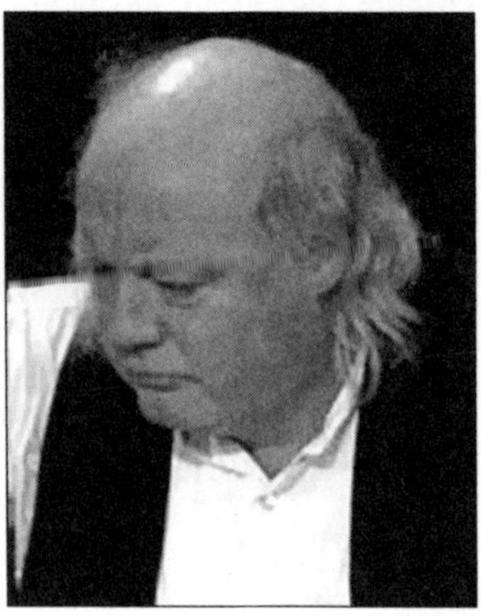

Ulrich Wildgruber

erkrankte an Krebs. Er selbst litt seit längerem unter schweren Herzproblemen. Seine Beziehung mit der Schauspielerin Martina Gedeck kriselte. Zeitlebens plagten ihn tiefe Zweifel, auch an seinem Beruf. Gedeck hatte am Wochenende einen Abschiedsbrief in seiner Berliner Wohnung gefunden und sofort Vermisstenanzeige erstattet. Dabei gab sie an, Wildgruber habe geglaubt, wegen seines schwachen Herzens nicht mehr auf der Bühne stehen zu können. »Ihr Lieben, ich kann nicht mehr spielen«, lauteten seine letzten Zeilen. Da war der gefeierte Mime längst unterwegs zum Strand von Sylt. Mit nur einem Rucksack als Gepäck wanderte er durch die Dünen. Vermutlich hatte er noch eine Sandburg gebaut, bevor er starb. Als die Flut einsetzte, war er wohl schon bewusstlos. Wildgruber ertrank in der stürmischen Brandung. Die genauen Umstände seines Todes wurden nicht ermittelt, da es zu keiner Obduktion der Leiche kam. Die Vorstellung, wegen seiner Erkrankung bald nicht mehr auftreten zu können, war dem Schauspieler wohl unerträglich. Im Fragebogen der »FAZ« hatte Wildgruber auf die Frage, wie er einmal sterben wolle, einst geantwortet: »Schnell. Schmerzlos. Aus heiterem Himmel.«

KEVIN WILKINSON

** 1958, † 17.7.1999 b. Swindon, engl. Schlagzeuger.*

Drei Wochen vor seiner Reise nach Amerika, wo er acht Auftritte mit Howard Jones zu absolvieren gehabt hätte, fand Marlyn Fitzgerald an einem Sonntag morgen ihren Mann tot auf. Er hatte sich in seinem Haus nahe der Stadt Swindon aufgehängt. Der Schlagzeuger hatte seine rhythmische Karriere eigentlich bei den »Stadium Dogs« begonnen, bevor er 1982/83 bei zwei Musik-Gruppen gleichzeitig spielte: bei den »Waterboys« und bei »China Crisis«. Bei beiden Projekten war er an den größten Erfolgen beteiligt: »Wishful Thinking« von »China Crisis« erreichte zu Beginn des Jahres 1984 in England Position neun und in Deutschland Platz sechzehn, und »The Whole of the Moon« von den »Waterboys« stieg im November 1985 in der englischen Hit-Liste bis auf Platz sechsundzwanzig. 1991 wurde der Titel nochmals in Großbritannien veröffentlicht und erreichte dann sogar Position drei. Nicht nur durch diese Erfolge war Kevin Wilkinson bis zu seinem Tod ein gefragter Studio- und Live-Musiker gewesen: Unter anderem hatte er für »Holly & the Italians«, Robert Fripp, »Squeeze« und Fish getrommelt.

PAUL WILLIAMS

** 2.7.1939 Birmingham,* † *17.8.1973, amerik. Sänger.*

Seine angeschlagene Gesundheit, tiefgreifende Ehe-Probleme und achtzigtausend Dollar Steuerschulden hatten Paul Williams in den letzten Monaten seines Lebens schwer belastet. Am 17. August 1973 wuchsen ihm die Sorgen anscheinend über den Kopf. Zwölf, dreizehn Jahre zuvor hatte der Sänger in Detroit/Michigan zuerst bei »The Primes« und dann bei »The Elgins« den professionellen Einstieg in die Musik gewagt. Im August 1961 folgte die Veröffentlichung der ersten Single. Aber »Oh Mother of mine« hatte ebensowenig Chancen, in die Hitparade zu kommen wie eine Spanplatte. Erst als man sich in »The Temptations« umbenannte und sich der Songschreiber und Produzent William »Smokey« Robinson der Gruppe annahm, kam der Erfolg. Robinsons Komposition »The way you do the things you do« brachte die Band im Frühjahr 1964 bis auf Platz elf in den amerikanischen Charts. Damit begann eine Karriere, die die fünf Interpreten zu den Top-Entertainern der Schallplattenfirma Motown werden ließ. In kürzester Zeit galten sie als eine der besten schwarzen Gesangs- und Tanzformationen. Mit ihren durch und durch perfekten Auftritten wurden sie zum Vorbild für unzählige andere Interpreten. Die ungewohnten rhythmischen Akzente, der emotionale Vortragsstil und die außergewöhnlich experimentierfreudigen Arrangements sorgten zwischen 1964 und 1972 für zweiundzwanzig US-Hitnotierungen – darunter »My Girl« (1965 auf Platz eins), »I wish it would rain« (1968 auf Platz vier), »I can't get next to you« (1969 auf Platz eins) und »Papa was a Rolling Stone« (1972 auf Platz eins). Trotz dieses Erfolges blieben Differenzen mit dem Motown-Konzern nicht aus. Als der Sänger David Ruffin 1968 von der Geschäftsleitung wissen wollte, warum man trotz hoher Gagen- und Tantiemen-Einnahmen lediglich mit fünfhundert Dollar die Woche abgespeist würde, zwang man ihn schließlich, die »Temptations« zu verlassen. Anschließend wurde er mit einem einengenden Solo-Vertrag aufs musikalische Abstellgleis geschoben. Ähnlich erging es seinem Band-Kollegen Eddie Kendricks, den ein freimütiges Zeitungsinterview zu einem neuen Kontrakt führte. Paul Williams wurde zwischen 1971 und 1972 aufgefordert, die »Temptations« zu verlassen, weil sein hoher Alkoholkonsum das Ensemblegefüge belastete. Außerdem hatte er gesundheitliche Probleme mit seiner Leber. Als Choreograph der Bühnenshow war er jedoch weiterhin für die Gruppe tätig. Zusätzlich eröffnete er eine Boutique. Am 17. August 1973 wurde er nur wenige Straßen von den Motown-Büros entfernt mit einem Kopfschuss in seinem Auto aufgefunden. Den Revolver hielt er noch in der Hand. Bekleidet war er merkwürdigerweise lediglich mit einer Badehose. In den letzten Jahren seines Lebens hatte Williams unter starken Depressionen gelitten.

ROZZ WILLIAMS

** 6.11.1963, † 1.4.1998, amerik. Sänger.*

Der Gründer der Band »Christian Death« erhängte sich. In seinem Abschiedsbrief schrieb er von einer Stimme, die »Keine andere Wahl« geflüstert habe. »Es ist die Liebe, die mich zerstört hat«, hieß es weiter. Alles andere klang so wirr und mystisch wie die Songtexte von »Christian Death«: Von Gothic über Punk bis hin zu Hakenkreuzen und Hexenkult war alles enthalten. Auf dem Cover von »Sex And Drugs And Jesus Christ« prangte gar ein Jesus am Kreuz, der sich Drogen spritzt. Williams hatte die Band 1979 in Los Angeles gegründet, blieb dem Ensemble aber nur sechs Jahre treu. Unter dem Namen »Premature Ejaculations« machte er jedoch weiter Musik und gründete anschließend mit seiner Freundin Eva O. »Shadow Project«. Der Name des französischen »Christian Death«-Labels hatte »L'invitation au soucide« geheißen – Einladung zum Selbstmord.

WENDY ORLEAN WILLIAMS

** 1949 New York City, † 6.4.1998 Storrs/Connecticut, amerik. Sängerin.*

»Die Tat, mir mein Leben zu nehmen, ist nicht etwas, das ich ohne eine Reihe von Überlegungen durchführe. Ich glaube nicht, dass Menschen sich töten sollten, ohne einen beträchtlichen Zeitabschnitt mit tiefen und besorgten Überlegungen verbracht zu haben. Ich glaube fest daran, dass das Recht, eben genau das zu tun, eines der grundlegendsten Rechte ist, die jeder in einer freien Gesellschaft haben sollte. Für mich macht vieles in der Welt keinen Sinn. Meine Gefühle über das, was ich mache, klingeln laut und klar an ein inneres Ohr und an einen Ort, an dem es kein Ich, nur noch

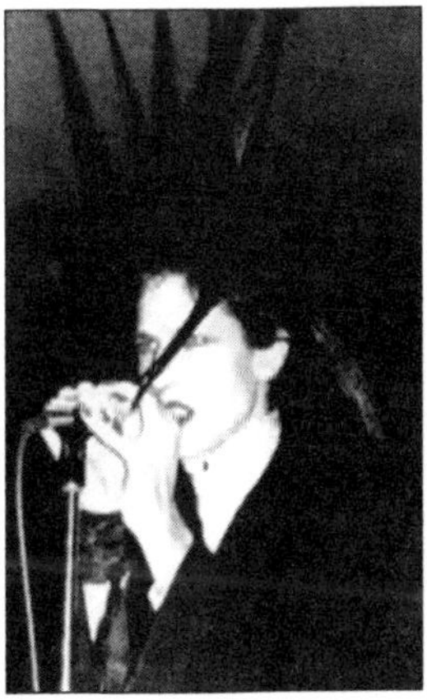

Rozz Williams

Ruhe gibt. Immer in Liebe, Wendy.« In ihrem Abschiedsbrief suchte Wendy O. Williams Stille, in ihrem Leben genau das Gegenteil. Im Mittelpunkt ihrer 1978 gegründeten Band »Plasmatics« standen Theater und Provokation: Da wurden Cadillacs in die Luft gesprengt und Gitarren mit einer Kettensäge halbiert. Innerhalb von fünf Jahren fielen um die siebzig Autos, einhundertsechzig Fernsehgeräte und zweihundertzwanzig Gitarren zum Opfer. Die Ideen für diese Aktionen kamen von Manager Rod Swenson, einem Geschäftsmann, der sein Geld mit Striptease-Lokalen und Pornofilmen, aber auch mit Musik-Videos (Patti Smith, »The Ramones«) verdiente. Wendy O. Williams war früher in seinen Sex-Shows aufgetreten. Auch bei ihren Auftritten mit den »Plasmatics« trug sie häufig durchsichtige Unterwäsche. Noch häufiger bestand ihre Oberbekleidung jedoch aus kleinen, an strategischen Stellen angebrachten Klebestreifen. Manchmal bedeckten auch nur einige Tupfer Schlagsahne oder Rasierschaum ihre Brustwarzen. 1979 – nach der Veröffentlichung von zwei EPs auf einem Independent-Label – wurde dann eine große Schallplattenfirma auf die besonderen Qualitäten der Sängerin aufmerksam und nahm die Band 1980 unter Vertrag. Man produzierte Rockmusik der härteren Gangart und brachte Themen in die Texte ein, die noch härter waren. »Pornography Rock« hieß das Ganze. Das Branchen-Blatt »Record Mirror« war von der LP »New Hope for the Wretched« indes nicht besonders begeistert: »Zu behaupten, dass die ‚Plasmatics' untalentiert seien, wäre vergleichbar mit der Auffassung, Adolf Hitler hätte ein leichtes persönliches Problem gehabt«, kommentierte es. Im Laufe der Jahre wurde Wendy O. Williams immer mal wieder verhaftet. Beispielsweise wegen obszöner Gesten in Konzerten oder wegen Beleidigung von Polizisten. In einem Interview sagte sie einmal: »Ich war schon immer so was wie eine Anarchistin«. 1982 intonierte sie zusammen mit Lemmy von »Motörhead« den Song »Stand by your Man«. Im

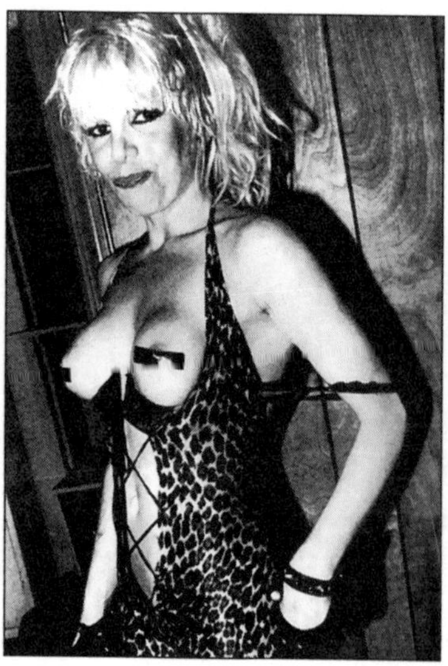

Wendy Orlean Williams

selben Jahr war auch die letzte LP der »Plasmatics« erschienen. 1985 nominierte man Williams für einen Grammy in der Kategorie »Beste Rocksängerin«. Anschließend versuchte sie sich als »Kommander of Kaos«, inszenierte 1987 eine Art Horrorrock-Hörspiel mit dem Titel »Maggots« (»Würmer«), agierte in dubiosen Kinofilmen (»Reform School Girls«, 1986) und war auch in »McGyver« zu sehen (1990). Danach zog sie sich weitgehend aus der Öffentlichkeit zurück, wurde eine prominente Fürsprecherin für gesunde Ernährung und arbeitete als Tierpflegerin. Doch trotz aller Aktivitäten wurde O. Williams immer verzweifelter, weil ihr einerseits das Rampenlicht fehlte und sie sich andererseits nicht mit der »Scheinheiligkeit des Lebens« arrangieren konnte. Am 6. April 1998 erschoss sie sich in einem Waldstück in der Nähe ihres Hauses, in dem sie zusammen mit Rod Swenson gewohnt hatte. Die Spuren ergaben, dass sie kurz vorher noch einige Eichhörnchen gefüttert haben muss.

EUGEN GOTTLOB WINKLER

** 1.5.1912 Zürich, 28.10.1936 München, dt.-schweizer. Schriftsteller.*

Die Angst vor Repressalien der NSDAP war bei Winkler so groß, dass er ihr sein Leben opferte. 1933 in zehntägiger Haft, weil er angeblich ein Wahlplakat beschädigt hatte, unternahm der Schriftsteller einen ersten Selbstmordversuch. Drei Jahre später suchte er aus Angst vor einer neuerlichen Verhaftung ein zweites Mal den Freitod. Winkler, der Germanistik, Romanistik und Kunstgeschichte studiert hatte, war ein Repräsentant der jungen, nichtfaschistischen, allerdings unpolitischen Intelligenz. In seinen formbewussten Essays, Erzählungen und Skizzen konzentrierte er sich ausschließlich auf die Kunst. Texte von ihm erschienen unter anderem in der »Frankfurter Zeitung«, im »Inneren Reich« und in der »Neuen Rundschau«. Der hohe Anspruch, den Winkler an sich und seine Arbeit stellte, führte indes nicht selten zu Depressionen. In qualvollen Selbstanalysen stellte er sich und sein Werk immer wieder in Frage. Im Geleitwort der posthum (1937) erschienenen Werkausgabe wurde er – vor allem wegen seiner Wertschätzung des Manieristischen – als »Soldat auf verlorenem Posten« bezeichnet.

GRANT WITHERS

** 17.1.1904 Pueblo, † 28.3.1959 North Hollywood, amerik. Schauspieler.*

Den größten Eindruck machte Withers, als er 1930 mit der siebzehnjährigen Schauspielerin Loretta Young durchbrannte. Die Ehe wurde nach einem Jahr annulliert, doch die Zeitungen überschlugen sich vor Aufregung. Als Schauspieler machte er hingegen weniger von sich reden – obwohl er seit 1926 in rund zweihundert Filmen mitgewirkt hat. Zuerst spielte er große Rollen in Billigproduktionen, dann fand er seine Nische als gefragter Nebendarsteller. Regie-Haudegen John Ford mochte Withers und setzte ihn in vielen seiner Western ein. Er gehörte zu Fords Hofstaat – stets abrufbar, wenn der Regisseur Lust auf Hochseefischerei oder ein zünftiges Besäufnis bekam. Ein anderer Ford-Günstling, John Wayne, war Trauzeuge, als Withers in fünfter Ehe eine kubanische Tänzerin heiratete. Später, als er nur noch kleine Fernsehrollen bekam, hauste er in einem kleinen Einzimmer-Apartment. Dort fand man ihn auch, nachdem er sich mit Schlaftabletten vergiftet hatte – im Bett liegend, mit dem Telefonhörer in der Hand. Wen er anrufen wollte, wird wohl auf ewig sein Geheimnis bleiben. In einem Abschiedsbrief entschuldigte er sich bei seinen Freunden für seinen Freitod. Sein Vermieter vermutete, dass akuter Geldmangel der Grund war. Die ehemalige Liebe Loretta Young nahm seinen Tod gelassen auf. Ihr Kommentar: »Ach, das tut mir aber leid.«

ALFRED WOLFENSTEIN

** 28.12.1888 Halle, † 22.1.1945 Paris, dt. Schriftsteller.*

Wolfenstein war ein Getriebener: Ursprünglich Jurist, musste er 1933 nach Prag emigrieren. 1938 zwang ihn dann die Besetzung der Tschechoslowakei zur Flucht nach Paris, wo er allerdings auch nicht lange bleiben konnte. Verfolgt wurde Wolfenstein nicht nur, weil er Jude war, sondern auch wegen pazifistischer Essays wie »Jüdisches Wesen und neue Dichtung« (1922). Begonnen hatte die schriftstellerische Karriere des Gerichtsreferendars mit düster-melancholischer Lyrik über Entfremdung, das Nichts und Isolation (»Die gottlosen Jahre«, 1914) und schließlich kämpferischen Gedichten, in deren Zentrum Friedensutopien standen (»Die Freundschaft«, 1917). In den dreißiger Jahren in Prag hielt sich Wolfenstein als Hörspielautor und Journalist über Wasser. In Paris arbeitete er dann im Schutzverband deutscher Schriftsteller, als Reporter und Übersetzer und hielt Vorträge zu literaturhistorischen und geschichtlichen Themen. Beim Einmarsch der deutschen Truppen 1940 spitzte sich die Lage dann zu: Der Schriftsteller, der Paris erst im letzten Moment verlassen hatte, wurde von der Gestapo an der Loire verhaftet, drei Monate später jedoch von einem deutschen Offizier, der seine Arbeit kannte, aus dem Gefängnis entlassen! Anschließend vegetierte er in einer Pension in Nizza vor sich hin – unablässig an seinem autobiographischen Roman »Frank« arbeitend. Mitte 1944 schlug er sich unter dem Namen Albert Worlin bis nach Paris durch – wo er von Freunden schließlich in ein Hospital gebracht wurde. Dort nahm er sich am 22. Januar 1945 stark depressiv und herzleidend das Leben. Sein letztes Werk blieb unvollendet.

VIRGINIA WOOLF

** 25.1.1882 London, † 28.3.1941 Lewes/Sussex, engl. Schriftstellerin.*

»Ich glaube nicht, dass zwei Menschen haben glücklicher sein können – bis die schreckliche Krankheit kam« steht in dem Abschiedsbrief von Virginia Woolf an ihren Mann. Dabei fing die Ehe 1912 schwierig an: Kurz nach den Flitterwochen beendete die frühe Verfechterin des Feminismus den körperlichen Kontakt zu Leonard Woolf, weil sie festgestellt hatte, dass sie frigide ist. »Mir kommt der Höhepunkt gewaltig überbewertet vor«, kommentierte sie. Eine noch größere Herausforderung stellten jedoch ihre Psychosen dar, die schon mal zwei Jahre lang anhielten. Wer den wahnsinnigen Septimus Warren Smith in ihrem Roman »Mrs. Dalloway« (1925) kennt, kann nachvollziehen, was sie immer wieder erlebt hat. »In der Wahnszene halte ich mich so eng wie möglich an die Realität«, betonte sie in ihrem Tagebuch. Paranoia von innen gesehen: Immer wieder hört der Kriegsheimkehrer Stimmen, die ihn schließlich so wahnsinnig machen, dass er sich umbringt. Anderthalb Jahrzehnte später zieht Virginia Woolf dieselbe Konsequenz: Als sie einen neuen Psychose-Schub nahen fühlt, läuft sie zur Ouse, legt ihren Stock am Ufer ab, beschwert ihre Taschen mit Steinen und ertränkt sich. »Ich spüre genau, dass ich wieder wahnsinnig werde ... Und diesmal

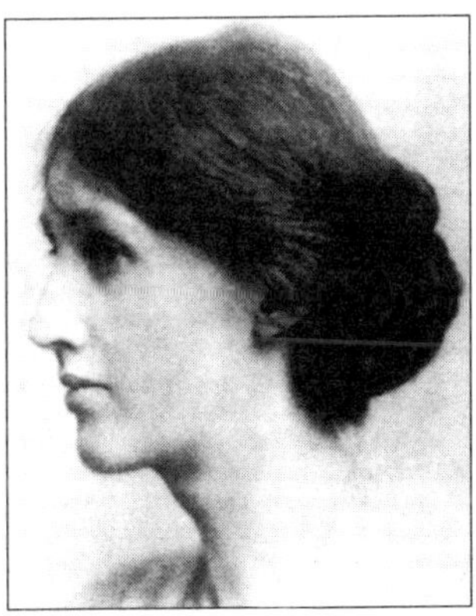

Virginia Woolf

werde ich mit Sicherheit nicht wieder gesund werden« steht in ihrem letzten Brief. Selbstmord aus Angst, geisteskrank zu werden. Auch an Migräne litt Virginia Woolf, die oft bis zur Erschöpfung an ihren Romanen, Biographien und Kritiken schrieb. Ihr Hauptwerk »Die Fahrt zum Leuchtturm« (1927, dt. 1931) und auch die Romane »Mrs. Dalloway« und »Orlando« (1928, dt. 1929) setzen zur Entwicklung der Story auf Träume, Gedanken und Erinnerungen. Ein geschäftiger, von Geldsorgen getriebener Alltag, unterbrochen von Schreckensbildern des Krieges und »Schocks aus Kindertagen« (Woolf) wie der Erinnerung an die Vergewaltigungen durch ihren Halbbruder Gerald Duckworth. »Züge halten, Züge fahren ab, regelmäßig wie die Wellen des Meeres. Dem fühle ich mich verbunden« heißt es in ihrem Buch »Die Wellen«. Ihr toter Körper wurde erst Wochen nach ihrem Selbstmord im Wasser gefunden.

Y

FARON YOUNG

† 25.2.1932 Shreveport/Louisiana, † 10.12.1996 Nashville/Tennessee, amerik. Countrysänger.

Der Vierundsechzigjährige litt unter Emphysemen (krankhafter Aufblähung von Organen) und Prostata-Beschwerden. Mit diesem schlechten Gesundheitszustand begründete er in einem Abschiedsbrief auch den Entschluss zu seinem Selbstmord. Anschließend schoss er sich mit einem Revolver, Kaliber 38, in den Kopf. Faron Young hat eine der längsten und erfolgreichsten Karrieren in der Geschichte der Countrymusik erlebt. Bereits mit zweiundzwanzig Jahren verbuchte er seinen ersten großen Hit: »If You Ain't Lovin« (1954). Den folgenden Ruhm nutzte er, um sein Künstlerdasein um die Schauspielerei zu erweitern. Das brachte ihm den Spitznamen »Young Sheriff« ein, denn sein Filmengagement beschränkte sich auf Western wie »Hidden Guns« (1956) und »Nashville Rebel« (1966). Parallel stürmten weitere Young-Songs die Country-Charts. Namhafte Songschreiber versorgten das junge Talent mit neuem Stoff – unter ihnen Willie Nelson, der Young 1961 den Nummer-Eins-Hit »Hello Walls« bescherte. Ein Song, mit dem der Countrystar noch jahrzehntelang verbunden werden sollte. Gegen Ende der Siebziger begann sein Ruhm dann langsam zu bröckeln. Die Labels wurden immer kleiner, schließlich zog Young sich halb in

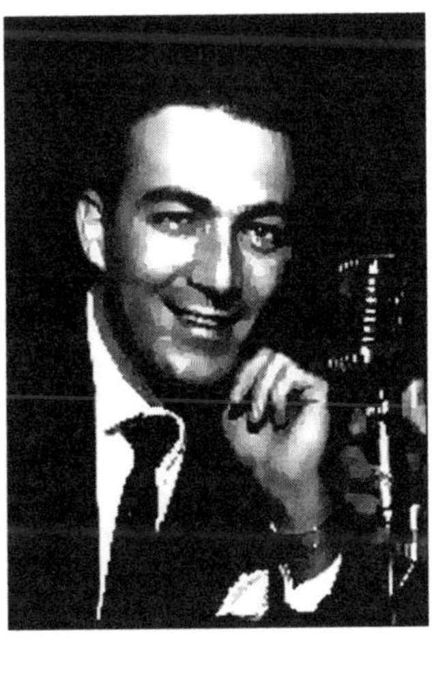

Faron Young

den Ruhestand zurück. Man sagte ihm Alkoholprobleme nach. Sein eigenes Leben passte nicht mehr zu dem »Young Sheriff«. Wie hatte er noch in den Fünzigern gesungen? »Live Fast, Love Hard, Die Young«.

GIG YOUNG

*eigtl. Byron Elsworth Barr * 4.11.1913 St. Cloud, † 19.10.1978 Manhattan, amerik. Schauspieler.*

Der Sohn eines Gefängniskochs arbeitete als Gebrauchtwagenverkäufer, bis er ein Stipendiat am Pasadena Playhouse erhielt. Dort entdeckte ihn 1940 ein Talentsucher und bot ihm einen Filmvertrag an. In den folgenden Jahren nannte er sich Bryant Fleming, da bereits ein anderer Schauspieler den Namen Byron Barr benutzte. In »Die Gaylords« spielte er einen jungen Künstler mit dem Namen Gig Young. Auf Vorschlag des Studios hin übernahm er schließlich seinen Rollennamen. In den Jahren danach war Young schnell auf die Rolle des flatterhaften Junggesellen festgelegt, der als bester Freund des Helden stets die zweite Geige spielte. In den fünfziger und sechziger Jahren sah man ihn oft in Komödien. Im Fernsehen war er einer der Hauptdarsteller in der Serie »Gauner gegen Gauner«. Unzufrieden mit seinen Rollen, begann er früh zu trinken. Kollegen bemerkten, dass hinter seiner sorglosen Fassade ein labiler Mann steckte. Sein Privatleben verlief turbulent. Seine erste Frau verstarb kurz nach ihrer Hochzeit an Krebs. Vier weitere Ehen, darunter eine mit der Schauspielerin Elizabeth Montgomery (Star der Serie »Verliebt in eine Hexe«), wurden geschieden. 1969 wurde Young zum dritten Mal für den Oscar nominiert und erhielt die Trophäe für die Darstellung des zynischen Stimmungsmachers eines Tanzmarathons in »Nur Pferden gibt man den Gnadenschuss«. Kurz danach wurde bei dem Schauspieler Hautkrebs festgestellt, der sich

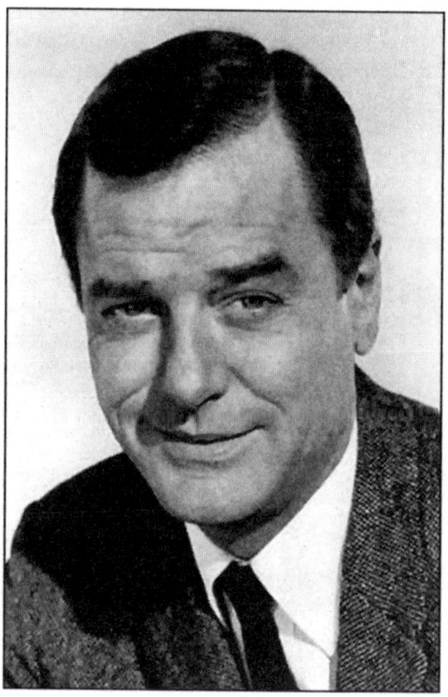

Gig Young

jedoch als behandelbar erwies. Er verließ das sonnige Hollywood und zog des Klimas wegen nach New York. 1977 lernte er dann bei Dreharbeiten in Hongkong die Schauspielerin Kim Schmidt kennen, und beide heirateten ein Jahr später – obwohl er dreiunddreißig Jahre älter war als sie. Drei Wochen nach der Hochzeit fand die Polizei ihre Leichen in Youngs New Yorker Apartment in der 57er Straße. Young hatte einen Revolver in der Hand. Beide waren durch einen Kopfschuss getötet worden. Die Polizei vermutete einen Selbstmordpakt. Außer der Mordwaffe befanden sich in der Wohnung noch drei andere Waffen und dreihundertfünfzig Schuss Munition.

Z

ZENON VON KITION

** um 336 v. Chr. Kition/Zypern, † um 264 v. Chr. Athen, griech. Philosoph.*

Zenon von Kition soll sich nach einem überlebten Schiffbruch der Philosophie zugewandt haben. Er gründete um 300 v. Chr. die sogenannte stoische Schule und bemühte sich um die Entwicklung eines eigenen Systems, wobei er auch sokratische und kynische Auffassungen übernahm. An die erste Stelle seiner Philosophie setzte er die Logik, deren Ziel es ist, die Menschen zu lehren, richtig über die Dinge zu urteilen und sich von Irrtümern zu befreien. Als höchstes Ziel lehrte Zenon die Eudaimonia (ein Leben im Einklang mit sich selbst). Voraussetzung dafür sei die Ataraxia (Seelenruhe), Triebe und Affekte seien die Folge falscher Urteile. Ihnen sollte der Einzelne mit Vernunft begegnen. Die Legenden um seinen Tod sprechen allerdings dagegen, dass er sich selbst daran hielt: Denn es wird berichtet, dass er einen harmlosen Unfall (er stürzte zu Boden und brach sich den Finger) zum Anlass nahm, Selbstmord zu begehen. Auf welchem Wege dies geschah, darüber gibt es zwei Versionen. Zum einen wird erzählt, er habe durch Apokarterese (Verhungern) seinem Leben ein Ende bereitet. Zum anderen wird behauptet, er habe sich selbst erwürgt.

BERND ALOIS ZIMMERMANN

** 20.3.1918 Bliesheim/Eifel, † 10.8.1970 Königsdorf, dt. Komponist.*

Zimmermann war ein Akustik-Avantgardist mit tiefen Empfindungen, ein Künstler, der in seinen Werken lebhafte und düstere Geschichten erzählte. Seinen Kompositionen wurde gelauscht, nur seine Hilferufe blieben ungehört. Im Alter von zweiundfünfzig Jahren hatte ihn der Lebenswille endgültig verlassen, und er suchte den Freitod. Zimmermann hatte Germanistik und Philosophie studiert, bevor er sich zwischen 1939 und 1947 für die Fächer Schulmusik und Komposition einschrieb. Von 1948 bis 1950 besuchte er den Kompositions-Unterricht bei den Kranichsteiner Ferienkursen für Neue Musik. Nebenher bereicherte er Hörspiele, Filme und Theaterinszenierungen mit seinen Ideen. 1950 verfasste er dann ein Violinenkonzert, das an die 1933 unterbrochene Entwicklung der Zwölftontechnik anknüpfte. Hinter den Kompositionen Zimmermanns stand ein komplexes Zeit-Modell, das in seiner »Kugelgestalt« die Vergangenheit, die Gegenwart und die Zukunft vereinte. Um den Zuhörern den Zugang zu seinem reichlich abstrakten Gedankengebäude zu erleichtern, nutzte er die Möglichkeit, Werke aus unterschiedlichen Epochen und Stilen zu zitieren und ineinander zu verweben – woraus ein bunter, avantgardistischer Klangteppich entstand. Ein erstes Beispiel für diese Technik war die Bühnenmusik »Sam Egos Haus« von 1953. Vier Jahre später erhielt Zimmermann eine Professur für Komposition an der Kölner Musikhochschule, an der er auch ein Seminar für Bühnen-, Film- und Hörspielmusik leitete. Zu seinem bekanntesten Werk wurde die 1965 uraufgeführte Oper »Die Soldaten«: Basierend auf einem Schauspiel von Jakob Michael Reinhold Lenz, wurden hier auf mehreren Bühnen verschiedene Zeitebenen gleichgeschaltet und mit der Musik sowie der Sprache in ausdrucksvollen Szenenfolgen synchronisiert. 1966 folgte das Ballett »Musique pour les soupers du roi Ubu«, 1969 das »Requiem für einen jungen Dichter«, in dem drei Chöre, ein Orchester, eine Jazz-Band, Sprecher, Sopran, Bariton, eine Orgel und ein Tonband die Ohren der Zuhörer bearbeiteten. Nicht weniger außergewöhnlich waren die 1970 veröffentlichten Orchester-Skizzen »Stille und Umkehr«: Von den insgesamt zweiundvierzig beteiligten Instrumenten sind niemals mehr als fünf gleichzeitig zu hören, wobei diese ständig einen einzigen Ton umkreisen. Seinem letzten Werk aus dem selben Jahr gab Zimmermann den Titel »Ich wandte mich und sah in alles Unrecht, das geschah unter der Sonne«: Eine Komposition für zwei Sprecher, Bass und Orchester. Sie endet mit einem Zitat aus dem Choral von Johann Sebastian Bach »Es ist genug«. Nur wenig später nahm sich der unter Depressionen leidende Künstler in Großkönigsdorf bei Köln das Leben.

STEFAN ZWEIG

** 28.11.1881 Wien, † 23.2.1942 Petrópolis bei Rio de Janeiro, österr. Dichter.*

Thomas Mann nahm Zweigs Selbstmord mit Empörung auf: »War er sich keiner Verpflichtung bewusst gegen die Hunderttausende, unter denen sein Name groß war, und auf die seine Abdankung tief deprimierend wirken musste? Gegen die vielen Schicksalsgenossen in aller Welt, denen das Brot des Exils ungleich härter ist als es ihm, dem Gefeierten und materiell Sorglosen war? Betrachtete er sein Leben als reine Privatsache?« schrieb er an Zweigs erste geschiedene Frau Friederike. Der Freitod des früh als Dichter und Essayisten Erfolgreichen blieb vielen Zeitgenossen unverständlich. 1938 an seinen Zweitwohnsitz nach England emigriert und drei Jahre später mit seiner Lebensgefährtin Lotte Altmann in Brasilien untergekommen, war der Schriftsteller jüdischer Abstammung nicht in Gefahr. Die von der Psychoanalyse beeinflussten Erzählbände »Erstes Erlebnis« (1911), »Amok« (1922) und »Verwirrung der Gefühle« (1927), die historischen Miniaturen »Sternstunden der Menschheit« (1927) und das Sammelwerk berühmter Dichterbiographien, »Baumeister der Welt« (1935), hatten ihm Ruhm und Vermögen eingebracht. Den entstehenden Schwermut des Dichters konnte das jedoch nicht aufhalten: Überzeugter Europäer, hatte sich der promovierte Philosoph bereits während des Ersten Weltkrieges von der Schweiz aus für Völkerfrieden eingesetzt. Nun mitansehen zu müssen, wie der Geist einer Welt unterging, an der er hing, überstieg seine Kräfte. Kurz vor seinem Freitod gemeinsam mit seiner Lebensgefährtin setzte er der »Welt von Gestern« (erschienen 1944) noch einmal ein melancholisches Monument.

WEITERE SELBSTMÖRDER:

Heinz Brantl († 1977), Chefredakteur der Grazer »Neue Zeit« und später von »Heute« und »Wien aktuell« – suchte den Freitod im Alter von dreiundfünfzig Jahren.

Karl Buresch († 1936), österr. Bundeskanzler 1931/32, Finanzminister 1933-35 und Minister ohne Geschäftsbereich 1935/36 – brachte sich im Alter von achtundfünfzig Jahren um.

Vincent Foster († 1995), amerik. Anwalt – tötete sich durch einen Kopfschuss, nachdem seine Verstrickung in die Whitewater-Grundstücksaffäre der Clintons und in eine Reihe anderer Skandale bekannt geworden war.

Ludwig Fulda († 1939), dt. Schriftsteller – nahm sich als Verfolgter des Naziregimes im Alter von siebenundsiebzig Jahren in Berlin das Leben.

Arthur Gütt († 1949), zeitweilig Staatssekretär im Reichs- und Preußischen Innenministerium, wurde als NS-Fachmann für Erbgesundheitspflege und Rassenfragen bekannt. Nach dem Zweiten Weltkrieg als einer der Hauptverantwortlichen für die NS-Rassenpolitik verfolgt, brachte er sich um.

Francois Haverschmidt († 1894), niederl. Schriftsteller, der vor allem romantische Weltschmerz-Lyrik veröffentlichte. Auslöser für seinen Freitod mit achtundfünfzig Jahren waren Depressionen.

Hide, eigtl. Matsumoto Hideto († 1998), Gitarrist der Rockband Japan – erhängte sich mit dreiunddreißig Jahren ein Dreivierteljahr nach Auflösung der exzentrisch designten Band. Ein Abschiedsbrief wurde nicht gefunden.

Miyazaki Kuniji († 1997), ehem. Präsident der Daiichi Kangyocirc Bank (DKB) – beging im Alter von siebenundsechzig Jahren Selbstmord, nachdem bekannt geworden war, dass die DKB mit kriminellen Geschäftemachern zusammengearbeitet hat – Transaktionen in Höhe von 11,8 Milliarden Yen.

Hubert Massa († 1999), Lütticher Generalstaatsanwalt, der zuletzt in der Kinderschänder-Affäre Dutroux ermittelt hat. Warum sich der Vierundfünfzigjährige in seinem Büro in den Mund schoss, blieb ungeklärt. Da im Vorfeld der Ermittlungen bereits acht andere mysteriöse Todesfälle aufgetreten waren, wurde immer wieder auch über Mord gemutmaßt.

Johann Heinrich Merck, Psd. Johann Heinrich Reimhardt d.J. († 1791), dt. Schriftsteller, Publizist und bedeutender Kritiker und Inspirator von Goethe, Herder und Wieland – tötete sich im Alter von vierzig Jahren aufgrund von geschäftlichen Misserfolgen und weil er den Tod eines seiner Kinder nicht verarbeiten konnte.

Shigeo Nishimura († 1999), stellv. Leiter der japan. Reaktor-Gesellschaft Donen, wurde mit den Ermittlungen des Reaktor-Unfalls betraut. Entsetzt über die Enthüllungen und zerbrochen an dem seelischen Druck, dem er ausgesetzt war, stürzte er sich vom Dach eines achtstöckigen Hotels. Seiner Frau und Kollegen hinterließ er drei Abschiedsbriefe.

Marianne Pollak († 1963), SPÖ-Politikerin und Chefredakteurin der österreichischen Zeitschrift »Die Frau« – Selbstmord mit zweiundsiebzig Jahren in Wien.

Edgar Zilsel († 1944), österr. Philosoph, der marxistische Auffassungen mit der positivistischen Richtung des Wiener Kreises verband. 1938 in die USA emigriert, geriet er in persönliche Isolation und brachte sich nach privaten und politischen Enttäuschungen (Entwicklung der Sowjetunion unter Stalin) um.

ANHANG: KLEINES ABC DES SELBSTMORDES

ABSCHIEDSBRIEFE

Abschiedsbriefe von Selbstmördern werden unterschiedlich emotional verfasst: Manche nutzen ihre letzte Botschaft zu einer seitenlangen Abrechnung, andere schreiben lakonisch: »Versucht zu verstehen«. Zu den bewegendsten Abschiedszeilen prominenter Selbstmörder gehören folgende Sätze: »Was ich sagen möchte ist, dass ich alles Glück meines Lebens dir verdanke. Du bist unglaublich geduldig mit mir und unglaublich gut zu mir gewesen. ... Hätte mich jemand retten können, wärst du es gewesen. Alles, außer der Gewissheit deiner Güte hat mich verlassen. Ich kann dein Leben nicht länger ruinieren.« (Virginia Woolf an ihren Mann Leonard). »Ich will mein Leben zurück. Ich will friedlich schlafen.« (Michael Dorris). »Meine Arbeit ist getan. Warum warten?« (George Eastman). »Die Dinge liefen einfach zu oft schief.« (Tony Hancock). »Und so verlasse ich die Welt, in der das Herz entweder zerbricht oder zu Blei wird.« (Nicolas-Sebastien Chamfort). »Es geht mich nichts mehr an... Das Fahrzeug sitzt fest, will nicht mehr. Will ihn nur noch um Verzeihung bitten.« (Kurt Tucholsky). »Ich kann nicht so weiterleben und jene verletzen, die ich liebe« (Jack Cole). »Die Wahrheit ist, dass mir auf Erden nicht zu helfen war.« (Heinrich von Kleist an seine Stiefschwester Ulrike).

BESTRAFUNG

Im abendländischen Kulturkreis wurden Selbstmordversuche aus politischen oder religiösen Gründen bis ins zwanzigste Jahrhundert verboten. Gelang der Versuch, wurde die Leiche entehrt; Besitz und Vermögen wurden von den Herrschenden konfisziert. Misslang der Versuch, wurde die Tat mit Freiheitsentzug oder Ausweisung geahndet. In manchen Regionen wurde der Überlebende eines Selbstmordversuchs kurioserweise auch mit dem Tod bestraft. Den Suizidopfern durfte keine Totenmesse gelesen werden, und die Bestattung in geweihter Erde war strikt verboten. Statt dessen wurden die Leichen auf dem Schindanger vergraben. Bis weit ins 19. Jahrhundert durften die Toten anschließend auch noch geschändet werden. Oft wurde ihnen die »mörderische Hand« abgeschlagen oder man durchbohrte den Kopf mit einem Pfahl, um auf diese Weise den »Ungeist« zu vertreiben. In der heutigen Zeit ist Suizid in Deutschland straflos, da der Verübende gleichzeitig Opfer und Täter ist. Geahndet werden können lediglich Straftaten, die einer fremden Person zugefügt werden – weshalb die Bestimmung eines Willenlosen zum Selbstmord ebenso unter Strafe steht wie Sterbehilfe. Großbritannien hingegen hat den Suzidversuch lange Zeit kriminalisiert – bis 1962.

CHRISTLICHE POSITION

Seit Ende des vierten Jahrhunderts wurde der Suizid als Sünde und schwerwiegender Verstoß gegen die christliche Gemeinschaft angesehen. Während zur Zeit der Christenverfolgung noch Märtyrer geehrt wurden, die sich lieber umbrachten, statt dem Glauben abzuschwören, wurde der Suizid von dann an zum Frevel. Die Seele des Selbstmörders galt als verloren, da er seine Sünde nicht mehr bereuen konnte. Das fünfte Gebot »Du sollst nicht töten« wurde von Augustinus schließlich auch auf den Suizid angewandt. Im Mittelalter bekräftigte der Scholastiker Thomas von Aquin dann: »Wer sich des Lebens beraubt, sündigt gegen Gott« – denn er maße sich eine Entscheidung an, die ihm nicht übertragen sei, da er den Lebensauftrag von Gott geschenkt bekam. Die Zeit, die Gott ihm als Heilchance zugedacht habe, werde eigenmächtig abgebrochen. Ähnliche Worte stehen auch in den aktuellen evangelischen und katholischen Erwachsenenkatechismen. Was Bestattungen von Suizidopfern betrifft, beschloss die Deutsche Bischofskonferenz 1983, dass die katholische Kirche Begräbnisse nicht mehr verweigern darf: Da sich nicht nachweisen lasse, ob jemand in der Selbsttötung wirklich ein letztes Nein zu sich selbst und zu Gott gesprochen habe, verurteile die Kirche zwar die Sünde des Selbstmords, aber nicht den Menschen, von dem nicht sicher sei, ob er wirklich ein Selbstmörder bei klarem Bewusstsein gewesen sei. In der Bibel ist die geschilderte Position indes nicht vorgegeben: Dort werden Selbstmorde weder verdammt noch gelobt, sondern ausschließlich sachlich referiert! Durch eigene Hand sterben in der Bibel unter anderem Abimelech, Simson, Saul, Ahitophel, Zimri und Judas.

FORSCHUNG

Selbstmord ist ein weit verwinkeltes Forschungsgebiet: Vor allem die kriminalistischen Fallstudien sprengen jede Vorstellungskraft. Ein Aufsatztitel wie »Fäulnisbedingte Verfärbung der Leichenhaut mit umschriebener Ausgrenzung im Kontaktbereich von Klebeband bei suizidaler Erstickung« ist repräsentativ. Daneben gibt es aktuelle Untersuchungen über die Graphologie von Abschiedsbriefen, Diskussionen über die Arzthaftung im Falle von Selbstmord, Spezialforschung über Selbstmord bei Soldaten, Schwangeren, Jugendlichen, älteren Menschen, bei Verarmten, unter Tage, in Strafanstalten und vieles mehr. In der Schweiz wurde 1995 anhand von 30.358 Selbstmördern untersucht, ob das Tierkreiszeichen Einfluss auf eine Selbstmordneigung hat – mit dem Ergebnis, dass es unter dem Sternzeichen Stier, Krebs und Fische zu signifikant mehr Selbstmorden kam, als zu erwarten war; bei Waagen und Schützen war das Gegenteil zu beobachten. In Amerika wurden Selbstmörder Anfang der neunziger Jahre auf ihre Gehirnsubstanz hin untersucht (Biegon 1991) – mit dem Ergebnis, dass die Betroffenen über einen unerwartet hohen Proteinspiegel verfügten; vor allem in den Gehirnbereichen, die die Körpersinne und die Muskelsteuerung lenken wurde ein spezieller Opiat-Rezeptor entdeckt: der MU-Rezeptor, der an sich ein euphorisches Gefühl bewirkt und von Schmerzen befreit. Die Forschungsergebnisse legten nahe, dass der Rezeptor vergeblich versuchte, das nicht ausreichende Vorhandensein von natürlichen Opiaten auszugleichen. Ohne dieses Vorhandensein von Endomorphinen wird der menschliche Körper schmerzempfindlich. Das Individuum neigt zu Depressionen. Eine Ehe- und Familienberaterin namens Schulz, die lange Zeit in Görlitz tätig war, geht hingegen davon aus, dass es einen »Suizidgürtel« gibt, der sich von Görlitz über das Erzgebirge bis in die Schweiz erstreckt. Auslöser soll eine Art Föhnwind sein. Details dieses Ansatzes gibt es noch nicht – zum Glück.

GEBRAUCHSANLEITUNGEN

Claude Guillon und Yves Le Bonniec verfassten 1982 eine »Gebrauchsanleitung zum Selbstmord«. Auch im Internet gibt es inzwischen zahlreiche gut besuchte Seiten, auf denen Tipps stehen wie »zum Genickbruch mit Seil bei einem Körpergewicht von einhundertvierundfünfzig Pfund muss man mindestens neun Fuß herunterfallen (minimale Falltiefe).« Oder: »Sprünge vom sechsten Stock haben eine Mortalität von neunzig Prozent... Versuchen Sie, auf Beton zu landen.« Die Verfasser treten für das Recht eines jeden auf Selbsttötung ein. Suizid wird von ihnen nicht als krank angesehen, sondern als Ausdruck persönlicher Freiheit – weshalb sie vom Freitod reden, was jedoch innere Zwänge, unbehandelte Depressionen und eventuelle genetische Anlagen verharmlost.

HARAKIRI

Von den Germanen ist überliefert, dass sich siegreiche Kämpfer dann töteten, wenn sie den Tod in der Schlacht nicht mehr erleben konnten. In Japan war den Samurai und adligen Personen das »Seppuku« vorbehalten. Wesentlich bekannter ist die dafür in der westlichen Welt gebräuchliche Bezeichnung »Harakiri«. Die deutsche Übersetzung bezeichnet den Vorgang als Bauchaufschlitzen. Die feierlich zeremonierte Todesart sollte den Mut, die Selbstbeherrschung und die Reinheit der Gesinnung beweisen. Während eines rituellen Ablaufs schnitt sich der Selbstmörder mit einem Schwert von links nach rechts den Leib auf und wurde daraufhin von einem Freund geköpft. Mindestens seit dem zwölften Jahrhundert wurde dieser Brauch zur Wahrung der eigenen Ehre angewendet (zum Beispiel bei Verdacht eines Aufstandes der Führer und Lehnsmänner gegen den Shogun, bei Erfolglosigkeit des Fürsten in seiner Arbeit für den Shogun oder zur Ermahnung des Fürsten bzw. der Feudalherren im Falle besonders egoistischen Handelns). Heerführer griffen zum Schwert, wenn der Ausgang einer Schlacht nicht den in ihn gesetzten Erwartungen entsprach. Aus dieser Tradition heraus wird die Angst eines ganzen Volkes nachvollziehbar, der von Kaiser Hirohito am 10. August 1945 signalisierten Kapitulationsbereitschaft im Krieg mit den USA könnte der Befehl einer kollektiven Selbsttötung folgen... In den Suizid-Statistiken des modernen Japans spielt Harakiri keine hervorstechende Rolle mehr.

HEROISIERUNG

Die heidnischen Germanen und die Stoiker hielten den Suizid für ehrenhafter als den natürlichen Tod. Auch im antiken Griechenland war der Freitod erlaubt: Wenn man ihn offiziell angemeldet und genehmigt bekommen hatte, wurde auf Kosten des Gemeinwesens ein Schierlingsbecher gereicht! Im antiken Rom war der Selbstmord nur Kriminellen, Soldaten und Sklaven verboten, also den drei unterprivilegierten Gesellschaftsklassen. Selbstmord aus edlen Beweggründen wurde als Kennzeichen seelischer Größe empfunden. Interessant auch die Handhabe der Eskimos: Sie hielten Suizid für sinnvoll, um Alter und Krankheit zuvorzukommen. Pflegefälle gab es nicht. Wenn sie den Zeitpunkt für richtig hielten, verabschiedeten sie sich und starben in Eis und Schnee.

KAMIKAZE

In der Endphase des Zweiten Weltkrieges stürzten sich sogenannte freiwillige Kampfflieger aus Japan mit ihren sprengstoffbeladenen Flugzeugen im verzweifelten Selbstopferungsangriff auf die Einheiten der amerikanischen Flotte (vor allem auf Flugzeugträger). Diese Menschenopfer waren eine Form von befohlenem Selbstmord, begangen von den Samurai der Lüfte.

LÄNDERVERGLEICH

Im internationalen Vergleich liegt Deutschland mit 17,5 Selbstmördern auf 100.000 Einwohnern im Mittelfeld. Die wenigsten Menschen bringen sich in Griechenland um (3,5 Tote), die meisten in Ungarn (38,6 Tote). Innerhalb Deutschlands weisen seit langem Thüringen und Sachsen die höchsten Suizidraten auf, gefolgt von Hamburg.

MASSENSELBSTMORD

Massenselbstmorde gab es bereits 73 n.Chr., als sich 960 Israeliten auf der Festung Masada am Roten Meer umbrachten – aus Angst vor den Römern, die die Festung zwei Jahre lang belagert hatten und nun nicht mehr abgewehrt werden konnten. Große Medienresonanz in der Gegenwart fand vor allem die Selbstvergiftung von 923 Anhängern der Volkstempel-Sekte einschließlich ihres Führers Jim Jones (Guyana 1978). Spektakulär auch der Massenmord von 39 Mitgliedern der kalifornischen Sekte Heaven's Gate: Die Anhänger dieser Sekte sind der Ansicht, dass die Selbstzerstörung ihrer Seelen ein schneller Weg zur Erlösung ist. Als sie glaubten, im Schweif des Kometen Hale Bopp würde ein Ufo kommen, das sie alle mit sich nehmen würde, insoweit sie »bereit« seien, töteten sie sich durch Phenolbarbital. 1997 drohte das kolumbianische Indianervolk der U'wa mit kollektivem Selbstmord: Da im Siedlungsgebiet des bis dahin abseits jeder Zivilisation lebenden Volkes riesige Erölvorkommen entdeckt worden waren und die Regierung Ölbohrungen erlaubt hatte, fühlten sich die rund 5000 Indianer in ihrer Existenz bedroht.

NACHAHMUNG

Goethes Roman »Die Leiden des jungen Werther«, in dem sich ein junger Mensch wegen einer unerwiderten Liebe umbringt, hat nach seiner Veröffentlichung eine Reihe von Lesern zur Nachahmung verführt. In vielen Städten Europas wurde das Buch deshalb sogar verboten. Bezugnehmend auf diese Entwicklung – die von Goethe indes bezweifelt wurde (Er sagte 1813, mit dem Buch sei ein Übel aufgedeckt worden, das bereits in den jungen Gemütern geschlummert habe) -, wurde in der Soziologie der Begriff des »Werther-Effekts« geprägt: Vor allem der kalifornische Professor David Phillips ist davon überzeugt, dass die Medien das Suizidverhalten – besonders der Jugendlichen – beeinflussen. Zahlreiche Untersuchungen haben diese These inzwischen wissenschaftlich untermauert. Bekanntheit erlangte unter anderem eine Erhebung anlässlich der sechsteiligen TV-Serie »Tod eines Schülers«, die bei den 18- bis 27-Jährigen einen Anstieg der Suizidrate um 175 (Männer) bzw. 167 Prozent (Frauen) nachwies – wobei sich die Selbstmörder wie der TV-Protagonist ebenfalls vor den Zug geworfen hatten. In dieselbe Kerbe schlägt eine Erfahrung aus Wien: Nachdem dort in den achtziger Jahren Selbstmorde in der U-Bahn besorgniserregend zugenommen hatten (worüber immer wieder ausführlich berichtet wurde), beschlossen die Medien einen verbindlichen Kodex für die zukünftige Berichterstattung – worauf die Zahl der Taten wieder auf einen geringen Wert zurückging.

POPULÄRE ORTE

Die Zahl der Selbstmörder, die sich von der Golden Gate Bridge stürzen, ist so hoch, dass mittlerweile zwölf Seelsorgetelefone auf der Brücke installiert wurden, um wenigstens einige »Lebensmüde« von ihrer Tat abzuhalten! Zusätzlich fahren den ganzen Tag über Angestellte in Elektroautos auf und ab. Die Zahl, die diese Maßnahmen nötig gemacht hat, liegt bei eintausendzweihundert Toten innerhalb von sechzig Jahren; allein 1995 stürzten sich fünfundvierzig Menschen von der Brücke aus in den Tod. Auch in Tokio gibt es einen Ort, der Selbstmörder magisch anzieht: das Waldgebiet Aokigahara am Fuße des Fudschijamas. Wanderer werden auf Tafeln angewiesen, die Wege nicht zu verlassen – um vor grausamen Anblicken geschützt zu werden. Allein 1998 nahmen sich dreiundsiebzig Menschen in dem dichten Waldgebiet das Leben. »Sobald jemand einen Anzug trägt, nehmen wir ihn in

Gewahrsam«, so ein in dem Wald patrouillierender Polizist laut »Berliner Morgenpost«. Popularität hatte Aokigahara einst durch den Roman »Die Pagode der Wellen« erlangt, in dem sich eine Frau an diesem Ort umbringt. Am Eingang des Parks hat die Polizei inzwischen ein Schild aufgestellt: »Das Leben ist ein wertvolles Geschenk deiner Eltern. Denk in Ruhe an deine Eltern, Brüder, Schwestern und Kinder. Quäl dich nicht alleine, frag uns erst um Rat.« Erfolglose Spieler in Monte Carlo stürzten sich früher oft von einem in der Nähe gelegenen Felsen der Côte d'Azur. Pagen schoben den Toten dann oft ein paar hundert Francs in die Tasche: ein »Arranger la vérité«.

SELBSTMORD-DEFINITIONEN

Beim »Bilanzsuizid« rechnet jemand, der nach Durchsicht des bisher Erreichten nicht zufrieden ist, mit sich selbst ab (→ Albert Dekker, → George Westmore). Diese bewusst vollzogene Selbstbestrafung wird angekündigt und ist häufig am Verhalten ablesbar. Eine Einflussnahme von außen kann die Willensentscheidung des zweifelnden Menschen in die eine oder andere Richtung beeinflussen. Von einem »erweiterten Suizid« oder »Mitnahmeselbstmord« spricht man, wenn ein Täter andere Personen ohne deren Wissen in seinen Selbstmord mit einbezieht (→ Gert Bastian, → Wilfred Bruchland, → Joseph Goebbels). Das ist in der Regel der Fall, wenn er meint, dass das künftige Leben auch für die anderen aussichtslos ist. Schande, Not und Leid sollen ihm Nahestehenden erspart werden – oder er möchte verhindern, dass ihn die Verbindung zu einem Angehörigen bzw. die Rücksicht darauf von der geplanten Selbsttötung abbringen könnte.

STATISTIK

Das Statistische Bundesamt in Wiesbaden verzeichnete 1997 12.256 Selbstmorde in Deutschland, 1998 12.600 und 1999 genau eintausend weniger – mit einem Männeranteil von jeweils rund zweiundsiebzig Prozent. An den jährlich mehr als 100.000 Suizidversuchen ohne tödlichen Ausgang sind hingegen zu sechsundsechzig Prozent Frauen beteiligt – was wohl vor allem daran liegt, dass Frauen weichere Methoden wählen (Vergiftungen mit Gas oder Medikamenten), die nicht zwingend zum Tod führen. Männer entscheiden sich eher für Methoden, die das Leben schnell und endgültig beenden (Erschießen, Erhängen, Autocrash). Ungefähr ein Viertel der Selbstmordhandlungen wird innerhalb der folgenden zwei Jahre wiederholt. Die häufigsten Monate, in denen Selbstmord verübt wird, sind März bis Mai – Frühlingsmonate, in denen sich Gefährdete ihrer Isolation besonders bewusst werden -, der häufigste Wochentag ist der Sonntag.

STIMMAUFFÄLLIGKEIT

Die Ingenieurin Asli Ozdas stellte auf dem Berliner Akustikkongress 1999 ein Gerät vor, das anhand der Stimme eines Menschen eine Selbstmordabsicht erkennt. Marktfähig ist die Apparatur noch nicht; die bisherige Datenbasis ist noch zu gering. Aufgrund der guten Ergebnisse wird jedoch zurzeit an der Entwicklung eines statistischen Computerprogramms gearbeitet. Angeregt von dem amerikanischen Psychiater Stephen E. Silverman hatte die Ingenieurin auf Band gesprochene Abschiedsworte genutzt. Den akustischen Merkmalen dieser Stimmen stellte sie die Aufnahmen chronisch Depressiver gegenüber und beobachtete, welche »Erfassten« kurze Zeit später Selbstmord begangen bzw. einen Versuch unternommen haben. Ergebnis: Bei siebzig Prozent der Stimmbeispiele konnte eine akustische Vorhersage einer unmittelbaren Selbstmordgefährdung gemacht werden.

THERAPIEZENTRUM

Deutschlandweit einzigartig ist das Hamburger Therapiezentrum für Suizidgefährdete. Dort werden pro Jahr rund einhundertachtzig Hilfesuchende betreut – zwei Drittel von ihnen Frauen. Das ambulante Behandlungskonzept soll die Patienten dazu bringen, das Gefühl der eigenen Gefährdung loszuwerden: »Die entscheidende Frage dabei ist: Warum willst du dich in diesem Konflikt umbringen?«, so einer der betreuenden Psychologen. Nötig für das erhoffte Ergebnis sind in der Regel zwischen fünfzehn und fünfundzwanzig einstündige Gespräche innerhalb von drei bis sechs Monaten. Beachtlicher Erfolg: Von den eintausendfünfhundert seit 1991 Betreuten haben sich nur neun das Leben genommen. Zu den häufigsten Problemen gehörten Depressionen, Beziehungsprobleme, Einsamkeit und Trennungsschmerz.

TODESARTEN

Frauen, die den Freitod suchen, wählen laut Statistik bevorzugt »weiche Metoden« (Schlaftabletten oder Gift). Männer entscheiden sich eher für Methoden, die das Leben schnell und endgültig beenden (Erschießen, Erhängen). In der Fachliteratur gibt es Studien über Selbstmord mit Bandsägen, Suizid mit einem Bolzensetzwerkzeug, Freitod durch Kopfschuss mit einer Signalpistole, Taten durch Erschießen im fahrenden Auto, Fälle, bei denen Waschmaschinen zur Betätigung des Strangulationswerkzeuges benutzt wurden, Suizidenten, die sich durch einen Stich in den Nacken töteten und vieles mehr. Für Aufsehen in der Presse sorgte auch ein Kaufmann, der 1996 mit einer »Piper« gegen die Zugspitze flog, nachdem er von einem Verhältnis seiner Frau erfahren hatte. Seine letzte Funkbotschaft lautete: »Und tschüss!« 1969 ging der Fall Jan Pallachs durch die Medien, der aus Protest gegen die russische Besetzung der Tschechoslowakei im Herzen von Prag durch Selbstverbrennung starb. Eine ungewöhnliche Todesart soll es auch im alten China gegeben haben: Damals töteten sich Lebensmüde angeblich, indem sie ein Pfund Salz aßen – wodurch die Blutzirkulation nicht mehr funktionierte, da das Blut zu dick geworden war.

ZITATE

»Der Gedanke an den Selbstmord ist ein starkes Trostmittel: Mit ihm kommt man gut über manch böse Nacht hinweg« (Friedrich Nietzsche).
»Wer sich umbringt, legt ein Geständnis ab: das Geständnis, dass es nicht lohnt« (Albert Camus).
»Wir waren beide so in unserer Trauer gefangen in diesen ersten Wochen, dass wir nicht imstande waren, einander zu helfen« (Ausspruch eines Vaters, dessen Sohn sich vom Dach eines Hochhauses gestürzt hat).

ZEHN FILME, IN DENEN SELBSTMORD EINE WICHTIGE ROLLE SPIELT:

DAS IRRLICHT

Frankreich/Italien 1963; Regie: Louis Malle; Darsteller: Maurice Ronet, Bernard Noel, Jean-Paul Molinot, Jeanne Moreau.

Ein junger Mann erlebt nach einer Entziehungskur seine Isoliertheit in einer unpersönlichen Gesellschaft. Im Laufe eines Tages trifft er frühere Freunde, die ihn spüren lassen, dass er ein Außenseiter ist. Am Ende nimmt er sich das Leben.

NACHT, MUTTER

USA 1986; Regie: Tom Moore; Darsteller: Sissy Spacek, Anne Bancroft, Ed Berke.

Als eine junge Frau ihrer Mutter verkündet, dass sie sich umbringen wird, führt das zu einem dramatischen Wortgefecht. Doch trotz aller Argumente macht die Tochter am Schluss ihre Ankündigung wahr.

HAROLD UND MAUDE

USA 1971; Regie: Hal Ashby; Darsteller: Bud Cort, Ruth Gordon, Vivian Pickles.

Ein depressiver junger Mann schockiert seine reiche Verwandtschaft mit makabrem Todeskult. Auch die Freundschaft mit einer unkonventionellen Achtzigjährigen endet tragisch, doch durch sie findet er ins Leben zurück.

IST DAS LEBEN NICHT SCHÖN?

USA 1947; Regie: Frank Capra; Darsteller: James Stewart, Lionel Barrymore, Thomas Mitchell, Donna Reed.

Ein verzweifelter Mann wird von seinem Schutzengel vor dem Selbstmord gerettet. Der führt ihn durch sein zurückliegendes Leben und zeigt ihm, wie arm die Welt ohne ihn gewesen wäre.

EHE IM SCHATTEN

Deutschland 1947; Regie: Kurt Maetzig; Darsteller: Paul Klinger, Ilse Steppat, Claus Holm.

Ein Schauspieler, der mit einer Jüdin verheiratet ist, sieht sich im »Dritten Reich« Diffamierungen ausgesetzt. Als er zur Scheidung gezwungen werden soll, nimmt sich das Ehepaar das Leben. Als Vorlage diente die Geschichte des Schauspielers Joachim Gottschalk.

I HIRED A CONTRACT KILLER

Finnland/Schweden 1990; Regie: Aki Kaurismäki; Darsteller: Jean-Pierre Léaud, Margi Clarke, Kenneth Colley, Serge Reggiani.

Ein in London lebender Franzose heuert einen bezahlten Killer an, der seinem Leben ein Ende setzen soll. Doch am selben Abend verliebt er sich in eine junge Frau und überlegt es sich anders. Nun hat er seine liebe Not, dem Mörder zu entkommen.

HINTER DEM HORIZONT

USA 1998; Regie: Vincent Ward; Darsteller: Robin Williams, Cuba Gooding jr., Annabella Sciorra, Max von Sydow.

Nach einem tödlichen Unfall findet sich ein Kinderarzt im Himmel wieder, der wie in seinen Träumen aussieht. Derweil nimmt sich seine verzweifelte Frau das Leben. Als sie deshalb in der Hölle landet, versucht er, sie zu befreien.

WETHERBY

England 1984; Regie: David Hare; Darsteller: Vanessa Redgrave, Joely Richardson, Ian Holm.

Scheinbar ohne Grund schießt sich ein junger Student bei einer Abendgesellschaft in den Kopf. Der Vorfall zwingt eine alleinstehende Lehrerin, sich mit ihrem eigenen Leben auseinanderzusetzen.

A STAR IS BORN

USA 1954; Regie: George Cukor; Darsteller: Judy Garland, James Mason, Jack Carson, Charles Bickford.

Ein unbekanntes Revuegirl steigt zur gefeierten Sängerin auf. Zur gleichen Zeit beginnt für ihren Mann ein unaufhaltsamer Abstieg, der in seinem Selbstmord endet. Der Freitod des Schauspielers John Bowers lieferte die Idee zu diesem Film.

DIE FILZLAUS

Frankreich/Italien 1973; Regie: Edouard Molinaro; Darsteller: Lino Ventura, Jacques Brel, Jean-Pierre Darras.

Bei einem Attentatsversuch wird ein Killer unablässig durch seinen lebensmüden Zimmernachbarn gestört. Als er seinen Auftrag verpatzt, müssen beide vor der Polizei fliehen.

ZEHN BÜCHER, IN DENEN SELBSTMORD EINE WICHTIGE ROLLE SPIELT:

DAVID GUTERSON, ÖSTLICH DER BERGE

Ein pensionierter Herzchirurg fährt noch mal durch die Landschaft seiner Jugend, um zum Schein zu jagen. Tatsächlich will er sich jedoch umbringen: Er hat erfahren, dass er an Krebs erkrankt ist und möchte niemanden mit seinem Siechtum belasten. Also arrangiert er alles so, dass die Hinterbliebenen einen Jagdunfall vermuten. Doch dann hat er einen Verkehrsunfall. Und was danach passiert, lässt ihn zögern...

THOMMIE BAYER, DER HIMMEL FÄNGT ÜBER DEM BODEN AN

Einer der Handlungsstränge handelt von einem freundlichen schlaksigen Maler, der auf dem Asphalt seiner Stadt immer wieder bunte Krokusbilder malt. Durch seinen Selbstmord wird deutlich, dass er seine verflossene Liebe nicht vergessen konnte, die er an einem Ort voller Krokusse kennengelernt hat. Kurz vor seinem Tod hatte er ihr eine handgemalte Karte geschickt – mit einem Krokus und den Worten »Lass mich endlich los«.

JOHANN WOLFGANG VON GOETHE, DIE LEIDEN DES JUNGEN WERTHER

Werther ist in eine verheiratete Frau verliebt – eine aussichtslose Liebe. Briefe, die er an seinen Freund Wilhelm schreibt, geben Einblick in seine seelischen Qualen. Als er nicht mehr weiter weiß, erschießt er sich. Inspiriert wurde die Geschichte von eigenen Erlebnissen des Autors: von Goethes Liebe zu Charlotte Buff und dem Selbstmord des Legationssekretärs Carl Wilhelm Jerusalem, der sich aus Liebe zu einer verheirateten Frau das Leben genommen hat.

HERMANN HESSE, DER STEPPENWOLF

Der gemütskranke, vereinsamte Kopfmensch Harry Haller setzt sich den fünfzigsten Geburtstag als Tag, an dem er sich »den Selbstmord erlauben wolle«. Kurz vorher erlebt er durch die Traumfigur Hermine all das, was er bisher verdrängt hat: Tanz, Lachen und Lebensgenuss – die weltzugewandte Seite seiner Seele. Welche Auswirkungen das für sein Leben hat, bleibt offen. Mit diesem Roman hat Hesse eine eigene Lebenskrise literarisch bewältigt.

VIRGINIA WOOLF, MRS. DALLOWAY

Der Kriegsheimkehrer Septimus Warren Smith hört immer wieder Stimmen, die ihn schließlich so wahnsinnig machen, dass er sich umbringt. → Woolf skizziert in diesem Roman eigene Irrsinnserfahrungen. Im Leben zog sie schließlich dieselbe Konsequenz wie ihre Figur.

THEODOR FONTANE, CÉCILE

Ein eifersüchtiger Ehemann, der seine Frau Cécile ehrempfindlich bewacht, erschießt den ihrer Schönheit verfallenen Verehrer in einem Duell. Anschließend flieht er ins Ausland. Als er seine Frau nachholen will, erfährt er, dass sie sich umgebracht hat.

HERMANN BURGER, DER SCHUSS AUF DER KANZEL

Der Schriftsteller Stirner begeht Selbstmord, weil er als Mieter eines vorläufig unbenutzten Pfarrhauses immer wieder von Pfarrern schikaniert wurde. Sein Freund, der Hilfstotengräber Umberer, rächt ihn, indem er den hauptschuldigen Pfarrer während der Predigt erschießt. Die Figur des Stirners ist autobiographisch bestimmt.

KARL GUTZKOW, WALLY, DIE ZWEIFLERIN

Wally, ein junges Mädchen aus vornehmer Familie, heiratet auf Wunsch ihres Vaters einen sardinischen Gesandten. Als sie erfährt, dass ihr Mann sie nur benutzt, um seinen Bruder um sein Vermögen zu bringen und der Bruder sich schließlich erschießt, flieht sie mit ihrem Liebhaber. Der indes verlässt sie und heiratet ihre Freundin – woraufhin sich auch Wally erschießt. Mit eingeflossen in die Handlung ist das Schicksal → Charlotte Stieglitzs'

GUSTAVE FLAUBERT, MADAME BOVARY

Eine Frau aus der Provinz zerbricht nach einem Ehebruch am Konflikt zwischen ihren Gefühlen und dem Zwang der Umgebung. Sie sieht keine andere Möglichkeit mehr, als sich zu vergiften. Kurz nach Erscheinen des Romanes wurde Flaubert von Staatsanwalt Pinard beschuldigt, seine Leser zu vergiften, indem er die Ehebrecherin mit einem Glorienschein umgebe.

ELKE HEIDENREICH, DIE LIEBE

Hansi, der erste Freund einer Teenagerin, erzählt ihr immer wieder, wie sich einer seiner Kumpels bei einem Schulausflug vom Kölner Dom gestürzt hat. Einige Zeit später springt ihre beste Freundin aus einem Speicherfenster, nachdem sie vom Tod ihres Idols James Dean erfahren hat. Hansi der ein zweites Mal einen Selbstmord miterlebt hat, kann das Gesehene nicht verarbeiten und wird wahnsinnig.

DIE GRÖSSTEN HITS DER PROMINENTEN SELBSTMÖRDER – EINE AUSWAHL

Christopher Acland/Lush († 1996) *Single Girl (1996) – UK: Platz 38*

Bobby Bloom († 1974) *Montego Bay (1970) – UK: Platz 3*

Tommy Boyce & Bobby Hart († 1994)
I wonder what she's doing Tonight (1968) – USA: Platz 8

Mike Brant († 1975) *Mais dans la lumière (1970) – D: Platz 34*

Roy Buchanan († 1988) *Sweet Dreams (1973) – UK: Platz 40*

Kurt Cobain/Nirvana († 1994)
Smells like Teen Spirit (1991) – UK: Platz 7, USA: Platz 6, D: Platz 2

Vincent Crane/The Crazy World of Arthur Brown († 1989)
Fire (1968) – UK: Platz 1, USA: Platz 2, D: Platz 3

Ian Curtis/Joy Division († 1980)
Love will tear us apart (1980) – UK: Platz 13

Dalida († 1987) *Am Tag als der Regen kam (1959) – D: Platz 1*

Tom Evans/Harry Nilsson († 1983)
Without you (1972) – UK: Platz 1, USA: Platz 1, D: Platz 12

Rex Gildo († 1999) *Kleiner Gonzales (1962) – D: Platz 2*

Pete Ham/Badfinger († 1975)
Come and get it (1970) – UK: Platz 4, USA: Platz 7, D: Platz 34

Donny Hathaway & Roberta Flack († 1979)
The closer I get to you (1978) – USA: Platz 2

Günther Hoffmann/Hoffmann & Hoffmann († 1984)
Rücksicht (1983) – D: Platz 8

Doug Hopkins/Gin Blossoms († 1993)
Follow you down/Til I hear it from you (1996) – USA: Platz 9

Michael Hutchence/INXS († 1997)
Need you Tonight (1988)- UK: Platz 2, USA: Platz 1, D: Platz 16

Phyllis Hyman († 1995) *You know how to love me (1980) – UK: Platz 47*

Renate Kern († 1991) *Lieber mal weinen im Glück (1968) – D: Platz 10*

Billy MacKenzie/Associates († 1997) *Party Fears Two (1982) – UK: Platz 9*

Richard Manuel/The Band († 1986) *Rag Mama Rag (1970) – UK: Platz 16*

Joe Meek/The Tornadoes († 1967)
Telstar (1962) – UK:Platz 1, USA: Platz 1, D: Platz 6

Bob Merrill († 1998) *People für Barbra Streisand(1964) – USA: Platz 5*

Brian O'Hara/The Fourmost († 1999) *A little Loving – UK: Platz 6*

Phil Ochs/Joan Baez († 1976) *There but for Fortune (1965) – UK: Platz 8*

Robert Pilatus/Milli Vanilli († 1998)
Girl I'm gonna miss you (1989) – UK: Pl. 2, USA: Platz 1, D: Platz 2

Danny Rapp/Danny & the Juniors († 1983)
At the Hop (1958) – UK: Platz 3, USA: Platz 1

Steven Sanders/Oak Ridge Boys († 1998) *Elvira (1981) – USA: Platz 5*

Ingo Schwichtenberg/Helloween († 1995)
Dr. Stein (1988) – UK: Platz 57, D: Platz 10

Del Shannon († 1990) *Runaway (1961) – UK: Platz 1, USA: Platz 1*

Soeur Sourire († 1985) *Dominique (1963) – UK: Platz 7, USA: Platz 1, D: 6*

Dinah Washington († 1963)
What a Difference a Day makes (1959) – USA: Platz 8

Kevin Wilkinson/The Waterboys († 1999)
The Whole of the Moon (1991) – UK: Platz 3

Paul Williams/The Temptations († 1973)
Ball of Confusion (1970) – UK:Platz 7, USA: Platz 3

Wendy Orlean Williams/Plasmatics († 1998)
Butcher Baby (1980) – UK: Platz 55

Faron Young († 1996) *Four in the Morning (1972) – UK: Platz 3*

99 SELBSTMORD-SONGS

Als Reaktion auf eine Selbstmordwelle wurde in Österreich 1931 die öffentliche Wiedergabe des Liedes »Trauriger Sonntag« verboten. Komponist des makabren Ohrwurms war der Ungar Reszö Sevess. Die Polizei fand heraus dass viele Selbstmordkandidaten genau jene Schallplatte auf dem Plattenteller hatten, während sie zur Tat schritten. Wieviele Musiker sich außerdem mit dem Thema beschäftigt haben, zeigt nachfolgende Liste – die nur eine kleine Auswahl darstellt.

A		
Die Ärzte	Die trg. Ballade von Susi Spakowski	1995
Die Ärzte	Trick 17 m.S. (Ich will sterben)	1995
Amageddon Dildos	Too far to Suicide	1994
Another Tale	Suicide in Paradise	1992
B		
Bad Manners	Suicide	1980
Stephen Barry	Social Suicide	1990
Richard T.	Bear Suicide	1979
Birth Control	Suicide	1973
Black Sabbath	Killing yourself to live	1973
David Bowie	Rock'n'Roll Suicide	1972
Brand X	Disco Suicide	1977
Brian Meets a Cupboard	The holy Way of Suicide	1992
Herman Brood	Suicide	1982
Claudia Brücken	Suicide – A Song for a Ghost	1991
C		
Walter Carlos	Suicide Scherzo	1972
Carter U. S. M.	Suicide isn't painless	1993
Catalepsy	Suicide Letters	1993
Christian Death	Invitation au Suicide	1994
Mike Cooper	Suicide de Luxe	1971
Coven	Justified Suicide	1989
Crucifixion	Woods for the Suicides	1993
Cyan Kills E. Coli	Do not open before I killed myself	1995

D

Georg Danzer	Vater	1987
Deicide	Sacrificial Suicide	1990
Dead Head	Spiritual Suicide	1993
Disharmonic Orchestra	Recommended Suicide	1993

E

Emerald	Teenage Suicide	1986
Eternal Afflict	Suicide of Mankind	1992

F

Fabulous Poodles	Suicide Bridge	1978
Flag of Democracy	Save the Earth (Kill yourself)	1994
Flaming Lips	Chrome-Plated Suicide	1989

G

Peter Gabriel/Kate Bush	Don't give up	1986
Bobbie Gentry	Ode to Billy Joe	1967
God is LSD	Spirit of Suicide	1992
Goebbels & Harth	Über den Selbstmord	1981
Graveside	Unsinful Suicide	1993

H

Heebeegeebees	Too depressed to commit suicide	1981
André Herzberg	Nicht gemerkt	1994
Terry Hoax	Hotel Suicide	1994
Lightnin' Hopkins	Suicide Blues	1960
Christian Hound	First Suicide/Last Suicide	1990

I

Idiots	Selbstmord	1987
Inhuman Conditions	Slow Suicide	1989
INXS	Suicide Blonde	1990

J

Elton John	I think I'm going to kill myself	1972
Juicy Lucy	Suicide Pilot	1973

K

Edward Kaspel	Suicide Pact	1984
Kraft Durch Freude	I'll kill myself	1979
Heinz Rudolf Kunze	Das Ultimatum	1982

L

Lead	Suicide is Life	1989
Lelo	I'm the Suicide	1981
Little Charlie & the Nightcats	Suicide Blues	1987
David London	Suicide Dance	1981
Robert Long	Jos	1981

M

Militant Mothers	I gotta kill myself	1989
Minimal Compact	How do you regard Suicide	1987
Minus Delta T	Romantic Poetic Suicide	1987
Modernettes	Suicide Club	1980
Marius Müller-Westernhagen	Spring doch schon	1982

N

Naked Lunch	Suicide Butterfly	1993
New England	Suicide	1991
N. I. L. 8	Hallelujah I'm gonna kill myself	1993

O

The Only Ones	Why don't you kill yourself	1980
Ozzy Osbourne	Suicide Solution	1980
Overdose Kids	When Love feels like a suicide	1992

P

Pankow	Follow me in Suicide	1989
Praying Mantis	Flirting with Suicide	1981
Pungent Stench	Practice Suicide	1994
Pur	Noch ein Leben 1993	

Q

Suzi Quatro	Suicide	1978
Queen	Don't try Suicide	1980

R

Rausch	Suicide is allright	1989
R. E. M.	Everybody hurts 1993	
Rudi's Gurken	Rent your Suicide	1995

S

Sacrosanet	Terminal Suicide	1990
Sarcofago	Prelude to a Suicide	1991
Klaus Schulze	Der Freitod	1994

Simon & Garfunkel	Richard Cory	1966
Steppenwolf	Suicide	1969
Stormtroopers of Death	Kill yourself	1985
Suicidal Tendencies	Suicide's an Alternative	1983
Suicide	Suicide	1977
Die Suizides	Vive la Suicide	1994

T

Talon	Victims of Suicide	1984
Die Taucher	Selbstmord auf Raten	1992
Thin Lizzy	Suicide	1975
Three O'Clock Heroes	Still on my Way to Suicide	1991
Tytus Groan	Karaoke Suicide (The big Trip)	1995

U

UFO	Just another Suicide	1977
Unknown Gender	Mutual Suicide	1985
Uranium Savages	Kill yourself	1979

V

Maurice John Vaughn	Suicide is not the Way	1993
Victims Family	Suicide Tag	1994

W

Loudon Wainwright III	Suicide Song	1971
Pe Werner	Nagel auf den Kopf	1991
Roy Wood	Music to commit Suicide	

Z

Frank Zappa	Suicide Chump	1981
Zero Option	The other Side of Suicide	1991
Zomby Woof	Suicide	1977

BIBLIOGRAPHIE – EINE AUSWAHL

1. SCHRIFTSTELLER

Heinz Ludwig Arnold (Hg.), Jean Améry, Text+Kritik, Zeitschrift für Literatur, Heft 99, München 1988.

Hans Jürgen Baden, Literatur und Selbstmord, Ernst Klett Verlag, Stuttgart 1965.

Helga Bemmann, Kurt Tucholsky, Ullstein Verlag, Frankfurt/Main – Berlin, 1994.

Karl Dedecius (Hg.), Wladimir W. Majakowskij. Liebesbriefe an Lilja, Suhrkamp Verlag, Frankfurt am Main 1977.

John Felstiner, Paul Celan. Eine Biographie, dt. von Holger Fliessbach, C.H. Beck'sche Verlagsbuchhandlung, München1997.

Walter Hasenclever, Irrtum und Leidenschaft, mit einem Nachwort von Kurt Pinthus, Universitas Verlag, Berlin 1969.

Diether Krywalski, Knaurs Lexikon der Weltliteratur, Droemersche Verlagsanstalt Th. Knaur Nachf., München 1995.

Hartmut Laufhütte und Karl Möseneder (Hg.), Adalbert Stifter, Max Niemeyer Verlag, Tübingen 1996.

Hans Prescher, Kurt Tucholsky, Colloquim Verlag Berlin, 3. Auflage 1986.

Elsbeth Pulver, Hermann Burger, in: Kritisches Lexikon zur deutschsprachigen Gegenwartsliteratur.

Fritz J. Raddatz, Tucholsky. Ein Pseudonym, Rowohlt Verlag, Reinbek bei Hamburg 1989.

Wolfgang Rothe, Ernst Toller, Rowohlt Taschenbuch Verlag, Reinbek bei Hamburg 1983.

Gerhard Rühm (Hg.), Konrad Bayer. Das Gesamtwerk, Rowohlt Verlag, Reinbek bei Hamburg 1977.

Carola Stern, Isadora Duncan und Sergej Jessenin, Rowohlt Verlag, Berlin 1996.

Lothar Stiehm (Hg.), Adalbert Stifter. Studien und Interpretationen. Gedenkschrift zum 100. Todestage, Lothar Stiehm Verlag, Heidelberg 1968.

Irving Stone, Zur See und im Sattel: Jack London – ein Leben wie ein Roman, Ullstein, Berlin 1992.

Ernst Toller, Prosa, Briefe, Dramen, Gedichte – mit einem Vorwort von Kurt Hiller, Rowohlt Verlag, Reinbek 1961.

Christa Wolf (Hg.), Karoline von Günderrode. Der Schatten eines Traumes, Luchterhand Verlag, Darmstadt und Neuwied 1979.

2. SCHAUSPIELER

Kenneth Anger, Hollywood Babylon I. Akt, Rogner & Bernhard, München 1985.

Kenneth Anger, Hollywood Babylon II. Akt, Rogner & Bernhard, München 1985.

Eva Gesine Baur: Göttinnen des Jahrhunderts, Ullstein, Berlin 1999.

Hans Michael Bock, Cinegraph – Lexikon zum deutschsprachigen Film, Edition Text + Kritik.

Arthur Miller, Zeitkurven, Aufbau Verlag.
Joe Hembus und Christa Bandmann, Klassiker des deutschen Tonfilms, Wilhelm Goldmann Verlag, München, 1980.
Hermann J. Huber, Schauspielerlexikon der Gegenwart, Verlag Langen/Müller, München/Wien 1986.
Lilli Palmer, Dicke Lilli – gutes Kind, Droemer Knaur, Zürich 1974.
Lothar R. Just, Film-Jahrbuch 1990 – 1996, Wilhelm Heyne Verlag, München 1990 – 1996.
Ephraim Katz, The Film Encyclopedia 1996.
Joachim Reichow und Michael Hanisch, Filmschauspieler A – Z, Henschelverlag, Berlin 1989.
Paul Werner, Die Skandalchronik des deutschen Films, Fischer Verlag, Frankfurt.

3. MUSIKER

Glenn A. Baker und Stuart Coupe, The New Music, Ring Publications, London 1980.
Matthias Bardong, Hermann Demmler, Christian Pfarr, Lexikon des deutschen Schlagers, Edition Louis, Ludwigsburg 1992.
Al Clark (Hg.), The Rock Yearbook Volume IV, Virgin Books, London 1981.
Al Clark (Hg.), The Rock Yearbook 1982, Virgin Books, London 1983.
Jachim Deicke, Burghard Rausch, Stationen – Die Lebensstile der Rockepoche, Ullstein Verlag, Frankfurt – Berlin 1987.
Lisa Dyer (Hg.), Rock Handbook, Salamander Books, London, 1992.
Günter Ehnert (Hg.), Hit Bilanz, Taurus Press, Hamburg 1987.
Walter Fuchs, Die Geschichte der Country-Music, Gustav Lübbe Verlag, Bergisch Gladbach 1980.
Jürg Häusermann, Und dabei liebe ich euch beide, Breitkopf & Härtel, Wiesbaden 1978.
Gary Herman, Rock'n'Roll Babylon, Wilhelm Heyne Verlag, München 1996.
Manfred Hobsch, Liebe, Tanz und 1000 Schlagerfilme, Schwarzkopf & Schwarzkopf Verlag, Berlin 1998.
Bernd Jordan, Alexander Lenz (Konzept), Die 100 des Jahrhunderts – Komponisten, Rowohlt Taschenbuch Verlag, Reinbek 1995.
Tibor Kneif (Hg.), Rock in den 70ern, Rowohlt Taschenbuch Verlag, Reinbek 1980.
Frank Laufenberg, Pop + Rock Almanach, Gustav Lübbe Verlag, Bergisch Gladbach 1980.
Frank Laufenberg, Rock & Pop Lexikon 1 & 2, Econ & List Taschenbuch Verlag, München 1998.
Nick Logan und Bob Woffinden, Encyclopedia Of Rock, Salamander Books, London 1976 und 1977.
Stephen Nugent und Charlie Gillett (Editors), Rock Almanac, Anchor Books, New York 1978.
Robert Palmer, Rock & Roll – Die Chronik einer Kulturrevolution, Hannibal Verlag, St. Andrä-Wördern 1997.

Lillian Roxon, Rock Encyclopedia, Grosset & Dunlap Publishers, New York 1978.
Michael G. Symolka, Hippie-Lexikon, Schwarzkopf & Schwarzkopf Verlag, Berlin 1999.
Klaus Dieter Tilch, Rock LPs, Taurus Press, Hamburg 1990.
Peter Wicke, Kai-Erik und Wieland Ziegenrücker, Handbuch der populären Musik, Atlantis Musikbuch-Verlag, Mainz 1997.

4. WISSENSCHAFTLER

American National Biography, Oxford University Press, New York/Oxford, 1999.
Isaac Asimov, Biographische Enzyklopädie der Naturwissenschaften und Technik, Herder Verlag, Freiburg/Breisgau, 1973.
Jutta Dick/Marina Sassenberg, Jüdische Frauen im 19. und 20. Jahrhundert, Rowohlt Taschenbuch Verlag, Reinbek 1993.
Dictionary of American Biography, Charles Scribner's Sons, New York 1929.
Dictionary of Scientific Biography, Charles Scribner's Sons, New York 1973.
Die 100 des Jahrhunderts: Naturwissenschaftler, Rowohlt Taschenbuch Verlag, Reinbek 1994.
Fachlexikon abc Forscher und Erfinder, Verlag Harri Deutsch, Frankfurt am Main 1992.
Anthony Feldman/Peter Ford, Erfinder und Wissenschaftler, Neuer Kaiser Verlag, Klagenfurth 1980.
Michael Fleck, Menschen, Mächte und Motoren, Podszun Verlag, Brilon 1993.
Fritz Krafft, Große Naturwissenschaftler, VDI-Verlag, Düsseldorf 1986.
Louis Leprince-Ringuet, Die berühmten Erfinder, Kunstverlag Lucien Mazenod, Genf 1951.
Renate Strohmeier, Lexikon der Naturwissenschaftlerinnen, Verlag Harri Deutsch, Frankfurt am Main 1998.
René Zey, Lexikon der Forscher und Erfinder, Rowohlt Taschenbuch Verlag, Reinbek 1997.

5. MALER, POLITIKER, PHILOSOPHEN UND SPORTLER

»Barschel weitgehend rehabilitiert – Ein Untersuchungsbericht nach acht Jahren«, in: Frankfurter Allgemeine Zeitung vom 31. Oktober 1995.
Chronik des 20. Jahrhunderts, Westermann Verlag, Braunschweig 1982.
Chronik des Sports, Chronik Verlag, Dortmund 1990.
Die 100 des Jahrhunderts: Fußballer, Rowohlt Taschenbuch Verlag, Reinbek 1996.
Fritz Erpel (Hg.), Vincent van Gogh. Lebensbilder, Lebenszeichen, Schirmer/Mosel Verlag, München 1989.
Carlo Maria Franzero, Kleopatra. Ihr Leben und ihre Zeit, Winkler-Verlag, München 1957.
Marion Giebel, Seneca, rororo Monographie, Reinbek bei Hamburg 1997.
Joseph Goebbels, Tagebücher 1945. Die letzten Aufzeichnungen. Einführung: Rolf Hochhuth, Hoffmann und Campe, Hamburg 1977.
Sebastian Haffner, Anmerkungen zu Hitler, Kindler, München 1998.

Helden der Spiele, Olympische Sport Bibliothek, München 1996.
Illustrierte Geschichte der Philosophie, Nagel Verlag, Genf 1962.
Guido Knopp, Hitlers Helfer, C. Bertelsmann Verlag, München 1996.
Edward Lucie-Smith, Die großen Künstler des 20. Jahrhunderts, Europa Verlag, München 1999.
Georg Luck, Die Weisheit der Hunde – Texte der antiken Kyniker, Kröner Verlag, Stuttgart 1997.
Alice Schwarzer, Eine tödliche Liebe. Petra Kelly und Gert Bastian, Kiepenheuer & Witsch, Köln 1993.

6. SONSTIGES

Katja Behrens (Hg.), Abschiedsbriefe, claassen Verlag, Düsseldorf 1987.
Brockhaus Enzyklopädie, F.A. Brockhaus Verlag, Mannheim 1993.
Katja Doubek, Das intime Lexikon. Liebe & Sex berühmter Männer und Frauen, Eichborn Verlag, Frankfurt am Main 1999.
Max Christian Graeff und Christina Moles Kaupp, Was die Nation erregte, Deutscher Taschenbuch Verlag, München 1998.
Frank-Burkhard Habel und Volker Wachter, Lexikon der DDR-Stars, Schwarzkopf & Schwarzkopf Verlag, Berlin 1999.
Dietmar Grieser, Im Dämmerlicht. Ungewöhnliche Todesfälle, NP Buchverlag, St. Pölten-Wien 1999.
Helmut Hildebrandt, Pschyrembel – Klinisches Wörterbuch, de Gruyter Verlag, Berlin – New York 1994.
Knaurs Prominentenlexikon, Droemersche Verlagsanstalt Th. Knaur Nachf., München/Zürich 1982.
Walter Krämer und Michael Schmidt, Das Buch der Listen, Eichborn Verlag, Frankfurt 1997.
David Lester, An Encyclopedia of Famous Suicides,
Stefan Maiwald, Ungelöst. Unglaubliche Verschwörungstheorien, Knaur Verlag, München 1999.
Meyers enzyklopädisches Lexikon, Bibliographisches Institut, Mannheim 1997.
Bernd Müllender und Achim Nöllenheidt (Hg.), Am Fuß der blauen Berge, Klartext Verlag, Essen 1994.
Edna Rowland, True Crime Astrology, Llewellyn Publications, St. Paul 1996
Georg Seeßlen, Bernt Kling, Unterhaltung – Lexikon zur populären Kultur, Rowohlt Verlag.
Edwin Shneidman, In grenzenloser Unempfindlichkeit, Kindler Verlag, München 1987.
Rainer Tölle, Psychiatrie, Springer-Verlag, Berlin – Heidelberg – New York – Tokyo 1985.
Irving Wallace, Amy Wallace, David Wallechinsky, Sylvia Wallace, Rowohlts indiskrete Liste, Rowohlt Verlag, Reinbek 1981.
Roger Willemsen, Der Selbstmord in Berichten, Briefen, Manifesten, Dokumenten und literarischen Texten, Kiepenheuer & Witsch, Köln 1986.

L E X I K O N

LEXIKON IMPRINT VERLAG

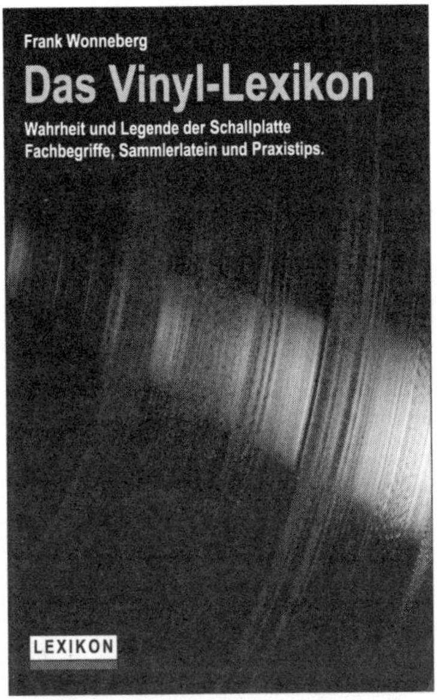

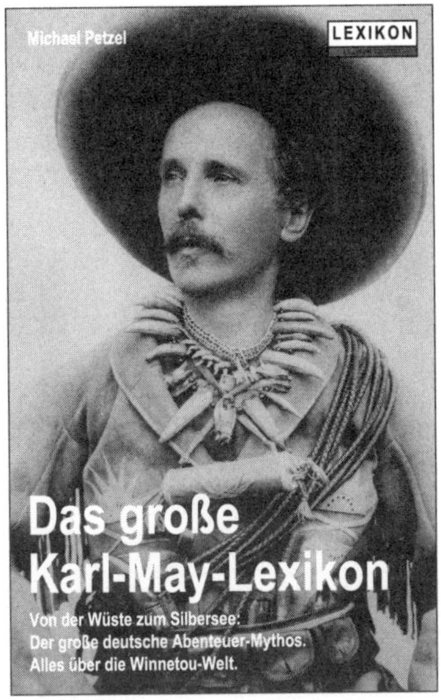

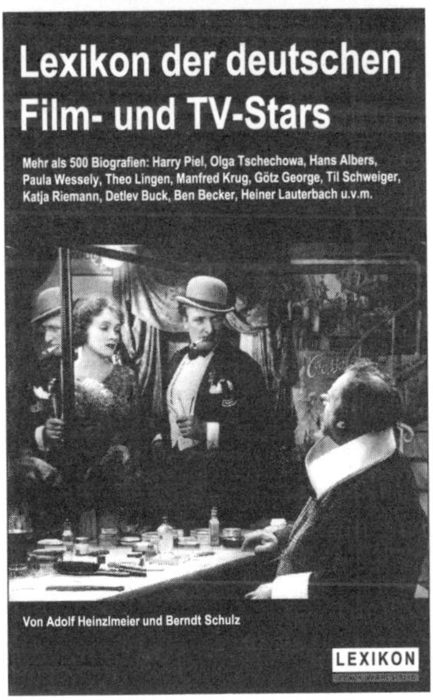

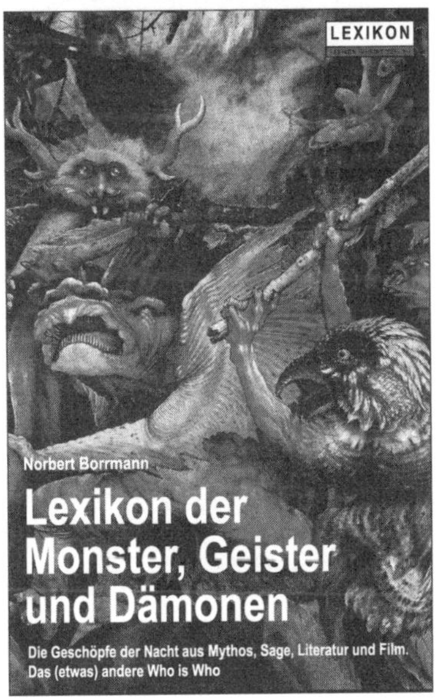

Je 350 – 420 Seiten, DM 29,80

DIE AUTOREN

Gerald Grote, Jahrgang 1955, ist eigentlich Grafik-Designer mit Diplom, doch er schreibt lieber Texte mit Biss. Er verfasste Beiträge für den Rundfunk und Streitschriften für Zeitschriften. Im November 1983 erschien sein erstes Buch, es folgten Lesungen, Kabarett-Auftritte und weitere Bücher. Zwischendurch moderierte er eine Talk-Show und gründete eine Stadt-Illustrierte. Seit einigen Jahren ist er nun als freier Autor tätig. Bei Schwarzkopf & Schwarzkopf erschien von ihm bereits *»Der Kommissar – Eine Fernsehserie und ihre Folgen«*.

Michael Völkel, Jahrgang 1969, studierte Politikwissenschaft, Germanistik und Psychologie. Seit mehr als fünfzehn Jahren arbeitet er freiberuflich für Tageszeitungen, Stadtmagazine und Zeitschriften. Interviews von ihm erschienen u.a. in der Neuen Westfälischen, der Rheinischen Post und der Welt. Er verfasste Songtexte für Rockbands, moderierte Veranstaltungen und ist als Werbetexter tätig. Seit 1995 ist er Chefredakteur des Braunschweiger Stadtmagazins COCKTA!L.

Karsten Weyershausen, Jahrgang 1963, ist Illustrator, Autor und Mitherausgeber eines Stadtmagazins. Seine Comic-Strips und Cartoons erschienen u.a. in BRAVO, TV HÖREN & SEHEN, STRICHKUNST und ILSEMANN. Neben Schallplatten-Covern, Buchillustrationen und vielen Arbeiten für die Werbung entwarf er auch Storyboards für diverse Filmproduktionen. Parallel dazu verfasst er sporadisch Artikel und Rezensionen. Das Lexikon der prominenten Selbstmörder ist sein erstes Sachbuch.

DER DANK DER AUTOREN GILT

Otto Bögeholz, Lars Dobbertin, Michael Dochtermann, Bernd Elmenthaler, Christopher Evans Ironside, John Fürntratt, Hans-Joachim Fierke, Birgit Hoppe, Thomas Kielhorn, Susanne Kotrba, Ralf Krämer, Dr. Thomas Kubin, Helmut Neumann, Oliver Schwarzkopf, Elke Weyershausen.

IMPRESSUM

Gerald Grote, Michael Völkel, Karsten Weyershausen
Das Lexikon der prominenten Selbstmörder.
Mehr als 300 dramatische Lebensläufe
ISBN 3-89602-265-2